Langenbecks Archiv für Chirurgie
vereinigt mit Bruns' Beiträge für Klinische Chirurgie
Supplement 1990

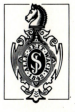

Chirurgisches Forum '90

für experimentelle und klinische Forschung

107. Kongreß der Deutschen Gesellschaft für Chirurgie
Berlin, 17.–21. April 1990

Wissenschaftlicher Beirat

Ch. Herfarth (Vorsitzender) S. Geroulanos, Zürich
H. G. Beger, Ulm J. Seifert, Kiel
G. Blümel, München E. Wolner, Wien
J. H. Fischer, Köln D. Wolter, Hamburg

Schriftleitung

Ch. Herfarth unter Mitarbeit von
M. Betzler und M. Raute

Herausgeber

R. Häring
Präsident des 107. Kongresses der
Deutschen Gesellschaft für Chirurgie

K. Meßmer
Vorsitzender der Sektion
Experimentelle Chirurgie

E. Ungeheuer
Generalsekretär der Deutschen
Gesellschaft für Chirurgie

Springer-Verlag Berlin Heidelberg New York
London Paris Tokyo Hong Kong

Schriftleitung:

Professor Dr. Christian Herfarth, Chirurgische Universitätsklinik
Im Neuenheimer Feld 110, D-6900 Heidelberg

Mitarbeiter der Schriftleitung:

Professor Dr. Michael Betzler, Chirurgische Universitätsklinik
Im Neuenheimer Feld 110, D-6900 Heidelberg

Priv.-Doz. Dr. Michael Raute, Chirurgische Klinik
Klinikum der Stadt Mannheim
Fakultät für klinische Medizin Mannheim der Universität Heidelberg
Theodor-Kutzer-Ufer, D-6800 Mannheim 1

Herausgeber:

Professor Dr. Rudolf Häring
Chirurgische Klinik und Poliklinik
Universitätsklinikum Steglitz der FU Berlin,
Hindenburgdamm 30, D-1000 Berlin 45

Professor Dr. Konrad Meßmer, Chirurgische Universitätsklinik Heidelberg
Abt. für Experimentelle Chirurgie
Im Neuenheimer Feld 347, D-6900 Heidelberg

Professor Dr. Edgar Ungeheuer
Steinbacher Hohl 28, D-6000 Frankfurt/M. 90

Mit 98 Abbildungen

ISBN 3-540-52392-8 Springer-Verlag Berlin Heidelberg New York
ISBN 0-387-52392-8 Springer-Verlag New York Berlin Heidelberg

Dieses Werk ist urheberrechtlich geschützt. Die dadurch begründeten Rechte, insbesondere die der Übersetzung, des Nachdrucks, des Vortrags, der Entnahme von Abbildungen und Tabellen, der Funksendung, der Mikroverfilmung oder der Vervielfältigung auf anderen Wegen und der Speicherung in Datenverarbeitungsanlagen, bleiben, auch bei nur auszugsweiser Verwertung, vorbehalten. Eine Vervielfältigung dieses Werkes oder von Teilen dieses Werkes ist auch im Einzelfall nur in den Grenzen der gesetzlichen Bestimmungen des Urheberrechtsgesetzes der Bundesrepublik Deutschland vom 9. September 1965 in der Fassung vom 24. Juni 1985 zulässig. Sie ist grundsätzlich vergütungspflichtig. Zuwiderhandlungen unterliegen den Strafbestimmungen des Urheberrechtsgesetzes.

© Springer-Verlag Berlin · Heidelberg 1990
Printed in Germany

Die Wiedergabe von Gebrauchsnamen, Warenbezeichnungen usw. in diesem Werk berechtigt auch ohne besondere Kennzeichnung nicht zu der Annahme, daßsolche Namen im Sinne der Warenzeichen- und Markenschutz-Gesetzgebung als frei zu betrachten wären und daher von jedermann benutzt werden dürften.

Produkthaftung: Für Angaben über Dosierungsanweisungen und Applikationsformen kann vom Verlag keine Gewähr übernommen werden. Derartige Angaben müssen vom jeweiligen Anwender im Einzelfall anhand anderer Literaturstellen auf ihre Richtigkeit überprüft werden.

Druck und Einband: Druckhaus Beltz, Hemsbach/Bergstr.
2124/3140-543210 – Gedruckt auf säurefreiem Papier

Vorwort

Die Anmeldungen für das *Chirurgische Forum* weisen auf eine zunehmende Forschungstätigkeit im Bereich der Chirurgischen Onkologie, der Transplantation, der perioperativen Pathophysiologie mit Intensivmedizin hin. Die Tendenz der letzten Jahre bleibt damit erhalten. Besonders bedauerlich ist jedoch eine Abnahme der Anmeldungen auf dem Gebiet der Traumatologie und der Endokrinen Chirurgie:

- der Kongreß der Deutschen Gesellschaft für Unfallheilkunde stellt ein weiteres Forum für die Präsentation wissenschaftlicher Arbeiten zur Verfügung. Entscheidend bleibt es aber, daß unfallchirurgische Forschung als so wichtiger integraler Teil der Chirurgie im Verbund mit den anderen chirurgischen Spezialgebieten diskutiert wird.

- Die Endokrine Chirurgie wird offensichtlich immer noch als ein ganz spezielles Hobby betrachtet. Es wäre äußerst wichtig, daß dieses Gebiet weiterentwickelt und betont wird, da gerade auf dem Gebiet der Forschung endokriner Organe sich Vieles weiterentwickelt. Gleichzeitig sollte daran erinnert werden, daß die Chirurgie auf lange Sicht immer nur das Fach auch im chirurgischen Alltag vertreten kann, über das ausreichend, begründend und weitertragend geforscht wird. Gerade auf dem Gebiet der Schilddrüseneingriffe und der Operation an den Nebenschilddrüsen ebenso für die Chirurgie der Nebennieren ist die sorgfältige Beachtung dieses Grundsatzes wichtig. Es sollte immer wieder daran erinnert werden, daß die Chirurgie des Mammacarcinoms in den letzten Jahren durch vorzügliche Forschung von gynäkologischer Seite gefördert und damit auch vermehrt in Besitz genommen wurde. So verbindet sich mit der Forschung auch der berufspolitische Aspekt.

Die Auswahl der Abstracts der Forumbeiträge erfolgte nach dem bewährten Prinzip der anonymen Beurteilung mit einem Punktesystem. Neu ist, daß für diese Begutachtung zusätzlich zu den Mitgliedern des Forumausschusses 5 Mitglieder der Deutschen Gesellschaft für Chirurgie gebeten wurden, ihr Votum abzugeben. Es ist daher besonders neben den Mitgliedern im wissenschaftlichen Beirat des Forums folgenden Herren zu danken: Professores A. ENCKE, G. FEIFEL, M. ROTHMUND, J.R. SIEWERT, O. TRENTZ.

Die Zahl der Anmeldungen für das Chirurgische Forum ist noch etwas angestiegen (291 Anmeldungen). Der Präsident der Deutschen Gesellschaft für Chirurgie - Herr Professor HÄRING - hat die Zahl der Forumsitzungen vermehrt, so daß 103 Vorträge angenommen werden konnten. Neu ist die Entscheidung des Präsidenten HÄRING zusammen mit dem Forumausschuß, eine Forumsitzung der Erinnerung von Walter BRENDEL zu widmen. Hierfür wurden diejenigen Vorträge ausgewählt, die nach der Vorlage der Abstracts die höchsten Punktzahlen erhalten hatten. Obwohl nicht ohne weiteres auf die endgültige Fassung zu schließen ist, war der Ausschuß der Meinung, daß auch die Beurteilung des Abstracts schon als ein Gradmesser genommen werden darf.

Ausdrücklich bitten der Präsident und der Forumausschuß, darauf zu achten, Inhalt und Form der Forumbeiträge äußerst sorgfältig zu verfassen und davon auszugehen, daß das Gutachterkommittee sich sehr eingehend mit den Beiträgen beschäftigt. In den vergangenen Jahren ist wiederholt auf die typischen Fehler in der Abfassung der Abstracts eingegangen worden.

Als ein deutliches Problem und Mißstand ergab sich in den letzten Wochen, daß eine Reihe von Autoren den Titel ihres Beitrags änderten oder sogar den Beitrag komplett zurückzogen, obwohl das Abstract akzeptiert worden war. Dies kann nur dafür sprechen, daß bei der Anmeldung keine Klarheit über Daten und Ergebnisse bestand bzw. im Abstract Ergebnisse wiedergegeben wurden, die nicht der Realität entsprachen. Es wird dies vom Präsidenten der Gesellschaft und vom Forumausschuß äußerst bedauert, wirft doch ein derartiges Verhalten ein negatives Licht auf den Anmeldenden und seine Institution.

Der diesjährige Forumband ist dem Werk und der Leistung von K.H. BAUER auf dem Gebiet der klinischen und experimentellen Forschung in der Chirurgie gewidmet. Wir danken Herrn Professor M. SCHWAIGER sehr herzlich dafür, daß er diese Würdigung übernommen hat.

Dem Redaktionsstab zusammen mit Frau L. Frohberg, Frau I. Jebram und Herrn Schwaninger (Springer-Verlag) ist für die äußerst akkurate und schnelle Erstellung des Forumbandes zu danken.

Ch. HERFARTH

Karl Heinrich Bauer (1890–1990)

Im September diesen Jahres jährt sich zum hundertsten Male der Tag, an dem Karl Heinrich BAUER in einem Bauernhof in Schwärzdorf/Oberfranken als Sproß eines alten fränkischen Bauerngeschlechtes geboren wurde (20.9.1890).

Der hundertste Geburtstag ist Anlaß und dankbare Verpflichtung, diese große Arztpersönlichkeit, den großen Chirurgen und fruchtbaren und originellen Forscher, lebendig werden zu lassen und zu würdigen.

Nur einige wichtige äußere Lebensdaten:
Nach dem mit Notexamen abgeschlossenen Medizinstudium und der Approbation 1914 folgten vier Jahre Truppenarzt an der Front. 1918 begann eine knapp zweijährige pathologisch-anatomische Ausbildung bei ASCHOFF in Freiburg, während der bereits die ersten, für die spätere Arbeitsrichtung entscheidenden wissenschaftlichen Arbeiten entstanden.

1920 erfolgte der Eintritt in die Chirurgische Universitätsklinik Göttingen, wo STICH sein Lehrer war. Schon drei Jahre später 1923 Privatdozent, 1927 ao-Professor, übernahm er mit noch nicht ganz 43 Jahren 1933 als Nachfolger KÜTTNERs das traditionsreiche Ordinariat in Breslau und zehn Jahre später 1943 als Nachfolger Martin KIRSCHNERs den Lehrstuhl und die Direktion der Chirurgischen Universitätsklinik in Heidelberg.
1962 erfolgte die Emeritierung. Im Juli 1978 ging dieser Lebensweg zu Ende.

Das wissenschaftliche Werk ist außerordentlich umfangreich und vielseitig, es fand seinen Niederschlag in nicht weniger als 15 Büchern und Monographien und in mehr als 300 Einzelpublikationen. Als Arzt und Chirurg mit Leib und Seele erhielten Forschung und wissenschaftliche Arbeit ihre Induktion aus den Beobachtungen und Erfahrungen am kranken Menschen. Karl Heinrich BAUER war also seiner Zeit entsprechend vorwiegend klinischer Forscher, wenn auch eigener, unverwechselbarer Prägung.

Überblickt man das wissenschaftliche Werk, so zeigt sich, daß neben der Bearbeitung der verschiedensten Probleme und aktueller Teilfragen der allgemeinen und speziellen Chirurgie zwei große Gebiete Gegenstand origineller, intensiver und erfolgreicher Forschungsarbeit gewesen sind: Die chirurgische Konstitutionspathologie und das Krebsproblem.

Der Keim zu konstitutionspathologischen Untersuchungen wurde schon im Aschoffschen Institut in Freiburg gelegt. ASCHOFF übergab BAUER, wie er selbst berichtete, am ersten Tage seiner Tätigkeit einen Föten mit Osteogenesis imperfecta, charakterisiert durch multiple Knochenbrüche, mit der Aufforderung einer genauen Befunderhebung. Durch subtile Untersuchungen konnte er den Beweis erbringen, daß das Wesen dieser Erkrankungen in einer weit über die bekannte äußere Erscheinungstrias hinausgehenden Veränderung des gesamten Mesenchyms und zwar der Grundsubstanz besteht, und daß sie eine erbkonstitutionelle, genetisch bedingte Systemerkrankung des Mesenchyms ist. Diese neue grundlegende Erkenntnis war der Schlüssel zur Aufdeckung einer Reihe anderer genetisch bedingter, als mutative Plus- bzw. Minus-Varianten erklärbarer Systemerkrankungen der menschlichen Stützgewebe.

Die zweite originelle Leistung im Aschoffschen Institut war die Konzeption eines Lokalisationsgesetzes der peptischen Ulcera des Magens. Daß diese ausschließlich an der kleinen Kurvatur lokalisiert sind, war Erfahrungstatsache, sie wurde erklärt durch eine besondere mechanische Belastung dieses Magenteiles. Aufgrund eingehender vergleichender Studien zur Phylogenese dieses Organs konnte der Nachweis erbracht werden, daß die Magenstraße entwicklungsgeschichtlich dem rudimentären Relikt der sogenannten Schlundrinne des viergeteilten Magens der Wiederkäuer entspricht. Da sie phylogenetisch dem Kontakt mit dem sauren Magensaft nicht angepaßt ist, ist sie der Einwirkung der Säure schutzlos ausgesetzt, was die Ulcusbildung provoziert.

Die intensive klinische Beschäftigung mit erbbiologischen Problemen führte u.a. zu Untersuchungen über den bisher unbekannten Erbgang der Hämophilie. Sie erbrachte 1922 das heute noch unverändert gültige Konzept der Vererbung eines geschlechtsgebundenen rezessiven Letalfaktors. Und wenn wir heute noch lesen können, daß K.H. BAUER 1922 auf dem Internationalen Vererbungskongreß in Wien am Beispiel der Hämophilie die "Gen-Enzym-Theorie der Vererbung" vertreten hat, selbstverständlich noch in der Sprache der damaligen Zeit, aber doch schon ganz unmißverständlich in dem Sinne, daß der Mutation eines Gens der Defekt eines von ihm determinierten Enzyms entspräche, so muß diese mehr als siebzig Jahre zurückliegende Vorwegnahme heute aktuellster Erkenntnisse höchste Bewunderung erregen.

Eine weitere Arbeit zu konstitutionspathologischen Fragen richtete sich u.a. auf die erbbiologische Seite des Transplantationsproblems. Sie führten zur praktischen Konsequenz der in der ganzen Welt erstmalig und erstmals erfolgreichen Durchführung der Transplantation von Epidermis bei eineiigen Zwillingen, eine Homoiotransplantation, die, quod erat demonstrandum, den Erbgesetzen einer Autotransplantation entspricht.

Diese und andere Arbeiten fanden ihren Niederschlag in umfassenden Buch- und Handbuchpublikationen, von denen nur genannt seien: "Die Erbpathologie der Stützgewebe" und "Chirurgische Konstitutionslehre". Mit diesen Arbeiten wurde K.H. BAUER der Begründer der konstitutionspathologischen Ausrichtung und Forschung in der Allgemeinen Chirurgie.

Die naturwissenschaftlich fundierte Beschäftigung mit Problemen der Genetik, Arbeiten zur Genpathologie, die Erkenntnis, daß "die Gene der Zellen die Träger der Geschwulsteigenschaften sind", führte zwangsläufig zum Krebsproblem und dem genialen Wurf der "Mutationstheorie der Geschwulstentstehung" (1925). Entscheidend für seine Konzeption war die Tatsache, daß so gut wie alle Keimzellen "mutagene" d.h. Erbfaktoren ändernde Einwirkungen, mag es sich um ionisierende Strahlung, Röntgen-Radium oder Radionucleide, oder um bestimmte mutagene Gifte und Stoffe handeln, auch an den betroffenen Körperzellen am Regulationszentrum der Zellteilung angreifen, um deren genetische Substanz zu "mutieren", d.h. für dauernd abzuändern und dadurch Krebs zu erzeugen, d.h. sie sind cancerogen.

BAUERs Auffassung vom Wesen des malignen Wachstums als eines im allgemeinen erworbenen exogen entstandenen Prozesses, der durch Einwirkung mehrerer mutagener Faktoren entsteht und der demnach durch Interferenz mehrerer therapeutischer Maßnahmen zu bekämpfen ist, ist huete im Grundsatz in der ganzen Welt anerkannt. Die von K.H. BAUER aus der Mutationstheorie heraus entwickelten Begriffe der "Syncarcinogenese" und "Syncarcinokolyse" sind heute faktisch und terminologisch Allgemeingut in aller Welt geworden.

Unter den mehr auf die klinische Seite des Krebsproblems gerichteten Arbeiten seien nur diejenigen zum Thorotrastproblem herausgestellt. Zu einer Zeit schon, als dieses Kontrastmittel (eingeführt 1928 in die Diagnostik) noch im ausgedehntesten Maße unbedenklich verwendet wurde, hat K.H. BAUER in zahlreichen Veröffentlichungen, aber als einsamer Rufer in der Wüste eindringlichst vor seiner Anwendung gewarnt. Hatte K.H. BAUER schon früher gezeigt, daß ionisierende Strahlen Mutationen in Körperzellen mit der Entwicklung bösartiger Geschwulste induzieren können, so war für K.H. BAUER unzweifelhaft, daß das thoriumhaltige Kontrastmittel als stark strahlende und damit mutagen wirkende Substanz, nach allen Erfahrungen der tierexperimentellen Krebsforschung zur Induzierung von malignen Tumoren führen mußte. Seine Prophezeihung, daß nach einer Latenzzeit von 12 - 18 Jahren nach Applikation die ersten Thorotrasttumoren zu erwarten sein mußten, hat sich später leider restlos erfüllt. Es ist eine Großtat gewesen, daß es ihm gelang, einen Befehl des Sanitätsinspekteurs der damaligen Wehrmacht zu erwirken (1943), daß wenigstens in der letzten Phase des Krieges dieses Kontrastmittel im Wehrmachtsbereich aus dem Gebrauch gezogen und seine Anwendung verboten wurde. Sicher ist damit vielen jungen Menschen das Schicksal der späteren Krebskrankheit erspart geblieben.

Weitere klinisch induzierte Arbeiten beschäftigten sich mit dem Zusammenhang zwischen Geschwulst und Trauma, dem Bronchialcarcinom als "Produkt inhalierter Carcinogene" und neben vielen anderen den Verknüpfungen zwischen Endokrinium und Krebs. Sie haben zum großen Wurf der von K.H. BAUER entwickelten transphenoidalen Hypophysenausschaltung mit Radiogold (anfangs durch Elektrocoagulation) geführt. Die Tatsache, daß in der Heidelberger Klinik über 500 Hypophysenausschaltungen, darunter auch bei Hypophysentumoren, ohne einen einzigen Todesfall ausgeführt werden konnten, dokumentiert wohl am besten die Vorteile dieses unblutigen Verfahrens.

Die jahrzehntelange Beschäftigung mit dem Krebsproblem und die Summe der eigenen experimentellen und klinischen Arbeiten zur Entstehung und Behandlung des Krebses fand schließlich 1949 ihren Niederschlag in dem Werk "Das Krebsproblem". 1963 folgte die völlig umgearbeitete erweiterte zweite Auflage. In ihr sind in bis dahin einmaliger Weise der gesamte Komplex biologischer, chemischer, physikalischer, pathologischer und klinischer Teilaspekte und Probleme unter dem Generalnenner der Mutaitonstheorie dargestellt. Dieses Werk, bis heute aktuell, kann als einmalige Leistung in der Weltliteratur gewürdigt werden.

Zwei Gebieten galt in späteren Jahren sein besonderes Interesse: Einmal den Rechtsfragen unseres Faches (die Operation als Körperverletzung, Aufklärungspflicht, Sterbehilfe, Krebsprozesse u.a.), zum anderen der Verkehrsmedizin. Das erste Alarmsignal seiner Bemühungen zur Lösung des Problems der Verkehrsunfälle mit ihren horrenden Zahlen an Todesopfern und Verletzten war sein 1954 auf dem Deutschen Chirurgenkongreß gehaltenes aufsehenerregendes großes Referat "Über Verkehrsunfälle aus der Sicht des Chirurgen". Seine anhand einer exakten Auswertung des riesigen eigenen klinischen Unfallmaterials und der statistischen Fakten aus der ganzen Welt erhobenen Forderungen (Geschwindigkeitsbegrenzung, Sturzhelm, Verbesserung der Straßensichtverhältnisse u.a.) haben nach ihrer bis heute leider nur unvollständigen Realisierung doch die Zahl der Unfalltoten und -verletzten entscheidend vermindert.

Auch sonst hat sich K.H. BAUER nicht gescheut, praktische Konsequenzen, die sich für ihn aus neuen wissenschaftlichen Erkenntnissen oder richtig erkannten Tatbeständen ergaben, offen aufzuzeigen, ohne Kompromisse zu vertreten und mit aller Energie zu ihrer Verwirklichung zu verhelfen - mag es sich um Lebensmittelverfälschung durch Farb- und Fremdstoffe, um die Bekämpfung der Luftverseuchung, um die Organisation der Versorgung der Unfallverletzten am Unfallort u.a. gehandelt haben. Er kämpfte aber ebenso auch um die Beseitigung der diskriminierenden Wertung der chirurgischen Operation als strafbare Körperverletzung im neuen Strafrecht.

Das Bild von K.H. BAUER wäre unvollständig ohne kurze Würdigung seiner Arbeit als Chirurg und Operateur. Alles ärztliche Handeln wurde diktiert von höchstem Verantwortungsgefühl un den Wechselbeziehungen zwischen Arzt und Patient, strengste Indikationsstellung zur Operation war absolutes Gesetz. Das Prinzip der Ökonomie war gültiger Maßstab, d.h. mit geringstmöglichem operativen Aufwand den größtmöglichen funktionellen Erfolg zu erzielen. Dem Prinzip folgten auch die von K.H. BAUER inspirierten Operationsmethoden, wie die vereinfachte Perthesplastik bei irreparabler Radialislähmung, seine Modifikation des KRUKENBERG-Greifarms, die Doppelbolzung der Schenkelhalspseudarthrose, seine Modifikation der sacro-abdominalen Rectumamputation, die Behandlung der Trigeminusneuralgie durch percutane Punktion und Elektrocoagulation des Ganglion Gasseri (über 2000 Fälle ohne Letalität) oder die zirkuläre Craniotomie und anderes mehr.

K.H. BAUERs Überzeugung, daß das Krebsproblem, wenn überhaupt, nur durch einen Generalangriff mit den Waffen der verschiedensten naturwissenschaftlichen und medizinischen Disziplinen einer Lösung zugeführt werden kann, führte schon früh zu dem visionären Plan, diese Disziplinen unter einem Dach zu vereinigen in Form eines großen, multidisziplinären Forschungszentrums in Heidelberg. Als Emeritus konnte er diesen Plan tatsächlich mit unglaublicher Energie und Zähigkeit und rastlosem Einsatz gegen ungezählte Hindernisse und Schwierigkeiten zur Realisierung führen. Durch seine gezielte Planung von zwei Ausbaustufen gelang es, daß schon 1964 das Zentrum in der ersten Stufe die Arbeit aufnehmen konnte, und nach nicht einmal einem Jahrzehnt das *"Deutsche Krebsforschungszentrum"* nach Beendigung der zweiten Ausbaustufe voll funktionsfähig war. Dieses *DKFZ*, dem seine Fürsorge bis in seine letzten Lebenswochen galt, wird mit dem Namen Karl Heinrich BAUER verbunden bleiben.

Gedenken wir zum 100. Geburtstag des Arztes, Chirurgen und Forschers Karl Heinrich BAUER, so kann sein wissenschaftliches Arbeiten und Forschen sicher nicht besser charakterisiert werden als durch die Worte von J.W. GOETHE: "Alles kommt in den Wissenschaften auf das an, was man ein Apercú nennt, auf ein Gewahrwerden dessen, was eigentlich den Erscheinungen zum Grunde liegt. Und ein solches Gewahrwerden ist bis ins Unendliche fruchtbar".

M. SCHWAIGER, Freiburg

Inhaltsverzeichnis

I. Perioperative Pathophysiologie - Sepsis - Schock I
(Sitzungsleiter: R. EISELE, Göppingen und
W. OETTINGER, Ulm) 1

1. Therapeutische Aspekte des Endotoxintransportes im
Blut (D. BERGER und G. BEGER) 1
2. Überadditive Sauerstoffradikalproduktion polymorphkerniger neutrophiler Leukocyten durch die Kombination von Fett und Endotoxin (M.L. NERLICH,
G. SCHWEITZER und A. DWENGER) 7
3. Plasmaspiegel und Überleben bei hochdosierter Methylprednisolontherapie: Prüfung am Endotoxinschockmodell
der Ratte (A. DIETRICH, E. NEUGEBAUER, J. SCHIRREN,
W. BARTHLEN, U. RITTMEIER und W. LORENZ) 13
4. Der Einfluß der Immunsuppression mit Ciclosporin auf
die enterogene Endotoxinämie - Tierexperimentelle
Untersuchungen (D. NITSCHE, M. STEHLE und
H. HAMELMANN) 19
5. Hypertone Kochsalz-Dextran Lösung zur Verhinderung
der Mikrozirkulationsstörung bei Endotoxinämie
(U. KREIMEIER, J. DENTZ, L. FREY, T. HERBEL und
K. MEßMER) 23
6. Endotoxin verstärkt das Leukocytensticking in der
Mikrozirkulation des postischämischen Skelettmuskels
(K. KAWASAKI, T.J. GALLA, H.A. LEHR und K. MEßMER) .. 29
7. Endotoxin gestützte Klassifikation der Perforationsperitonitis (H.O. KLEINE und H.G. BEGER) 33

II. Herz - Lunge - Gefäße und Transplantation I
(Herztransplantation)
(Sitzungsleiter: J.R. ALLENBERG, Heidelberg und
R. HETZER, Berlin) 37

8. Mikroanastomosen durch Naht und Laser - Eine experi-
mentelle Untersuchung (W. KNOPP, G. DASBACH, B. VOSS,
W. MAREK, G. MUHR und K.-M. MÜLLER) 37
9. Untersuchungen zum ADP-Metabolismus an Intakten und
Arteriosklerotischen Gefäßen (H. ARBOGAST,
H. STIEGLER, M. BÖCK, H. BARDENHEUER und
T. HARLANDER) 41
10. Ein Modell zur Untersuchung der Vasomotorik coronarer
Mikrogefäße: Coronare Dilatation durch Adenosin
(H. HABAZETTL, P. CONZEN, H. BAIER, M. CHRIST,
B. VOLLMAR und W. BRENDEL) 47
11. In Vivo Untersuchungen zur Neovascularisierung und
Integration des "Soft Tissue Patch" (P. WALTER,
M.D. MENGER, B. WOLF und K. MEßMER) 53

12. Die Kinetik und Dynamik von Abstoßungsreaktionen nach heterotoper Halsherztransplantation (HTx) am Hund (A. SCHÜTZ, B.M. KEMKES, J.M. GOKEL, C. HAMMER, G. STEINBECK und S. FRITSCH) 57

13. Cytomegalie-Hyperimmunglobulinprophylaxe bei herztransplantierten Patienten (M. HAVEL, R. KURZ, W. ZWOELFER, A. LACZKOVICS und E. WOLNER) 63

14. Frühzeitige Diagnose durch CMV-Immediate Early Antigen und effektive DHPG-Behandlung von CMV-Pneumonie nach Lungentransplantation (G. STEINHOFF, M. BEHREND, T.O.F. WAGNER und A. HAVERICH) 67

III. Endokrinologie und Transplantation II (Pankreas) (Sitzungsleiter: W. LAND, München und Ch. SELLSCHOPP, Kiel) 73

15. Charakterisierung des durch den monoklonalen Antikörper BB5-IgG1 erkannten nebenschilddrüsenspezifischen Antigens (H.G. SEESKO, W.G. DILLEY, W.G. CANCE, S.A. WELLS jr. und M. ROTHMUND) 73

16. Bestimmung der Parathormonsekretion in der postoperativen Erholungsphase nach Nebenschilddrüsenadenomentfernung (S. FISCHER, H. MEYBIER, K. HERFARTH, H. SCHMIDT-GAYK und H. BUHR) 77

17. Morbus Basedow - ist die postoperative Hypocalciämie abhängig von der Operationstaktik? (U. HORAS, H. SCHMIDT-GAYK und R.A. WAHL) 83

18. Die Bestimmung von Chromogranin-A-Plasmaspiegeln bei Patienten mit gastroenteropankreatischen neuroendokrinen Tumoren ist herkömmlichen Plasma- und Urinbestimmungen überlegen (B. WIEDEMANN, G. SCHÜRMANN, B. ERIKSSON, K. OBERG und H. BUHR) 89

19. Immunsuppressive Wirkung von Somatostatin und dem Somatostatin-Analog SMS 201-995 sowie ihr immunsuppressiver synergistischer Effekt mit low-dose Cyclosporin A in der Organtransplantation (W.M. PADBERG, H. MORGALLA, P. HILD und K. SCHWEMMLE) 93

20. Nichtinvasive Beurteilung des Energiestatus humaner Organtransplantate mittels Phosphor-31-Kern-Spin-Spektroskopie (P-31-MRS) (R. KUNZ, E. HENZE, R. LIETZENMAYER und H.G. BEGER) 97

IV. Traumatologie - Wunde I (Sitzungsleiter: R. ASCHERL, München und L. KINZL, Kassel) 101

21. Chirurgische Druckkartographie der vorderen Bauchwand (Th. EFFENBERGER und Chr. BUSCH, Hamburg) (Manuskript nicht eingegangen) 101

22. Sofortige Blutstillung der Milzverletzung mit Vereisung und Fibrinklebung (M. VATANKHAH, G. BARETTON, K.O. MÖLLER und G. HOHLBACH, Lübeck) (Manuskript nicht eingegangen) 103

23. Insulin-like Growth Factors (IGF-I, IGF-II) nach gastrointestinalen Eingriffen (G.B. KÖVEKER, W. BLUM, M.B. RANKE, M. TOMASKE, U. WIECH und M. STARLINGER) . 105

24. Tetrachlorodecaoxid (TCDO) antagonisiert den Effekt von Corticosteroiden auf die Wundheilung (R.A. HATZ, S.F. KELLY, H.P. EHRLICH und F.W. SCHILDBERG) 111

25. Beeinflussung der Heilung von Hautschnittwunden bei Ratten durch den Angiogenesefaktor Angiogenin (K. RÖDDECKER, M. NAGELSCHMIDT, N. MAKULIK, U. MÜNNICH und J. JOCHIMS) 117

V. Traumatologie - Wunde II
(Sitzungsleiter: W. MUTSCHLER, Ulm und O. TRENTZ, Homburg/Saar) 121

26. Über die Einsatzmöglichkeiten biomechanischer Berechnungs- und Meßmethoden zur Abschaffung von Tierversuchen (U. WITZEL und Chr. v. HASSELBACH, Bochum) (Manuskript nicht eingegangen) 121

27. Biomechanik des thoracolumbalen Überganges (W.M. FRANCK, R. SCHLENZKA, M. DECKER und L. GOTZEN) 123

28. Techniken der Callotasis zur Verlängerung von Röhrenknochen. Statische oder dynamische Distraktion (R. SCHLENZKA, W.FRANCK, J. FRENZ, M. STAMM und B. HEIN) 129

29. Untersuchungen zum Plattenfixateur interne für große Röhrenknochen mit der Finite-Element-Methode (K. SEIDE, W. ZIEROLD, D. WOLTER und H.-R. KORTMANN) 133

30. Der Einfluß verschiedener Titanoberflächen auf die Scherfestigkeit an der Grenzfläche zwischen Implantaten und Knochen (H.-J. WILKE, L. CLAES und S. STEINEMANN) 139

31. Faserverbundwerkstoff als Implantatmaterial - Experimentelle 5-Jahresergebnisse als Hüftersatz (R. ASCHERL, A. LIEBENDÖRFER, S. KERSCHBAUMER, M.-L. SCHMELLER, W. EHRHARDT und B. BOENISCH) 145

32. Experimentelle Ergebnisse zum Dehnungsverhalten und zur Drucktransmission des Meniscus nach Rekonstruktion im Bereich der Zone II (J. RAUNEST und E. DERRA) 151

33. Ultrastrukturelle und lichtmikroskopische Veränderungen beim hinteren Kreuzbandersatz als Ursache reduzierter biomechanischer Eigenschaften (U. BOSCH, B. DECKER, W. KASPERCZYK, A. NERLICH, H.J. OESTERN und H. TSCHERNE) 157

34. Immunhistologische Analyse der zellmediierten Immunität bei der Osteitis mittels der Avidin-Biotin-Komplexmethode (Ch. JOSTEN, G. MUHR, Th. GRIGA und R. SISTERMANN) 163

35. Hyperbarer Sauerstoff, eine adjuvante Therapieform bei der posttraumatischen Osteomyelitis - Eine experimentelle Studie (V. MENDEL, H.-Ch. SCHOLZ, A, NAGEL, H.-J. SIMANOWSKI und B. REICHERT) 167

VI. Perioperative Pathophysiologie - Sepsis - Schock II
(Sitzungsleiter: Ch. HOTTENROTT, Frankfurt und
D. INTHORN, München) 171

36. "Think aloud technique" für dichtotome Entscheidungsprozesse: ein neues Studiendesign für umstrittene Prophylaxemaßnahmen zur Reduzierung des perioperativen Risikos (B. STINNER, W. DIETZ, W. LORENZ und M. ROTHMUND) 171

37. Enterale Aminresorption durch typische Medikamente der chirurgischen Intensivtherapie: Ursache für kardiovasculäre Entgleisungen bei Risikopatienten? (F. SATTLER, R. LINDLAR, W. WOYKE, E. SCHMIDT und W. LORENZ) 177

38. Die Korrelation von in-vitro und in-vivo Immunparametern zur Charakterisierung von Risikopatienten bei elektivem Operationstrauma (E. FAIST, M. STORCK, A. STETTNER, W. ERTEL, W. AX und F.W. SCHILDBERG) ... 181

39. Ausmaß und Bedeutung postoperativer Änderungen des Energieverbrauchs (H.W. KELLER, J.M. MÜLLER, U. WOLTERS und W. KOßWIG) 187

40. Einfluß von rh-Superoxid Dismutase auf Lymphflow und Lipidperoxidation im hämorrhagischen Reperfusionsmodell der Ratte (S. ROSE, R. KOCH, J. DIKE, V. BÜHREN, G. HARBAUER und O. TRENTZ) 191

41. Untersuchung zur Leukotrienproduktion im Zusammenhang mit der ARDS-Entwicklung nach Polytrauma (A. SEEKAMP, M. HOLCH, J. FAULER, M.L. NERLICH, J.A. STURM und J.C. FRÖLICH) 197

42. Experimentelle Untersuchungen zur seriellen Anwendung der bronchoalveolären Lavage (F. KROMBACH, G. KÖNIG, D. BURKHARDT, E. FIEHL, R. RIENMÜLLER und M. ROSENBRUCH) 203

43. Differential-cytologische Untersuchungen und Proteingehalt in der Lungenlavage bei Ösophagusresektionen - Vergleich pulmonaler Komplikationen mit und ohne Thoracotomie (W. GROSS-WEEGE, M. VARNEY, H. BECKER und H.D. RÖHER) 207

44. Optimierung der Eigenblutspende mit Erythropoietin und Interleukin-3 (H. KRIETER, U.B. BRÜCKNER, F.R. SEILER, D. KRUMWIEH und K. MEßMER) 213

45. Zur Eignung von intrathorakalem Blutvolumen, zentralvenösem Druck und Wedge-Druck als Indikatoren des Volumenstatus bei Intensivpatienten (U.J. Pfeiffer, J. ZERAVIK, J. ECKART, U. REICHENAUER und G. BLÜMEL, München/Augsburg)
(Manuskript nicht eingegangen) 221

VII. Onkologie I
   (Sitzungsleiter: Ch. GEBHARDT, Nürnberg und
   L. KRONBERGER, Graz) 223

46. Inwieweit sind Mangelzustände gastrektomierter Patienten der Gastrektomie anzulasten? (R. KIRCHNER, J. SCHÖLMERICH, U. SCHÄFER, A. HOLSTEGE, R.U. HÄRING und W.D. REINBOLD) 223

47. Strahlenreaktionen am Dünndarm bei intraoperativer Radiatio (IORT) - elektronenmyographische und histologische Untersuchungen an Wistar-Ratten (R. SALM, B. KRACK, B.-U. von SPECHT, M. WANNENMACHER und E.H. FARTHMANN) 227

48. Diagnostische Validität von Tumormarkerkombinationen (A. GRIESMACHER, W. HÖLZEL, P. POLITZER und M.M. MÜLLER) 233

49. Konfocale Laserscan Mikroskopie: Neue nichtinvasive Methode zur Evaluation der intracellulären pH Regulation in Coloncarcinomzellen und intakten Darmepithelien (M. WEINLICH, M. STARLINGER, H.D. BECKER und R. KINNE) 237

50. In-Vitro-Kultur vonPrimärtumoren des Magen-Darm-Traktes zur Cytostaticatestung (M. BLUM, P. PREUSSER, B. BRANDT und H. BÜNTE) 241

51. Computerunterstützte Ultraschallbildanalyse entzündlicher und tumorinfiltrierter Lymphknoten des Colons (F. GLASER, G. LAYER, I. ZUNA, P. SCHLAG und Ch. HERFARTH) 247

52. Klinische und physikalische Parameter pararectaler Lymphknoten (H.P. SCHWARZ, U. HILDEBRANDT, T. KLEIN, G. FEIFEL, B. KOCH und G. SEITZ) 253

VIII. Onkologie II
   (Sitzungsleiter: M. HÖLSCHER, München und
   A. QUENTMEIER, Heidelberg) 259

53. Photodynamische Lasertumortherapie am Patienten - Photosensibilisatorfluorescenz und photodynamisch induzierte Perfusionsänderungen (A.E. GOETZ, J. FEYH, W. MÜLLER, C. FRITSCH, G. KUHNLE, E. KASTENBAUER und W. BRENDEL) 259

54. Autoradiographischer Nachweis der stoßwelleninduzierten Durchblutungsminderung in Tumoren (A.E. GOETZ, F. GAMARRA, F.W. SPELSBERG, W. MÜLLER, L. SCHÜRER und B. BRENDEL) 267

55. Wachstumsgeschwindigkeit, Angiogenese, Durchblutung und lokale Gewebsoxygenierung *ras*-Onkogen-induzierter Tumoren (F. KALLINOWSKI, R. WILKERSON, W. STRAUSS und P. VAUPEL) 273

56. Mikrometastasennachweis in der Leber beim Magencarcinom - Möglichkeiten und Grenzen einer neuen Methode (M.M. HEISS, I. FUNKE, D. HEMPEL, K.W. JAUCH, F.W. SCHILDBERG und G. RIETHMÜLLER) 277

57. Intraoperative Chemotherapie zur Bestimmung unterschiedlicher Cytotoxizität von 5-FU im Lebermetastasengewebe von Patienten mittels 19-F-Hochfeld MR-Spektroskopie (P. HOHENBERGER, W.E. HULL und P. SCHLAG) 283

58. Spezifische Elimination humaner Neuroblastomzellen durch die Anwendung von monoklonalen Antikörper-Cobra Venom Faktor Conjugaten: Ein Modell zur Tumor-Therapie (H. JUHL, E.C. PETRELLA, N.-K.V. CHEUNG, R. BREDEHORST und C.-W. VOGEL) 289

59. Chemoimmuntherapie mit niedrig dosiertem Cyclophosphamide, Thymostimulin und Echinacin bei Patienten mit fortgeschrittenen gastrointestinalen Tumoren (C. LERSCH, M. ZEUNER, A. BAUER, R. HART, U. FINK und M. CLASSEN) 297

IX. Kandidaten-Vorlesung zum "FORUMPREIS"
(Sitzungsleiter: Ch. HERFARTH, Heidelberg und K. MEßMER, Heidelberg) 301

60. Prävalenz und Wertigkeit der jodinduzierten Hyperthyreose nach Kontrastmitteluntersuchungen: Ergebnisse einer prospektiven, kontrollierten klinischen Studie (M. SCHWARZ, M. BÜCHLER, J. RANK, J. FRIEDRICH und H.G. BEGER) 301

61. Effekt der proximal gastrischen Vagotomie auf die Campylobacter pylori Besiedelung des Magens (A.H. HÖLSCHER, E. BOLLSCHWEILER, G. PETKANESCHKOV, J. DITTLER und K. BECKER) 305

62. Total parenterale Ernährung beeinträchtigt die Darmschleimhautbarriere gegen luminale Mikroorganismen (G. SPÄTH, E. DEITCH, R. BERG und B. SPECIAN) 309

63. Die Bedeutung der PMN-Leukocyten bei Dünndarmischämie - Neue Ansätze zur Therapie (M.H. SCHOENBERG, B. POCH, K. BACZAKO, A. SCHWARZ, M. YOUNES und H.G. BEGER) 313

64. Erfolgreiche Behandlung einer subakuten Abstoßungsepisode von Dünndarmtransplantaten mit dem immunsuppressiven Makrolid FK 506 (J.M. LANGREHR, K.K.W. LEE, M.J. STANGL, B. BANNER, T.E. STARZL und W.H. SCHRAUT) 319

65. Spezifische Toleranzinduktion nach allogener Dünndarmtransplantation mit dem Immunsuppressivum FK 506 (M.J. STANGL, K.K.W. LEE, T. STARZL, W. LAND und W.H. SCHRAUT) 323

66. Experimentelle adoptive Therapie von Lebermetastasen: systemische und locoregionäre Administration im Vergleich (R.E. SCHWARZ und J.C. HISERODT) 327

67. Zur Pathogenese Tourniquet-induzierter Ischämie-Reperfusionsschäden beim Menschen (H.P. FRIEDL, G.O. TILL, D.J. SMITH, P.D. THOMSON, O. TRENTZ und P.A. WARD) 333

68. Eine neue Methode zur Messung der Skelettmuskeldurchblutung bei der arteriellen Verschlußkrankheit (K. NAGEL, G. ZOCHOLL, M. JUNGENHEIMER, K. HAHN und S. FISCHER) 337

69. Erste Ergebnisse einer klinischen Studie mit in vitro endothelialisierten PTFE-Prothesen 9 Monate nach Implantation (M. KADLETZ, H. MAGOMETSCHNIGG, M. GRABENWÖGER, G. KÖNIG und E. WOLNER) 341

X. Transplantation III (Niere und Leber)
(Sitzungsleiter: B. RINGE, Hannover und A. THIEDE, Neumünster) 347

70. Denervierung als mögliche Ursache reduzierter glomerulärer Filtrationsreserve von Nierentransplantaten - Untersuchungen am Autotransplantationsmodell der Ratte (P. VOGT, B. PEUSCHEL, S. MENZEL, K.H. NEUMANN und R. PICHLMAYR) 347

71. RS-61443: Ein neues potentes Immunsuppressivum (K.P. PLATZ, D. ECKHOFF, D.A. HULLETT, H.W. SOLLINGER, E.M. EUGUI und A.C. ALLISON) 349

72. Untersuchungen zur Spontantoleranz nach orthotoper Rattenlebertransplantation (M. KNOOP, J.R. PRATT, M.P. PETHER und I.V. HUTCHINSON) 353

73. Hepatocytentransplantation in die Lunge zur Überbrükkung eines akuten Leberversagens bei der Ratte (P. SANDBICHLER, P. THEN, R. ERHART, O. DIETZE, W. VOGEL und R. MARGREITER) 359

74. Lebertransplantation bei Hepatitis B (G. BLUMHARDT, P. NEUHAUS, W.O. BECHSTEIN, U. HOPF und Andrea MÜLLER) 363

75. Mikrozirkulation-limitierender Faktor der Organkonservierung nach Lebertransplantation (M. MANNER, N. SENNINGER, S. POST, W. HOFMANN und G. OTTO) 369

76. Intravitalmikroskopische Untersuchungen zur Granulocytenadhärenz und Mikrozirkulation an der orthotop transplantierten Rattenleber (I. MARZI, J. KNEE, M. MENGER, V. BÜHREN, G. HARBAUER und O. TRENTZ) 373

77. Nachweis von Gamma/Delta T-Zellreceptor positiven T Zellen in Leberbiopsaten nach Lebertransplantation (G. SCHÜRMANN, M. da SILVA LOBO, W. HOFMANN, G. OTTO, C. HERFARTH und D. KABELITZ) 379

78. Morphologische Befunde nach partieller orthotoper Lebertransplantation im "small-for-size"-Modell an der Ratte (F. KÖCKERLING, F. STEINBAUER, C. FÖDRA, H. ERNST, D. KRANZ und C. SCHNEIDER) 385

79. Synchrone Serum Analyse von löslichen IL-2 Receptoren, T8/CD8 Antigen, TNF-alpha, INF-γ, IL-1 und IL-2 im postoperativen Verlauf nach orthotoper Lebertransplantation (Th.W. KRAUS, I.L. NORONHA, G. OTTO, D. MATHIAS, W. HOFMANN und Ch. HERFARTH) 391

XI. Leber - Galle - Pankreas
    (Sitzungsleiter: J.H. FISCHER, Köln und
    F. LARGIADÈR, Zürich) 397

80. Ergebnisse der experimentellen laparoskopischen
    Cholecystotomie (B. MENTGES, G. BUEß, A. MELZER und
    H.D. BECKER) 397

81. Definierte Steinfragmentation zur Standardisierung
    an unterschiedlichen Lithotriptoren (W. SAß,
    O. ZOEPHEL, J. ZIMMERMANN, K. WEICHERT-JACOBSEN und
    J. SEIFERT) 403

82. Einfluß der ultraschallgesteuerten Resektion verschiedener Lebersegmente auf biochemische Faktoren
    von Gewebetraumatisierung, Wundheilung und Funktionserhalt (H.J. KLOTTER, J. SATTLER, H. SITTER,
    R. SCHINDLER, W. LORENZ und M. ROTHMUND) 409

83. Einfluß von Clorpromazin auf Ödembildung, Mikrozirkulation und Exkretionsleistung der Leber nach
    transienter Ischämie in vivo bei der Ratte
    (M. LOCHER, D. HENNE-BRUNS, H. TWISSELMANN, J. KNOP,
    F.O. AMBRASS und B. KREMER) 415

84. Schneiden mit dem Wasser-Strahl (Jet-Cutting) in
    der Leberchirurgie (H.G. RAU, S. THOMAS, H. ARNOLD
    und F.W. SCHILDBERG) 419

85. Zur Funktion von Neurotensin für die enteropankreatische Achse (R. NUSTEDE, H. KÖHLER, M. BARTHEL,
    B. HEIDRICH und A. SCHAFMAYER) 427

86. Adaption des humanen Pankreas unter dem Einfluß eines
    hochwirksamen Proteaseninhibitors (Camostat)
    (M. BÜCHLER, H. FRIEß, P. MALFERTHEINER, J. SEITZ,
    D. WANJURA und H.G. BEGER) 433

87. Die myoelektrische Aktivität des Sphincter Oddi (SO)
    und des Duodenums (D) bei temporärem "Common-Channel"-
    Verschluß (N. SENNINGER, S.-Q. ZOU, H.G. MACHENS und
    Ch. HERFARTH) 437

88. Die Bedeutung der Sauerstoffradikale in der akuten
    Pankreatitis (M. GASPAR, M.H. SCHOENBERG, M. BÜCHLER,
    B. BÜLTMANN, K. BACZAKO, M. YOUNES, R. KIRCHMAYER
    und H.G. BEGER) 441

89. Veränderungen der Permeabilität des Pankreasganges in
    der Frühphase der akuten Pankreatitis in Opossums
    (N.S. RUNKEL und F.G. MOODY) 447

90. Aggravierung der akuten, ödematösen Pankreatitis
    durch Catecholamin-induzierte Vasoconstriction
    (E. KLAR, D.W. RATTNER, C. COMPTOM, B. CHERNOW und
    A.L. WARSHAW) 453

XII. Magen - Darm
     (Sitzungsleiter: E. FARTHMANN, FREIBURG und
     J. SEIFERT, Kiel) 459

91. Tierexperimentelle Untersuchungen zur Thrombosierung
    mit elektrischen Ballonkathetern (Q.H. QIAN, W. SAß,
    I. SPERLING und J. SEIFERT) 459

92. Lokalisation funktioneller Verteilungsstörungen der Magenschleimhautdurchblutung: Nachweis durch Iodo-[^{14}C]-Antipyrin Clearance am Magen des Frettchens (W. RAU, E.D. LIVINGSTON und P.H. GUTH) 463

93. Veränderungen der gastrointestinalen Motilität nach Roux-Y-Rekonstruktion (E. SCHIPPERS, J. BRAUN und V. SCHUMPELICK) 469

94. Funktionelle Folgen des J-Pouches bei oesophagojejunaler Rekonstruktion (Roux-Y) nach Gastrektomie (G. BEESE, G. NIEBEL und A. THIEDE) 473

95. Beseitigung der Campylobacter pylori-Infektion: Ein wesentlicher Therapieeffekt der selektiv proximalen Vagotomie beim Ulcus duodeni? (H. FRIEß, M. BÜCHLER, P. MALFERTHEINER, F. FLOCK, A. STANESCU und H.G. BEGER) 479

96. Relevanz immunhistometrischer Untersuchungsergebnisse am ausgeschalteten Antrum für die Pathogenese des Ulcus pepticum jejuni (P.R. VERREET, C. OHMANN, G. BAUMANN, F. BORCHARD und H.-D. RÖHER) 485

97. Postoperative Restitution der programmierten gastrointestinalen Motilität (U. HILDEBRANDT, J. PAULUS, A. KLEIN, G. FEIFEL und B. KOCH) 491

98. Therapie des Kurzdarmsyndroms: die Elektrodenlage bestimmt den Stimulationseffekt (S.B. REISER, V. SCHUSDZIARRA, A.H. HÖLSCHER und J.R. SIEWERT) 497

99. Die intestinale Aufnahme lebender Bakterien und der Einfluß der Immunsuppression (D. STEHLE, W. SAß und J. SEIFERT) 503

100. Interleukinprofil bei chronischen Darmerkrankungen: Präoperativer Status und postoperativer Verlauf von sIL-2R, IL-1 und IL-6 im peripheren Venenblut (G. SCHÜRMANN, M. BETZLER, S. POST, B. ENDLER-JOST, S. MEUER und C. HERFARTH) 509

101. Perianale Komplikationen des M. Crohn. Interdisziplinäres Therapiekonzept - eine prospektive Studie (M. STARLINGER, F. MAKOWIEC, A. El MOUAAOUY, C. HAAG, M. SKALEJ und H. JENSS) 517

102. Transanale endoskopisch-mikrochirurgische Rectopexie (A. MELZER, G. BUEß, K. KIPFMÜLLER, B. MENTGES und M. NARUHN) 523

Bedingungen für die Vortragsanmeldungen zum Chirurgischen Forum 1991 529

Table of Contents

I. Perioperative Pathophysiology - Sepsis - Shock I
(Chairmen: R. EISELE, Göppingen, and W. OETTINGER, Ulm) 1

1. Therapeutic Aspects of Endotoxin Transport in the Blood (D. BERGER and G. BEGER) 1
2. Potentiation of Oxygen Free Radical Production of Polymorphonuclear Leukocytes by Combination of Bone Marrow Fat and Endotoxin (M.L. NERLICH, G. SCHWEITZER, and A. DWENGER) 7
3. Plasma Levels and Survival with High-Dose Methylprednisolone: Investigation in a Rat Endotoxic Shock Model (A. DIETRICH, E. NEUGEBAUER, J. SCHIRREN, W. BARTHLEN, U. RITTMEIER, and W. LORENZ) 13
4. The Influence of Cyclosporine on Intestinally Derived Endotoxemia - Animal Experiments (D. NITSCHE, M. STEHLE, and H. HAMELMANN) 19
5. Hypertonic Saline-Dextran Solution for Prevention of Microcirculatory Deterioration in Endotoxemia (U. KREIMEIER, J. DENTZ, L. FREY, T. HERBEL, and K. MEßMER) 23
6. Endotoxin Enhances Leukocyte Sticking in the Microcirculation of Postischemic Skeletal Muscle (K. KAWASAKI, T.J. GALLA, H.A. LEHR, and K. MEßMER) . 29
7. Endotoxin-Correlated Classification of Peritonitis (H.O. KLEINE and H.G. BEGER) 33

II. Cardiopulmonary Vessels and Transplantation I
(Heart Transplantation)
(Chairmen: J.R. ALLENBERG, Heidelberg, and R. HETZER, Berlin) 37

8. Microanastomoses by Suture and Laser - An Experimental Study (W. KNOPP, G. DASBACH, B. VOSS, W. MAREK, G. MUHR, and K.-M. MÜLLER) 37
9. Investigations of ADP Metabolism in Normal and Arteriosclerotic Vessels (H. ARBOGAST, H. STIEGLER, M. BÖCK, H. BARDENHEUER, and T. HARLANDER) 41
10. A Model for Investigating Coronary Microvessel Vasomotion: Coronary Vasodilation by Adenosine (H. HABAZETTL, P. CONZEN, H. BAIER, M. CHRIST, B. VOLLMAR, and W. BRENDEL) 47
11. In Vivo Analysis of Neovascularization and Integration of "Soft Tissue Patch" (P. WALTER, M.D. MENGER, B. WOLF, and K. MEßMER) 53

12. Kinetics and Dynamics of Acute Rejection After Heterotopic Canine Heart Transplantation (HTx) (A. SCHÜTZ, B.M. KEMKES, J.M. GOKEL, C. HAMMER, G. STEINBECK, and S. FRITSCH) 57

13. CMV Hyperimmunoglobulin Prophylaxis in Heart Transplant Patients (M. HAVEL, R. KURZ, W. ZWOELFER, A. LACZKOVICS, and E. WOLNER) 63

14. Early Diagnosis by CMV-Immediate Early Antigen and Effective DHPG Treatment of CMV Pneumonia After Lung Transplantation (G. STEINHOFF, M. BEHREND, T.O.F. WAGNER, and A. HAVERICH) 67

III. Endocrinology and Transplantation II (Pancreas) (Chairmen: W. LAND, München, and Ch. SELLSCHOPP, Kiel) 73

15. Characterization of Parathyroid-Specific Antigen Recognized by Monoclonal Antibody BB5-IgG1 (H.G. SEESKO, W.G. DILLEY, W.G. CANCE, S.A. WELLS jr., and M. ROTHMUND) 73

16. Assessment of the Postoperative Recovery Phase of Parathyroid Hormone Secretion After Extirpation of a Parathyroid Adenoma (S. FISCHER, H. MEYBIER, K. HERFARTH, H. SCHMID-GAYK, and H. BUHR) 77

17. GRAVE's Disease - Is Postoperative Hypocalcemia Influenced by Variant Operative Strategies? (U. HORAS, H. SCHMIDT-GAYK, and R.A. WAHL) 83

18. Determination of Chromogranin A Plasma Levels of Patients with Gastroenteropancreatic Neuroendocrine Tumors is Superior to Conventional Plasma and Urine Determination (B. WIEDENMANN, G. SCHÜRMANN, B. ERIKSSON, K. ÖBERG, and H. BUHR) 89

19. Immunosuppressive Action of Somatostatin and the Somatostatin Analogue SMS 201-995 and Their Immunosuppressive Synergistic Effect with Low-Dose Cyclosporin A in Organ Transplantation (W.M. PADBERG, H. MORGALLA, P. HILD, and K. SCHWEMMLE) 93

20. Noninvasive Routine Evaluation of Viability of Human Organ Transplants by P-31 Magnetic Resonance Spectroscopy (R. KUNZ, E. HENZE, R. LIETZENMAYER, and H.G. BEGER) 97

IV. Traumatology - Wounds I (Chairmen: R. ASCHERL, München, and L. KINZL, Kassel) 101

21. Surgical Pressure Mapping of the Anterior Abdominal Wall (Th. EFFENBERGER and Chr. BUSCH, Hamburg) (Manuscript did not arrive here) 101

22. Immediate Hemostasis of Spleen Injury by Freezing and Fibrin Bonding (M. VATANKHAH, G. BARETTON, K.O. MÖLLER, and G. HOHLBACH, Lübeck) (Manuscript did not arrive here) 103

23. Insulinlike Growth Factors (IGF-I, IGF-II) After Gastrointestinal Surgery (G.B. KÖVEKER, W. BLUM, M.B. RANKE, M. TOMASKE, U. WIECH, and M. STARLINGER) 105
24. The Effect of Tetrachlorodecaoxide (TCDO) on Wound Healing During Immunosuppression (R.A. HATZ, S.F. KELLY, H.P. EHRLICH, and F.W. SCHILDBERG) 111
25. Effect of the Angiogenesis Factor Angiogenin on the Healing of Rat Skin Incisional Wounds (K. RÖDDECKER, M. NAGELSCHMIDT, N. MAKULIK, U. MÜNNICH, and J. JOCHIMS) 117

V. Traumatology - Wounds II
   (Chairmen: W. MUTSCHLER, Ulm, and O. TRENTZ, Homburg/Saar) 121

26. Use of Biomechanical Estimation and Measurement Methods as an Alternative to Animal Experiments (U. WITZEL and Ch. v. HASSELBACH, Bochum) (Manuscript did not arrive here) 121
27. Biomechanics of the Thoracolumbar Spine (W.M. FRANCK, R. SCHLENZKA, M. DECKER, and L. GOTZEN) 123
28. Technique of Callotasis for Bone Lengthening: Static vs. Dynamic Distraction (R. SCHLENZKA, W. FRANCK, J. FRENZ, M. STAMM, and B. HEIN) 129
29. Finite-Element Study of the Internal Plate Fixator for Long Bones (K. SEIDE, W. ZIEROLD, D. WOLTER, and H.-R. KORTMANN) 133
30. The Influence of Various Titanium Surfaces on the Interface Shear Strength Bewteen Implants and Bone (H.-J. WILKE, L. CLAES, and S. STEINEMANN) 139
31. Fiber-Reinforced Plastic as an Implant Material - 5-Year Experimental Results in Hip Replacement (R. ASCHERL, A. LIEBENDÖRFER, S. KERSCHBAUMER, M.-L. SCHMELLER, W. ERHARDT, and B. BOENISCH) 145
32. Tensile Strength and Load Transmission of the Repaired Meniscus (J. RAUNEST and E. DERRA) 151
33. Ultrastructural and Light Microscopical Alterations as a Rationale of Decreased Biomechanical Properties in Posterior Cruciate Ligament Replacement (U. BOSCH, B. DECKER, W. KASPERCZYK, A. NERLICH, H.J. OESTERN, and H. TSCHERNE) 157
34. Immunohistological Analysis of Cell-Mediated Immunity in Osteitis Using the Avidin-Biotin Complex (Ch. JOSTEN, G. MUHR, Th. GRIGA, and R. SISTERMANN) . 163
35. Hyperbaric Oxygenation: Adjunctive Therapy in Experimental Posttraumatic Osteomyelitis (V. MENDEL, H.-Ch. SCHOLZ, A. NAGEL, H.-J. SIMANOWSKI, and B. REICHERT) 167

VI. Perioperative Pathophysiology - Sepsis - Shock II
(Chairmen: Ch. HOTTENROTT, Frankfurt, and D. INTHORN,
München) 171

36. The "Think Aloud Technique" in Medical Decision
    Making: A New Study Design in Estimating Controversial
    Prophylactic Procedures for the Reduction of Peri-
    operative Risk (B. STINNER, W. DIETZ, W. LORENZ, and
    M. ROTHMUND) 171

37. Enteral Amine Resorption Due to Drugs Commonly Used
    in Intensive Care: Does This Explain Some of the Car-
    diovascular Disturbances in Risk Patients?
    (J. SATTLER, R. LINDLAR, W. WOYKE, E. SCHMIDT, and
    W. LORENZ) 177

38. Correlation of In Vitro and In Vivo CMI Parameters to
    Identify Patients at Risk Undergoing Elective Ope-
    rative Trauma (E. FAIST, M. STORCK, A. STETTNER,
    W. ERTEL, W. AX, and F.W. SCHILDBERG) 181

39. Extent and Importance of Postoperative Changes in
    Energy Expenditure (H.W. KELLER, J.M. MÜLLER,
    U. WOLTERS, and W. KOßWIG) 187

40. Effect of rh-Superoxide Dismutase on Lymph Flow and
    Lipid-Peroxidation During Hemorrhagic Shock in the
    Rat (S. ROSE, R. KOCH, J. DIKE, V. BÜHREN,
    G. HARBAUER, and O. TRENTZ) 191

41. Leukotriene Production Related to the Development of
    ARDS Following Multiple Trauma (A. SEEKAMP, M. HOLCH,
    J. FAULER, M.L. NERLICH, J.A. STURM, and
    J.C. FRÖLICH) 197

42. Experimental Studies on the Serial Application of
    Bronchoalveolar Lavage (F. KROMBACH, G. KÖNIG,
    D. BURKHARDT, E. FIEHL, R. RIENMÜLLER, and
    M. ROSENBRUCH) 203

43. Cell-Differential Studies and Protein Concentration
    in Bronchoalveolar Lavage After Oesophagectomy -
    Respiratory Failure With and Without Thoracotomy
    (W. GROSS-WEEGE, M. VARNEY, H. BECKER, and
    H.D. RÖHER) 207

44. Optimizing Autologous Blood Donations with Erythro-
    poietin and Interleukin-3 (H. KRIETER, U.B. BRÜCKNER,
    F.R. SEILER, D. KRUMWIEH, and K. MEßMER) 213

45. Suitability of Intrathoracic Blood Volume, Central
    Venous Pressure, and Wedge Pressure as Indicators
    of Volume Status in Intensive-Care Patients
    (U.J. PFEIFFER, J. ZERAVIK, J. ECKART, U. REICHENAUER,
    and G. BLÜMEL, München/Augsburg)
    (Manuscript did not arrive here) 221

VII. Oncology I
(Chairmen: Ch. GEBHARDT, Nürnberg, and L. KRONBERGER, Graz) 223

46. To What Extent Are Nutritional Deficiencies in Patients with Total Gastrectomy Due to Gastrectomy (R. KIRCHNER, J. SCHÖLMERICH, U. SCHÄFER, A. HOLSTEGE, R.U. HÄRING, and W.D. REINBOLD) 223

47. Effects of Intraoperative Radiotherapy (IORT) on the Small Bowel - Electromyographic and Histological Results in Wistar Rats (R. SALM, B. KRACK, B.-U. von SPECHT, M. WANNENMACHER, and E.H. FARTHMANN) 227

48. Diagnostic Validity of Tumor Marker Combinations (A. GRIESMACHER, W. HÖLZEL, P. POLITZER, and M.M. MÜLLER) 233

49. Confocal Laser Scan Microscopy: A New Noninvasive Method of Evaluating Intracellular pH Regulation in Colon Carcinoma Cells and Intact Intestinal Epithelium (M. WEINLICH, M. STARLINGER, H.D. BECKER, and R. KINNE) 237

50. In Vitro Drug Test of Primary Gastrointestinal Tumor Cell Lines (M. BLUM, P. PREUSSER, B. BRANDT, and H. BÜNTE) 241

51. Computerized B-Scan Texture Analysis of Inflamed and Enlarged and Tumor-Infiltrated Lymph Nodes of the Colon (F. GLASER, G. LAYER, I. ZUNA, P. SCHLAG, and Ch. HERFARTH) 247

52. Clinical and Physiological Parameters of Perirectal Lymph Nodes (H.P. SCHWARZ, U. HILDEBRANDT, T. KLEIN, G. FEIFEL, B. KOCH, and G. SEITZ) 253

VIII. Oncology II
(Chairmen: M. HÖLSCHER, München, and A. QUENTMEIER, Heidelberg) 253

53. Photodynamic Therapy - Photosensitizer Fluorescence and Photodynamically Induced Changes in Perfusion (A.E. GOETZ, J. FEYH, W. MÜLLER, C. FRITSCH, G. KUHNLE, E. KASTENBAUER, and W. BRENDEL) 259

54. Autoradiographic Evaluation of the Shock Wave-Induced Reduction of Tumor Blood Flow (A.E. GOETZ, F. GAMARRA, F.W. SPELSBERG, W. MÜLLER, L. SCHÜRER, and W. BRENDEL) 267

55. Growth Rate, Angiogenesis, Perfusion, and Tissue Oxygenation of *ras*-Transformed Tumors (F. KALLINOWSKI, R. WILKERSON, W. STRAUSS, and P. VAUPEL) 273

56. Micrometastatic Single Tumor Cell Detection in Gastric Cancer Patients - Probability of a New Method for Recognizing Liver Involvement (M.M. HEISS, I. FUNKE, D. HEMPEL, K.W. JAUCH, F.W. SCHILDBERG, and G. RIETHMÜLLER) 277

57. Detection of Cytotoxic Anabolism of 5-FU in Patients with Colorectal Liver Metastases Using F-19 High-Energy Spectroscopy Following Intraoperative Chemotherapy (P. HOHENBERGER, W.E. HULL, and P. SCHLAG) .. 283

58. Specific Elimination of Human Neuroblastoma Cells by Monoclonal Antibody-Cobra Venom Factor Conjugates: A Tumor Therapy Model (H. JUHL, E.C. PETRELLA, N.-K.V. CHEUNG, R. BREDEHORST, and C.-W. VOGEL) 289

59. Chemoimmunotherapy with Low Doses of Cyclophosphamide, Thymostimulin, and *Echinacea purpurea* Extract in Patients with Advanced Gastrointestinal Malignancies (C. LERSCH, M. ZEUNER, A. BAUER, R. HART, U. FINK, and M. CLASSEN) 297

IX. Lectures by Competitors for the "FORUM AWARD" (Chairmen: Ch. HERFARTH, Heidelberg, and K. MEßMER, Heidelberg) 301

60. Prevalence and Clinical Role of Iodine-Induced Hyperthyroidism Following Administration of Radiographic Contrast Agents: Results of a Prospective Controlled Clinical Study (M. SCHWARZ, M. BÜCHLER, J. RANK, J. FRIEDRICH, and H.G. BEGER) 301

61. Effect of Proximal Gastric Vagotomy on Gastric Colonization of *Campylobacter pylori* (A.H. HÖLSCHER, E. BOLLSCHWEILER, G. PETKANESCHKOV, J. DITTLER, and K. BECKER) 305

62. Total Parenteral Nutrition Impairs the Gut Mucosal Barrier Against Luminal Microorganisms (G. SPÄTH, E. DEITCH, R. BERG, and B. SPECIAN) 309

63. The Significance of PMN Leukocytes in Ischemia of the Small Intestine - New Treatment Concepts (M.H. SCHOENBERG, B. POCH, K. BACZAKO, A. SCHWARZ, M. YOUNES, and H.G. BEGER) 313

64. Successful Reversal of Rejection Episodes in Small Bowel Transplantation Using KF 506 (J.M. LANGREHR, K.K.W. LEE, M.J. STANGL, B. BANNER, T.E. STARZL, and W.H. SCHRAUT) 319

65. Specific Tolerance Induction with FK 506 After Allogeneic Small Bowel Transplantation (M.J. STANGL, K.K.W. LEE, T. STARZL, W. LAND, and W.H. SCHRAUT) ... 323

66. Experimental Adoptive Therapy of Hepatic Metastases: A Comparison of Systemic and Locoregional Administration (R.E. SCHWARZ and J.C. HISERODT) 327

67. Appearance of Xanthine Oxidase Activity in a Human Model of Ischemia-Reperfusion Injury (H.P. FRIEDL, G.O. TILL, D.J. SMITH, P.D. THOMSON, O. TRENTZ, and P.A. WARD) 333

68. A New Method of Measuring the Blood Flow Through Skeletal Muscle inPatients with Peripheral Arterial Disease (K. NAGEL, G. ZOCHOLL, M. JUGENHEIMER, K. HAHN, and S. FISCHER) 337

69. Preliminary Results of a Prospective Clinical Study with In Vitro Endothelialized PTFE Grafts 9 Months After Implantation (M. KADLETZ, H. MAGOMETSCHNIGG, M. GRABENWÖGER, G. KÖNIG, and E. WOLNER) 341

X. **Transplantation III (Kidneys and Liver)**
(Chairmen: B. RINGE, Hannover, and A. THIEDE, Neumünster) 347

70. Denervation as Potential Cause of Reduced Glomerular Filtration Reserve in Kidney Transplants: Studies on a Rat Autotransplantation Model (P. VOGT, B. PEUSCHEL, S. MENZEL, K.H. NEUMANN, and R. PICHLMAYR) 347

71. RS-61443: A New Potent Immunosuppressive Compound (K.P. PLATZ, D. ECKHOFF, D.A. HULLETT, H.W. SOLLINGER, E.M. EUGUI, and A.C. ALLISON) 349

72. Investigations on Spontaneous Tolerance After Orthotopic Rat Liver Transplantation (M. KNOOP, J.R. PRATT, M.P. PETHER, and I.V. HUTCHINSON) 353

73. Hepatocyte Transplantation Into the Lung for Treatment of Acute Hepatic Failure in the Rat (P. SANDBICHLER, P. THEN, R. ERHART, O. DIETZE, W. VOGEL, and R. MARGREITER) 359

74. Liver Transplantation in Hepatitis B (G. BLUMHARDT, P. NEUHAUS, W.O. BECHSTEIN, U. HOPF, and Andrea MÜLLER) 363

75. Microcirculation-Limiting Factor of Liver Preservation After Transplantation (M. MANNER, N. SENNINGER, S. POST, W. HOFMANN, and G. OTTO) 369

76. In Vivo Microscopic Studies on Adherence of Granulocytes and Microcirculation Following Orthotopic Rat Liver Transplantation (I. MARZI, J. KNEE, M. MENGER, V. BÜHREN, G. HARBAUER, and O. TRENTZ) 373

77. Presence of γ/δ T Cell Receptor Expressing T Cells in Liver Biopsies Following Liver Transplantation (G. SCHÜRMANN, M. da SILVA LOBO, W. HOFMANN, G. OTTO, C. HERFARTH, and D. KABELITZ) 379

78. Morphological Studies After Partial Orthotopic Liver Transplantation Under "Small-for-Size" Conditions in Rats (F. KÖCKERLING, F. STEINBAUER, C. FÖDRA, H. ERNST, D. KRANZ, and C. SCHNEIDER) 385

79. Synchronous Determination of Soluble IL-2 Receptors, T8/CD8 Antigen, TNF-alpha, INF-γ, IL-1 and IL-2 in the Postoperative Course After Orthotopic Liver Transplantation (Th.W. KRAUS, I.L. NORONHA, G. OTTO, D. MATHIAS, W. HOFMANN, and Ch. HERFARTH) 391

XI. **Liver -Gallbladder - Pnacreas**
(Chairmen: J.H. FISCHER, Köln, and F. LARGIADÈR, Zürich) 307

80. Results of Experimental Laparoscopic Cholecystotomy (B. MENTGES, G. BUEß, A. MELZER, and H.D. BECKER) ... 307

81. Standardized Efficacy Measurements of Different Lithotripters (W. SAß, O. ZOEPHEL, J. ZIMMERMANN, K. WEICHERT-JACOBSEN, and J. SEIFERT) 403

82. Influence of Sonographically Guided Resections of Different Liver Segments on Biochemical Factors of Tissue Trauma, Wound Healing, and Liver Function (H.J. KLOTTER, J. SATTLER, H. SITTER, R. SCHINDLER, W. LORENZ, and M. ROTHMUND) 409

83. Effects of Chlorpromazine Pretreatment in Ischemic Liver Cell Injury in the Rat Model: Evaluation of Microcirculation, Cellular Edema, and Biliary Excretion (M. LOCHER, D. HENNE-BRUNS, H. TWISSELMANN, J. KNOP, F.O. AMBRASS, and B. KREMER) 415

84. Jet Cutting and Ultrasound Aspirator Techniques in Liver Surgery (H.G. RAU, S. THOMAS, H. ARNOLD, and F.W. SCHILDBERG) 419

85. The Role of Neurotensin for the Regulation of the Exocrine Pancreas (R. NUSTEDE, H. KÖHLER, M. BARTHEL, B. HEIDRICH, and A. SCHAFMAYER) 427

86. Human Pancreatic Adaptation Following Long-Term Camostat Treatment (M. BÜCHLER, H. FRIEß, P. MALFERTHEINER, J. SEITZ, D. WANJURA, and H.G. BEGER) 433

87. Myoelectric Activity of the Sphincter Oddi (SO) and Duodenum (D) Following Temporary Obstruction of the Common Channel (N. SENNINGER, S.-Q. ZOU, H.G. MACHENS, and Ch. HERFARTH) 437

88. The Involvement of Oxygen-Free Radicals in Acute Pancreatitis (M. GASPAR, M.H. SCHOENBERG, M. BÜCHLER, B. BÜLTMANN, K. BACZAKO, M. YOUNES, R. KIRCHMAYER, and H.G. BEGER) 441

89. Alterations of Pancreatic Duct Permeability in the Early Period of Acute Pancreatitis in the Opossum (N.S. RUNKEL and F.G. MOODY) 447

90. Aggravation of Acute, Edematous Pancreatitis by Catecholamine-Induced Vasoconstriction (E. KLAR, D.W. RATTNER, C. COMPTON, B. CHERNOW, and A.L. WARSHAW) 453

XII. Stomach - Intestines (Chairmen: E. FARTHMANN, Freiburg, and J. SEIFERT, Kiel) 459

91. Animal Experiments for Venothrombosis Using Electrical Balloon Catheters (Q.H. Qian, W. SAß, I. SPERLING, and J. SEIFERT) 459

92. Localization of Functional Disturbances of Gastric Mucosal Blood Flow Distribution: An Experimental Study Using Iodo-[14C]-Antipyrine Clearance in the Ferret (W. RAU, E.D. LIVINGSTON, and P.H. GUTH) 463

93. Changes in Gastrointestinal Motility after Roux-en-Y Reconstruction (E. SCHIPPERS, J. BRAUN, and V. SCHUMPELICK) 469

94. Functional Consequences of the J Pouch in Esophagojejunal Reconstruction (Roux-en-Y) after Gastrectomy (G. BEESE, G. NIEBEL, and A. THIEDE) 473

95. Elimination of *Campylobacter pylori* Infection in Patients with Duodenal Ulcer: An Important Therapeutic Effect of Selective Proximal Vagotomy? (H. FRIEß, M. BÜCHLER, P. MALFERTHEINER; F. FLOCK, A. STANESCU, and H.G. BEGER) 479

96. Relevance of Immunhistometrical Results in Retained Gastric Antrum for the Etiology of Peptic Jejunal Ulcers (P.R. VERREET, C. OHMANN, G. BAUMANN, F. BORCHARD, and H.-D. RÖHER) 485

97. Postoperative Restitution of Programmed Gastrointestinal Motility (U. HILDEBRANDT, J. PAULUS, A. KLEIN, G. FEIFEL, and B. KOCH) 491

98. Treatment of Short Bowel Syndrome: The Stimulatory Effect Depends on Electrode Positioning (S.B. REISER, V. SCHUSDZIARRA, A.H. HÖLSCHER, and J.R. SIEWERT) ... 497

99. Intestinal Insorption of Living Bacteria and the Influence of Immunosuppression (D. STEHLE, W. SAß, and J. SEIFERT) 503

100. Enhanced Levels of Soluble Interleukin-2 Receptor and Interleukin-6 in the Peripheral Blood of Patients with Active Crohn's Disease and Ulcerative Colitis (G. SCHÜRMANN, M. BETZLER, S. POST, B. ENDLER-JOST, S. MEUER, and C. HERFARTH) 509

101. Perianal Crohn's Disease - A Prospective Study of Interdisciplinary Management (M. STARLINGER, F. MAKOWIEC, A. El MOUAAOUY, C. HAAG, M. SKALEJ, and H. JENSS) 517

102. Transanal Endoscopic-Microsurgical Rectopexy (A. MELZER, G. BUEß, K. KIPFMÜLLER, B. MENTGES, and M. NARUHN) 523

Instructions for Abstract Submission, Chirurgisches Forum 1991 529

I. Perioperative Pathophysiologie – Sepsis – Schock I

1. Therapeutische Aspekte des Endotoxintransportes im Blut
Therapeutic Aspects of Endotoxin Transport in the Blood

D. Berger und H. G. Beger

Abteilung für Allgemeinchirurgie der Universität Ulm

Einleitung

Lipopolysaccharide der Zellwand gram-negativer Bakterien, auch Endotoxine genannt, werden heute als die primären Mediatoren der gram-negativen Sepsis angesehen (2). In der Blutbahn zirkulierendes Endotoxin soll vorwiegend an die "high-density" Lipoproteine (HDL) gebunden werden (12). Allerdings ist nicht die HDL-Fraktion sondern lipoproteinfreies Serum in der Lage, Endotoxin zu neutralisieren (1). Wir konnten in vitro Endotoxinbildung an Transferrin und Gc-Globulin (3) sowie α_2-Makroglobulin (4) nachweisen. Eine mehr vom klinischen Standpunkt aus wichtige Frage war nun: Impliziert die Bindung an diese Proteine auch eine Neutralisation der biologischen Aktivität des Endotoxin?

In der vorliegenden Untersuchung wurde diese Fragestellung mit Hilfe des Limulus-Amöbocyten-Lysat-Testes (LAL-Test) angegangen. Außerdem wurde in einer prospektiven Studie bei 39 Patienten, die an einer diffusen Peritonitis erkrankt waren, die Serumspiegel der Endotoxin-bindenden Proteine bestimmt und mit dem Auftreten von Organversagen korreliert.

Patienten, Material und Methoden

Die chromogene Modifikation des Limulus-Amöbocyten-Lysat-Testes (Fa. Byk-Sangtec, Dietzenbach, BRD) ist im Detail in (5) beschrieben. Zur Bestimmung der Endotoxin-neutralisierenden Aktivität wurde zunächst eine Standardkurve in pyrogenfreiem Plasma erstellt. Um Störfaktoren des Testes zu eliminieren, wurde das Plasma 1:10 mit pyrogenfreiem Wasser verdünnt und für 5 min bei 75°C inkubiert. Weiterhin wurde dann zu Plasma Endotoxin in einer Konzentration von 1,2 EU/ml und Transferrin (Biotest Pharma GmbH, Frankfurt, BRD), α_2-Makroglobulin oder Gc-Globulin bzw. Albumin (Behring Werke AG, Marburg, BRD) zugegeben. Die Konzentration der zugesetzten Proteine belief sich auf 2 mg/ml, nur im Falle des Gc-Globulin wurde 1 mg/ml verwendet. Nach Inkubation bei 4°, 24° und 37°C zwischen 5 und 30 min wurden die Proben wie beschrieben verdünnt und hitzeinaktiviert und der Endotoxingehalt im LAL-Test bestimmt.

Außerdem wurden bei 22 männlichen und 17 weiblichen Patienten, die an einer diffusen Peritonitis erkrankt waren, die Serumspiegel der Endotoxin-bindenden Proteine nephelometrisch aus venös gewonnenem Blut bestimmt. Das Alter der Patienten reichte von 11 bis 93 Jahren, der Median belief sich auf 52 Jahre. 9 Patienten verstarben, entsprechend 23%.

Pulmonale Insuffizienz wurde angenommen, wenn der arterielle Sauerstoffpartialdruck bei einem $FiO_2 = 0{,}21$ unter 60 mm Hg lag. Niereninsuffizienz war definiert als Kreatininspiegel > 150 µmol/l über mehr als 48 h.

Die statistische Analyse erfolgte mit dem Wilcoxon-Test für unverbundene Stichproben.

Ergebnisse

Abbildung 1 zeigt die Standardkurve des LAL-Testes in primär pyrogenfreiem Plasma nach Verdünnung und Hitzeinaktivierung. Linearität ist in einem Bereich zwischen 0,3 und 2,5 EU/ml gegeben. Die untere Nachweisgrenze liegt bei 0,3 EU/ml. Die intra- und interassay Variationskoeffizienten belaufen sich auf 8,9% und 11,3%.

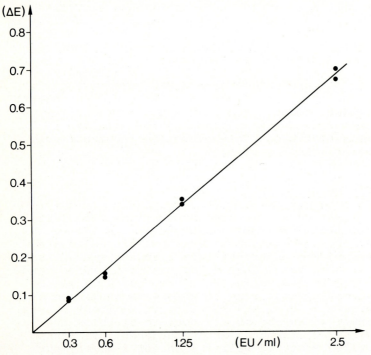

Abb. 1. Standardkurve des Limulus-Amöbocyten-Lysat-Testes. Die Standardkurve wurde in pyrogenfreiem Plasma nach Verdünnung mit ebenfalls pyrogenfreiem Wasser (1:10) und Erhitzen auf 75°C für 5 min erstellt

In Tabelle 1 ist für die einzelnen Proteine sowie Albumin als Kontrolle die maximale Neutralisation in % der zugesetzten Endotoxinkonzentration (1,2 EU/ml) in Abhängigkeit von der Inkubationstemperatur sowie der Zeitpunkt dargestellt, zu dem diese Neutralisation erreicht wurde. Offensichtlich kann Transferrin seine Wirkung nur bei höheren Temperaturen entfalten. Nach Inkubation bei 4°C werden nur ca. 10% des zugesetzten Endotoxin neutralisiert. Dieser Wert übertrifft die Inaktivierung durch Albumin nur geringfügig. Die Effizienz von α_2-Makroglobulin und Gc-Globulin wird dagegen durch unterschiedliche Inkubationstemperaturen nicht beeinflußt. Die Neutralisationsreaktion ist für alle 3 Proben zeitabhängig, die maximalen Werte werden nach 10 bis 15 min erreicht. Bei längerer Inkubation bis 60 min findet keine Änderung mehr statt.

Tabelle 1. Maximale Endotoxinneutralisation. Für die verschiedenen Inkubationstemperaturen ist die maximale Endotoxinneutralisation in % sowie in Klammern die Inkubationszeit angegeben, nach der diese Neutralisation erreicht wurde. Tf = Transferrin; α_2-Mg = α_2-Makroglobulin; Gc = Gc-Globulin

	Tf	α_2-Mg	Gc	Albumin
4°C	14% (15 min)	41% (15 min)	41% (15 min)	7% (10 min)
24°C	42% (15 min)	44% (10 min)	40% (15 min)	8% (5 min)
37°C	43% (10 min)	44% (10 min)	42% (10 min)	7% (5 min)

Besonders auffällig ist, daß Gc-Globulin, obwohl nur in einer Endkonzentration von 1 mg/ml zugesetzt, eine ähnliche Neutralisationswirkung entfaltet wie Transferrin und α_2-Makroglobulin, deren Endkonzentration sich auf 2 mg/ml belief. Die Zugabe von Albumin führte erwartungsgemäß zu keiner nennenswerten Inaktivierung.

Tabelle 2 zeigt die medianen Serumspiegel der Endotoxin-bindenden Proteine und Albumin am Morgen des ersten postoperativen Tages bei Patienten mit einer diffusen Peritonitis. Es wurden Patienten mit später sich entwickelndem Organversagen solchen mit unkompliziertem Verlauf gegenübergestellt. Dabei zeigt die erste Gruppe statistisch signifikant niedrigere Serumspiegel. Die Sensitivitäts- und Spezifitätswerte bezüglich der Vorhersagekraft später auftretenden Organversagens schwanken zwischen 67,8 und 81,8%, wenn, wie in Tabelle 3 dargestellt, die entsprechenden Schwellenwerte zugrunde gelegt werden.

Diskussion

Die dargestellten Ergebnisse demonstrieren in eindeutiger Weise, daß zumindest in vitro im LAL-Test die Endotoxinbindung an Transferrin, α_2-Makroglobulin und Gc-Globulin einer Neutralisation dieses Makromoleküls entspricht. Diese Befunde werden durch

Tabelle 2. Mediane Serumspiegel der Endotoxin-bindenden Proteine. Die medianen Serumspiegel von Transferrin (Tf), α_2-Makroglobulin (α_2-Mg) und Gc-Globulin (Gc) sind bei Patienten mit Organversagen (OV) und Patienten mit unkompliziertem Verlauf zusammengefaßt. Die statistische Analyse erfolgte mit Hilfe des Wilcoxon-Testes für unverbundene Stichproben

	Tf	α_2-Mg	Gc	Albumin
Median kein OV	1,30 g/l	1,54 g/l	0,24 g/l	24,0 g/l
Median OV	0,96 g/l	0,90 g/l	0,18 g/l	22,0 g/l
$2\alpha <$	0,01	0,05	0,05	n.s.

Tabelle 3. Prognostische Bedeutung der Serumspiegel Endotoxinbindender Proteine. Die Tabelle gibt die Sensitivitäts- und Spezifitätswerte der Serumspiegel von Transferrin (Tf), α_2-Makroglobulin (α_2-Mg) und Gc-Globulin (Gc) bei den in Klammern angegebenen Grenzwerten wieder

	Sensitivität	Spezifität
Tf (1,15 g/l)	78,6%	81,8%
α_2-Mg (1,05 g/l)	67,8%	72,7%
Gc (0,2 g/l)	67,8%	72,7%
Albumin (22 g/l)	50,0%	54,5%

verschiedene bereits veröffentlichte Untersuchungen unterstützt. So wiesen VAN VUGT et al. (13) nach, daß das α_2-Makroglobulin der Ratte in vivo Endotoxin zu inaktivieren vermag. Die bakteriostatische Wirkung von humanem Transferrin wurde von FLETCHER (7) in vitro quantifiziert. HEILMEIER et al. (8) beschrieben die Koincidenz rezidivierender bakterieller Infekte und kongenitaler Hypo- bzw. Atransferrinämie. Für Gc-Globulin, dessen primäre Funktion der Transport von Vitamin D und seinen Metaboliten darstellt (6), sind uns keine Untersuchungen im Zusammenhang mit bakteriellen Infektionen bekannt. Allerdings wurde es neuerdings als integrales Membranprotein bei B- und T-Lymphocyten gefunden (11). Es dient hier als Bindeglied zwischen membranständigen Antikörpern und dem Cytoskeleton und trägt so zur Signalübermittlung von Extra- und Intracellularraum bei. Außerdem wurden Receptoren für Gc-Globulin in der Plasmamembran von Monocyten gefunden (9). Diese noch unklaren Beziehungen zum Immunsystem lassen sich derzeit aber noch nicht in direkten Zusammenhang mit der Endotoxinbindung und -neutralisation bringen.

Die dargestellten Literaturbefunde legen in Zusammenschau mit der Endotoxininaktivierung sowie der Korrelation von niedrigem Serumspiegel und Organversagen bei der Peritonitis die im Folgenden dargestellte Hypothese nahe. Im Rahmen der chirurgischen Therapie der Peritonitis kommt es zu einer cyclischen Endotoxineinschwemmung in die Blutbahn. MUHRER et al. (10) konnten nachweisen, daß maximale Endotoxinplasmaspiegel unmittelbar postoperativ sowie am 2. bis 3. postoperativen Tag auftreten. Dies entspricht auch eigenen, noch nicht veröffentlichten Daten. Im Rahmen der ersten Endotoxineinschwemmung findet die Komplexierung von Endotoxin und Transportproteinen statt. Anschließend verschwinden diese Komplexe aus der Zirkulation im Sinne einer Klärung. Dieser Verlust von Bindungskapazität läßt sich durch Messung der Serumspiegel der Transportproteine am Morgen des 1. postoperativen Tages nachvollziehen. Die 2. Einschwemmung trifft nun auf den in seiner Neutralisationskapazität kompromittierten Organismus und kann so ihre deletären Wirkungen entfalten. Dies entspricht der Beobachtung, daß im untersuchten Krankengut Organversagen in der Mehrzahl der Fälle erst nach 36 bis 48 h postoperativ auftrat.

Zusammenfassend sollten diese Ergebnisse weitere Untersuchungen rechtfertigen, Endotoxinneutralisation durch Transferrin, α_2-Makroglobulin und Gc-Globulin auch in anderen Systemen zu untersuchen, da die Substitution dieser Proteine im Verlaufe der gram-negativen Sepsis erstmals eine systemische antiendotoxische Therapie ermöglichen könnte.

Zusammenfassung

In der vorliegenden Untersuchung wurde die Endotoxin-neutralisierende Wirkung von Transferrin, α_2-Makroglobulin und Gc-Globulin, den wichtigsten Transportproteinen für dieses Makromolekül in menschlichem Plasma, mit Hilfe des Limulus-Amöbocyten-Lysat-Testes untersucht. Nach Zugabe von Endotoxin und dem jeweiligen Protein sowie Albumin als Kontrollprotein findet sich für Transferrin, α_2-Makroglobulin und Gc-Globulin eine zeitabhängige Inaktivierung. Nach einer Inkubationsdauer von 10 - 15 min werden ca. 40% des zugesetzten Endotoxin (1,2 EU/ml) neutralisiert. Die Neutralisationsfähigkeit von Transferrin ist außerdem temperaturabhängig; bei 4°C geht diese Wirkung fast völlig verloren. Zusätzlich wurden bei 39 Patienten, die an einer diffusen Peritonitis erkrankt waren, die Serumspiegel der Endotoxin-bindenden Proteine nephelometrisch bestimmt. Bei Vergleich der Werte, die bei Patienten mit später sich entwickelndem Organversagen und bei Patienten mit unkompliziertem Verlauf am Morgen des ersten postoperativen Tages erhalten wurden, finden sich statistisch signifikant niedrigere Spiegel in der ersten Gruppe. Die Sensitivitäts- und Spezifitätswerte bezüglich der Vorhersage später sich entwickelnden Organversagens liegen zwischen 70 und 80%. Diese Korrelation sowie die eindrückliche Endotoxin-neutralisierende Wirkung der beschriebenen Proteine legen den Schluß nahe, diese bei gram-negativer Sepsis im Sinne einer adjuvanten Therapie zu substituieren.

Summary

The present study demonstrates the endotoxin-neutralizing capacity of human transferrin, α_2-macroglobulin, Gc-globulin using the limulus-amebocyte-lysate test. These proteins are known to be the main endotoxin carrier system in human blood. The neutralizing activity, after adding endotoxin and the described proteins to plasma, was found to be time dependent. Maximal neutralization (about 40%) was achieved after 10-15 min.

Only transferrin exhibits a temperature-dependent reaction. After incubation at 4°C no relevant inactivation was seen any more. Furthermore, we determined the serum levels of the endotoxin-binding proteins in 39 patients suffering from diffuse peritonitis. Even on the morning of the first day after operation the serum levels obtained in patients who developed organ failure later on were significantly lower than the values obtained in patients with an uncomplicated course of disease. The values calculated for sensitivity and specificity for prediction of forthcoming organ failure ranged from 70% to 80%. This correlation and the strong neutralizing activity of the described proteins lead to the conclusion that the substitution of transferrin, α_2-macroglobulin, and Gc-globulin may represent a new kind of adjuvant therapy in gram-negative sepsis.

Literatur

1. Abdelnoor AM, Harvic UR, Johnson G (1982) Neutralization of bacteria- and endotoxin-induced hypotension by lipoprotein-free serum. Infect Immun 38:157
2. Beger HG, Kraas E, Bittner R (1980) Endotoxinschock: Erkennung und Behandlung. Langenbecks Arch Chir 352:307
3. Berger D, Beger HG (1987) Evidence for endotoxin binding capacity of human Gc-globulin and transferrin. Clin Chim Acta 163:289
4. Berger D, Beger HG (1990) Endotoxin binding proteins of human serum: are there therapeutical implications? Surg Res Comm (zur Publikation angenommen)
5. Berger D, Marzinzig E, Marzinzig M, Beger HG (1988) Quantitative endotoxin determination in blood - a chromogenic modification of the limulus-amebocyte-lysate-test. Eur Surg Res 20:128
6. Daiger SP, Schaufield MS, Cavalli-Sforza LL (1975) Group specific component (Gc) proteins bind vitamin D and 25-hydroxy-vitamin D. Proc Nat Acad Sci [USA] 72:2076
7. Fletcher J (1971) The effect of iron and transferrin on the killing of escherichia coli in fresh serum. Immunology 20:493
8. Heilmeier L, Keller W, Vivell O, Keiderling W, Belke K, Wöhler F, Schultze HE (1961) Kongenitale Atransferrinämie bei einem sieben Jahre alten Kind. Dtsch Med Wochenschr 86:1754
9. McLeod JF, Kowalski MA, Haddad JG (1986) Characterization of a monoclonal antibody to human serum vitamin D binding protein (Gc-globulin): Recognition of an epitope hidden in membranes of circulating monocytes. Endocrinology 119:77
10. Muhrer KH, Grimm J, Wagner KH, Börner U (1985) Serumendotoxinspiegel während des Verlaufes der offenen Peritonitisbehandlung. Chirurg 56:789
11. Petricci M, Galbraith RM, Emerson DL, Nel AE, Arnaud P (1985) Structural studies of T-lymphocyte Fc-receptor. Association of Gc-protein with IgG binding to Fcγ. J Biol Chem 260:1804
12. Ulevitch RJ, Johnston AR, Weinstein DB (1979) New function for high density lipoproteins. J Clin Invest 64:1516
13. van Vugt H, van Gool J, de Ridder L (1986) α-macroglobulin of the rat, an acute phase protein, mitigates the early course of endotoxin shock. Br J Path 67:313

D. Berger, Abteilung f. Allgemeinchirurgie, Universität Ulm, Steinhövelstr. 9, D-7900 Ulm

2. Überadditive Sauerstoffradikalproduktion polymorphkerniger neutrophiler Leukocyten durch die Kombination von Fett und Endotoxin

Potentiation of Oxygen Free Radical Production of Polymorphonuclear Leukocytes by Combination of Bone Marrow Fat and Endotoxin

M. L. Nerlich[1], G. Schweitzer[2] und A. Dwenger[2]

[1]Unfallchirurgische Klinik der Medizinischen Hochschule Hannover (Direktor: Prof. Dr. H. Tscherne)
[2]Abteilung für klinische Biochemie der Medizinischen Hochschule Hannover

Einleitung

Respiratorische Komplikationen nach Frakturen langer Röhrenknochen werden mit der nachgewiesenen intravasalen Knochenmarksfetteinschwemmung in Verbindung gebracht (3). In der Klinik wird eine gehäufte, postoperativ auftretende akute pulmonale Verschlechterung nach Marknagelosteosynthese besonders bei sekundär operierten Intensivpatienten beobachtet. Im experimentellen Modell einer Fetteinschwemmung in Kombination mit einer Endotoxinämie kann dieses Phänomen unter kontrollierten Bedingungen nachvollzogen werden, wobei eine Verstärkung des Endotoxineffektes auf die pulmonale Mikrozirkulation durch Fettgabe auftritt (1). Bei der Entstehung des pulmonalen Permeabilitätsschadens nach Endotoxinämie wird dem polymorphkernigen neutrophilen Leukocyten (PMNL) durch seine Freisetzung von toxischen Sauerstoffradikalen eine herausragende Rolle in der Pathogenese des ARDS zugeschrieben (2).

Zur Klärung der pathophysiologischen Zusammenhänge sollte daher untersucht werden, inwieweit der PMNL durch Knochenmarksfett (KM-Fett) in seiner gefährlichen O_2-Radikalproduktion stimuliert werden kann und ob eine Endotoxin stimulierte Reaktion durch Fettgabe noch verstärkt werden kann.

Material und Methodik

Aus menschlichem Citratblut gesunder Spender wurden PMNL mit Hilfe eines zweistufigen Percoll-Gradienten isoliert und auf ihr

Chemiluminescenzverhalten hin untersucht. Die Messung der Chemilumineszenz von isolierten PMNL kann als Maß für die Sauerstoffradikalproduktion angesehen werden. 25.000 PMNL pro Ansatz wurden mit Zymosan (3,5 mg/ml Ansatz), Formyl-Methionyl-Leucyl-Phenylalanin (FMLP, 3,5 x 10 E - 6 mol/l Ansatz), E. coli Endotoxin (ET, 25 ng/ml Ansatz), gereinigter Knochenmarksfett-Emulsion (KM-Fett, 1 - 60 mg/ml Ansatz) oder einer Kombination der Komponenten inkubiert. Entnommenes Knochenmarksfett wurde nach einer modifizierten Phospholipid-Extraktion nach GOPPELT und RESCH bearbeitet. Das Fett wurde mit Methanol und Chloroform aus dem Knochenmark herausgelöst. Durch Zugabe von Kaliumchlorid wurde der Lösung das Wasser entzogen. Durch Behandlung im Eis- und Wärmebad wurde das Gemisch in eine wässrige und eine organische Phase getrennt. Die wässrige Phase wurde verworfen, die organische Phase in einer Stickstoffatmosphäre im Rotationsverdampfer eingeengt. Die fettige Masse wurde dann mit 0,9%iger physiologischer Kochsalzlösung versetzt und nach 10minütiger Ultraschallbehandlung homogenisiert. Alle Extraktionsverfahren fanden unter sterilen Bedingungen statt, um eine Kontamination sicher auszuschließen. Mikroskopische Untersuchungen zeigten eine homogene Suspension mit einer Teilchengröße von 0,5 - 10 μm mit einer Häufung bei 4 μm. Als Maß der PMNL-Stimulierbarkeit und Sauerstoffradikalproduktion diente der maximale Wert der Luminol- und Lucigenin-verstärkten Lichtemission (cpm/25.000 PMNL). Die Reaktion wurde in einem 6-Kanal-Biolumaten (LB 9505) gemessen und kontinuierlich registriert.

Ergebnisse

Der Basiswert der Sauerstoffradikalbildung im Ansatz lag bei 0,625 x 10 E 6 cpm/25.000 PMNL und stieg dosisabhängig mit steigender KM-Fettkonzentration an (Tabelle 1). Bei Konzentrationen über 30 mg/ml Fett wurde eine geringere Photonenemission registriert, da die Lichtabsorption durch das Fett zunimmt (Quenching-Effekt).

Tabelle 1. Fettkonzentration

mg/ml Ansatz	0	10	20	30	40	60
10^6 cpm/25.000 PMNL	0,625	1,20	1,51	2,27	1,15	0,45

Die Chemilumineszenzreaktion zeigte beim Vergleich der alleinigen Endotoxingabe, der alleinigen Fettgabe sowie der Kombination von Endotoxin und KM-Fett eine überadditive Steigerung der Sauerstoffradikalbildung (Abb. 1). Der dosisabhängige Anstieg der Chemilumineszenz bei ET + KM-Fett war linear (r = 0,976). Eine zusätzliche Steigerung der Chemilumineszenzreaktion gegenüber Zymosan und FMLP durch Knochenmarksfett wurde nicht festgestellt (Tabelle 2).

Diskussion

Die Freisetzung von Knochenmarkspartikeln, besonders von Knochenmarksfett bei Frakturen langer Röhrenknochen und speziell bei

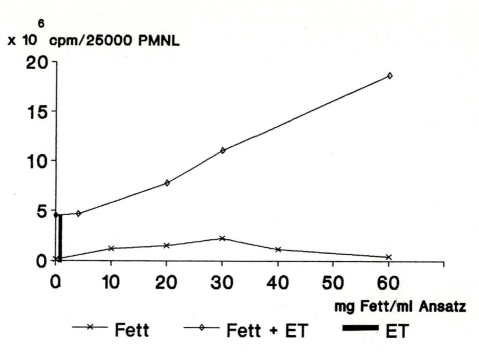

Abb. 1. *Chemiluminescenzmessung isolierter humaner Granulocyten*

Tabelle 2. Fettkonzentration

mg/ml Ansatz	0	4	10	20
10^6 cpm/25.000 PMNL				
FMLP-Stimulierung	2,47	2,35	1,99	1,86
Zymosan-Stimulierung	16,9	15,7	14,5	15,7

einer intramedullären Osteosynthese dieser Brüche ist ein bekanntes Phänomen. Die Fettembolisierung wird meist als ein Epiphänomen des Schocks angesehen, dem zur Pathogenese eines respiratorischen Versagens (ARDS) eine eigenständige Bedeutung abgesprochen wird. Wenn nun polymorphkernige Granulocyten durch Fett selbst aktivierbar sind, kommt der Fettembolie tatsächlich eine pathogenetische Bedeutung zu. Diese besteht sicherlich nicht in einer mechanischen Strombahnverlegung, sondern in einer fettinduzierten Aktivierung humoraler Mediatoren oder, wie durch die vorliegende experimentelle Untersuchung gezeigt werden konnte, durch eine in vitro nachweisbare, direkte celluläre Aktivierung. Die Sauerstoffradikalproduktion von PMNL durch den Kontakt mit Fett kann daher Auslöser oder Verstärker des pulmonalen Permeabilitätsschadens sein. Im Vergleich zu Endotoxin ist dieser Effekt allerdings sehr viel geringer. Dies würde auch die relativ große Diskrepanz zwischen dem klinisch sehr selten gewordenen Fettemboliesyndrom und der bei Obduktionen sehr häufig nachweisbaren Fettembolie in der Lunge erklären. Die über-

additive Sauerstoffradikal-Produktion nach Fett und Endotoxin
beruht auf einem Endotoxin-spezifischen Effekt, der möglicherweise durch den lipophilen physikalisch-chemischen Charakter des
KM-Fetts bedingt ist. Wie die Befunde mit Zymosan und FMLP zeigen, genügt zur Erklärung der Wirkungsweise offenbar nicht die
alleinige Zuordnung des KM-Fetts zu den Klassen löslicher oder
particulärer Stimuli.

Alternative Operationsverfahren zur Frakturstabilisierung bei
Schwerverletzten, wie zum Beispiel Plattenosteosynthesen oder
möglicherweise eine Marknagelung unter kontinuierlicher intramedullärer Dekompression sind daher zu erwägen, um pulmonale
Komplikationen zu vermeiden.

Zusammenfassung

Polymorphkernige neutrophile Leukocyten (PMNL) werden durch
Endotoxin (ET) in ihrer Produktion von Sauerstoffradikalen stimuliert. Die O_2-Radikalproduktion kann in vitro mit der Chemilumineszenzmessung (CL) verfolgt werden. Eine Stimulation von PMNL
durch Inkubation mit hochgereinigtem Knochenmarksfett (KM-Fett)
führt ebenfalls zu einer dosisabhängigen Steigerung der CL von
0,625 auf 2,27 x 10 E 6 cpm/25.000 PMNL (30 mg/ml Fett). Die
zusätzliche Stimulierung von mit KM-Fett vorinkubierten PMNL
durch ET zeigt einen überproportional starken Anstieg der CL
von 4,49 (ET) auf 11,07 x 10 E 6 cpm/25.000 PMNL (30 mg/ml Fettansatz). Da eine zusätzliche Stimulierung durch Zymosan oder
FMLP nicht zu einer weiteren Steigerung der CL nach Fett führt,
spricht dies für einen ET-spezifischen Weg zur Zellaktivierung
und erklärt die deletären Auswirkungen der Kombination von KM-
Fett und ET.

Summary

Polymorphonuclear leukocytes (PMNL) are stimulated by endotoxin
(ET) to produce free oxygen radicals. This O_2 radical production
can be followed by measuring chemiluminescence (CL) of PMNL in
vitro. Incubation of PMNL with purified bone marrow fat increases
CL from 0.625 to 2.27 x 10 E 6 cpm/25.000 PMNL (30 mg/ml fat).
The additional ET stimulation of PMNL preincubated with fat
demonstrated a potentiation of CL reaction from 4.49 (ET) to
11.07 x 10 E 6 cpm/25.000 PMNL (30 mg/ml fat). As an additional
increase of CL by zymosane or FMLP could not be shown, it
seems that there is an endotoxin-specific way of stimulating
cells which causes the deleterious effects of the combination
of fat and endotoxin.

Literatur

1. Bosch U, Nerlich ML, Windus G, Tscherne H (1989) Neue Aspekte der pulmonalen Fettembolie in der Pathogenese des posttraumatischen Lungenversagens. Perfusion 1:7-9
2. Nerlich ML, Sturm JA, Meier M, Körner KF, Wisner D, Oestern HJ (1985)
Auswirkungen einer experimentellen intravasalen Knochenmarkseinschwemmung
auf die pulmonale Mikrozirkulation. Hefte Unfallheilkd, 174. Springer,
Berlin Heidelberg New York Tokyo, S 38-41

3. Regel G, Nerlich ML, Dwenger A, Seidel J, Sturm JA (1989) Induction of pulmonary injury by polymorphonuclear leukocytes after bone marrow fat injection and endotoxemia: a sheep model. Theor Surg 4:22-30
4. Wenda K, Ritter G, Degreif J, Rudigier J (1988) Zur Genese pulmonaler Komplikationen nach Marknagelosteosynthesen. Unfallchirurg 91:432-435

Priv.-Doz. Dr. med. M.L. Nerlich, Unfallchirurgische Klinik, Medizinische Hochschule Hannover, Konstanty-Gutschow-Str. 8, D-3000 Hannover 61

3. Plasmaspiegel und Überleben bei hochdosierter Methylprednisolontherapie: Prüfung am Endotoxinschockmodell der Ratte

Plasma Levels and Survival with High-Dose Methylprednisolone: Investigation in a Rat Endotoxic Shock Model

A. Dietrich[1], E. Neugebauer[1], J. Schirren[3], W. Barthlen[2], U. Rittmeier[2] und W. Lorenz[2]

A. Dietrich[1], E. Neugebauer[1], J. Schirren[3], W. Barthlen[2], U. Rittmeier[2] und W. Lorenz[2]

[1]Biochem. und Exp. Abteilung, II. Chirurg. Lehrstuhl der Universität zu Köln
[2]Institut für Theor. Chirurgie und [3]Allgem. Chirurg. Klinik am Zentrum Operative Medizin I, Philipps Universität Marburg

Einleitung

Im Gegensatz zu neueren klinischen Studien konnte in einer Vielzahl experimenteller Studien zum septischen/endotoxischen Schock nachgewiesen werden, daß die Gabe unterschiedlicher Glucocorticoide zu einer signifikanten Erhöhung der Überlebensraten (ÜLR) führt (1). Diese Wirkung ist sowohl Zeit- als auch Dosis-abhängig. Bezogen auf die *Zeit* läßt die zusammenfassende Bewertung aller experimentellen Studien den Schluß zu, daß, ausgehend von 100% Überleben, wenn die Steroide frühzeitig mit Endotoxin zur Schockinduktion verabreicht werden, noch 50% der Tiere überleben, wenn die Steroide innerhalb von 4 h nach Schockauslösung verabreicht werden (3). Bezogen auf die *Dosis* haben eigene Untersuchungen am standardisierten Endotoxinschockmodell der Ratte gezeigt, daß Dosen < 50 und > 200 mg/kg KG Methylprednisolon (MP) die ÜLR negativ beeinflussen (2). Da pharmakologische/pharmakokinetische Daten für den optimalen Einsatz von Steroiden beim septischen/endotoxischen Schock fehlen, war es Ziel der vorliegenden Studie, am Endotoxinschockmodell der Ratte den minimalen therapeutischen Wirkspiegel und die Pharmakokinetik von MP zu ermitteln, der für eine maximale Protektion (Zielkriterium ÜLR) erforderlich ist, um hieraus Hinweise für einen effizienteren klinischen Einsatz abzuleiten.

Material und Methoden

Es wurde eine randomisierte kontrollierte Studie an 80 männlichen Sprague Dawley Ratten, 200-250 g, 4 Gruppen, N=20/Gruppe, nicht narkotisiert, durchgeführt. Die Gruppen I und II dienten

als Kontrollen: Gruppe I = Endotoxin (E) 45 mg/kg KG i.p. und
Gruppe II = MP 30 mg/kg KG i.v.. Die Gruppen III (30 mg/kg KG
MP) und IV (50 mg/kg KG MP) erhielten gleichzeitig mit der i.v.-
MP-Applikation intraperitoneal 45 mg/kg KG Endotoxin. In je 10
randomisiert ausgewählten Tieren der Gruppen II-IV wurden je 9
Blutproben unmittelbar vor (Zeitpunkt 0) sowie 5, 30 min, 1, 2,
4, 8, 12 und 24 h nach der Applikation durch Punktion des Plexus
retroorbitalis entnommen. Das entnommene Blutvolumen (1 ml je
Abnahme) wurde sofort nach der Entnahme durch 0,9% NaCl i.v.
resubstituiert. Die Überlebenszeit (ÜLZ) und Überlebensrate
(ÜLR) wurde für alle Tiere durch Beobachtung über 96 h bestimmt
(Langzeitüberlebensrate). Die Plasmakonzentrationen an endogenem
Cortisol und exogenem MP wurden mittels einer schnellen HPLC-
Methode nach einer Dichlormethanextraktion bestimmt (Säule:
Ultropac TSK ODS-120 A, 5 µm, 4.6 x 250 mm; mobile Phase: Metha-
nol:Wasser = 63:37; Flußgeschwindigkeit: 1 ml/min bei 254 nm).
Standardlösungen für Cortisol und MP wurden für jedes Tier als
Qualitätskontrolle (Doppelbestimmungen) mitgeführt.

Die Pharmakokinetik für MP wurde mit Hilfe einer nichtlinearen
Regression (RIP) für das offene Ein-Kompartiment-Modell errechnet.

Ergebnisse

In der Gruppe I überlebten nur 30% (mediane ÜLZ 9 h 15 min),
in der Gruppe II überlebten alle Tiere. In der Gruppe III überlebten 70% und in der Gruppe IV überlebten 95% der Tiere (s.
Tabelle 1). Es konnten keine Unterschiede bezüglich der maximalen MP-Plasmaspiegel für die beiden Gruppen II und III (gleiche
MP-Dosis: 30 mg/kg KG) festgestellt werden. Diese Spiegel lagen
immer < 10 µg/ml (Bereich 1.2-9.8 µg/ml). Der maximale MP-Spie-
gel trat meist 5 min nach Applikation, bei 5/10 Tieren in
Gruppe III und 2/10 Tieren in Gruppe II jedoch nach 30 min auf.
Die maximalen Plasmaspiegel der Tiere der Gruppe IV lagen immer
> 10 µg/ml. Nur 2/10 Tiere erreichten die maximale Konzentra-
tion zum Zeitpunkt 30 min. Die meßbaren MP-Plasmaspiegel erreichten nach 4 h in allen Gruppen das Detektionsminimum von
< 2 ng/ml. Überraschenderweise variierten die Spiegel erheblich
zwischen den einzelnen Tieren und Gruppen. Zwischen allen 3
Gruppen konnte kein signifikanter Unterschied in der Plasmahalbwertszeit festgestellt werden.

Diskussion

Die vorliegende randomisierte kontrollierte Studie bestätigt
frühere eigene experimentelle Ergebnisse und die anderer Ar-
beitsgruppen, daß, um maximale Protektion zu erreichen, hohe
Initialdosen von Methylprednisolon nötig sind (1, 2). Mit 30
mg/kg KG wurde in dieser Studie nur eine 70%ige ÜLR erzielt,
während mit 50 mg/kg in der Regel 95-100% der Tiere überlebten
(2, 4). Das eine verstorbene Tier in der Höchstdosierungsgruppe
(IV) dieser Studie verstarb erst 46 h nach Schockauslösung.
Orientiert man sich an gemessenen Plasma-MP-Spiegeln, so scheint
ein minimaler therapeutischer Wirkspiegel von 10 µg/ml innerhalb

Tabelle 1. Endotoxinschockmodell der Ratte: Plasmaspiegel und Überleben bei hochdosierter Methylprednisolontherapie

Testgruppen (n=20 Tiere/Gruppe)	Überlebensraten		Überlebenszeiten		max. Plasmaspiegel		HWZ
	Anzahl n/n	%	Median [h:min]	Bereich [h:min]	Median [µg/ml]	Bereich [µg/ml]	Zeit [min]
I E	6/20	30	9:15	4:55-10:57	–	–	–
II MP 30 mg/kg[a]	20/20	100	96	–	5.6	1.6-9.8	21
III E + MP 30 mg/kg[a]	14/20	70	11:54	6:09-96	3.9	1.2-9.4	21
IV E + MP 50 mg/kg[a]	19/20	95	45:58	–	19.6	12-23	34

[a] an je 10 randomisiert ausgewählten Tieren der Gruppen II-IV wurden Plasmaspiegelmessungen vorgenommen.
E = Endotoxin (45 mg/kg KG i.p.); MP = Methylprednisolon (30 bzw. 50 mg/kg KG i.v.);
HWZ = Plasmahalbwertszeit

der ersten 30 min nach Schockauslösung durch Endotoxin nötig, um eine maximale Protektion zu erzielen. Dieser Spiegel wurde nur in der Höchstdosierungsgruppe (IV) mit 50 mg/kg KG erreicht.

Zur Beschreibung des sog. "therapeutischen Fensters" für Glucocorticoide beim septischen/endotoxischen Schock sind Angaben zum Zeitpunkt der Steroidgabe (Beginn der Therapie), zur Dauer und zum minimalen und maximalen therapeutischen Wirkspiegel erforderlich. Nachdem Eckdaten für den optimalen Zeitpunkt der Steroidtherapie vorliegen, liefert die vorliegende Studie als erste Studie Hinweise für einen minimalen therapeutischen Wirkspiegel. Zur Beschreibung des Maximalspiegels und zur Dauer der Therapie fehlen geeignete Untersuchungen. Eine eigene erste prospektive klinische Studie an 20 Patienten im hyperdynamen septischen Schock hat aber gezeigt, daß bis 60 µg/ml Plasma-MP keine signifikanten Nebenwirkungen auftraten (5). Diese Studie, bei der ein Dosierungsschema von 2 x 30 mg MP/kg KG im Abstand von 4 h pharmakokinetisch untersucht wurde, hat aber auch gezeigt, daß nach der ersten Gabe lediglich 40% (8/20) aller Patienten einen minimalen Wirkspiegel von 10 µg/ml überschreiten. Es kann daher angenommen werden, daß frühere klinische Studien mit einer Einmaldosierung von 30 mg/kg KG unterdosiert haben und deshalb der klinische Nachweis eines therapeutischen Nutzens mißlang. Die enorme individuelle Varianz gemessener Plasma-MP-Spiegel in der o.g. klinischen Studie weist weiter auf die Notwendigkeit eines therapeutischen Drugmonitorings zur Steigerung des Nutzen/Risiko-Verhältnisses von Glucocorticoiden hin.

Zusammenfassung

Um den minimalen therapeutischen Wirkspiegel und die Pharmakokinetik für eine maximale Protektion (Zielkriterium: Überleben) von Methylprednisolon (MP) im Endotoxinschock der Ratte zu ermitteln, wurde eine randomisierte kontrollierte Studie durchgeführt.

Es wurden die Plasmaspiegel für MP, die Pharmakokinetik und die Überlebensraten und -zeiten für 4 Studiengruppen (Endotoxin (E), MP 30 mg/kg, E + MP 30 mg/kg und E + MP 50 mg/kg) ermittelt. In der Gruppe I verstarben 70% (14/20), in der Gruppe III 30% (6/20), in der Gruppe IV 5% (1/20) und in der Gruppe II kein Tier. Die maximalen Plasmaspiegel in den Gruppen II und III waren immer niedriger als 10 µg/ml (Bereich 1,2-9,8 µg/ml), die in der Gruppe IV immer höher als 10 µg/ml (Bereich 12-23 µg/ml). Zwischen den einzelnen Gruppen konnte kein signifikanter Unterschied in der Halbwertszeit für MP festgestellt werden.

Hieraus läßt sich folgern, daß ein minimaler Plasmaspiegel von 10 µg/ml für eine maximale Protektion (Überleben) notwendig ist.

Summary

A randomized controlled study was conducted to evaluate the minimal plasma levels and pharmacokinetics for maximum survival rate in a rat endotoxic shock model.

The plasma levels of MP and the survival rates and times in four study groups were measured; Group I: endotoxin (E) alone; group II: MP 30 mg/kg b.w. alone; group III: E + MP 30 mg/kg b.w.; and group IV: E + MP 50 mg/kg b.w. The mortality rates were 14/20 (70%) in group I, 6/20 (30%) in group III, and 1/20 (5%) in group IV. There were no deaths in group II. The maximal plasma levels of MP in group II and III were always lower than 10 µg/ml (range 1,2-9,8 µg/ml), whereas in group IV the plasma levels were always higher than 10 µg/ml (range 12-23 µg/ml). There was no significant difference between the study groups in plasma half-life.
It is concluded that a minimal therapeutic level of 10 µg/ml must be reached to get full protection.

Literatur

1. Hinshaw LB (1988) Design and conduct of clinical trials: development of a clinical study based on animal data. In: Bond RF (ed) Perspectives in shock research. Alan R Liss Inc, pp 51-60
2. Horeyseck G, Neugebauer E. Dietz W, Scheid B, Dietrich K, Lorenz W (1985) Dosis-Wirkungsbeziehungen verschiedener Glucocorticoide im Endotoxinschock der Ratte. Einfluß auf Überlebenszeiten und Histaminneubildung in verschiedenen Organen. In: Doenicke A, Lorenz W (eds) Histamin und Histamin-Rezeptor-Antagonisten. Springer, Berlin Heidelberg New York Tokyo, pp 185-209
3. Young MJ, Wooliscroft JO, Billi JE (1986) Therapeutic controversis: steroids and septic shock. Infect Med 3:337-347
4. Neugebauer E, Lorenz W, Beckurts T, Maroske D, Merte H (1987) Significance of histamine formation and release in the development of endotoxic shock: Proof of current concepts by randomized controlled studies in rats. Rev Infect Dis 9:585-593
5. Neugebauer E, Schirren J, Dietrich A, Barthlen W, Lorenz W (1988) Plasma levels of glucocorticoids in patients with septic shock - A prospective study. Circ Shock 24:281-281

Diplom-Humanbiologe A. Dietrich, Biochemische und Experimentelle Abteilung, II. Chirurgischer Lehrstuhl Köln-Merheim, Ostmerheimer Str. 200, D-5000 Köln 91

4. Der Einfluß der Immunsuppresion mit Ciclosporin auf die enterogene Endotoxinämie – Tierexperimentelle Untersuchungen

The Influence of Cyclosporine on Intestinally Derived Endotoxemia – Animal Experiments

D. Nitsche, M. Stehle und H. Hamelmann

D. Nitsche, M. Stehle und H. Hamelmann

Chirurgische Klinik der Christian-Albrechts-Universität Kiel, Abt. Allgemeine Chirurgie (Direktor: Prof. Dr. H. Hamelmann)

Tierexperimentelle Untersuchungen haben ergeben, daß die Resorptionsrate für Makromoleküle bei Immunsuppression mit Ciclosporin um das 20fache zunehmen kann (2). Daher wurde geprüft, inwieweit auch der Übertritt von Endotoxin aus dem Intestinaltrakt in die Blutbahn durch die Behandlung mit Ciclosporin beeinflußt wird.

Methodik

Wistar-Ratten wurden zunächst 4 Tage lang mit Ciclosporin (12 mg/kg/Tag i.m.) behandelt. Nach einer Nahrungskarenz von 12 h wurde in Chloralhydrat-Narkose eine Laparotomie vorgenommen und eine Ernährungssonde, die über den Rachenraum eingelegt worden war, in das Duodenum vorgeschoben. Eine Gruppe der Tiere erhielt anschließend über diese Sonde eine Suspension von Coli-Bakterien in einer Dosierung von $2,5 \times 10^{10}$ CFU/ml pro kg Körpergewicht, während ein Vergleichskollektiv stattdessen NaCl bekam. Im Anschluß daran wurde ein nicht resorbierbares Antibioticum über die Sonde verabreicht, wobei ein Gemisch aus Neomycinsulfat, in einer Dosierung von 16 250 I.E. pro kg KGw, und Bacitracin, in einer Dosierung von 1250 I.E. pro kg KGw, verwendet wurde. Eine Kontrollgruppe erhielt statt des Antibioticums nach der Bakteriengabe NaCl. Zur Bestimmung der Bakterienzahl und der Endotoxin-Konzentration wurden nach Legen der Duodenalsonde über einen Beobachtungszeitraum von insgesamt 5 h jeweils stündlich 0,3 ml Blut aus der Vena jugularis entnommen. Die Blutabnahme für die Bestimmung des Nullwertes erfolgte vor der Laparotomie. Die quantitative Endotoxinbestimmung wurde mit einer Modifikation des Limulus-Testes unter Verwendung eines chromogenen Substrates durchgeführt (1). Die Bestimmung des Ciclosporingehaltes im Blut erfolgte mit einem Fluorescenz-Assay.

Ergebnisse

I. *Endotoxinaktivität im Plasma*

a) Kontrollgruppe: Bei den Tieren, die nicht immunsupprimiert waren, konnte bei Versuchsbeginn kein freies Endotoxin im Plasma gefunden werden. Bereits eine Stunde nach Laparotomie und Legen der Duodenalsonde wurden bei den Tieren, die weder Bakterien noch ein Antibioticum erhalten hatten (Gruppe Ia), Endotoxine im Plasma nachgewiesen. Zwei Stunden nach dem Eingriff hatte die Plasma-Endotoxinaktivität bei dieser Gruppe ein Maximum erreicht (7,2 $\pm$ 3,9 EU/dl, n = 16) und nahm dann allmählich wieder ab. Bei der Gruppe, die über die Sonde das Antibioticum erhalten hatte (Gruppe IIa), stieg die Endotoxinaktivität im Plasma dagegen während des Beobachtungszeitraumes kontinuierlich an und erreichte bei Versuchsende einen Wert von 9,7 $\pm$ 5,2 EU/dl (n = 14). Bei Gabe von Coli-Bakterien, ohne nachfolgende Verabreichung des Antibioticums (Gruppe IIIa), trat ähnlich, wie bei der Gruppe (Ia) ein vorübergehender Anstieg der freien Endotoxine im Plasma auf. Die maximale Endotoxinaktivität (21,7 $\pm$ 8,1 EU/dl) war hier nach zwei Stunden doppelt so hoch, wie bei der Gruppe (Ia).

Durch zusätzliche Gabe des Antibioticums über eine Sonde (Gruppe IVa), unmittelbar nach der Bakteriengabe, wurde im Plasma keine wesentlich höhere Endotoxinaktivität erreicht, als bei der Gruppe (IIIa). Bei der Gruppe (IVa) betrug die mittlere Endotoxinaktivität nach zwei Stunden 19,8 $\pm$ 9,6 EU/dl (n = 12). Im Gegensatz zur Gruppe (IIIa) nahm die Plasmaendotoxinaktivität bei den Tieren der Gruppe (IVa) nach Erreichen des Maximums bis zum Ende des Beobachtungszeitraumes nur geringgradig ab.

b) Ciclosporin-Gruppe: Bei den Tieren dieser Gruppe betrug die mittlere Ciclosporin-Konzentration im Plasma bei Versuchsbeginn 1181 ng/ml. Bei sämtlichen Tieren, die mit Ciclosporin vorbehandelt waren, wurde bereits bei Versuchsbeginn (0-Wert) eine geringgradige Endotoxinaktivität im Plasma (3,2 $\pm$ 2,7 EU/dl) gemessen. Bei den Tieren, die weder Bakterien, noch ein Antibioticum erhalten hatten (Gruppe Ib), war die mittlere Endotoxinaktivität im Plasma (11,5 $\pm$ 6,1 EU/dl; n = 22) bereits eine Stunde nach Laparotomie und Legen der Duodenalsonde signifikant höher als bei der unbehandelten Vergleichsgruppe (Ia). Die Gabe des Antibioticums über die Sonde (Gruppe Ib) führte, ähnlich wie bei der Gruppe (IIa), zu einer kontinuierlichen Zunahme der freien Endotoxine im Plasma. Am Ende des Beobachtungszeitraumes war die mittlere Endotoxinaktivität (16,6 $\pm$ 7,9 EU/dl; n = 12) bei diesen Tieren jedoch signifikant (p = 0,075) höher als bei der nicht immunsupprimierten Vergleichsgruppe (IIa). Bei Gabe von Coli-Bakterien über die Sonde (Gruppe IIIb), ohne zusätzliche Gabe eines Antibioticums, unterschieden sich die Werte, die bei dem vorübergehenden Endotoxinanstieg im Plasma erreicht wurden, nicht von den Werten der unbehandelten Kontrollgruppe (IIIa). Wenn zusätzlich zu den Bakterien noch das Antibioticum über die Duodenalsonde gegeben wurde (Gruppe IVb), dann stieg die Endotoxinaktivität im Plasma wesentlich stärker an als bei der entsprechenden Kontrollgruppe (IVa). Die mittlere Endotoxinaktivität (32,1 $\pm$ 8,9 EU/dl; n = 12) war bei der Gruppe (IVb) zwei Stunden nach Versuchsbeginn signifikant (p = 0,08) größer als bei der Kontrollgruppe (IVa).

II. Bakterien im Blut

Bei den Tieren, die über die Sonde keine Bakterien erhalten hatten, war der Nachweis von Bakterien im Blut während des gesamten Beobachtungszeitraumes negativ. Nach Bakteriengabe über die Sonde konnten bei 15,3% der Tiere der Kontrollgruppe und bei 27,7% der Tiere der Ciclosporin-Gruppe Coli-Bakterien im Blut nachgewiesen werden. Die mittlere Bakterienzahl in den positiven Kulturen, die bei der Kontrollgruppe (IIIa) 265 CFU/ml und in der Ciclosporin-Gruppe (IIIb) 135 CFU/ml betrug, war bei den Tieren, die über die Sonde kein Antibioticum erhalten hatten, höher als bei zusätzlicher Gabe des Antibioticums. In diesem Fall betrug die mittlere Bakterienzahl in den positiven Kulturen sowohl bei der Kontrollgruppe (IVa) wie auch bei der Ciclosporin-Gruppe (IVb) nur 20 CFU/ml.

Diskussion

Die experimentellen Untersuchungen zeigen, daß der Intestinaltrakt einer der Ursprungsorte für das Auftreten von Endotoxinen im Blut sein kann. Bereits die im Rahmen der Laparotomie durchgeführte Manipulation am Darm hat vorübergehend einen vermehrten Endotoxineinstrom zur Folge, der sein Maximum ca. 1 - 2 h nach dem Eingriff erreicht. Erwartungsgemäß wird das Ausmaß des Endotoxinübertrittes durch eine Antibioticagabe sowie durch die Erhöhung der Bakterienzahl im Darm verstärkt.

Die Vorbehandlung der Tiere mit Ciclosporin führt zu einer Erhöhung der Endotoxinaktivität im Plasma, was bereits bei den Nullwerten deutlich wird. Auch das Ausmaß, in dem die Endotoxinaktivität bei den immunsupprimierten Tieren sowohl nach der Laparotomie, wie auch nach der Bakterien- und Antibioticagabe zunahm, ist bei allen Gruppen fast doppelt so hoch wie bei den unbehandelten Tieren der Vergleichsgruppen.

Ursache für die höhere Endotoxinaktivität im Plasma bei der Ciclosporingruppe kann eine Änderung der Permeabilität des Intestinaltraktes sein, wie sie auch für andere Makromoleküle beobachtet wurde (2). Es kann jedoch nicht ausgeschlossen werden, daß sowohl das häufigere Auftreten positiver Blutkulturen, wie auch die signifikant höhere Endotoxinaktivität bei den immunsupprimierten Tieren weniger eine Folge der gestörten Permeabilität, als eine Folge der gestörten RES-Clearance ist. Unabhängig davon, welche Ursachen dem erhöhten Endotoxinspiegel zugrunde liegt, ergibt sich aus den tierexperimentellen Untersuchungen die Konsequenz, daß man bei immunsupprimierten Patienten eventuell zusätzliche Maßnahmen zur Endotoxin-Neutralisation im Intestinaltrakt in Erwägung ziehen sollte, wenn eine Antibioticatherapie erforderlich wird.

Zusammenfassung

Der Intestinaltrakt ist einer der Ursprungsorte für das Auftreten von Endotoxin in der Blutbahn. Bei Vorbehandlung von Tieren mit Ciclosporin führt der Endotoxinübertritt aus dem Intestinaltrakt zu einer nahezu doppelt so hohen Endotoxinaktivität im Plasma wie bei den nicht immunsupprimierten Tieren.

Summary

The intestinal tract is one of the potential sources of endotoxins in the blood. In animals that were pretreated with cyclosporine, the intestinally derived endotoxin activity in the plasma was almost twice as high as in animals that were not immunosuppressed.

Literatur

1. Nitsche D, Kriewitz M, Rossberg A, Hamelmann H (1986) The quantitative determination of endotoxin in plasma samples of septic patients with peritonitis, using the chromogenic substrate and its correlation with the clinical course of peritonitis. In: Watson SW, Levin J, Novitsky TJ (eds) Detection of bacterial endotoxins with the limulus amebocyte lysate test. Alan R Liss, New York, pp 417-429
2. Seifert J, Axt G, Bonacker P, Hamelmann H (1988) Einfluß der Immunsuppression auf die Resorption von Proteinen aus dem Magen-Darm-Trakt. Langenbecks Arch [Suppl] S 345-349

Dr. D. Nitsche, Chirurgische Universitätsklinik, Abt. Allgemeine Chirurgie, Arnold-Heller-Str. 7, D-2300 Kiel 1

5. Hypertone Kochsalz-Dextran Lösung zur Verhinderung der Mikrozirkulationsstörung bei Endotoxinämie

Hypertonic Saline-Dextran Solution for Prevention of Microcirculatory Deterioration in Endotoxemia

U. Kreimeier[1], J. Dentz[1], L. Frey[1,2], T. Herbel[1] und K. Meßmer[1]

[1]Abteilung für Experimentelle Chirurgie, Chirurgische Klinik, Ruprecht-Karls-Universität Heidelberg
[2]Institut für Anaesthesiologie, Klinikum Großhadern, Ludwig-Maximilians Universität München

Bereits im Initialstadium der akuten Endotoxinämie wurden Störungen im Bereich der Mikrozirkulaiton nachgewiesen, die mitverantwortlich für die Entstehung des multiplen Organversagens sind (1, 3, 4). Untersuchungen an Probanden haben gezeigt, daß durch i.v. Gabe selbst kleinster Mengen Endotoxins (4 ng/kg KG) charakteristische hämodynamische und humorale Veränderungen provoziert werden (5).

Hypertone Kochsalz-Dextran Lösung vermag die bei schwerer hämorrhagischer Hypotension drastisch reduzierte Organdurchblutung innerhalb weniger Minuten zu normalisieren, selbst wenn nur 10% des Blutverlustes (= 4 ml/kg) als Bolus infundiert werden (2). Ziel dieser Studie war zu prüfen, ob die bei akuter Endotoxinämie beobachtete Mikrozirkulationsstörung durch hyperton-hyperonkotische Infusionslösung verhindert werden kann.

Methodik

In Neuroleptanaesthesie und unter kontrollierter Beatmung (FiO_2 = 0,4) wurde bei 20 Hausschweinen (22,2 ± 2,3 kg) durch kontinuierliche i.v. Infusion von S. abortus equi Endotoxin (Gesamtdosis 19,1 ± 0,6 µg/kg über 3,5 h) eine hyperdyname Endotoxinämie induziert. Ein Abfall des pulmonal-capillären Verschlußdruckes (PCWP) wurde durch kontrollierte Volumensubstitution verhindert. Hierzu wurden zunächst 4 ml/kg 7,2% NaCl (HSS, n = 5), 10% Dextran 60 (HDS[1], n = 5) bzw. 10% Dextran 60 in 7,2% NaCl-Lösung (HHS[1], n = 5) i.v. über 2 min infundiert.

---

[1]Schiwa GmbH, Glandorf

Anschließend wurde der PCWP durch Infusion von 6% Dextran 60[1] konstant gehalten. In einer Kontrollgruppe wurde zur Volumensubstitution allein 6% Dextran 60 infundiert (DX[1], n = 5).

Vor und 30, 90, 210 min nach Beginn der Endotoxinämie wurden Gesamthämodynamik, Lungenfunktion und blutchemische Parameter sowie die nutritive Durchblutung (15 µm ∅ radioaktiv markierte Microspheres) in 12 Organen (290 Gewebeproben) analysiert. Die Konzentration von Endotoxin im Plasma des arteriellen Blutes wurde mittels chromogenem Substrat-Test (Limulus Amoebocyten Lysat) quantifiziert.

Die statistische Analyse der Daten erfolgte innerhalb jeder Gruppe mit dem gepaarten t-Test, zwischen der Kontrollgruppe (DX) und den drei Behandlungsgruppen (HSL, HDL, HHL) für den Unterschied gegenüber dem Ausgangswert mit dem Mann-Whitney U-Test ($p < 0{,}05$). Angegeben sind Median, Q_1- und Q_3-Quartile.

Ergebnisse

Die Konzentration von Endotoxin im Plasma stieg innerhalb von 30 min auf 2850 (1350 - 7100) pg/ml an (Ausgangswert 39 pg/ml Plasma; $p < 0{,}05$), während die Leukocytenzahl im peripheren Blut im gleichen Zeitraum von 10500/mm^3 (6800 - 14000) auf 5000/mm^3 (4000 - 8800) abfiel. Der mittlere pulmonal-arterielle Druck stieg von 16,5 (15,0 - 21,5) mm Hg auf 44,5 (38,5 - 48,0) mm Hg (30 min Endotoxinämie) an; nach 46 ± 6 min war ein Abfall des PCWP zu verzeichnen. Die zu diesem Zeitpunkt durchgeführte Bolusinfusion von hyperton-hyperonkotischer Lösung hatte innerhalb von 5 min einen Anstieg des Herzzeitvolumens um 14% (HSS) - 36% (HHS) zur Folge, während der systemische Druck nicht signifikant beeinflußt wurde (Tabelle 1).

Tabelle 1. Effekt einer Bolusinfusion von 7,2% NaCl (HSS), 10% Dextran 60 (HDS) bzw. 10% Dextran 60 in 7,2% NaCl (HHS) auf den mittleren arteriellen Druck (MAP), zentralvenösen Druck (ZVD), Herzzeitvolumen (HZV) und Herzfrequenz (HF). Median, Q_1-/Q_3-Quartile; *$p < 0{,}05$

	vor	5 min nach	vor	5 min nach	vor	5 min nach
	HSS		HSD		HHS	
MAP [mm Hg]	102 91-110	95 86-99	74 66-113	75 64-88	110 94-112	117 95-126
ZVD [mm Hg]	3,8 2,8-4,9	4,8 3,5-6,1	3,8 2,8-5,3	4,5 3,9-5,8	4,0 -*- 3,3-5,7	8,0 4,5-9,0
HZV [l/min]	3,5 -*- 2,7-3,8	4,0 3,3-4,8	4,2 -*- 3,4-4,9	5,1 4,8-5,5	2,8 -*- 2,6-5,5	3,8 3,6-5,5
HF [l/min]	100 83-119	92 78-108	110 100-146	118 107-152	93 90-126	102 95-108

---
[1] Schiwa GmbH, Glandorf

Nach Bolusinfusion von HSS, HDS bzw. HHS war zur Aufrechterhaltung des PCWP bis zum Ende des Beobachtungszeitraumes (210 min Endotoxinämie) ein signifikant niedrigeres Infusionsvolumen erforderlich als nach Infusion des konventionellen Kolloids 6% Dextran 60 ($p < 0,05$); der flüssigkeitseinsparende Effekt war nach Bolusinfusion von 10% Dextran 60 in 7,2% NaCl am stärksten ausgeprägt (17,8 vs. 30,9 ml/kg 6% Dextran 60 in der Kontrollgruppe DX). Die hyperdyname Kreislaufsituation mit einem hohen Herzzeitvolumen und niedrigem peripheren Strömungswiderstand blieb in allen Behandlungsgruppen aufrechterhalten (Tabelle 2).

Bei hohem Herzzeitvolumen lag die Durchblutung im Splanchnicusgebiet nach 210 min Endotoxinämie ohne signifikanten gruppenspezifischen Unterschied im Ausgangsbereich. Die myokardiale Durchblutung stieg in allen Gruppen signifikant an ($p < 0,05$), eine Unterperfusion des Endokards trat nicht auf. Die Nierendurchblutung veränderte sich nicht signifikant. Die Gehirndurchblutung blieb nach Bolusinfusion hyperton-hyperonkotischer Infusionslösung unverändert. Die periphere Shuntdurchblutung (quantifiziert für 15 μm ⌀ Microspheres) fiel nach Infusion hyperton-hyperonkotischer Lösungen signifikant ab ($p < 0,05$ vs. DX), und lag am Ende des Beobachtungszeitraumes im Bereich der Ausgangswerte.

Zusammenfassung und Schlußfolgerung

Die Bolusinfusion von hyperton-hyperonkotischer Lösung (4 ml/kg) bei akuter Endotoxinämie hatte einen Anstieg des Herzzeitvolumens bei niedrigem peripheren Strömungswiderstand zur Folge. Trotz signifikant geringerem Infusionsvolumen konnte das hyperdyname Stadium bis zum Ende des Beobachtungszeitraumes (3,5 h) aufrechterhalten werden. Die in früheren Studien im Initialstadium der hyperdynamen Endotoxinämie beobachtete Mikrozirkulationsstörung (3) trat nicht auf. Die Bolus-Applikation von 4 ml/kg 10% Dextran 60 in 7,2% NaCl erscheint daher als attraktive supportive Therapie zur Verhinderung eines drohenden multiplen Organversagens bei Endotoxinämie.

Summary and Conclusions

Bolus infusion of hypertonic-hyperoncotic solution (4 mg/kg) during acute endotoxemia led to an increase of cardiac output at low peripheral vascular resistance. Despite significantly lower volume support, the hyperdynamic circulatory state was maintained until the end of the observation period (3,5 h). Microcirculatory deterioration, which has been reported to occur in the initial phase of hyperdynamic endotoxemia (3), did not develop. Bolus application of 4 ml/kg 10% dextran 60 in 7.2% saline therefore appears attractive as support therapy in preventing the development of multiple organ failure during endotoxemia.

Literatur

1. Brigham KL, Meyrick B (1986) Endotoxin and lung injury. State of the art. Am Rev Respir Dis 133:913-917

Tabelle 2. Verhalten hämodynamischer Parameter während kontinuierlicher i.v. Infusion von Endotoxin nach Bolusinfusion hyperton-hyperonkotischer Lösung (HSS, HDS, HHS) und anschließender konventioneller Volumentherapie, bzw. unter alleiniger Infusion von 6% Dextran 60 in der Kontrollgruppe (DX). HZV: Herzzeitvolumen; SVR: systemischer vasculärer Widerstand; DO$_2$: O$_2$-Angebot; VO$_2$: O$_2$-Verbrauch. Median, Q$_1$-/Q$_3$-Quartile; *p < 0,05

		0	30	90	210 min
HZV [l/min]	DX	4,4 (3,5–5,4)	3,0 (2,5–4,0)*	3,5 (4,6–5,8)	5,7 (3,8–6,0)
	HSS	3,9 (3,0–4,3)	3,1 (2,7–3,5)*	4,8 (4,4–5,0)*	3,5 (3,2–4,3)
	HDS	3,8 (3,6–4,3)	3,3 (3,1–4,3)	4,9 (4,3–6,2)*	4,6 (4,1–5,7)
	HHS	4,3 (3,8–4,5)	3,1 (2,7–3,9)	4,5 (3,5–5,6)	4,1 (3,4–5,5)
SVR [dyn·s/cm^5]	DX	2310 (2030–2800)	3190 (2360–4260)*	990 (780–1100)*	1120 (890–1270)*
	HSS	2100 (1860–2600)	2790 (2460–3430)*	1200 (1010–1370)*	1550 (1240–1750)*
	HDS	2100 (1720–2220)	2190 (1270–3100)	920 (850–1200)*	1100 (870–1380)*
	HHS	2240 (1990–2540)	3040 (2250–4080)	1200 (820–1800)*	1270 (940–1890)*
DO$_2$ [ml/min]	DX	445 (300–580)	350 (270–470)	510 (330–580)	405 (310–620)
	HSS	400 (310–405)	365 (310–430)	450 (380–530)*	335 (315–365)
	HDS	360 (330–380)	330 (290–405)	470 (370–590)	360 (265–540)
	HHS	400 (335–465)	330 (280–470)	440 (300–530)	380 (325–490)
VO$_2$ [ml/min]	DX	105 (90–120)	110 (80–130)	110 (80–140)	115 (95–155)
	HSS	95 (70–120)	95 (80–105)	105 (85–120)	110 (90–160)
	HDS	100 (90–120)	110 (95–120)	120 (85–140)	120 (105–125)
	HHS	100 (100–115)	90 (80–95)*	105 (90–120)	115 (100–140)

2. Kreimeier U, Messmer K (1988) Small-volume resuscitation. in: Kox WJ, Gamble J (eds) Fluid Resuscitation.Baillière's Clin Anaesthesiol, Vol 2. Baillière Tindall, London, pp 545-577
3. Messmer K, Kreimeier U. Hammersen F (1988) Multiple organ failure: Clinical implications to macro- and microcirculation. In: Manabe H, Zweifach BW, Messmer K (eds) Microcirculation in Circulatory Disorders. Springer, Tokyo, pp 147-157
4. Schaub RG, Ochoa R, Simmons CA et al (1987) Renal microthrombosis following endotoxin infusion may be mediated by lipoxygenase products. Circ Shock 21:261-270
5. Suffredini AF, Fromm RE, Parker MM et al (1989) The cardiovascular response of normal humans to the administration of endotoxin. N Engl J Med 321:280-287

Dr. med. U. Kreimeier, Abteilung für Experimentelle Chirurgie, Chirurgische Klinik, Ruprecht-Karls-Universität Heidelberg, Im Neuenheimer Feld 347, D-6900 Heidelberg

6. Endotoxin verstärkt das Leukocytensticking in der Mirkozirkulation des postischämischen Skelettmuskels
Endotoxin Enhances Leukocyte Sticking in the Microcirculation of Postischemic Skeletal Muscle

K. Kawasaki, T. J. Galla, H. A. Lehr und K. Meßmer

Abteilung für Exp. Chirurgie, Universität Heidelberg

Einleitung

Neben Reperfusionsschäden im Bereich focaler und disseminierter Gewebeischämiebezirke nach Schock, Polytrauma und großen operativen Eingriffen wird der Endotoxinämie eine wesentliche Rolle bei der Entwicklung des Multiorganversagens zugeschrieben. Beide Pathomechanismen finden ihr gemeinsames Korrelat in einer ungerichteten Aktivierung von Leukocyten, die sich aufgrund erhöhter Adhäsionsneigung in Form endothelständiger Aggregate organisieren und zur Ausdehnung der Ischämiebereiche und zur Gewebeschädigung beitragen. Es war das Ziel dieser Studie zu untersuchen, ob ein synergistischer Effekt von lokaler Ischämie und akuter Endotoxinämie auf das Leukocytensticking nachweisbar ist.

Methoden

Bei 24 syrischen Goldhamstern wurde 48 h nach der Implantation von Rückenhautkammern und venösen Verweilkathetern (V. jugularis) (Pentobarbitalanaesthesie 50 mg/kg, i.p.) mittels eines Silikonstempels eine zweistündige Ischämie des Skelettmuskels im Kammergewebe induziert. Die intravitalmikroskopische Untersuchung der Leukocyten/Endothel-Interaktion erfolgte an wachen Versuchstier in 3 - 6 postcapillären Venolen 14 h vor der Induktion der Ischämie sowie 30 min, 2 und 24 h nach Reperfusion. Die Leukocyten wurden in vivo durch Infusion von Acridin-Orange (0,5 mg/kg, i.v.) markiert und mittels eines computergestützten Bildanalysesystems in wandständige (Stickers), langsam und schnell rollende sowie nicht wandadhärente Leukocyten klassifiziert. Die Zahl der wandständigen Leukocyten wurde pro mm^2 Gefäßoberfläche berechnet, während die Zellen in den anderen Leukocytenpopulationen jeweils als Prozent der Gesamtzahl der nicht wandständigen Zellen angegeben sind. Gleichzeitig wurden der Gefäßdurchmesser und die Erythrocytengeschwindigkeit in den postcapillären Venolen gemessen. Zusätzlich zur lokalen Ischämie wurde durch intravenöse Gabe von Endotoxin (Salmonella abortus equi, 0,1 µg/kg) 10 min vor *Induktion der Ischämie* (n = 8) bzw. 10 min vor *Beginn der Reperfusion* (n = 8) eine systemische Endotoxinämie erzeugt. Kontrolltiere (n = 8) erhielten eine äquivalente Menge physiologischer Kochsalzlösung.

Ergebnisse

Bei akuter Endotoxinämie wurde ein verstärktes und länger anhaltendes postischämisches Leukocytensticking am Endothel der postcapillären Venolen beobachtet. Wurde Endotoxin vor *Beginn der Reperfusion* infundiert, so führte dies im Vergleich zur reinen Ischämie 2 und 24 h nach Reperfusion zu einer signifikant (p < 0,001) höheren Anzahl wandständiger (Abb. 1a) und langsam rollender (Abb. 1b) Leukocyten. Wurde dagegen die Endotoxinämie bereits vor *Induktion der Ischämie* induziert, fand sich ebenfalls eine Verstärkung der Leukocytenadhäsion, jedoch war die Anzahl der Stickers 2 h nach Reperfusion im Vergleich zur Ischämie nicht signifikant erhöht. Gleichzeitig erfolgte während der Reperfusion eine Dilatation der postcapillären Venolen und

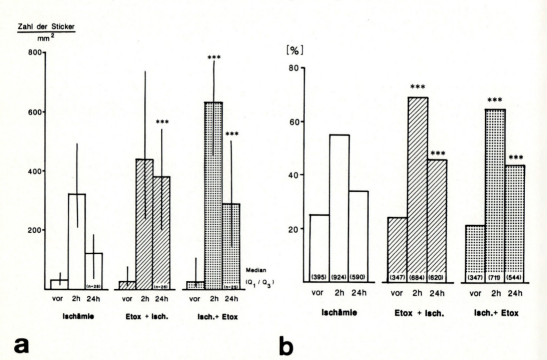

Abb. 1. a Anzahl der wandständigen Leukocyten pro mm² Gefäßoberfläche vor Induktion einer zweistündigen Ischämie sowei 2 und 24 h nach Reperfusion. n = Anzahl der Gefäße, Wilcoxon-Rangsummen-Test gegen die Ischämie-Gruppe *** p < 0,001. b Prozente der langsam rollenden Leukocyten an der Gesamtzahl aller nicht wandständigen Leukocyten vor Induktion einer zweistündigen Ischämie sowie 2 und 24 h nach Reperfusion. ( ) absolute Zahl der Leukocyten, Chi-Quadrat-Test gegen die Ischämie-Gruppe *** p < 0,001

eine Verminderung der Erythrocytengeschwindigkeit, wobei jedoch zwischen den drei Versuchsgruppen keine Unterschiede bestanden.

Diskussion

Der Gewebe- und Organschaden bei Polytrauma und Schock wird durch die Reperfusion und Reoxygenierung nach der temporären Ischämie noch verstärkt. Ursachen hierfür sind die Aktivierung des Komplementsystems und die Bildung freier Sauerstoffradikale, die über membranäre Stoffwechselprozesse die Freisetzung von Arachidonsäure und anderen Mediatoren bewirken und zu einer Aktivierung von Leukocyten führen (1, 2). In der Folge dieser Leukocytenaktivierung während Reperfusion und Reoxygenation kommt es zur Margination und Wandadhärenz der Leukocyten am mikrovasculären Gefäßendothel (Sticking) (3). Zusätzlich zu solchen Reperfusionsschäden wird der Endotoxinämie bei polytraumatisierten Patienten eine wesentliche Rolle bei der Entwicklung des Multiorganversagens zugeschrieben. Es wird angenommen, daß Endotoxin über die Sekretion von Interleukin 1 und Tumornekrosefaktor aus Monocyten und Makrophagen zu einer Aktivierung von polymorphkernigen Lymphocyten führt, die wiederum Elastasen, Kollagenasen und freie Sauerstoffradikale freisetzen und zu einer Erhöhung der Gefäßpermeabilität mit Plasmaextravasation und Schädigung der Gewebezellen führen können (4). Unsere Ergebnisse zeigen, daß akute Endotoxinämie eine Potenzierung des postischämischen Leukocytenstickings am Endothel postcapillärer Venolen bewirkt, die besonders ausgeprägt war, wenn das Endotoxin kurz vor der Reperfusion infundiert worden war. Wurde das Endotoxin jedoch bereits vor Induktion der Ischämie appliziert, konnte 2 h nach Reperfusion keine erhöhte Anzahl von Stickers gemessen werden. Es ist denkbar, daß bei diesen Tieren die Endotoxinkonzentration im Plasma zum Zeitpunkt der Reperfusion bereits in einem Maße abgesunken war, daß eine Potenzierung der Leukocytenaktivierung durch Endotoxin nicht mehr erfolgen konnte. Die klinische Konsequenz der Verstärkung des postischämischen Reperfusionsschadens durch eine akute Endotoxinämie besteht in der Forderung nach Entfernung von ischämischem Gewebe durch exaktes chirurgisches Debridement bei der Erstversorgung polytraumatisierter Patienten, um bei Translokation von Endotoxin aus dem Intestinaltrakt eine Verstärkung des Gewebeschadens zu verhindern.

Zusammenfassung

48 h nach Implantation von Rückenhautkammern bei 24 Goldhamstern wurde eine 2stündige Ischämie des Skelettmuskels im Kammergewebe induziert. Nach Markierung der Leukocyten in vivo mit Acridin-Orange (0,5 mg/kg, i.v.) wurde intravitalmikroskopisch das Leukocytensticking 14 h vor der Induktion der Ischämie sowie 30 min, 2 h und 24 h nach Reperfusion untersucht. Zusätzlich zu der lokalen Ischämie wurde durch Gabe von Endotoxin (0,1 µg/kg) 10 min vor *Induktion der Ischämie* (n = 8) bzw. 10 min vor *Beginn der Reperfusion* (n = 8) eine systemische Endotoxinämie erzeugt. Kontrolltiere (n = 8) erhielten eine äquivalente Menge physiologischer Kochsalzlösung. Die akute Endotoxinämie während

der Reperfusion führte zu einer Verstärkung des postischämischen Leukocytenstickings am Endothel postcapillärer Venolen. Exaktes chirurgisches Debridement ist bei Verdacht auf Translokalisation von Endotoxin daher von besonderer Dringlichkeit.

Summary

Golden hamsters (N = 24) were fitted with a dorsal skinfold chamber. Ischemia was induced for 2 h to the skeletal muscle tissue within the chamber, and leukocyte adhesion was quantified by intravital microscopy in postcapillary venules 14 h prior to ischemia and 30 min, 2 h, and 24 h after reperfusion. Leukocytes were stained by i.v. infusion of acridine orange (0.5 mg/kg). In addition, endotoxin (0.1 µg/kg) was infused 10 min *prior to ischemia* (N = 8) or 10 min *prior to reperfusion* (N = 8). Controls received equivalent amounts of normal saline (N = 8). Acute endotoxemia during reperfusion enhances postischemic leukocyte sticking to the endothelium of postcapillary venules. Therefore exact surgical debridement is required when translocation of endotoxin from the GI tract is anticipated.

Literatur

1. Parks DA, Bulkey GB, Granger DN (1983) Surgery 94:428
2. Fleck A, Colley CM, Myers MA (1985) Brit Med Bull 41:264
3. Hammersen F, Hammersen E (1987) Prog Appl Microcirc 12:1
4. Movat HZ, Cybulski IG, Chan MK, Dinarello CA (1987) Federation Proc 46:97-104

K. Kawasaki, M.D., Department of Anesthesiology, Kagoshima University, 1208-1 Usuki-cho, Kagoshima, 890 Japan

7. Endotoxin gestützte Klassifikation der Perforationsperitonitis
Endotoxin-Correlated Classification of Peritonitis

H. O. Kleine und H. G. Beger

```
Abteilung für Allgemeine Chirurgie, Universität Ulm (Ärztl.
Direktor: Prof. Dr. H.G. Beger)
```

Eine zufriedenstellende Bewertung unterschiedlicher chirurgischer Behandlungen bei Patienten mit einer Perforationsperitonitis scheitert meistens an der Vergleichbarkeit der Patientenkollektive. In der Regel ist das Untersuchungsgut durch die Lokalisation der Perforation im GI-Trakt (anatomische Klassifikation) und/oder durch den postoperativen Verlauf (APACHE II Score) charakterisiert. Diese Daten beschreiben entweder die Ursache oder die systemischen Folgen der Peritonitis, nicht jedoch die Ausprägung der eigentlichen Peritonitis. Für diese verlaufsbestimmende Krankheitskomponente haben wir eine klinisch praktikable und pathophysiologisch begründbare Einteilung der Peritonitis in Schweregrade erarbeitet.

Patientengut und Methode

Bei 49 Patienten (27 Männer, 58 (23 - 91) Jahre und 22 Frauen, 68 (23 - 86) Jahre alt) wurde die Peritonitis nach einer Perforation des Magen-Darm-Kanal (21 Magen-Duodenum, 5 Gallenblase, 10 Dünn- und 13 Dick-Darm) hinsichtlich ihrer Ausprägung untersucht. Für den Peritonitisbefund wurden neben der Anamnesedauer die pathomorphologischen Merkmale: Ausbreitung, Morphologie und Exsudat der Peritonitis herangezogen. Diese Merkmale wurden mit einer Punktzahl vierfach gewichtet und zu einer Punktesumme als Peritonitisschweregrad (PSG) addiert. Dieser PSG wurde mit der Endotoxinkonzentration im peritonealen Exsudat (Ext.perit.) in der Methode nach Spearman rangkorreliert. Endotoxin wurde in einem chromogenen modifizierten Limulus-Test innerhalb einer Fehlerbreite von 7,5% bestimmt.

Ergebnisse

Die Gewichtung der Peritonitismerkmale ist in Tabelle 1 dargestellt.

Tabelle 1. Gewichtung klinischer Peritonitismerkmale unter Berücksichtigung von Anamnesedauer und Pathomorphologie der Peritonitis

Punktzahl	1	2	3	4
Anamnesedauer (h)	0-12	13-48	49-72	73
Ausbreitung	lokal	diff. OB	diff. UB	diff. 4 Qu.
Morphologie	serös	fibrinös	abszedierend	gangränös
Exsudat	klar	trüb	purulent	foetid, faekulent

diff. = diffus; OB = Oberbauch; UB = Unterbauch; 4 Qu. = 4 Quadranten

Die daraus ermittelten Peritonitisschweregrade bei 49 Patienten mit einer Peritonitis nach Perforation des Magen-Darm-Kanal sind in Tabelle 2 aufgelistet. Nach ein und derselben Organperforation werden intraoperativ gemäß Anamnesedauer und Pathomorphologie sehr unterschiedliche Schweregrade der Peritonitis beobachtet.

Die hier durchgeführte ordinale Skalierung der Ausprägung der Peritonitis korreliert verhältnismäßig gut mit der Endotoxinkonzentration im peritonealen Exsudat (Tabelle 2). In der Rangkorrelation nach Spearman beträgt rS = 0,5. Damit ist eine klinisch praktikable und durch Endotoxinmessungen im peritonealen Exsudat gestützte somit pathophysiologisch begründete Klassifikation der Peritonitis als Krankheitserscheinung der Bauchhöhle ermittelt.

Diskussion

Für die chirurgisch operative Therapie der Perforationsperitonitis ist weniger die Sanierung des Peritonitisherdes als vielmehr die Beherrschung einer ausgeprägten Peritonitis das wesentliche Problem. Dieser Bedeutung der eigentlichen Peritonitis werden Verallgemeinerungen wie "schwere diffuse bakterielle Peritonitis" nicht gerecht. Zur Klassifizierung der Peritonitis haben wir deshalb klinisch relevante Merkmale wie Anamnesedauer (mikrobieller Aspekt) und peritoneale Veränderungen: Ausbreitung, Morphologie und Exsudat (pathomorphologischer Aspekt) (5) nach den Prinzipien der Klinimetrie vierfach gewichtet. Die Addition dieser einzelnen Merkmalsgrößen ergibt in der Summe das Gesamturteil "Peritonitisschweregrad", theoretisch mit 0 bis 16, praktisch mit 4 bis 16 Punkten. Bei dieser Verfahrensweise werden bei gleich lokalisierten Perforationen im Magen-Darm-Kanal sehr unterschiedliche Peritonitisschweregrade ermittelt. So gesehen, informiert der Peritonitisherd weniger exakt über den Krankheitswert einer Peritonitis als der hier definierte Peritonitisschweregrad. Die Beziehung dieser klinischen Peritonitisbeurteilung zur Meßgröße Endotoxin ist von weiterem Interesse. Die pathophysiologische Bedeutung des Endotoxin für die systemische Folgeerkrankung bei abdomineller Sepsis steht außer Zweifel (4). Herkunftsort dieses zirkulierenden Endotoxin

Tabelle 2. Peritonitisschweregrad (n = 49 Pat.) entsprechend Punktezahl 1 bis 16 und Endotoxin (EU/ml) im peritonealen Exsudat

Peritonitisschweregrad	6	7	8	9	10	11	12	13	14	15	16
Magen-Duodenum (n:21)	1		2	4	1	7	3		2	1	
Gallenblase (5)					1	1	1	1	1		
Dünn-Darm (10)				1	4		2	2			1
Dick-Darm (13)				1	2	1	3	3	1	1	1
Endotoxin im perit. Exsudat in EU/ml med.	0		194	285	1115	157	950	7393	3601	123019	24157
min.	0		78	8	67	9	266	25	39	2595	19310
max.	0		310	6440	2310	2548	4435	20250	45509	261442	29004

ist bei einer Perforationsperitonitis größtenteils sicher die Peritonealhöhle, in der Endotoxin nicht nur qualitativ sondern inzwischen auch quantitativ in teilweise hohen Konzentrationen nachgewiesen ist (1. 3). In der Rangkorrelation nach Spearman (6) korreliert Endotoxin im peritonealen Exsudat verhältnismäßig gut mit dem klinischen Peritonitisschweregrad zum Zeitpunkt der Operation. Aus diesen Zusammenhängen leiten wir die Empfehlung ab, für den Vergleich von Patientenkollektiven mit einer Perforationsperitonitis (Magen, Duodenum, Gallenblase, Dünn- und Dick-Darm) die vorgeschlagene Peritonitisklassifikaiton heranzuziehen.

Zusammenfassung

Für die Bewertung chirurgisch operativer Methoden bei der Perforationsperitonitis wird eine klinisch praktikable Peritonitisklassifikation, die mit Endotoxin im peritonealen Exsudat korreliert, vorgeschlagen.

Summary

The evaluation of surgical procedures in patients with peritonitis after perforation of the GI tract should use a classification system for peritonitis that is adjusted to clinical practice and that correlates with endotoxin in the peritoneal exudate.

Literatur

1. Beger HG, Glögler H, Kraas E, Bittner R (1981) Endotoxin bei bakterieller Peritonitis. Chirurg 52:81-88
2. Berger D, Marzinzig E, Marzinzig M, Beger HG (1988) Quantitative endotoxin determination in blood - chromogenic modification of the limulus amebocyte lysate test. Europ Surg Res 20:128-136
3. Kleine HO, Beger HG (1988) Endotoxin im peritonealen Exsudat bei Perforationsperitonitiden. Langenbecks Arch Chir [Suppl] Chir Forum. Springer, Berlin Heidelberg New York Tokyo, S 301-304
4. Messmer K, Kreimeier K, Hammersen F (1989) Veränderungen im Bereich der Mikrozirkulation bei Sepsis und septischem Schock. In: Reinhart K, Eyrich K (eds) Sepsis. Springer, Berlin Heidelberg New York Tokyo, S 162-175
5. Remmele W (1984) Peritonitis. In: Bettendorf U, Klinge O, Morgenroth K, Remmele W (eds) Pathologie 2, Verdauungsorgane. Springer, Berlin Heidelberg New York Tokyo, S 548-557
5. Spearman. In: Zöfel P (ed) (1985) Statistik in der Praxis. Fischer, Stuttgart, S 218-223

Dr. H.O. Kleine, Abteilung für Allgemeine Chirurgie der Universität Ulm, Steinhövelstr. 9, D-7900 Ulm

II. Herz – Lunge – Gefäße und Transplantation I (Herztransplantation)

8. Mikroanastomosen durch Naht und Laser – Eine experimentelle Untersuchung
Microanastomoses by Suture and Laser – An Experimental Study

W. Knopp[1], G. Dasbach[2], B. Voss[3], W. Marek[3], G. Muhr[1] und K.-M. Müller[2]

[1] Chirurgische Klinik und Poliklinik der Berufsgenossenschaftlichen Krankenanstalten "Bergmannsheil", Universitätsklinik Bochum (Direktor: Prof. Dr. G. Muhr)
[2] Institut für Pathologie an den Berufsgenossenschaftlichen Krankenanstalten "Bergmannsheil", Universitätsklinik Bochum (Direktor: Prof. Dr. K.-M. Müller)
[3] Berufsgenossenschaftliches Institut für Arbeitsmedizin Bochum

Zielsetzung

Zur Vereinfachung mikrochirurgischer Anastomosentechniken und zur Verkürzung der Operationszeit, wie auch um das Risiko eines thrombotischen Verschlusses der Mikroanastomosen zu verringern, sind bereits verschiedene Techniken entwickelt worden. Hochfrequente elektrische Stromimpulse zur "Gewebeverklebung", acrylhaltige Klebstoffe als auch Klebtechniken mit Fibrin fanden jedoch keine breite klinische Anwendung. Über erste experimentelle Erfahrungen laserunterstützter Mikroanastomosen berichteten 1979 JAIN und GORISCH. HAYASHI und Mitarb. konnten 1983 den Vorteil des CO_2-Lasers bei laserunterstützten Mikroanastomosen demonstrieren. Die weiter zunehmende Bedeutung mikrochirurgischer Verfahren rechtfertigt die Entwicklung neuer Techniken, die das Ziel verfolgen, die Anastomosentechnik weiter zu vereinfachen und die Sicherheit zu verbessern. Im Rahmen dieser experimentellen Studie war zu klären, ob die Laseranastomosierung technisch in der Mikrochirurgie routinemäßig anwendbar ist, ob thermische Narben die Thrombosegefahr reduzieren und ob der Eingriff vereinfacht und das Risiko gesenkt werden können.

2. Methodik

Die Anastomosen wurden an der A. carotis und der V. cava weiblicher Wistar-Ratten durchgeführt. Nach Querdurchtrennung der Gefäße wurden End-zu-End Anastomosen hergestellt. Die Anastomosierung erfolgte bei der konventionellen Technik mit 8 bis 10

Nähten der Stärke metric 10-0. Bei der laserunterstützten
Anastomose wurden die Gefäßenden mit drei Haltefäden adaptiert
und segmentweise laserunterstützt "verklebt". Bei isoliert gelaserten Anastomosen wurden die Haltefäden nicht geknotet, so
daß sie nach der "Gewebeverklebung" wieder entfernt werden
konnten. Zur Anastomosierung wurden CO_2-Laser mit einer Leistung
von 100 bis 200 mW verwandt.

Die Anastomosen wurden in Längsschnitten aufgearbeitet und in
Hämatoxylin-Eosin (HE-) und Hämatoxylinsäure-Fuchsin-Pikrin-
säure (van Gieson-) Färbungen untersucht. Die Bestandteile der
Extracellularmatrix (Kollagen Typ I und III) wurden mit der indirekten Immunfluorescenz-Mikroskopie nachgewiesen. Die laserunterstützten Arterienanastomosen wurden nach einem Zeitraum
von einer Stunde, einem Tag, drei Tagen sowie sieben, 28 und 90
Tagen histologisch untersucht. Die isoliert gelaserten Arterienanastomosen wurden nach einer Stunde, einem Tag, drei Tagen sowie sieben und 28 Tagen mikroskopisch beurteilt. Die laserunterstützten Venenanastomosen wurden nach einem Tag und 28 Tagen
untersucht. Die einzelnen Gruppen bestanden aus vier Tieren.
Die laserunterstützten Anastomosen wurden nach 28 Tagen radiologisch überprüft. In jeder Gruppe befanden sich sechs Tiere.
Die Angiographien wurden vergrößert (1:4) und der Stenoseindex
als prozentuale Lumeneinengung berechnet.

Die Arterienanastomosen wurden sofort sowie nach zwei und
sieben Tagen Druckbelastungsuntersuchungen ausgesetzt. Reiß-
festigkeitsuntersuchungen der Arterienanastomosen erfolgen
sofort sowie nach zwei, sieben und 90 Tagen. In jeder Gruppe
befanden sich 6 Tiere. Zum Vergleich der Ergebnisse wurden je
vier bzw. sechs Tiere mit konventioneller Nahttechnik den gleichen Untersuchungen unterzogen. Eine isolierte Laserung der
arteriellen Gefäßwand ohne Anastomosierung am kontralateralen
Gefäß bildete die erste Kontrollgruppe zu je vier Tieren und
wurde nach einer Stunde, einem Tag, drei Tagen sowie sieben
und 28 Tagen untersucht. In einer zweiten Kontrollgruppe wurden
vier Gefäße der doppelten Energiedichte ausgesetzt und nach
28 Tagen untersucht. Es konnten somit 234 Anastomosen und 24
ausschließlich gelaserte Gefäße von 164 Tieren ausgewertet werden.

3. Ergebnisse

3.1 Postoperativer Verlauf

Von 192 Tieren verstarben insgesamt 28 Tiere im postoperativen
Verlauf. 14 Tiere verstarben an Blutungen aufgrund von Gefäß-
rupturen nach ausschließlich gelaserten Anastomosen der A. carotis, 14 Tiere erlagen einer Pneumonie.

3.2 Histomorphologie

3.2.1 Thrombenbildungen. Okklusive Thrombenbildungen zeigten in
dieser Untersuchung weder die konventionellen noch die laserunterstützten oder die isoliert gelaserten Arterienanastomosen

und laserunterstützten Venenanastomosen. Lediglich eine konventionelle Venenanastomose war thrombosiert. Kleine oberflächliche, randständige Thrombenbildungen im Anastomosenbereich waren in allen Gruppen bis zu einer Versuchsdauer von sieben Tagen in vergleichbarer Anzahl nachzuweisen. Diese oberflächlichen Thrombenbildungen haben offensichtlich keine pathologische Bedeutung und sind Folge einer nicht zu vermeidenden Endothelzellalteration.

3.2.2 Gefäßwandalteration. Eine Wandnekrose der vereinigten Schnittränder bestand in beiden Gruppen. Die laserunterstützten oder ausschließlich gelaserten Anastomosen zeigten nach thermischer Einwirkung eine focale Coagulationsnekrose, während die Nahtanastomosen eine disseminierte Nekrosezone aufwiesen. Die mit Lasertechnik verbundenen Gefäßränder zeigten in dieser Untersuchung in unmittelbarer Nähe des Gewebedefektes einen geringeren Endothelzellverlust. Die durchschnittliche Ausdehnung der Coagulationsnekrosezone im Bereich der Schnittränder nach laserunterstützter oder isoliert gelaserter Anastomosierung der Arterien betrug 603 µm $\pm$ 62 µm. Nach 28 Tagen bestand bei den konventionellen und laserunterstützten Arterienanastomosen ein weitgehend übereinstimmendes Reparationsmuster. Der Defektspalt war mit einem feinfaserigen Kollagennetz, in dem Kollagen Typ I und III nachzuweisen war, überbrückt. Eine Zunahme der Dehiscenz der Schnittränder war in beiden Gruppen nicht eingetreten. Lediglich die isoliert gelaserten Arterienanastomosen zeigten eine statistisch signifikante ($p < 0,001$) Zunahme des Abstandes der Schnittränder von 41 µm $\pm$ 14 µm bis zu einer Versuchsdauer von 3 Tagen auf 470 µm $\pm$ 112 µm nach siebentägiger und längerer Versuchsdauer. Die Reparationszone des neugebildeten Interponates enthielt bei isoliert gelaserten Anastomosen im Gegensatz zur laserunterstützten Anastomose als Ausdruck der verringerten Belastungsfähigkeit nur wenig Kollagenfasern.

3.3 Belastungsfähigkeit

Die laserunterstützten Arterienanastomosen zeigten nach einer anfänglichen Reißfestigkeit von 28 g $\pm$ 3 g nach sieben Tagen eine Reißfestigkeit von 45 g $\pm$ 5 g. Nach 90 Tagen bestand in der Reißfestigkeit zur konventionellen Arterienanastomose kein signifikanter Unterschied mehr. Die ausschließlich gelaserten Arterienanastomosen waren sehr rupturgefährdet. Nach Fertigstellung der Anastomosen konnte nur eine Reißfestigkeit von 11 g $\pm$ 2 g festgestellt werden, wobei sie sich allerdings nach 90 Tagen ebenfalls der Reißfestigkeit konventioneller Arterienanastomosen angeglichen hatte.

Die laserunterstützten Arterienanastomosen konnten nach Fertigstellung einer durchschnittlichen Druckbelastung von 444 mm Hg $\pm$ 75 mm Hg standhalten. Nach sieben Tagen bestand eine Druckbelastungsfähigkeit von über 600 mm Hg. Die ausschließlich gelaserten Arterienanastomosen zeigten nach Fertigstellung als auch nach zwei Tagen eine Druckbelastungsfähigkeit, die nur wenig über dem physiologischen Bereich lag.

Zusammenfassung

In einer vergleichenden experimentellen Untersuchung an 234 Anastomosen wurden konventionelle Nahttechniken und CO_2-Lasertechniken bei der mikrochirurgischen Anastomosierung der A. carotis und der V. cava gegenübergestellt. Die Anastomosen wurden histomorphologisch und radiologisch untersucht sowie auf ihre Reißfestigkeit und Druckbelastungsfähigkeit überprüft. Die laserunterstützte Anastomosentechnik ist aufgrund dieser Untersuchungen ein vorteilhaftes und sicheres Verfahren bei der mikrochirurgischen Anastomosierung, wohingegen die isoliert gelaserte Anastomose nicht in der Lage ist, physiologischen Belastungen mit Sicherheit zu widerstehen.

Summary

In order to compare CO_2 laser assisted microvascular anastomoses with conventional sutured anastomoses 234 microvascular end-to-end anastomoses were examined histologically and radiologically. Furthermore, the tensile strength and the bursting pressures were examined. The results of these experimental studies suggest that CO_2 laser-assisted anastomosed can be reliably used in microvascular surgery. However, the physiological tolerance margins of isolated laser anastomoses without stay sutures are not wide enough to guarantee pressure resistance and tensile strength.

Literatur

Hayashi N, Tsubokawa T, Tuji Y, Niki R, Kumano K, Inaba F, Green BA (1983) Small vessel anastomosis by laser surgery. Neurolog Surg (Tokyo) 11:21

Jain KK, Gorisch W (1979) Repair of small blood vessels with Neodymium-Yag laser: a preliminary report. Surgery 85:684-688

Dr. W. Knopp, Chirurgische Klinik und Poliklinik der Berufsgenossenschaftlichen Krankenanstalten "Bergmannsheil", Universitätsklinik Bochum, Gilsingstr. 14, D-4630 Bochum

9. Untersuchungen zum ADP-Metabolismus an intakten und arteriosklerotischen Gefäßen

Investigations of ADP Metabolism in Normal and Arteriosclerotic Vessels

H. Arbogast, H. Stiegler, M. Böck, H. Bardenheuer und T. Harlander

Chirurgische Klinik, Klinikum Großhadern, München

Theoretische Grundlagen

Der Einsatz von Thrombocyten-inhibierenden Substanzen - wie z.B. Acetylsalicylsäure - ist im klinischen Alltag längst etabliert, ihre Effektivität ist durch zahlreiche Studien gesichert.

Die Frage jedoch, warum eine solche Therapie wirksam ist, ist bislang nicht beantwortet. Bekannt ist, daß die Plättchenaggregation - in vitro und in vivo - durch ADP, Thrombin und Kollagen maximal stimuliert wird, und daß während der Plättchenaggregation neben Thromboxan ATP/ADP freigesetzt wird, das im Sinne einer Autokatalyse die Plättchenaggregaiton verstärkt. Dieses ATP wird nun von Ecto-Nucleotidasen am intakten Endothel zu Thrombocytenaggregations-inhibierendem Adenosin metabolisiert. Mit der Synthese und der Abgabe von Prostaglandin 12 inhibiert intaktes Endothel auf einem zweiten Stoffwechselweg die Plättchenaggregation.

Bei näherer Betrachtung des Adenosinstoffwechsels - wir untersuchten Endothelzellen, aus menschlichem Subcutangewebe gereinigt, darstellbar in Faktor VIII-Immunfluoreszenzfärbung - kann man feststellen, daß diese Zellen permanent Adenosin luminalwärts abgeben, wobei Konzentrationen von 10^{-7} Molar erreicht werden. Dieser Adenosin-Release findet seine Ergänzung in einer Adenosinakkumulation luminalseitig durch den raschen Abbau von z.B. ADP mittels Ecto-Nucleotidasen. Dieses ADP stammt u.a. aus Endothelzellen, die z.B. infolge eines endogenen oder exogenen Traumas leck werden; luminalseitig werden hierbei ADP-Konzentrationen von bis zu 10^{-2} Molar erreicht.

Für uns war es daher interessant zu erfragen, wie dieser Vorgang in einem arteriosklerotischen Gefäß verändert ist.

Methodik

Hierzu entnahmen wir in atraumatischer Technik Wandmaterial der infrarenalen Bauchaorta von Transplantatspendern (= Normalgefäße) und Wandanteile der infrarenalen Aorta abdominalis von Patienten, die z.B. eine Gefäßprothese erhielten. Die Gefäßabschnitte wurden von Blut freigespült und nach Einspannen in einen Spezialrahmen in eine Inkubaitonskammer gebracht. Der gepufferten Salzlösung wurde in 10^{-4} molarer Konzentration ADP zugesetzt, vom Inkubationsmedium wurden in definierten Zeitabständen Aliquots entnommen. Diese wurden weiter mittels Hochdruckchromatographie analysiert. ADP wird im Normalgefäß rasch abgebaut, die Purine erscheinen in einem Peak. In einem zweiten Analyseschritt wurden sie erneut chromatographisch getrennt (Abb. 1).

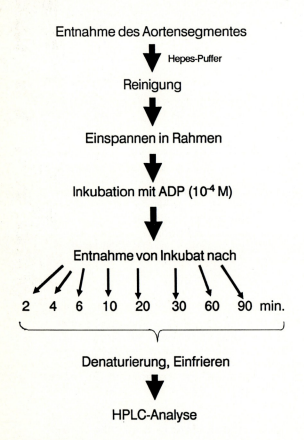

Abb. 1. Methodik der Versuchsdurchführung

Ergebnisse

In den Kontrollgefäßen (Abb. 2a) kam es zu einem raschen Abbau von ADP, das Anfluten von Adenosin erreichte ca. 20% der initial zugegebenen Purinmenge. Die weiteren Abbauprodukte, Inosin und Hypoxanthin - letztere beide sind inert bezüglich der Thrombocytenaggregation - fielen in geringerer Konzentration an.

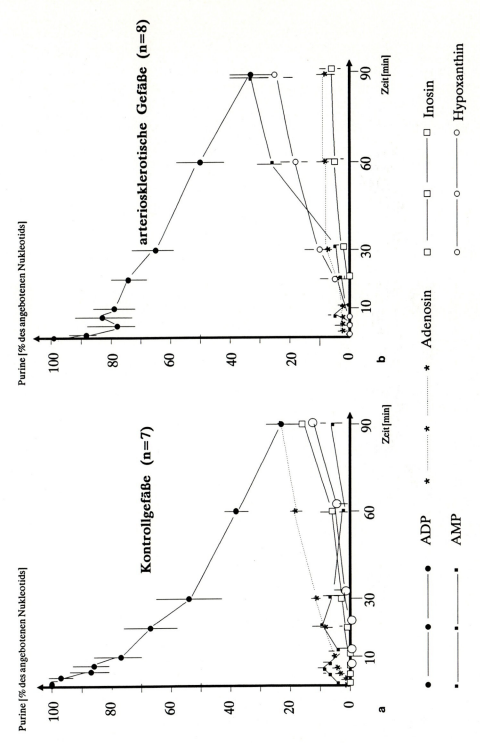

Abb. 2a,b. Abbau von ADP $(10^{-4}M)$ im Perfusat isolierter Aortensegmente.
a Normalgefäße, b arteriosklerotische Gefäße

Bei den arteriosklerotischen Gefäßen (Abb. 2b) ändert sich dieser Metabolismus: Adenosin fällt wesentlich weniger an, Hypoxanthin wird zum Hauptmetaboliten. Der ADP-Abbau selbst erfolgt nahezu unverändert.

In anderer Form läßt sich die Information dieser Experimente wie folgt darstellen (Abb. 3). Bildet man einen "Antithrombogenitäts-Index" als Quotienten aus dem die Thrombocytenaggregation inhibierenden Adenosin und der bezüglich der Thrombocytenaggregation inerten Summe aus Inosin und Hypoxanthin, so ist dieser in den arteriosklerotischen Gefäßen signifikant verringert.

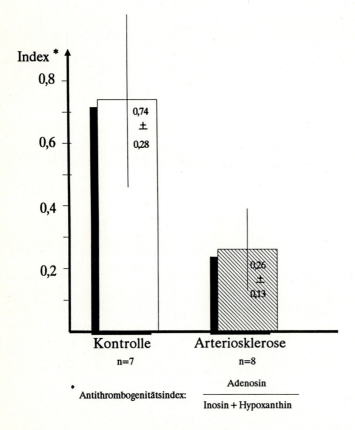

Abb. 3. *Antithrombogenitätsindex bei arteriosklerotischen Gefäßen im Vergleich mit Normalkollektiv*

Der Grund für dieses Phänomen ist in einem Enzym-Release der defekten Endothelzellen zu sehen, wobei Adenosin zu inaktiven Abbauprodukten metabolisiert wird.

Schlußfolgerungen

Der im Normalgefäß vorhandene intraluminale "Schutzfilm" von Adenosin, das die Thrombocytenaggregation inhibiert, ist im arteriosklerotischen Gefäß drastisch reduziert. Die Antithrombogenität der Gefäßwand - hier speziell für den Thrombocytenstoffwechsel untersucht - ist verringert. Da eine medikamentöse Beeinflussung im Purinstoffwechsel zur Zeit noch nicht möglich ist, ist die Thrombocytenaggregationshemmung durch Acetylsalicylsäure eine ganz wesentliche Maßnahme, den so zu erklärenden Antithrombogenitäts-Verlust zu kompensieren.

Zusammenfassung

Den die Thrombocytenaggregation (TA) aktivierenden Mechanismen in arteriosklerotischen Gefäßen wird große Bedeutung beigemessen. Daher war die Frage zu klären, ob der die TA beeinflussende ADP-Metabolismus bei Arteriosklerose verändert ist. Hierzu wurden arteriosklerotische und gesunde Gefäßsegmente der infrarenalen Aorta mit ADP inkubiert und im Inkubat die Abbaukinetik von ADP und seiner Metaboliten hochdruckchromatographisch bestimmt. Der Abbau von ADP erfolgt in intakten Gefäßen rasch. Der Antithrombogenitätsindex Adenosin/(Inosin + Hypoxanthin) betrug bei intakten Gefäßen $0{,}74 \pm 0{,}28$, während er bei arteriosklerotischen Gefäßen bei $0{,}26 \pm 0{,}13$ lag. Daraus läßt sich folgern, daß im arteriosklerotischen Gefäß Adenosin, das die Thrombocytenaggregation inhibiert, vermindert akkumuliert. Die pathologisch veränderte Gefäßwand verfügt somit über eine verringerte Thrombocytenaggregation-inhibierende Kapazität, der Einsatz von Thrombocytenaggregationshemmern ist zur Kompensation dieses Mangels notwendig.

Summary

Platelet aggregation (PA)-activating mechanisms are considered important factors in arteriosclerosis. We investigated the question whether ADP metabolism having a strong impact on PA is changed in arteriosclerotic vessels. Therefore, arteriosclerotic and normal segments of the infrarenal abdominal aorta were incubated with ADP and degradation kinetics in the incubate were determined by high pressure liquid chromatography (HPLC). In normal vessels, ADP is rapidly degraded. The antithrombogenicity index adenosine/(inosine+hypoxanthine) was 0.74 (± 0.28), in normal, 0.26 (± 0.13) in arteriosclerotic vessels, however. Hence, we conclude that adenosine-inhibiting PA accumulates less in arteriosclerotic vessels revealing a reduced PA-inhibiting capacity in the pathologically altered vessel wall. Therefore, the administration of TA inhibitors are necessary to compensate for this deficiency.

Literatur

Caen JP, Jenkins CS, Michel H, Pokutecky J, Bellanger R (1979) Adenosine degradation products, platelet adenosine uptake and inhibition of aggregation. In: Caprino L, Rossi E (eds) Platelet Aggregation and Drugs. Academic Press, New York, pp 129-41
Pearson JD, Carleton JS, Gordon JL (1980) Metabolism of adenine nucleotides by ectoenzymes of vascular endothelial and smooth muscle cells in culture. Biochem J 190:421-429

Pearson JD, Coade SB (1987) Kinetics of endothelial cell ectonucleotidases. In: Gerlach E, Becker BF (eds) Topics and perspectives in adenosine research. Springer, Berlin Heidelberg New York London Paris Tokyo, pp 145-54

Nees S, Gerlach E (1983) Adenine nucleotide and adenosine metabolism in cultured coronary endothelial cells: formation and release of adenine compounds and possible functional implications. In: Berne RM, Rall TW, Rubio R (eds) Regulatory function of adenosine. Martinus Nijhoff Publ, Boston The Hague London, pp 347-60

Stiegler H, Arbogast H, Nees S, Halder A, Grau A, Riess H (1989) Thrombectomy lysis or heparin treatment concurrent therapies of deep vein thrombosis: therapy and experimental studies. Seminars in Thrombosis and Hemostasis 15(3):250-258

Dr. H. Arbogast, Chirurgische Klinik, Klinikum Großhadern, Marchioninistr. 15, D-8000 München 70

10. Ein Modell zur Untersuchung der Vasomotorik coronarer Mikrogefäße: Coronare Dilatation durch Adenosin
A Model for Investigating Coronary Microvessel Vasomotion: Coronary Vasodilation by Adenosine

H. Habazettl[1], P. Conzen[2], H. Baier[1], M. Christ[1], B. Vollmar[3] und W. Brendel[1]

[1] Institut für Chirurgische Forschung (Direktor: Prof. Dr.Dr. h.c. W. Brendel)
[2] Institut für Anästhesiologie (Direktor: Prof. Dr.Dr. h.c. K. Peter)
[3] Chirurgische Klinik Innenstadt (Direktor: Prof. Dr. L. Schweiberer), Ludwig-Maximilians-Universität München

Einleitung

Coronardilatatoren wie Adenosin können die myokardiale Durchblutung um ein Vielfaches steigern und die Sauerstoffbilanz des Herzmuskels massiv verbessern, bewirken jedoch nicht unbedingt eine gleichsinnige Verbesserung der myokardialen Gewebeoxygenation (1). Dies könnte auf der bereits früher beobachteten Wirkung von Adenosin vornehmlich auf die coronaren Widerstandsgefäße (2) und einer daraus folgenden Störung der Blutflußverteilung auf der Ebene der coronaren Mikrozirkulation beruhen.

Die Angaben zur unterschiedlichen Wirkung von Adenosin in verschiedenen coronaren Gefäßsegmenten beruhen aber nur auf dem Vergleich der Dilatation großer epikardialer Leitungsgefäße (> 800 µm) mit dem coronaren Gesamtwiderstand. Direkte Messungen über die Wirkung von Coronardilatatoren auf unterschiedliche arterioläre Gefäßsegmente liegen bisher jedoch, wohl wegen der technischen Probleme bei Untersuchungen am schlagenden Herzen, nicht vor.

Ziel dieser Arbeit war daher: 1. ein experimentelles Modell zur Intravitalmikroskopie coronarer Mikrogefäße zu entwickeln und 2. die Wirkung von Adenosin auf arterioläre Gefäßdurchmesser zu untersuchen.

Methodik

Die Untersuchungen wurden an 19 Hunden während Allgemeinnarkose unter kontrollierter Beatmung durchgeführt. Katheter wurden gelegt für hämodynamisches Monitoring, sowie für die Injektion von radioaktiv markierten Mikrosphären und die Gewinnung coronar-venöser Blutproben. Nach Thoracotomie und Eröffnung des Perikards wurde ein ca. 2 cm^2 großes Areal des linksventriculären Myokards mittels eines eigens entwickelten "Herzhalters", der über einen Mikromanipulator an ein Stahlstativ fixiert wurde, weitgehend immobilisiert. Die Ventrikelkontraktion wurde dadurch nicht beeinträchtigt. Die Herzoberfläche wurde kontinuierlich mit einer 37°C warmen Elektrolytlösung superfundiert. Das Plasma wurde mit FITC markiertem Dextran (MG 150.000) angefärbt.

Videoaufnahmen, Hämodynamik- und Blutflußmessungen sowie Blutabnahmen wurden bei Kontrollbedingungen und während Infusion von Adenosin in einer Dosierung, die den arteriellen Druck auf 60 mm Hg senkte, durchgeführt. Es wurde jeweils der gleiche arterielle Gefäßbaum mit einem Intravital-Fluorescenzmikroskop (Ploemopak, Leitz, Wetzlar) über eine SIT-Restlichtkamera (Hammamatsu, Japan) auf Videoband aufgenommen. Die Messung der Gefäßdurchmesser erfolgte off-line mittels eines computergestützten Bildauswertesystems (IBAS 2000, Kontron, Eching).

Ergebnisse

Die Senkung des arteriellen Mitteldrucks von 85 $\pm$ 2 mm Hg während Kontrolle auf 59 $\pm$ 1 mm Hg erforderte eine mittlere Adenosindosis von 21 $\pm$ 2 mg·min^{-1}·kg^{-1}. Die dadurch bewirkten Änderungen in Hämodynamik, myokardialer Durchblutung und Sauerstoffbilanz sind in Tabelle 1 zusammengefaßt. In 5 von 19 Tieren kam es während der Adenosininfusion zur Netto-Lactatproduktion.

Tabelle 1. Hämodynamik und Myokardialer Blutfluß

		Kontrolle	Adenosin
MAP	(mm Hg)	85 $\pm$ 2	59 $\pm$ 1[a]
HF	(min^{-1})	86 $\pm$ 2	100 $\pm$ 4[a]
HZV	(ml·min^{-1}·kg^{-1})	190 $\pm$ 10	260 $\pm$ 14[a]
LV-RBF	(ml·min^{-1}·g^{-1})	1,04 $\pm$ 0,07	3,67 $\pm$ 0,28[a]
LV-CVR	(mm Hg·min·g·ml^{-1})	71 $\pm$ 6	13 $\pm$ 1[a]
LV-O$_2$D	(ml·min^{-1}·100g^{-1})	14,6 $\pm$ 1,2	46,3 $\pm$ 3,5[a]
LV-O$_2$C	(ml·min^{-1}·100g^{-1})	6,8 $\pm$ 0,6	7,1 $\pm$ 0,7
cv PO$_2$	(mm Hg)	33,3 $\pm$ 2,0	58,2 $\pm$ 2,5[a]
LE	(%)	31,3 $\pm$ 4,8	4,8 $\pm$ 6,9[a]

MAP, mittlerer arterieller Druck; HF, Herzfrequenz; HZV, Herzminutenvolumen; LV-RBF, linksventriculärer Blutfluß; LV-CVR, LV coronarer Gefäßwiderstand; LV-O$_2$D, LV Sauerstoffangebot; LV-O$_2$C, LV Sauerstoffverbrauch; cv PO$_2$, coronarvenöser Sauerstoffdruck; LE, LV myokardiale Lactatextraktion; Mittelwert $\pm$ SEM; [a]$p < 0,05$ vs Kontrolle nach Wilcoxon-Test für Paardifferenzen

Die von uns etablierte Methode erlaubte die Bestimmung von coronaren Durchmessern bis zu 20 µm kleiner Arteriolen. Insgesamt wurden 495 arterioläre Durchmesser sowohl während Kontrolle als auch während Adenosin gemessen. Der Einfluß von Adenosin auf die Durchmesser unterschiedlich großer Arteriolen ist in Tabelle 2 und Abb. 1 dargestellt.

Tabelle 2. Arterioläre Gefäßdurchmesser. Alle Arteriolen wurden entsprechend ihrem Durchmesser während der Kontrollphase in Gefäßklassen eingruppiert. Zusätzlich zu den Gefäßdurchmessern während Kontrolle und Adenosin ist die Änderung des segmentalen Gefäßwiderstandes angegeben, die sich aus der jeweiligen Durchmesseränderung ergibt

Gefäßklasse	Kontrolle	Adenosin	Widerstands-änderung
20 – 40 µm	29,1 ± 1,2	41,6 ± 1,2[a]	– 74%
40 – 60 µm	49,9 ± 0,7	70,7 ± 2,5[a]	– 71%
60 – 100 µm	77,3 ± 1,4	98,0 ± 2,7[a]	– 58%
100 – 150 µm	123,5 ± 2,1	151,6 ± 3,5[a]	– 54%
150 – 200 µm	171,6 ± 1,8	203,5 ± 5,0[a]	– 47%
200 – 500 µm	287,4 ± 34,4	324,7 ± 40,4[a]	– 36%

Mittelwert ± SEM; [a]$p < 0,05$ vs Kontrolle nach Wilcoxon-Test für Paardifferenzen

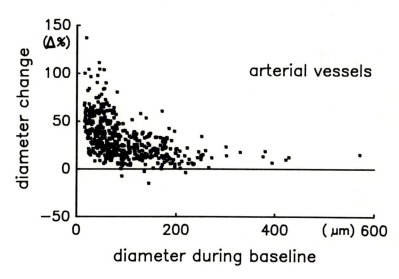

Abb. 1. Die Adenosin-induzierten, prozentualen Durchmesseränderungen aller Arteriolen sind auf der Ordinate gegen die jeweiligen Durchmesser derselben Gefäße während der Kontrollphase auf der Abszisse aufgetragen. Es ist deutlich ersichtlich, daß unter einer Schwelle von ca. 100 µm eine Großzahl von Arteriolen deutlich stärker dilatiert als bei den größeren Gefäßen über 100 µm Kontrolldurchmesser

Diskussion

Die Stabilität des verwendeten experimentellen Modells wurde bereits in einer früheren Arbeit nachgewiesen (1). Den Nachweis einer unbehinderten Perfusion des Beobachtungsareals ermöglicht die hohe regionale Auflösung der Durchblutungsmessung mit Mikrosphären: die Durchblutung der epikardialen Myokardschicht des Beobachtungsareals unterschied sich in keiner Versuchsphase von der umliegender Myokardareale.

Frühere Berichte über eine bevorzugte Wirkung von Adenosin auf kleinere Coronargefäße konnten durch direkte, intravitalmikroskopische Messungen bestätigt werden. Erstmals konnte die Abhängigkeit des Ausmaßes der Dilatation vom Gefäßruhedurchmesser direkt dargestellt werden: unter einem Schwellenwert von ca. 100 μm Ruhedurchmesser kommt es zu deutlich stärkeren Gefäßerweiterungen als in größeren Gefäßen (Abb. 1). Der Mechanismus, auf dem diese spezifische Wirkung von Adenosin auf kleinste Coronargefäße beruht, kann mit dieser Untersuchung nicht identifiziert werden. Die Abnahme des segmentalen Widerstands betrug in den kleinsten Arteriolen über 70% und lag damit in der gleichen Größenordnung wie die Abnahme des coronaren Gesamtwiderstandes um etwa 80% (Abb. 2). Die Diskrepanz zwischen der vergleichbar geringen Abnahme des Widerstands in Gefäßen über 100 μm und der Abnahme des Gesamtwiderstands könnte auf einen nur geringen Anteil dieser größeren Arteriolen am Gesamtwiderstand hinweisen.

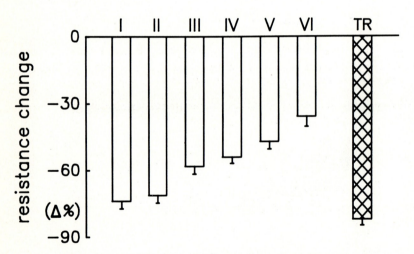

Abb. 2. Prozentuale Änderung der segmentalen arteriolären Widerstände (I-VI) und des coronaren Gesamtwiderstands (RT) durch Adenosin im Vergleich zur Kontrollphase. Die Gefäßsegmente wurden entsprechend der Durchmesser während Kontrolle eingeteilt: I, 20 - 40 μm; II, 40 - 60 μm; III, 60 - 100 μm; IV, 100 - 150 μm; V, 150 - 200 μm; VI, > 200 μm; Mittelwerte ± SEM

Auffällig ist die starke Verminderung der myokardialen Lactatextraktion bei gleichzeitig vervielfachter myokardialer Perfusion, deutlicher Verbesserung der myokardialen Sauerstoffbilanz und annähernder Verdoppelung des coronarvenösen PO_2. Dieser Befund unterstützt die von uns an anderer Stelle formulierte These einer Störung der Perfusionsverteilung auf der Ebene der Mikrozirkulation durch starke Coronardilatoren (1).

Zusammenfassung

Ein Modell zur Unterstützung der coronaren Mikrozirkulation wurde etabliert. Adenosin wirkte auf unterschiedliche coronare Gefäßsegmente unterschiedlich stark dialtierend. Kleine coronare Arteriolen (20 - 60 µm) wurden deutlich stärker dilatiert als größere Arteriolen. Die verminderte myokardiale Lactatextraktion bei gleichzeitig deutlich gesteigertem Blutfluß deutet auf Verteilungsstörungen der Durchblutung auf der Ebene der coronaren Mikrozirkulation hin.

Summary

An experimental model for investigating the coronary microcirculation was established. Adenosine dilated different coronary vessel segments to different extents. Small coronary arterioles (20 - 60 µm) dilated considerably more than larger arterioles. The reduction of myocardial lactate extraction at a considerably increased blood flow may indicate deterioration of coronary microcirculatory blood flow distribution.

Literatur

1. Habazettl H, Conzen PF, Hobbhahn J, Granetzny T, Goetz AE, Peter K, Brendel W (1989) Left ventricular oxygen tensions in dogs during coronary vasodilation by enflurane, isoflurane and dipyridamole. Anesth Analg 68:286-294
2. Fam W, McGregor M (1968) Effect of nitroglycerin and dipyridamole on regional coronary resistance. Circ Res 22:649-659

Dr. H. Habazettl, Institut für Chirurgische Forschung, Klinikum Großhadern, Marchioninistr. 15, D-8000 München 70

11. In vivo Untersuchungen zur Neovascularisierung und Integration des "Soft Tissue Patch"

In Vivo Analysis of Neovascularization and Integration of "Soft Tissue Patch"

P. Walter[1], M.D. Menger[1], B. Wolf[1] und K. Meßmer[2]

[1] Abteilung für Allgemeine Chirurgie, Universitätsklinik, Homburg/Saar
[2] Abteilung für Experimentelle Chirurgie, Universitätsklinik, Heidelberg

Zielsetzung

Im Bereich der Abdominalchirurgie sowie der plastischen und rekonstruktiven Chirurgie ist es immer wieder erforderlich, einen "soft tissue patch" als bindegewebigen Ersatz zur Deckung größerer Defekte zu verwenden (1). Die häufigste Komplikation bei der Verwendung derartiger körperfremder Ersatzmaterialien ist die fehlende Integration des Fremdmaterials in das Periimplantatgewebe mit nachfolgender Infektion des Implantates. Als Ursache dieser Komplikation wird die ungenügende Neovascularisierung des Fremdmaterials mit Ausbildung von seröser Flüssigkeit im Bereich der Grenzflächen zwischen Implantat und Perigraft angenommen, welche die Entstehung einer Infektion begünstigt. Ziel der Studie war, die Neovascularisierung und Integration der beiden Implantatmaterialien e-PTFE und OMNIFLOW in vivo zu untersuchen.

Methodik

Als Modell wurde die Rückenhautkammer des Syrischen Goldhamsters (60 - 80 g KG, n = 9) verwendet, welche aus jeweils einer Schicht subcutanem Fettgewebe und Skelettmuskulatur besteht und mittels intravitaler Fluorescenzmikroskopie die Beurteilung der Mikrozirkulation über einen längeren Zeitraum (drei bis vier Wochen) am wachen Versuchstier erlaubt (4).

Jeweils circa 1 mm^2 große Stücke des synthetischen Implantates e-PTFE (Polytetrafluorethylen (Fibrillenlänge/internodale Distanz 22 µm) W.L. Gore, Flagstaff, USA; n = 18) sowie des biosynthetischen Implantates OMNIFLOW (Schafskollagen/Polyesternetz,

Bio Nova, Melbourne, AUS; n = 9) wurden in die Rückenhautkammern
implantiert und täglich intravitalmikroskopisch untersucht. 10
Tage nach Implantation wurde die funktionelle Capillardichte der
neugebildeten Mikrogefäße unter Verwendung der Video-Vital-
mikroskopie-Scanning Technik und einer computerassistierten Bildverarbeitungssystems (7) analysiert. Zur Kontrastverstärkung für
die Fluorescenzmikroskopie wurde 5% Fluorescein-Isothiocyanat
(FITC)-Dextran als Plasmamarker (Molekulargewicht: 150.000;
Sigma, St. Louis/USA) intravenös verabreicht. 12 Tage nach Implantation wurde die Integration der Implantate durch die Bestimmung der maximalen Zugbelastbarkeit beurteilt.

Ergebnisse

Erste Zeichen der Angioneogenese waren bei OMNIFLOW Implantaten
nach 2 bis 4 Tagen zu beobachten. Diese waren charakterisiert
durch Capillareinsprossungen und kleinste petechiale Blutungen
im Periimplantatgewebe. Nach 10 Tagen wiesen diese Implantate
eine hohe Dichte an neugebildeten Mikrogefäßen auf (funktionelle
Gefäßdichte: 280,1 $\pm$ 56,9 cm^{-1}, Abb. 1), während zu diesem Zeitpunkt die petechialen Einblutungen nicht mehr zu beobachten
waren. 12 Tage nach Implantation war die maximale Zugbelastbarkeit der Implantate (Integration) 22,6 $\pm$ 15,3 cN/mm^2 (Abb. 1).

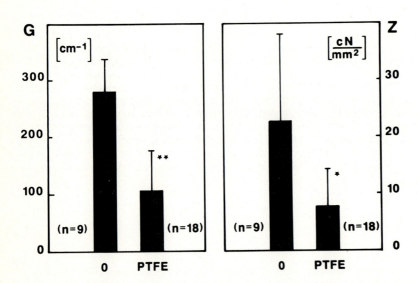

Abb. 1. Funktionelle Gefäßdichte (G) und maximale Zugbelastbarkeit (Z) von
OMNIFLOW- und e-PTFE Patches 10 bzw. 12 Tage nach Implantation in die Rückenhautkammer des Syrischen Goldhamsters. Mittelwert $\pm$ SD, Mann Whitney U-Test,
*p < 0,05, **p < 0,001

Im Vergleich dazu war bei e-PTFE Implantaten die Angioneogenese
verzögert. 10 Tage nach Implantation war die funktionelle Gefäßdichte signifikant niedriger (106,5 $\pm$ 72,8 cm^{-1}, p < 0,001) ge-
gegenüber OMNIFLOW Implantaten (Abb. 1). Zusätzlich war bei
e-PTFE Implantaten nach 12 Tagen eine deutlich geringere maxi-

male Zugbelastbarkeit (7,8 $\pm$ 6,7 cN/mm^2) zu beobachten (Abb.1). Die Zone der Neovascularisierung im Periimplantatgewebe war bei OMNIFLOW Implantaten deutlich breiter im Vergleich zu e-PTFE. Weiterhin zeigten die synthetischen Implantate (e-PTFE) immer wieder größere Areale ohne Neovascularisierung im Bereich des Perigrafts, ein Phänomen, welches bei den biosynthetischen Implantaten (OMNIFLOW) nicht zu beobachten war. Das Ausmaß des interstitiellen Ödems im Periimplantatgewebe zeigte keinen Unterschied zwischen den beiden Implantatmaterialien.

Diskussion

Der biosynthetische "soft tissue patch" OMNIFLOW weist eine frühe Neovascularisierung mit hoher Gefäßdichte und fester Verankerung im Periimplantatgewebe auf. Im Gegensatz dazu wird e-PTFE nur wenig von Mikrogefäßen vascularisiert und daher nicht im Periimplantatgewebe integriert. Als Ursache für die verbesserte Neovascularisierung muß die biologische Komponente der OMNIFLOW Implantate (Schafskollagen mit Polyesternetz) gegenüber den synthetischen e-PTFE Implantaten diskutiert werden. In weiteren Untersuchungen sollten insbesondere die Aktivierung von Makrophagen sowie die Freisetzung von Angiogenesefaktoren berücksichtigt werden.

Weiterhin zeigen frühere Untersuchungen, daß die Porosität eines Materials für die Neovascularisierung von entscheidender Bedeutung ist. So konnte in mehreren Studien (2, 3, 5) mit Polytetrafluorethylen von verschiedener Fibrillenlänge (gefäßprothetischer Ersatz) die Bedeutung der Porosität für die komplikationslose Einheilung des Fremdmaterials nachgewiesen werden. Zusätzlich konnten SIMMERMACHER und Mitarb. (6) für den e-PTFE "soft tissue patch" ein vermehrtes Einwachsen von fibrokollagenösem Gewebe mit verbesserter Verankerung im Periimplantatgewebe nachweisen, wenn die Porosität des Implantates erhöht wurde. Während PTFE mit einer Fibrillenlänge von 20 µm bis 30 µm kein transmurales Capillarwachstum zuläßt, konnten transmurale Gefäßeinsprossungen bei PTFE Implantaten mit einer Fibrillenlänge zwischen 60 µm und 90 µm beobachtet werden (3, 5). Bei der Verwendung von Fremdmaterialien zum bindegewebigen Ersatz sollte daher ein biosynthetisches Material bzw. PTFE mit einer Fibrillenlänge von 60 µm bis 90 µm bevorzugt werden.

Zusammenfassung

Der "soft tissue patch" wird als bindegewebiger Ersatz zur Deckung größerer Defekte verwendet. Die häufigste Komplikation ist die insuffiziente Integration mit nachfolgender Infektion der Implantates. Ziel der Studie war, die Neovascularisierung und Integration der beiden Implantatmaterialien e-PTFE und OMNIFLOW in vivo zu untersuchen. Jeweils ca. 1 mm^2 große Stücke des synthetischen Implantates e-PTFE (n = 18) sowie des biosynthetischen Implantats OMNIFLOW (n = 9) wurden in die Rückenhautkammern von Syrischen Goldhamstern implantiert und täglich intravitalmikroskopisch untersucht. Der biosynthetische "soft tissue patch" OMNIFLOW zeigte eine frühe Neovascularisierung mit hoher Gefäßdichte und fester Verankerung im Periimplantatgewebe auf. Im Gegensatz dazu wurde e-PTFE nur wenig von Mikrogefäßen vascularisiert und daher nicht im Periimplantatgewebe integriert.

Summary

Substitutes for soft tissue replacement are frequently used in general surgery as well as in plastic and reconstructive surgery. The major complication is the insufficient integration within the perigraft tissue, followed by subsequent infection of the substitute. The aim of the study was to analyze in vivo the process of neovascularization and integration of the two different materials e-PTFE and OMNIFLOW. Using the hamster dorsal skinfold chamber, which allows for intravital microscopy of the microcirculation, 1 mm^2 implants of both synthetic e-PTFE (N 0 18) and biosynthetic OMNIFLOW (N = 9) were implanted. In OMNIFLOW implants first signs of angiogenesis were observed after 2 - 4 days, while angiogenesis was delayed in e-PTFE implants. In addition, the biosynthetic substitute OMNIFLOW demonstrated a high functional capillary density of newly formed microvessels on day 10 after implantation with concomitant tight integration within the perigraft tissue. In contrast, e-PTFE revealed only few newly formed microvessels and insufficient integration within the perigraft tissue.

Literatur

1. Bauer JJ, Salky BA, Gelernt IM, Kreel I (1987) Repair of large abdominal wall defects with expanded polytetrafluoroethylene (PTFE). Ann Surg 206: 765-769
2. Branson DF, Picha GJ, Desprez J (1985) Expanded polytetrafluoroethylene as a microvascular graft: A study of four fibril lengths. Plast Reconstr Surg 76:754-763
3. Clowes AW, Kirkman TR, Reidy MA (1986) Mechanisms of arterial graft healing. Rapid transmural capillary ingrowth provides a source of intimal endothelium and smooth muscle in porous PTFE prostheses. Am J Pathol 123:220-230
4. Endrich B, Asaishi K, Götz A, Messmer K (1980) Technical report - A new chamber technique for microvascular studies in unanesthetized hamsters. Res Exp Med 177:125-134
5. Kogel H, Amselgruber W, Frösch D, Mohr W, Cyba-Altunbay S (1989) New techniques of analyzing the healing process of artificial vascular grafts, transmural capillary vascularization, and endothelialization. Res Exp Med 189:61-68
6. Simmermacher R, Ley BVD, Schankenraad J, Bleichrodt RP (1989) Perforation improves tissue ingrowth into expanded polytetrafluoroethylene (e-PTFE) patch (abstract). 24th Congress European Society for Surgical Research, Brussels, Belgium, May 28-31, 1989, p 15
7. Zeintl H, Tompkins WR, Messmer K, Intaglietta M (1986) Static and dynamic microcirculatory video image analysis applied to clinical investigations. Prog Appl Microcirc 11:1-10

Priv.-Doz. Dr. med. P.K. Walter, Abteilung für Allgemeine Chirurgie, Abdominal- und Gefäßchirurgie, Chirurgische Universitätsklinik, Universität des Saarlandes, D-6650 Homburg/Saar

12. Die Kinetik und Dynamik von Abstoßungsreaktionen nach heterotoper Halsherztransplantation (HTx) am Hund

Kinetics and Dynamics of Acute Rejection After Heterotopic Canine Heart Transplantation (HTx)

A. Schütz[1], B. M. Kemkes[1], J. M. Gokel[4], C. Hammer[5], G. Steinbeck[2] und S. Fritsch[3]

[1]Herzchirurgische, [2]Medizinische, [3]Radiologische Klinik, [4]Pathologisches Institut, [5]Institut für Chirurgische Forschung, Klinikum Großhadern, München

Einleitung und Zielsetzung

Die Langzeitfunktion von Transplantaten wird durch Anzahl und Ausmaß von Abstoßungsreaktionen beeinflußt. Kinetik und Dynamik von Abstoßungsreaktionen (AR) sind derzeit unzureichend definiert. Ziel dieser Arbeit ist es, die Kinetik akuter Transplantatreaktionen anhand täglicher transmyokardialer Biopsien zu definieren und gleichzeitig nichtinvasive Techniken zu validisieren.

Material und Methoden

Bei 9 Mischlingshunden wurden in Intubationsnarkose heterotope Herztransplantationen (HTx) vorgenommen. Die rechte A. carotis und V. jugularis dienten zur End-zu-Seit-Anastomosierung des Transplantates. Hohlvenen und Lungenvenen wurden ligiert. Die Spenderherzen wurden mit Bretschneiderlösung konserviert. Alle Hunde erhielten p.op. eine immunsuppressive Dreifachkombination (Cyclosporin, Azathioprin, Methylprednisolon). Als antibiotischer Schutz wurde bis zum 5. p.op.-Tag Imipenem und bis zum Versuchsende Penicillin verabreicht. 4 Hunde wurden während einer AR mit Methylprednisolon, 3x 125 mg, behandelt. 3 Hunde dienten zur hämodynamischen Funktionskontrolle des Modells, (Koronar- bzw. Ventriculographie). Transmyokardiale Stanzbiopsien (Biopty-Cut) wurden täglich aus wechselnden Arealen beider Ventrikel entnommen. Diese Präparate und die Horizontalschnitte der explantierten Herzen wurden nach Billingham klassifiziert (0-3). Als nichtinvasive Methode wurde täglich 1. das cytoimmunologische Monitoring (CIM) angewendet (1). Zum zweiten wurde das hochverstärkte EKG über 4 Kanäle abgeleitet. Untersucht wurden die Amplitudenhöhe und der Frequenzgehalt des QRS-Komplexes nach Fast-Fourier-Transformation (FFT-EKG, Segmentlänge 90 ms). Das Integral des Frequenzspektrums berechnete sich in den Grenzen von 70 - 110 Hz (2). Als dritte Methode kam die Antimyosinszintigraphie (AMS) zum Einsatz. Dabei wurden 0,5 mg Fab-Fragmente des mit 111-Indium markierten monoklonalen Antimyosins i.v. appliziert (Aktivität 30 - 35 MBq). SPECT-Bilder wurden nach 48 h visuell und über einen Herz-Lungenquotienten (H/l-Quotient) in "region of interest"-Technik ausgewertet (3). Eine Peroxidasefärbung mit "Ziege-Antimaus" IgG-Antikörper (F(ab)2) erlaubte die histologische Darstellung des im Transplantat angereicherten Antimyosin.

Ergebnisse

Angiographische Kontrollen bei 3 Hunden zeigten eine regelrechte Darstellung der Koronarien. Die Ventriculographie bestätigte die hämodynamische Funktion des Modells (P_{syst} $\bar{x}$ = 93 $\pm$ 15,5 mm Hg, P_{diast} $\bar{x}$ = 9 $\pm$ 5,7 mm Hg, O_2-Sättigung $\bar{x}$ = 86 $\pm$ 3,5%). 14 Abstoßungsreaktionen wurden diagnostiziert. Die 1. AR entwickelte sich im Mittel nach 6 Tagen ($\bar{x}$ = 6,4 $\pm$ 2,1) mit einer Dauer von 5 Tagen ($\bar{x}$ = 5,1 $\pm$ 1,2). Ein 2. AR-Gipfel wurde nach 21 Tagen beobachtet ($\bar{x}$ = 21,3 $\pm$ 0,5). Die Versuche wurden nach 4 Wochen terminiert. Durchschnittlich überlebten die Transplantate 15 Tage ($\bar{x}$ = 15,8 $\pm$ 8), wobei es in 3 Fällen zwischen 5. und 10. Tag zu einer therapieresistenten AR kam und in 2 Fällen zu einer terminalen gastrointestinalen Blutung innerhalb der 2. Woche bei gut funktionierenden Transplantaten. In Abb. 1 sind Einzelbeispiele der Abstoßungskinetik unter "triple-drug-therapy" und zusätzlich mit hochdosierter Steroidtherapie zusammengefaßt. In beiden Gruppen zeigt sich ein biphasischer Abstoßungsverlauf, der allerdings durch hochdosierte Kortisontherapie während einer AR deutlich akzentuiert wird. Insgesamt wurden 258 TMB entnommen. Zwischen den Ergebnissen der RV-/LV Biopsie konnte kein signifikanter Unterschied festgestellt werden. Falsch negative TMB traten in 23,3% auf und in 29,4% verlief die AR focal, z.T. sogar innerhalb eines Stanzzylinders. 26,7% der Foci lassen sich eindeutig dem subendokardialen, 33,3% dem mesokardialen und 23,3% dem subepikardialen Gewebe zuordnen. In den übrigen Fällen war keine exakte Einteilung möglich. Zusammenfassend konnten AR zu 80% im subendokardialen Gewebe erkannt werden. Die explantierten Herzen zeigten ebenfalls das focale Verteilungsmuster mit AR-Maximum im RV (2,9 $\pm$ 0,2), der RV-Klappen (2,8 $\pm$ 0,3) und einem AR-Minimum an den LV-Klappen (2,2 $\pm$ 0,5) und Coronarien (0,9 $\pm$ 0,5). Die Ergebnisse der nichtinvasiven Methoden sind in Abb. 2 zusammengefaßt. Dabei zeichnete sich das FFT-EKG durch hohe Sensitivität und Spezifität aus ($p < 0,001$). Das CIM als etabliertes Verfahren korrelierte gut ($p < 0,01$) zu den TMB-Befunden. Die AMS wurde in 4 abstoßungsfreien Intervallen und während 10 akuter Abstoßungen vorgenommen. Auch sie korrelierte signifikant mit den unterschiedlichen Abstoßungsgraden ($p < 0,001$). Die Abstoßungsdynamik ließ sich über das angereichte Antimyosin in jedem Fall immunhistologisch nachweisen. Bei AR-Grad 0 (n = 5) war Antimyosin immunhistologisch in keinem Fall nachweisbar. Bei AR-Grad 1 (n = 12) war die Anreicherung immer interstitiell und paramembranös, selten bereits intracellulär

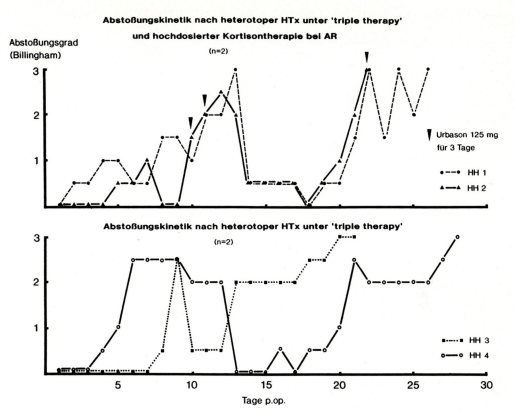

Abb. 1. Graphische Darstellung der AR-Kinetik nach heterotoper HTx.

Oben: Der Verlauf von Halsherztransplantaten (H_1, H_2) unter immunsuppressiver Dreifachkombination und hochdosierter Cortisontherapie bei AR. Unten: Beobachtung im gleichen p.op. Intervall unter ausschließlicher "triple-drug-therapy" (HH_3, HH_4). Es zeigt sich ein biphasischer AR-Verlauf (Max. 12. u. 21. Tag), der durch hochdosierte Corticoide betont wird

zu finden (n = 2). Bei AR-Grad 2 (n = 9) kam es in allen Fällen zu intracellulären Anfärbungen und einmal zur perinucleären Anlagerung. AR-Grad 3 (n = 14) mit fortgeschrittener Zellzerstörung korrelierte meistens (n = 12) mit perinucleärer Antimyosinanreicherung. Frühestens 1 h nach Applikation konnte Antimyosin im Transplantat dargestellt werden. Zwischen 6 - 20 h wurde ein Maximum der Anfärbung erreicht, welches 2 - 3 Tage bestehen blieb. Nach 6 - 8 Tagen war kein Nachweis mehr möglich.

Diskussion

Die Kinetik und Dynamik von Abstoßungsreaktionen nach heterotoper HTx wurde in zwei Kollektiven beobachtet. Dabei scheinen Transplantate unter hochdosierter Kortisontherapie während akuter AR immunologisch ähnlich zu reagieren und weisen eine entsprechend parallel verlaufende Kinetik auf. Es läßt sich in den ersten 4 Wochen nach HTx ein biphasischer Verlauf mit einem AR-

NICHTINVASIVES MONITORING NACH HETEROTOPER HTx

	CIM tgl.	FFT-EKG tgl.	AMS
abstoßungsfreie Intervalle n=15	$\overline{AI}$ =1.9±2.0 (n=58)	Änderung ≤ +20% (n=62)	$\overline{x}$ =2.2±0.01 (n=4)
Abstoßungs episoden n=14	$\overline{AI}$ =7.4±4.34 (n=68)	Änderung > +20% $\overline{x}$ =152±49.8% (n=67)	Grad 1+2: $\overline{x}$ =2.6±0.12 (n=4) Grad 3: $\overline{x}$ =3.3±0.31 (n=6)
Sensitivität	92.8%	92.9	90%
Spezifität	80%	86.7	100%

Abb. 2. Validisierung nichtinvasiver Methoden: Signifikante Korrelation zwischen dem Anstiegsindex (AI) des CIM, der Änderung des Flächenintegrals im QRS-Komplex des FFT-EKG, dem H/l-Quotienten der AMS mit den Ergebnissen der täglichen transmyokardialen Biopsie

Maximum um den 9. - 12. und ab dem 21. Tag feststellen. Transplantate, die lediglich der "triple-drug-therapy" ausgesetzt sind, zeigen ebenfalls einen biphasischen AR-Verlauf, allerdings besteht hier eine deutlich geringere Kongruenz der Verlaufskurven. In Übereinstimmung mit HAVERICH ([4]) präsentierte sich ein asymmetrisches Verteilungsmuster der $\overline{AR}$ mit Betonung des rechten Ventrikels einschließlich seiner Klappen. Sogar innerhalb der täglich vorgenommenen biventriculären TMB waren in etwa 30% focale AR zu erkennen. In annähernd 80% ließen sich AR im subendokardialen Gewebe nachweisen. Aufgrund des häufigen focalen Verlaufes muß in etwa 20% mit einem falsch negativen Biopsieergebnis gerechnet werden. Verschiedene nichtinvasive Techniken zur Abstoßungserkennung wurden entwickelt ([5]). Eine Validisierung kann nur durch den täglichen Vergleich der nichtinvasiven Befunde und der Biopsieergebnisse herbeigeführt werden. Das FFT-EKG ([2]) korrelierte sehr eng mit den histologischen Befunden. Das CIM wurde als etabliertes Verfahren ([1]) für die frühe postoperative Phase bestätigt. Die Antimyosin-Szintigraphie ([3]) erreichte ebenfalls eine hohe Sensitivität und Spezifität, wobei das Ausmaß der AR exakt mit der Höhe des H/L-Quotienten korrespondierte. Im Transplantat konnte angereichertes Antimyosin bei jedem AR-Grad immunhistologisch dargestellt und dem Schweregrad entsprechend beurteilt werden.

Zusammenfassung

Bei 9 Mischlingshunden wurde eine rechtscervicale HTx vorgenommen. 258 TMB wurden aus täglich wechselnden Arealen beider Ventrikel (RV/LV) entnommen. Die 1. Abstoßungsreaktion (AR) entwickelte sich unter immunsuppressiver "triple-drug-therapy" im Mittel nach 6 Tagen und dauerte 5 Tage. Ein 2. AR-Gipfel trat nach 21 Tagen auf. Diese biphasische Kinetik wurde durch Gabe von hochdosierten Steroiden während einer AR akzentuiert. Die morphologischen Ergebnisse der RV-/LV-Biopsie zeigten keinen signifikanten Unterschied. Zu falsch negativen TMB-Ergebnissen kam es in 20%. Eine subendokardiale Diagnostik war in etwa 80% möglich. Die explantierten Transplantate zeigten ein deutlich asymmetrisches Verteilungsmuster der AR mit rechtsventriculärer Betonung. CIM und FFT-EKG waren bei den 14 AR und 15 AR-freien Intervallen hochsensitiv (93%/93%) und spezifisch (80%/87%). Die Antimyosin-Szintigraphie (AMS) korrelierte sehr eng mit den AR-Graden. Die AR-Dynamik konnte über das angereicherte Antimyosin immer immunhistologisch nachgewiesen werden. Eine ausschließlich nichtinvasive AR-Diagnostik erscheint im frühen postoperativen Verlauf praktikabel und sinnvoll, da viele AR focal verlaufen.

Summary

In nine mongrel dogs right cervical HTx was performed. As immunosuppression a triple drug regimen was administered. Some 258 transmural biopsies (TMB) were done in daily varying areas of both ventricles (RV/LV). The first rejection episode (RE) occurred on day 6 (duration 5 days) with a second peak on day 21.These kinetics, showing two RE phases, were emphasized during rejection therapy (steroid pulses). There was no significant difference in RV/LV biopsy morphology. False-negative results were observed in 20% and subendocardial infiltration in 80%. An asymmetric pattern of RE occurred in the explanted hearts as well, preferring the RV and RV valves. Daily noninvasive cytoimmunological monitoring and fast Fourier transform EKG was found to be highly sensitive (93%/93%) and specific (80%/87%). Antimyosin scintigraphy correlated exactly with the various stages of RE. Antimyosin accumulations could be detected by immunohistology in each case. Exclusive, noninvasive assessment early after transplant seems to be reliable. It gains in importance considering the sampling error of endomyocardial biopsy in focal rejection.

Literatur

1. Reichenspurner H, Ertel W, Hammer C, Lersch C, Reichart B, Überfuhr P, Welz A, Reble B, Kemkes BM, Gokel JM (1984) Immunologic monitoring of heart transplant patients under cyclosporine immunosuppression. Transplant Proc 16:1251-1252
2. Haberl R, Weber M, Reichenspurner H, Kemkes BM, Osterholzer G, Anthuber M, Steinbeck G (1987) Frequency analysis of the surface electrocardiogram for recognition of acute rejection after orthotopic cardiac transplantation in man. Circulation 76:101-108
3. Schütz A, Fritsch S, Weiler A, Kugler CH, Temisan CH, Spes CH, Angermann CH, Gokel JM, Kemkes BM (1989) Antimyosin monoclonal antibodies for early detection of mild cardiac rejection. J Heart Transplant 8:88

4. Haverich A, Scott WC, Dawkins KD, Billingham ME, Jamieson SW (1984) Asymmetric pattern of rejection following orthotopic cardiac transplantation primates. Heart Transplant 4:280
5. Hall TS, Baumgartner WA, Borkon M, LaFrance ND, Traill TH, Norris S, Hutchins GM, Brawn J, Reitz BA (1986) Diagnosis of acute cardiac rejection with antimyosin monoclonal antibody, phosphorous nuclear magnetic resonance imaging, two-dimensional echocardiography, and endocardial biopsy. Heart Transplant 5:419

Dr. A. Schütz, Herzchirurgische Klinik, Klinikum Großhadern, Universität München, Marchioninistr. 15, D-8000 München 70

13. Cytomegalie-Hyperimmunglobulinprophylaxe bei herztransplantierten Patienten
CMV Hyperimmunglobulin Prophylaxis in Heart Tansplant Patients

M. Havel[1], R. Kurz[1], W. Zwoelfer[2], A. Laczkovics[1] und E. Wolner[1]

[1]II. Chirurgische Universitätsklinik Wien (Vorstand: o.Univ. Prof. Dr. E. Wolner)
[2]Universitätsklinik für Anaesthesiologie und Intensivmedizin (Vorstand: o.Univ.Prof. Dr. O. Maierhofer)

Zielsetzung

Die CMV Infektion stellt nach Organtransplantationen und insbesonders nach der Herz- bzw. Herzlungentransplantation eine häufige und schwere Komplikation dar. WREGHITT u. Mitarb. (1) konnten zeigen, daß bei 40 - 100% aller Patienten nach Herztransplantation eine serologisch gesicherte CMV-Infektion auftrat. Es liegen Hinweise vor, die für eine wechselseitige Beeinflussung von CMV Infektionen und Organabstoßungen sprechen (2).

In unserer Untersuchung sollte geprüft werden, ob durch die Verabreichung eines CMV-Hyperimmunglobulins bis zum 30. Tag nach Herztransplantation die Incidenz an klinisch manifesten CMV-Infektionen verringert werden kann.

Methodik

75 Patienten, welche zwischen März 1984 und Februar 1988 an der II. Chirurgischen Universitätsklinik in Wien herztransplantiert wurden, erhielten vom Operationstag an eine passive Immunisierung mit einem CMV-Hyperimmunglobulin (Cytotect, Biotest Pharma BRD) in der Dosierung von 1 ml/kg Körpergewicht. Die Verabreichung dieser Immunisierung erfolgte praeoperativ und wurde bis zum 30. postoperativen Tag wöchentlich wiederholt.

Das immunsuppressive Therapieschema bestand aus:
präoperativ: 2 - 3 mg/kg KG Cyclosporin A (p.o.) und 4 mg/kg KG Azathioprin (i.v.)
intraoperativ und frühpostoperativ: 500 mg Methylprednisolon

(MP) (i.v.) und 125 mg MP nach 8, 16 und 24 h.
1. bis 5. postoperativer Tag: 10 mg/kg KG Antithymocytenglobulin (ATG) oder 5 mg OKT 3 (Cilag USA). 5 - 10 mg/kg KG Cyclosporin A, 2 mg/kg KG Azathioprin, 100 mg MP am 1. po Tag fallend bis 20 mg MP am 5. Tag.
2. bis 10. postoperativer Tag: 10 mg/kg KG ATG oder 5 mg OKT 3, 5 - 10 mg/kg KG Cyclosporin A, 2 mg/kg KG Azathioprin, 0,2 mg/kg MP.

nach dem 10. postoperativen Tag: Cyclosporin A nach Vollblutspiegel (150 - 300 ng/ml, HPLC-Methode), bis 2 mg/kg KG Azathioprin (Leukocyten über 3000), 0,2 mg/kg KG MP.

Das Abstoßungsmonitoring erfolgte durch entsprechend dem Stanford-Schema durchgeführten Endomyokardbiopsien.

CMV-Monitoring

Unmittelbar vor der Organtransplantation wurden von allen Patienten Serumproben zur Bestimmung der CMV spezifischen Antikörper gewonnen. Die weiteren Kontrollen der CMV-Titer erfolgten bis zum 120. postoperativen Tag wöchentlich.

Die CMV spezifischen IgG Antikörper wurden mittels Komplementbindungsreaktion, die IgM Antikörper mittels ELISA bestimmt. Das Vorliegen einer primären CMV Infektion wurde serologisch durch IgM Nachweis und/oder einem mindestens 4fachen Titeranstieg der IgG Antikörper in präoperativ serumnegativen Patienten definiert. Eine Reaktivierung latenter Viren wurde durch das Auftreten von IgM Antikörpern und/oder einem mindestens vierfachen Anstieg der IgG Antikörper im Serum präoperativ IgG positiver Patienten diagnostiziert.

Eine klinisch manifeste CMV-Infektion wurde bei ungeklärtem Fieber von mindestens drei Tagen Dauer sowie gleichzeitigem Vorhandensein einer der folgenden Befunde angenommen: Interstitielle Pneumonie, Leukopenie, Anstieg der Leberenzyme (bei negativer Hepatitis B oder Epstein Barr Virus Serologie), atypischer Lymphocytose (über 20%) oder einer Thrombocytopenie (unter 100.000).

Ergebnisse

Von den 75 in die Studie aufgenommenen Patienten konnte bei 50 Patienten das Kontrollprogramm bis zum 120. Tag nach der Transplantation durchgeführt werden.
4 Patienten waren vor der Transplantation seronegativ. Diese Patienten zeigten bis zum 120. Tag weder serologische noch klinische Zeichen einer CMV Infektion.
46 Patienten waren vor der Transplantation seropositiv - von diesen zeigten 19 (41%) bis zum 120. Tag ebenfalls weder serologische noch klinische Zeichen einer CMV Infektion.
Somit zeigten insgesamt 46% aller Patienten keine Zeichen einer CMV Infektion.
27 Patienten (54%) boten serologische Zeichen einer CMV Infektion. Damit war die Rate der Virusreaktivierungen 59% (27 von 46). Bei 10 dieser Patienten fanden sich auch klinische Zeichen einer symptomatischen CMV Infektion.

Die Gesamtrate klinisch symptomatischer CMV Infektionen betrug damit 20% aller transplantierten Patienten.

Diskussion

Patienten nach Organtransplantationen benötigen eine kontrollierte Immunosuppression. Dies begünstigt das Angehen von viralen Infektionen - meist CMV - in der postoperativen Phase. Grundsätzlich ist für die Genesung nach einer Infektion mit CMV in erster Linie die celluläre Immunabwehr verantwortlich und die humorale Abwehr nur von untergeordneter Bedeutung (3). Humorale Faktoren dürften jedoch einen modulierenden Einfluß auf Abwehr und Verlaufsform der Erkrankung haben. Es gibt Hinweise, daß beta-2-Microglobulin an bestimmte Hüllproteine des CMV bindet und so wichtige antigenetisch wirksame Oberflächenmarker des Virus maskieren kann. In diesem Zusammenhang ist auch die Tatsache von Interesse, daß Hyperimmunglobulin mit hohen Titern an neutralisierenden Antikörpern gegen CMV, Viren nicht neutralisieren konnte. Dennoch liegen Berichte über die erfolgreiche Anwendung einer CMV Hyperimmunglobulinprophylaxe bei Patienten mit hohem Infektionsrisiko vor (4).

Die Häufigkeit von klinisch manifesten CMV Infektionen ohne Prophylaxe wird in der Literatur mit 35% angegeben (5). In unserem Kollektiv war die Rate der systemischen CMV-Erkrankungen 20%.
Unsere Erfahrungen mit einer CMV Hyperimmunglobulinprophylaxe zeigen einen eindeutig positiven Effekt bei präoperativ seronegativen Transplantatempfängern. Ob eine passive Immunisierung die Incidenz an CMV Infektionen signifikant verringert, kann aus unserem Datenmaterial nicht endgültig beantwortet werden. Eine Abschwächung des klinischen Verlaufes scheint gegeben, da keiner unserer Patienten an einer CMV Infektion verstarb.

Zusammenfassung

75 Patienten nach Herztransplantation erhielten ein CMV-Hyperimmunglobulin zur Prophylaxe der CMV Infektion. 50 Patienten konnten bis zum 120. Tag nach HTX nachverfolgt werden. 46% der Patienten zeigten keine Zeichen einer CMV Infektion. 34% zeigten lediglich serologische Zeichen einer Infektion. 20% zeigten klinische Zeichen einer CMV Infektion.

Summary

Seventy-five patients received CMV hyperimmunoglobulin after heart transplantation. Fifty cardiac recipients were monitored up to the 120th postoperative day. Of the patients 46% showed neither clinical nor serological signs of CMV infection, 34% showed only a rise in antibody titers as evidence of CMV infection, and 20% showed clinical signs of CMV infection.

Literatur

1. Wreghitt TG (1986) Prognostic value of cytomegalovirus IgM antibody in transplant recipients. Lancet:1157-8
2. Grundy JE (1985) Augmentation of graft vs host reaction by cytomegalovirus infection resulting in interstitial pneumonitis. Transplantation 39:548-553
3. Sissons JGP (1986) Cytomegalovirus - its cellular immunology and biology. Immunol Today 7:57-61
4. Meyers JD (1983) Prevention of CMV infection by a cytomegalovirus immunoglobulin after marrow transplantation. Ann Intern Med 98:442-6
5. Pollard RB (1978) Cell-mediated immunity by cytomegalovirus infection in normal subjects and cardiac transplant patients. J Infect Dis 137: 541-9

Dr. Michael Havel, II. Chirurgische Universitätsklinik Wien, Spitalgasse 23, A-1090 Wien

14. Frühzeitige Diagnose durch CMV-Immediate Early Antigen und effektive DHPG-Behandlung von CMV-Pneumonie nach Lungentransplantation*

Early Diagnosis by CMV-Immediate Early Antigen and Effective DHPG Treatment of CMV Pneumonia After Lung Transplantation

G. Steinhoff[1], M. Behrend[1], T.O.F. Wagner[1] und A. Haverich[2]

[1] Zentrum Chirurgie und Zentrum Innere Medizin, Medizinische Hochschule Hannover
[2] Lungentransplantationsgruppe Hannover: J.M. Albes, J. Cremer, L. Dammenhayn, H.G. Fieguth, M. Hamm, H. von der Hardt, B. Heublein, S. Hirt, M.M. Höper, J. Kemnitz, H.J. Schäfers, A. Vorbeck, T. Wahlers

Einleitung

Die Frühdiagnose und Therapie der Cytomegalovirus (CMV) Pneumonie in lungentransplantierten Patienten ist ein schwieriges Problem im späten postoperativen Verlauf (1, 2). Die Therapie mit DHPG (CYMEVEN) eröffnet die Möglichkeit einer effizienten und spezifischen antiviralen Behandlung. Neuere Ergebnisse der CMV-Behandlung von knochenmarkstransplantierten Patienten haben gezeigt, daß eine sehr frühzeitige Therapie mit DHPG die Mortalität der CMV-Erkrankung beeinflussen kann (3). Der Einsatz von monoklonalen Antikörpern gegen Frühantigene des CMV-Virus (immediate early antigen: IEA) ermöglicht eine schnelle und frühe Diagnose der Virusinfektion in einer Frühphase der Replikation (4). In dieser Arbeit wurde das Konzept einer frühen Diagnose der CMV-Aktivierung in der bronchoalveolären Lavage (BAL) sowie Leukocyten im peripheren Blut (PBL) und einer frühzeitigen Therapie mit DHPG in Patienten nach Herz-Lungen und Lungentransplantation untersucht. Elf Patienten wurden regelmäßig auf die celluläre Expression von CMV-IEA nach Lungentransplantation untersucht.

---

*Unterstützt durch die Deutsche Forschungsgemeinschaft, Forschergruppe Organtransplantation

Patienten und Methodik

Die Charakteristiken der untersuchten Patienten nach Lungen- oder Herz/Lungentransplantation sind in Tabelle 1 aufgeführt. Der Untersuchungszeitraum erstreckte sich vom 1.10.1988 bis zum 31.10.1989. Im postoperativen CMV-Monitoring wurden nach Protokoll und bei klinischer Auffälligkeit Kontrolluntersuchungen der BAL, serologische Untersuchungen (CMV-IgM, IgG, KBR), CMV-Kultur, Cytologie sowie Untersuchungen des CMV-IEA in BAL und PBL durchgeführt. BAL-Präparationen (n = 80) und periphere Blutleukocyten (PBL: n = 140) wurden bis 17 Monate nach Transplantation untersucht.

Alle Patienten erhielten eine prophylaktische postoperative Behandlung mit CMV-Hyperimmunglobulin (Tropon-Cutter, 5 g/Tagx3). Bei nachgewiesener CMV-Infektion (pos. CMV-IEA oder CMV-IgM/KBR-Titer) oder klinischem Verdacht (interstitielle Pneumonie, Fieber, Abnahme des pO_2 oder Diffusionskapazität) bestand ein Therapiekurs aus DHPG (10 mg/kg KG für 14 Tage) und Hyperimmunglobulin (10 g/Tag).

Für den Nachweis von CMV-IEA wurden polymorphkernige Leukocyten über Dextranisolation separiert (4). Davon wurden Cytospinpräparate in Triplikat hergestellt (PBL: 50000 Zellen/Präp.; BAL: 30000 Zellen/Präp.). CMV-immediate early Antigene wurden mit standardimmunhistologischer Technik und monoklonalen Antikörpern nachgewiesen (4). Zellen mit negativem Cytoplasma und positiver Kernfärbung wurden als CMV-IEA positiv bewertet.

Ergebnisse

Zehn von elf lungentransplantierten Patienten befinden sich in sehr gutem klinischen Zustand (Tabelle 1), ein Patient verstarb an Multiorganversagen und bakterieller Sepsis 146 Tage nach Transplantation. 6/11 Patienten entwickelten klinische Symptome einer CMV-Infektion mit CMV-IEA Nachweis 1-9 Monate nach Transplantation. Eine Patientin hatte eine subklinische Serokonversion ohne CMV-IEA Nachweis und klinische Symptomatik. Die Ergebnisse der virologischen Untersuchungen und antiviralen Therapie sind in Tabelle 2 aufgelistet. Bei allen CMV-IEA positiven Patienten erfolgte eine frühzeitige DHPG-Therapie, die innerhalb weniger Tage zur Verbesserung der klinischen Symptomatik führte. CMV-IEA positive Zellen wurden im peripheren Blut und/oder in der BAL bei 6/11 Patienten gefunden. Nach DHPG/Hyperimmunglobulin Therapie konnte mit Verschwinden der klinischen Symptome auch eine CMV-IEA Negativität in BAL/PBL zuletzt nach zwei Behandlungskursen (jeweils 14 Tage) erreicht werden.

Bei 5/7 seronegativen Patienten wurde ein CMV-positives Organ übertragen. Zwei Patienten haben bisher keinerlei Anzeichen einer CMV-Infektion oder Aktivierung entwickelt (Tabelle 2), während eine Patientin eine subklinische Reaktivierung mit CMV-IgM Serokonversion aufwies, die keiner antiviralen Therapie bedurfte. Zwei Patienten entwickelten allerdings eine schwere CMV-Pneumonie mit allgemeiner CMV-Erkrankung (Tabelle 2). Bei diesen Patienten wurden bei klinischer Symptomatik CMV-IEA po-

Tabelle 1. Patienten mit Lungen- und Herz/Lungentransplantation

Alter/Geschlecht	Indikation	Transplantation[a]	CMV[b] D/E	Beobachtungs- zeitraum	klinischer Zustand[c]
24/w	VSD mit Eisenmenger	HL	+/-	523 Tage	exzellent
42/m	Thoracic outlet Syndrom	HL	+/-	422 Tage	exzellent
50/m	idiopathische Fibrose	SL	+/-	365 Tage	exzellent
23/m	Mucoviscoidose	HL	+/-	331 Tage	exzellent
45/m	idiopathische Fibrose	SL	+/-	306 Tage	exzellent
34/w	ASD mit Eisenmenger	HL	-/+	212 Tage	exzellent
28/w	primäre pulmon. Hypertension	HL	-/+	149 Tage	exzellent
53/w	idiopathische Fibrose	SL	+/+	168 Tage	exzellent
56/m	idiopathische Fibrose	SL	+/+	127 Tage	exzellent
20/w	Bronchiolitis obliterans	HL	-/-	106 Tage	exzellent
55/m	primäre pulmon. Hypertension	HL	-/-	146 Tage	gestorben[d]

[a]Transplantationsmodus (HL: Herz und Lungen, SL: einseitige Lunge); [b]serologischer CMV-Status bei Transplantation (D: Donor, E: Empfänger); [c]am 31.10.1989; [d]verstorben an Multiorganversagen und bakterieller Sepsis

Tabelle 2. CMV-Erkrankung nach Lungentransplantation: Nachweis IEA-positiver Zellen in BAL und peripherem Blut

CMV-Status D/E	n	symptomatische CMV	BAL (Tag)	PBL (Tag)	IgM (Tag)	CMV Kultur	DHPG+HIG Behandlung (10 mg/kg;10-50 g/d)
pos/neg	5	Pneumonie (2) Zweitinfektion 1/2 subklin. Inf. (1)	GZ[a](29/89[b]) - -	- PMN[a](269) -	(36/57) + (63)	(29/71) (269) (-/-)	2 Kurse 1 Kurs -
neg/pos	2	milde CMV (2)	-	PMN(101,128)	-	(29?/-)	1 Kurs
pos/pos	2	-	-	-	-	(-/-)	-
neg/neg	2	CMV-Erkrankg. (1)	PMN(53)	PMN(53)	(-)	(-/-)	DHPG (20mg/kg)

[a]GZ: Große mononucleäre Zellen, PMN: Polymorphkernige Granulocyten; [b]keine BAL zwischen Tag 15 und 89 nach Transplantation untersucht

sitive Zellen in der BAL (nicht in PBL) gefunden, die nach zwei
Therapiekursen nicht mehr nachweisbar waren. Einer der beiden
Patienten machte eine Zweitinfektion mit allgemeiner Symptomatik
sechs Monate später durch, bei der CMV-positive Zellen lediglich
im peripheren Blut zu finden waren. Eine Patientin - mit einem
CMV neg/neg Match transplantiert - entwickelte eine sehr schwere
CMV-Erkrankung (BAL+PBL CMV-IEA pos.) nach einer CMV-positiven
Bluttransfusion bei einer Notoperation. Eine Reversion der klinischen Symptomatik und CMV-IEA positiver Zellen konnte erst
nach 34 Tagen antiviraler Therapie erreicht werden. Von den vier
seropositiven Patienten entwickelten nur zwei eine leichte klinische Symptomatik (PBL CMV-IEA pos.), die nach einem Therapiekurs reversibel war.

Diskussion

Die klinischen Ergebnisse der Lungentransplantation werden erheblich von infektiösen Komplikationen beeinflußt. Unter Immunsuppression sind insbesondere virale Pneumonien und Pneumocystis
carinii Infektionen schwer beherrschbar. Die bisherigen klinischen Erfahrungen der Herz/Lungen- und Lungentransplantation
zeigten beim Auftreten einer CMV-Infektion eine hohe Morbidität
und Mortalität (1, 2). Insbesondere Spender/Empfänger Kombinationen mit serologisch differentem CMV-Status entwickelten
schwere und oft letale Verläufe (1, 2). Dies führte in anderen
Zentren dazu, die Transplantation bei CMV-Mismatch zu vermeiden
(2). Trotz dieser Selektion kommt es weiterhin zu schweren CMV-Erkrankungen (2). In Hannover konnte wegen des geringen Angebots geeigneter Spenderorgane kein CMV-Matching berücksichtigt
werden, so daß 7/11 transplantierten Patienten ein Mismatch
aufwiesen. Unter intensivem postoperativem Monitoring mit Etablierung des CMV-IEA Nachweises in BAL und PBL, die zu einer
frühzeitigen DHPG-Therapie bei z.T. noch milder CMV-Infektion
führte, verliefen sieben klinische CMV-Infektionen in 6 Patienten komplikationslos. In drei Fällen mit schwerer interstitieller Pneumonie konnte die CMV-Infektion sowie bakterielle Superinfektionen und Transplantatabstoßung erfolgreich beherrscht
werden.

Die Diagnose einer CMV-Infektion wird in unserem Zentrum zur
Zeit im wesentlichen durch den Direktnachweis von CMV-IEA in
BAL oder PBL sowie aufgrund klinischer Anzeichen gestellt. Der
Frühnachweis von CMV-Antigenen in BAL/PBL ist eine schnelle
(4 h) Methodik, die ein Monitoring der subklinischen und klinischen CMV-Reaktivierung sowie der Effektivität der antiviralen
Therapie ermöglicht. Bei allen Patienten mit klinisch relevanter
CMV-Infektion konnte die Diagnose direkt gestellt werden, während
bei retrospektiver Analyse die Ergebnisse der CMV-Kultur (mit
gleicher Sensitivität) erst 3-6 Wochen später verfügbar waren.
Ebenfalls war in zwei Patienten CMV-IEA vor dem Nachweis von
CMV-IgM Antikörpern positiv. Es lagen keine falsch positiven
oder falsch negativen Befunde vor, so daß entsprechend der Erfahrung in anderen Zentren (4) dieser Nachweis zur sicheren
Differentialdiagnose einer aktiven CMV-Infektion geeignet erscheint. Dies ist für Situationen klinischer Verschlechterung
nach Lungentransplantation insofern von Bedeutung, als daß bis-

her eine klare Unterscheidung von interstitieller Lungenveränderung durch CMV oder akute Abstoßung nicht möglich war. Mit dem Ausschluß einer CMV-Infektion und auch bakteriellen Infektionen (BAL) kann die Abstoßungsdiagnose besser gesichert und eine gezielte Therapie rasch eingeleitet werden.

Zusammenfassung

Bei elf Lungen- und Herz/Lungen Transplantatempfängern wurde die celluläre Expression von CMV-immediate early Antigen in bronchoalveolärer Lavage und peripherem Blut untersucht. Dies wurde mit serologischen CMV-Untersuchungen und klinischer Symptomatik verglichen und führte zu einer frühen und effektiven Therapie mit DHPG und Hyperimmunglobulin. Die Expression von CMV-IEA war ebenfalls ein Hinweis auf die Lokalisation (BAL) und Aktivität der Infektion und verschwand bei effektiver Therapie. Sieben klinische CMV-Infektionen bei sechs Patienten u.a. mit interstitieller Pneumonie in drei Fällen konnten mit diesem Regime beherrscht werden. Obwohl 7/11 Patienten ein CMV-Mismatch zwischen Donor und Empfänger aufwiesen und schwere CMV-Infektionen auftraten, waren diese durch intensives Monitoring und frühzeitige spezifische Therapie rasch reversibel und ohne letalen Ausgang. Weitere Untersuchungen sollten die Standardisierung von Diagnostik und Therapie sowie die Induktion der CMV-Immunantwort zum Ziel haben.

Summary

The cellular expression of CMV immediate early antigen was investigated in bronchoalveolar lavage and peripheral blood of 11 lung and heart/lung transplant recipients. The results were compared with conventional CMV serology and clinical symptoms and led to the establishment of an early and effective antiviral treatment with DHPG and hyperimmunoglobulin. The expression of CMV-IEA also indicated the localization (BAL) and activity of the infection and disappeared after effective therapy was initiated. Seven clinical CMV infections in six patients including three with interstitial pneumonia, were managed without complications using this regime. Despite CMV mismatches of donor and recipient in 7/11 patients which caused severe CMV infections it was possible to effectively treat them due to intensive monitoring and early specific treatment. Further investigations may concern the standardization of CMV diagnosis and treatment as the induction of a CMV directed immune response.

Literatur

1. Dummer JS, White LT, Ho M, Griffith BP, Hardesty RL, Bahnson HT (1985) Morbidity of cytomegalovirus infection in recipients of heart or heart-lung transplants who received cyclosporin. J Infect Dis 152:1182-1191
2. Hutter JA, Scott J, Wreghitt T, Higenbottam T, Wallwork J (1989) The importance of cytomegalovirus in heart-lung transplant recipients. Chest 95:627-631

3. Emanuel D, Cunningham I, Jules-Elysee K et al (1988) Cytomegalovirus pneumonia after bone marrow transplantation successfully treated with combination of ganciclovir and high-dose intravenous immune globulin. Ann Int Med 109:777-782
4. van der Bij W, van Dijk RB, van Son WJ et al (1988) Antigen test for early diagnosis of active cytomegalovirus infection in heart transplant recipients. J Heart Transplant 7:106-110

Dr. G. Steinhoff, Zentrum Chirurgie und Zentrum Innere Medizin, Medizinische Hochschule Hannover, Konstanty-Gutschow-Str. 8, D-3000 Hannover 61

15. Charakterisierung des durch den monoklonalen Antikörper BB5-IgG1 erkannten nebenschilddrüsenspezifischen Antigens*
Characterization of Parathyroid-Specific Antigen Recognized by Monoclonal Antibody BB5-IgG1

H.G. Seesko[1], W.G. Dilley[2], W.G. Cance[2], S.A. Wells[2] jr. und M. Rothmund[1]

[1]Klinik für Allgemeinchirurgie, Philipps-Universität Marburg
[2]Washington University Medical School/Dept. of Surgery, St. Louis, Mo., USA

Einleitung

Die präoperative Lokalisation erkrankter Nebenschilddrüsen (NSD) ist ein ungelöstes Problem. Ein mögliches Verfahren zur Lokalisationsdiagnostik könnte die Radioimmunszintigraphie mit Hilfe radioaktiv markierter monoklonaler Antikörper (moAK) sein. In der gegenwärtigen Literatur wird von 3 verschiedenen moAK berichtet, die Antigendeterminanten auf Nebenschilddrüsenzellen erkennen (1, 2, 3). Lediglich der monoklonale Antikörper BB5-IgG1 hat ausschließliche Spezifität für Nebenschilddrüsenepithel. Das vom moAK BB5-IgG1 erkannte Antigen wurde hinsichtlich Stabilität und Expression in Abhängigkeit vom Funktionszustand der Zellen untersucht.

Material und Methoden

1. Operativ entfernte Nebenschilddrüsen wurden auf Filterpapier von anhängendem Bindegewebe befreit, gewogen und anschließend homogenisiert. Durch 2 Zentrifugationsschritte wurden die Plasmamembranfragmente vom Cytosol getrennt und entsprechend 200 mg Feuchtgewicht bei -70°C tiefgefroren. Die Membranpräparationen dienten als Solide-Phasen Assay zur Untersuchung des BB5-Bindungsverhaltens in Abhängigkeit von Zeit, pH, Proteinaseinhibitoren, Radioiodinierung und Detergentien.

2. Menschliches Nebenschilddrüsengewebe wurde mittels Kollagenase-Digestion zu Zellsuspensionen verarbeitet und für 24 h in-

---

*Mit Unterstützung der Deutschen Forschungsgemeinschaft (SE 488/1-2) kubiert. Die Zellen wurden anschließend für 30, 60 und 120 min unter Zusatz von EGTA, EDTA, DMSO, Dibutyryl-cAMP, LiCl oder NaFl kultiviert. Die Antigenexpression wurde mittels SDS-PAGE/ Western Blot untersucht.

3. Nebenschilddrüsengewebe unterschiedlicher Histologie (hyperplastisch, adenomatös, normal) wurde entsprechend 50 mg Feuchtgewicht/ml in Aqua dest. unter Zusatz von PMSF, Aprotinin, DNAase und EDTA mit einem Dounce-Glass-Homogenizer homogenisiert. Das Homogenat wurde 1:1 mit 0,125 M Tris-HCl pH 6,8, 4% SDS, 20% Glycerol und 10% 2-Mercaptoethanol versetzt und zentrifugiert. Die Überstände wurden sowohl bezogen auf das Feuchtgewicht/Volumen als auch bezüglich des tatsächlich nachgewiesenen Proteingehaltes mittels SDS-PAGE und Western Blot miteinander verglichen.

Ergebnisse

ad 1: Effekt von Proteinaseinhibitoren, Calcium, EDTA: Die Präsenz der Proteinaseinhibitoren Aprotinin und PMSF und/oder EDTA in phosphatgepufferter Kochsalzlösung konserviert die Bindungsfähigkeit für den Antikörper entsprechend der einer frischen Membranpräparation. Die Proteinaseinhibitoren TPCK, TLCK und Leupeptin haben diesbezüglich keinen Effekt. In Tris-gepufferter Kochsalzlösung und Anwesenheit von Calcium fällt die Bindungskurve innerhalb von 60 min unter 10% des maximal erreichbaren Wertes.

Affinität des Antikörpers nach Radioiodinierung (IODO-GEN) versus in-vivo-Markierung mit Methonin-S-35: Die Affinität des moAK ist nach Einführung von radioaktivem Jod-125 unverändert. Sowohl für den in-vitro iodinierten als auch für den in der Zellkultur mittels S-35 markierten Antikörper wurde gleiches Bindungsverhalten nachgewiesen, jedoch verläuft die Bindungskurve für den oxidativ markierten Antikörper flacher. Die Anwesenheit des moAK 4-F2 (3) hat keinen Einfluß auf das Bindungsverhalten von BB5-IgG1 an NSD-Membranpartikel.

Antigenextraktion mit verschiedenen Detergentien: Bezogen auf die Kontrollpräparation (= 100%) fand sich die effektivste Extraktion des Antigens durch nicht-ionische Detergentien mit Restbindungskapazitäten im ungelösten Material von 6 - 9%. Nach Behandlung mit zwitterionischen Detergentien waren bis zu 20% Bindungskapazität im ungelösten Material erhalten. Wurden Zellsuspensionen zunächst durch nicht-ionische Detergentien extrahiert und anschließend das nicht gelöste Material in SDS zur Lösung gebracht, konnten weitere Antigenmengen im Rahmen der Western Blot-Technik nachgewiesen werden.

ad 2: Einfluß des Nährmediums auf die Antigenexpression: Experimente zur radioaktiven Markierung des Antigens in der Zellkultur mittels S-35 resultierten in nicht nachweisbarem Antigen, wenn als Inkubationsmedium S-35-Methionin supplementiertes DME verwendet wurde. Kombination von 1:1 DME mit RPMI oder F12 ließen das Antigen wieder nachweisbar werden. Analysen des Kulturmediums zeigten, daß das Antigen in schwacher Konzentration in das Medium abgegeben wurde.

In Anwesenheit von 2 mM EDTA fand sich nach 2stündiger Inkubationsdauer eine deutlich geringere Antigenexpression als in der Kontrolle. Wurde dem Medium 2,5 MgC12 zugesetzt, war das Antigen nach 60minütiger Inkubation wieder normal exprimiert. Zusatz von EDTA 2 mM, Colchicin 30 µg, DMSO 2%, Dibutyryl-cAMP 2 mM, LiCl 2,5 mM oder NaFl 5 mM zum Kulturmedium hat innerhalb des untersuchten Zeitraumes keinen nachweisbaren Einfluß auf die Antigenexpression.

ad 3: Expression des BB5-Antigens und Funktionszustand des Nebenschilddrüsengewebes. Das Antigen konnte mittels SDS-PAGE/Western Blot in allen Präparationen in einer bei 180 k Dalton wandernden Bande konstant nachgewiesen werden. In normalem Nebenschilddrüsengewebe war das Antigen zusätzlich in einer Bande bei 160 kD nachweisbar. Die 160 kD-Bande war nicht in hyperplastischem Gewebe (primär oder sekundär) zu beobachten. In Gewebeproben mit dem histologischen Befund "Adenom" war die 160 kD-Bande inkonstant vertreten.

Diskussion/Schlußfolgerungen

Die Anwendung muriner monoklonaler Antikörper ist heute eine verbreitete Methode in der Diagnostik maligner Tumoren (insbesondere Coloncarcinome) sowie auch bei benignen Grundleiden zur Darstellung inflammatorischer Prozesse. Die Bildung humaner Antikörper gegen murine Immunglobuline (hAmI) bei nachuntersuchten Patienten wird mit 40% angegeben, die wiederholte Applikation muriner moAK bei Patienten mit negativem hAmI-Titer ist ebenfalls beschrieben (4). Voraussetzung für erfolgreiche Immunszintigraphie sind hohe Spezifität des Antikörpers, Stabilität und leichte Zugänglichkeit des Antigens. Über die Spezifität des moAK BB5-IgG1 wurde bereits berichtet (1). Immunhistochemie (1) und fraktionierte Detergentienbehandlung zeigen, daß es sich beim BB5-Antigen um ein nebenschilddrüsenspezifisches epi-/intramembranöses Protein handelt, das unter in-vitro-Bedingungen auch in das Kulturmedium abgegeben wird. In der Zellkultur ist seine Synthese abhängig vom Aminosäureangebot des Mediums und der Anwesenheit von Magnesium. Es ist mittels SDS-PAGE/Western Blot reproduzierbar als eine bei 180 kD wandernde Bande nachweisbar. Diese Bande findet sich auf allen Nebenschilddrüsenpräparaten unabhängig von dem histologischen Bild bzw. dem klinischen Funktionszustand. Eine 160 kD Bande läßt sich konstant in Extrakten normaler Nebenschilddrüsen nachweisen. Sie ist variabel bei adenomatösen und nicht nachweisbar bei hyperplastischem Gewebe. Aufgrund der Antigenkonstanz, hohen Spezifität und der leichten Zugänglichkeit als Zelloberflächenprotein erscheint der moAK BB5-IgG1 als Agens zur radioimmunszintigraphischen Lokalisation von Nebenschilddrüsengewebe geeignet.

Zusammenfassung

Der monoklonale Antikörper BB5-IgG1 erkennt ein nebenschilddrüsenspezifisches intra-/epimembranöses Antigen, das als 180 kD-Bande mittels SDS-PAGE/Western Blot konstant nachweisbar ist. Ein variabel exprimiertes Epitop findet sich bei 160 kD in

Abhängigkeit vom pathophysiologischen Zustand des Gewebes. Die in-vitro-Synthese des Antigens ist abhängig von der Qualität des Kulturmediums, das Antigen wird in das Kulturmedium abgegeben.

Summary

The monoclonal antibody BB5-IgG1 recognizes a parathyroid-specific intra-/epimembranous antigen which consistently migrates at 180 kDa, as demonstrated by SDS-PAGE/western blot. An epitope migrating at 160 kDa is variably expressed, depending on the pathophysiological state of the tissue. The in vitro synthesis of the antigen depends on the supplementation of the medium; the antigen is shedded into the medium.

Literatur

1. Cance WG et al (1986) Proc Nat Acad Sci 83:6112
2. Juhlin C et al (1987) Biochem Biophys Res Comm 143:570
3. Posillico JT et al (1987) J Clin Endocrinol Metab 64:43
4. Joseph K et al (1988) Eur J Nucl Med 14:367

Dr. med. H.G. Seesko, Klinik für Allgemeinchirurgie der Philipps-Universität Marburg, Baldingerstraße, D-3550 Marburg/Lahn

16. Bestimmung der Parathormonsekretion in der postoperativen Erholungsphase nach Nebenschilddrüsenadenomentfernung

Assessment of the Postoperative Recovery Rate of Parathyroid Hormone Secretion After Extirpation of a Parathyroid Adenoma

S. Fischer, H. Meybier, K. Herfarth, H. Schmidt-Gayk und H. Buhr

Chirurgische Universitätsklinik Heidelberg (Direktor: Prof. Dr. med. Ch. Herfarth)

Einleitung

Die postoperative Regenerationsphase nach Entfernung von überfunktionierendem Gewebe ist bereits an mehreren endokrinen Organen, wie z.B. der Schilddrüse, untersucht worden (2). Nach Entwicklung eines Radioimmunoassay zur Bestimmung der Plasmakonzentration des intakten Parathormonmoleküls (1-84 PTH) konnte die Regulation der Epithelkörperchenfunktion genauer analysiert werden, da durch die rasche Elimination von 1-84 PTH aus dem Plasma die Sekretionsaktivität der Nebenschilddrüsen in kurzen zeitlichen Intervallen überprüft werden kann (1). Der 1-84 PTH-Assay ist den übrigen analytischen Verfahren auch durch seine Präzision im unteren Meßbereich überlegen (1). Der durch ein solitäres Adenom verursachte Hyperparathyreoidismus stellt für Untersuchungen der postoperativen Stoffwechselregulation ein gutes Modell dar, da nach Entfernung des Adenomes die Sekretionsleistung der verbliebenen Nebenschilddrüsen direkt gemessen werden kann. In einer prospektiven Studie wurde die frühe postoperative Epithelkörperchenfunktion nach Adenomexstirpation mit dem Ziel analysiert, auf welche Weise der Parathormonexzess des autonomen Parathyreoideagewebes die Funktionen des verbliebenen Epithelkörperchengewebes beeinflußt.

Patienten und Methoden

Von Dezember 1988 bis November 1989 wurden 32 Patienten mit einem Durchschnittsalter von 53,4 Jahren nach Exstirpation solitärer Epithelkörperchenadenome in einer prospektiven Studie untersucht. Im peripher venösen Blut wurden präoperativ die Konzentrationen von 1-84 PTH, Calcium, Phosphat, Magnesium, Albumin und der alkalischen Phosphatase bestimmt. Diese Parameter wurden in der Folge postoperativ nach 4 h und vom ersten bis fünften postoperativen Tag ermittelt. Die Analyse der 1-84 PTH-Plasmakonzentrationen erfolgte radioimmunometrisch durch einen Sandwich-Assay (Norm 1-6 pmol/l) (1). Die Serumkonzentrationen von Calcium (Norm 2,2 - 2,6 mmol/l), Phosphat (Norm 0,8-1,5 mmol/l), Magnesium (Norm 0,75 - 1,04 mmol/l), Albumin (Norm 30 - 50 g/l) und der alkalischen Phosphatase (Norm < 170 U/l) wurden nach Standardlaborverfahren bestimmt. Die gemessenen Konzentrationen sind als Durchschnittswerte ± SEM angegeben. Eine Calciumgluconatsubstitution erfolgte bei symptomatischen Patienten.

Ergebnisse

Vier Stunden nach Epithelkörperchenadenomexstirpation war 1-84 PTH nicht mehr nachweisbar. 24 h postoperativ waren die 1-84 PTH-Kontentrationen im unteren Normbereich mit 1,3 ± 0,17 pmol/l meßbar. Am 5. postoperativen Tag erreichten die Konzentrationen mit 3,7 ± 0,32 pmol/l den mittleren Normbereich (Abb. 1). Die Serumcalciumkonzentrationen erreichten mit 2,12 ± 0,04 pmol/l am 3. postoperativen Tag ihr niedrigstes Niveau. Am 5. postoperativen Tag wurden die Konzentrationen mit 2,25 ± 0,04 mmol/l wieder im unteren Normbereich gemessen (Abb. 1). Die Serumphosphatkonzentrationen sanken von 0,92 ± 0,10 mmol/l als Ausgangswert vier Stunden postoperativ auf 0,86 ± 0,11 mmol/l ab, um dann bis zum Ende des Meßzeitraumes auf Werte im mittleren

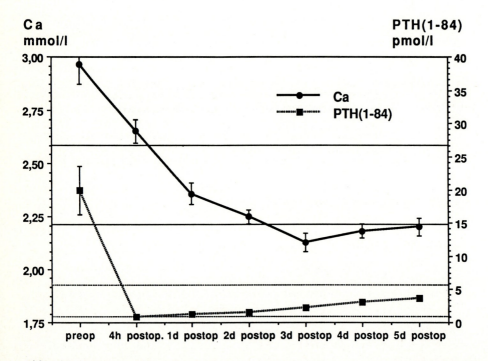

Abb. 1. Postoperativer Verlauf der (1-84) Plasma-PTH- und Serumcalciumkonzentrationen nach Epithelkörperchenadenomentfernung bei 32 Patienten (arithmetisches Mittel ± SEM)

Normbereich (1,1 ± 0,04 mmol/l) anzusteigen (Abb. 2). Die Magnesiumkonzentrationen verminderten sich postoperativ in 24 h von 0,89 ± 0,02 mmol/l auf 0,68 ± 0,02 mmol/l. Am 5. postoperativen Tag hatten sie mit 0,82 ± 0,03 mmol/l wieder die Ausgangskonzentrationen erreicht (Abb. 2). Die Konzentrationen von Albumin und alkalischer Phosphatase änderten sich während des Beobachtungszeitraumes nicht.

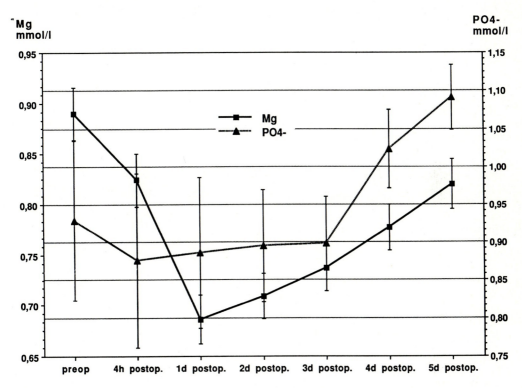

Abb. 2. Postoperativer Verlauf der Serummagnesium- und Serumphosphatkonzentrationen nach Epithelkörperchenadenomentfernung bei 32 Patienten (arithmetisches Mittel ± SEM)

Diskussion

Die Regulation der 1-84 PTH-Sekretion nach Epithelkörperchenadenomexstirpation konnte bisher in der frühen postoperativen Phase nicht beurteilt werden. In früheren Untersuchungen wurden c-AMP oder Vitamin D als Funktionsparameter benutzt. Als Ausdruck der Rekompensation des Stoffwechsels wurde für c-AMP ein initiales Abfallen der Urinkonzentrationen nach Adenomexstirpation und das Erreichen des Normbereiches nach 7 Tagen postoperativ festgestellt (3). Mit dem 1-84 PTH-Assay ist es nun möglich, diese Stoffwechselparameter direkt zu erfassen. Anhand unserer Ergebnisse wird deutlich, daß die Regeneration der verbliebenen Epithelkörperchen wesentlich schneller als bislang vermutet verläuft. Die Entfernung eines Nebenschilddrüsenadenomes führt innerhalb von vier Stunden zu einem Absinken der 1-84 PTH-Konzentrationen unter die Nachweisbarkeitsgrenze. Dieses bedeutet, daß das Epithelkörperadenom durch die Wirkungen seiner autonomen Hormonproduktion die Funktion des verbliebenen Epithelkörperchengewebes völlig supprimiert hat. Bereits 24 h postoperativ sind die 1-84 PTH-Konzentrationen im unteren Normbereich meßbar und zeigen an, daß die verbliebenen Nebenschilddrüsen 1-84 PTH quantitativ in die Peripherie sezernieren. Nach diesen Befunden kann davon ausgegangen werden, daß die Reaktivierung des ehemals supprimierten Epithelkörperchengewebes sehr rasch innerhalb von Stunden geschieht. Zur Stimulation der 1-84 PTH-Produktion tragen die beobachteten erniedrigten Serummagnesium- und zeitlich später die Serumcalciumkonzentrationen des unteren Normbereiches bei (Abb. 1) (4). Allerdings liegen die 1-84 PTH-Konzentrationen niedriger als es bei der bekannten engen Regulation der Konzentrationen von 1-84 PTH und Calcium zu erwarten wäre, sodaß von einer noch bestehenden "set-point" Verstellung der verbliebenen Nebenschilddrüsen ausgegangen werden kann (4). Die vorliegenden Ergebnisse zeigen, daß eine schnelle postoperative Regulation der Restdrüsen vorliegt, die in deutlichem Gegensatz zur Regeneration anderer supprimierter endokriner Organe wie z.B. der Schilddrüse steht (2).

Zusammenfassung

In einer prospektiven Studie wurden bei 32 Patienten nach Exstirpation eines solitären Epithelkörperchenadenomes peri- und postoperativ die 1-84 Plasmaparathormonkonzentrationen sowie die Serumkonzentrationen von Calcium, Phosphat, Magnesium, Albumin und der alkalischen Phosphatase ermittelt. Vier Stunden nach Adenomexstirpation kommt es zu einem Abfall auf nicht nachweisbare 1-84 PTH-Konzentrationen. Bereits 24 h postoperativ liegen die 1-84 PTH-Konzentrationen im unteren Normbereich. Ehemals supprimiertes Nebenschilddrüsengewebe ist zu einer sehr raschen quantitativen 1-84 PTH-Produktion fähig. Die Regenerationsphase scheint deutlich schneller als bei anderen endokrinen Organen zu verlaufen.

Summary

In a prospective study of 32 patients with primary hyperparathyroidism a pre- and postoperative analysis of serum parathyroid hormone (PTH) concentrations and serum concentrations of calcium, phosphate, magnesium, albumin, and alkaline phosphatase was carried out. After removal of an adenoma, 1-84 PTH concentration dropped initially 4 h postoperatively below the limit of detection and after 24 h the 1-84 PTH concentrations were already found to be in the low normal range again. Therefore, suppressed parathyroid tissue shows a rapid recovery of PTH secretion. The remaining parathyroid glands seem to recover markedly faster than other endocrine organs.

Literatur

1. Blind E, Schmidt-Gayk H, Scharla S, Flentje D, Fischer S, Göhring U, Hitzler W (1988) Two-site assay of intact PTH in the investigation of primary hyperparathyroidism and other disorders of calcium metabolism compared with a midregion assay. J Clin Endocrinol Metab 67:353-360
2. Vagenakis A, Braverman L, Azizi F, Portnay G, Ingbar S (1975) Recovery of pituitary thyrotropic function after withdrawal of prolonged thyroid suppression therapy. New Engl J Med 2933:681
3. Spiegel A, Marx S, Brennan M, Brown E, Köhler J, Anabach G (1978) Urinary c-AMP excretion during surgery: an index of successful parathyroidectomy in patients with primary hyperparathyroidism. J Clin Endocrinol Metab 47:537
4. Brown E, Chen C (1989) Calcium, magnesium, and the control of PTH secretion. Bone and Mineral 5:249-257

Dr. S. Fischer, Chirurgische Universitätsklinik Heidelberg,
Im Neuenheimer Feld 110, D-6900 Heidelberg

17. Morbus Basedow – ist die postoperative Hypocalciämie abhängig von der Operationstaktik?

GRAVE's Disease – is Postoperative Hypocalcemia Influenced by Variant Operative Strategies?

U. Horas[1], H. Schmidt-Gayk[2] und R. A. Wahl[1]

[1]Bürgerhospital Frankfurt, Chirurgische Klinik (Chefarzt: Prof. Dr. R.A. Wahl)
[2]Institut für Laboratoriumsmedizin, Heidelberg

Zielsetzung

Das derzeit obligatorische chirurgische Behandlungskonzept des Morbus Basedow ist die ausgedehnte subtotale Resektion der erkrankten Schilddrüse unter Bewahrung eines Drüsenrestes von 4 - 6 g (1, 2).

Damit einhergehend werden bis zu 20% postoperative passagere und bis zu 5% protrahierte Hypocalciämien beobachtet (3, 4, 5).

Ziel der vorliegenden Untersuchung war es festzustellen, ob diese postoperativen Hypocalciämien durch eine intraoperativ erfolgte Traumatisierung der Epithelkörperchen bedingt - und wenn ja, durch Modifikation der Operationstaktik vermeidbar sind -, oder ob diese postoperativen Hypocalciämien Folge einer bereits präoperativ bestehenden endogenen Parathormonsuppression sind.

Methodik

Prospektiv randomisiert untersucht wurden 40 Patienten mit Morbus Basedow. Die Diagnosestellung erfolgte durch klinische und laborchemische Untersuchungen; bei allen Patienten wurde sie postoperativ histologisch bestätigt. Ausgeschlossen wurden Patienten mit Rezidivoperationen und mit schwerwiegenden Begleiterkrankungen.

Nach zufälliger Verteilung der Patienten auf 2 Patientengruppen zu jeweils n = 20 wurde bei Gruppe I die beidseits ausgedehnte subtotale Schilddrüsenresektion mit bilateralen Resten von je 2 - 3 g, bzw. bei Gruppe II die Hemithyreoidektomie und kontralaterale "klassisch" subtotale Resektion mit unilateralem Rest von 4 - 6 g vorgenommen.

Bei zahlengleicher Verteilung auf beide Patientengruppen war die Anzahl der Operateure auf 3 begrenzt.

Intraoperativ wurde das "handling" der Epithelkörperchen, die Darstellung der Nn. recurrentes, Hypertrophie des Lymphgewebes, Operationsdauer, Blutverlust und Resektatgewicht seitengetrennt dokumentiert.

Die wichtigsten untersuchten Laborparameter waren Serum Calcium am 1., 2., 3., 5., 20. und 50. postoperativen Tag sowie Serum Phosphat, -Chlorid und -Magnesium am 2., 3., 20. und 50. postoperativen Tag.

Parathormon (intakt/c-terminal) wurde präoperativ sowie am 3. und 20. postoperativen Tag gemessen.

Ergebnisse

In beiden Gruppen ist ein Abfall von Serum Calcium (Mittelwert) am 1. postoperativen Tag nachweisbar, wobei am 20. postoperativen Tag der Ausgangswert wieder erreicht wird (Gruppe I: von 4,7 auf 4,1 mval/l; Gruppe II: von 4,7 auf 4,2 mval/l; jeweils S = 0,3) (Abb. 1).

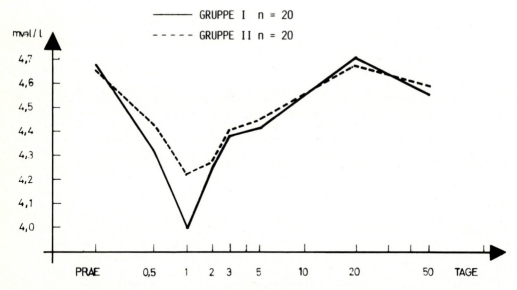

Abb. 1. Serum Calcium prä- und postoperativ bei unterschiedlicher Operationstaktik des Morbus Basedow (Gruppe I/Gruppe II)

Die substitutionspflichtigen Hypocalciämien (symptomatisch und/oder Serum Calcium-Abfall auf $\leq$ 3,6 mval/l) zeigten einen signifikant höheren Anteil in Gruppe I gegenüber Gruppe II (χ^2 = 7,62; p < 0,01). So waren in Gruppe I 6 von 20 Patienten passager und 1 Patient protrahiert hypocalciämisch gegenüber einem Patienten in Gruppe II mit einer passageren Hypocalciämie (Abb. 2).

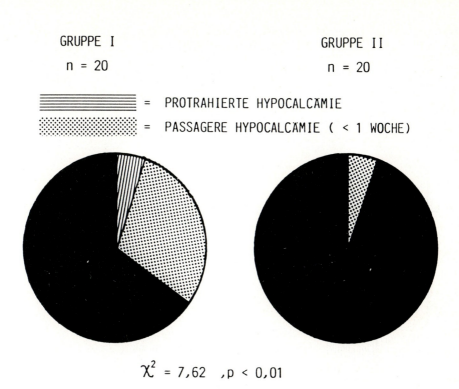

Abb. 2. Postoperative Hypocalciämiehäufigkeit in Abhängigkeit zur Operationstaktik der Gruppe I bzw. II bei Morbus Basedow

Parathormon lag präoperativ stets im Normbereich und sank bei allen substitutionspflichtig hypocalciämischen Patienten ab (c-terminal: um $\bar{x}$ = 6,6 $\pm$ 3,74 pmol/l).

Bei den normocalciämischen Patienten war die Differenz von Parathormon am 3. postoperativen Tag gegenüber präoperativ ($\bar{x}$) der Gruppe I negativ (n = 20, 15 abgefallen und 5 angestiegen) und der Gruppe II positiv (n = 20, 12 angestiegen, 8 abgefallen), wobei der Unterschied signifikant ist (χ^2 = 6,35; $p < 0,05$) (Abb. 3).

Ergebnisse der intraoperativen Dokumentation:
Gruppe I: mediane OP-Dauer 120 min, Blutverlust 110 ml, 18 x beidseitige und 2 x einseitige Recurrensdarstellung, jeweils beidseitige Darstellung der Epithelkörperchen.
Gruppe II: mediane OP-Dauer 105 min, Blutverlust 85 ml, 2 x beidseitige und 18 x einseitige Recurrensdarstellung, hälftig nur einseitige bzw. beidseitige Epithelkörperchendarstellung.

Zusammenfassung

In einer kontrollierten Studie an 40 Patienten mit Morbus Basedow wurden zwei verschiedene Operationstaktiken in Hinblick auf postoperative Calcium- und Parathormon-Veränderungen untersucht. Postoperative Hypocalciämien traten nach beidseits ausgedehnter

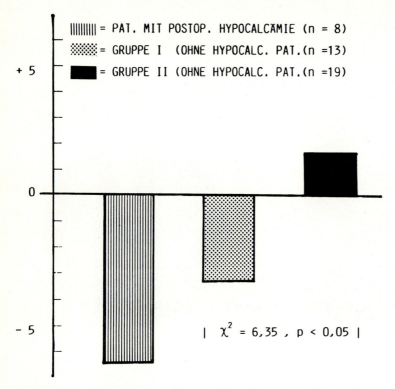

Abb. 3. Differenz c-terminales Parathormon präoperativ versus 3. postoperativen Tag. Patienten mit postoperativer Hypocalciämie getrennt betrachtet; gegenübergestellt Patienten der Gruppe I und Gruppe II

subtotaler Resektion (Gruppe I) häufiger auf (passager bei 6 von 20, protrahiert bei einem von 20 Patienten) als nach Hemithyreoidektomie mit sparsamerer (klassischer) kontralateraler Resektion (passager bei einem von 20). Parathormon war zum Operationszeitpunkt nicht supprimiert und zeigte einen dem Serum Calcium gleichsinnigen Verlauf.

Die Untersuchung zeigt, daß auch die passageren Hypocalciämien nicht durch endogene PTH-Suppression, sondern durch Traumatisierung der Epithelkörperchen bedingt sind und daß letztere durch die in Gruppe II angewandte Operationstaktik weitestgehend vermieden werden kann.

Summary

Two different operative strategies were investigated in a controlled clinical trial with respect to changes of calcium metabolism in 40 patients operated on for GRAVE's disease - group I: bilateral extensive subtotal thyroidectomy (2 remnants of 2 to 3 g each) and group II: total lobectomy plus contralateral less extensive("classical") subtotal thyroidectomy (one remnant of 4 to 6 g). Postoperative hypocalcemia was observed more often in group I (transient in 6, protracted in 1 out of 20 patients) than in group II (transient in 1 out of 20). PTH was not suppressed and correlated positively to changes of serum calcium.

The results show that transient postoperative hypocalcemia is caused rather by traumatization of the parathyroids than by endogenous PTH-suppression, and that this can be widely avoided by variation of the operative strategy as in group II.

Literatur

1. Dralle H, Schober O, Hesch RD (1987) Operatives Therapiekonzept der Immunthyreopathie. Langenbecks Arch Chir 371:217-323
2. Glinver D, Hesch D, Lagasse R, Lauberg P (1987) The management of hyperthyroidism due to GRAVE's disease in Europe in 1986, results of an international survey. Acta Endocrinol [Suppl] 185:9-37
3. Kaplan EL, Sugimoto J, Bartlett S, Fredland A (1983) Postoperative hypocalcemia - its relation to operative techniques. Ann Chir Gynaecol 72: 146
4. Aagard J, Blichert-Toft M, Christiansen C (1982) Serum levels of calcium and parathyroid hormone after subtotal thyroid resection for GRAVE's disease. Acta Med Scand 211:261
5. Dralle H (1989) Chirurgische Aspekte der Hyperthyreosebehandlung. Akt Endokr Stoffw 10:133-135

Dr. med. U. Horas, Bürgerhospital Frankfurt, Chirurgische Klinik, Nibelungenallee 37-41, D-6000 Frankfurt

18. Die Bestimmung von Chromogranin-A-Plasmaspiegeln bei Patienten mit gastroenteropankreatischen neuroendokrinen Tumoren ist herkömmlichen Plasma- und Urinbestimmungen überlegen

Determination of Chromogranin A Plasma Levels of Patients with Gastroenteropancreatic Neuroendocrine Tumors is Superior to Conventional Plasma and Urine Determination

B. Wiedenmann[1], G. Schürmann[2], B. Eriksson[3], K. Öberg[3] und H. Buhr[2]

[1]Medizinische und [2]Chirurgische Universitätsklinik Heidelberg,
[3]Ludwig Institute for Cancer Research, Akademiska Sjukhuset, Uppsala, Schweden

Einleitung

Chromogranin A (1, 2) ist ein hauptsächliches sekretorisches Protein des Nebennierenmarks. Nach der eingehenden Charakterisierung dieses Proteins zeigte sich, daß dieses weit verbreitet in peptidsezernierenden neuroendokrinen Zellen vorkommt (s. hierzu Übersichtsartikel WIEDENMANN & HUTTNER (3)). Da mittlerweile bekannt ist, daß alle freigesetzten Hormone, Neuropeptide und Catecholamine mit Chromogranin zusammen freigesetzt werden, und diese "Peptidverpackungs"-Proteine nicht nur in normalen, sondern auch in fast allen neoplastischen neuroendokrinen Zellen des Gastrointestinaltraktes vorkommen, wurden Seren von Patienten mit unterschiedlichen gastroenteropankreatischen neuroendokrinen Tumoren mittels einer Radioimmunoassays für Chromogranin, vergleichend mit konventionellen Untersuchungsmethoden, wie z.B. 5-Hydroxy-Indolessigsäure im Urin, Gastrin, VIP, Pankreatisches Polypeptid und anderen gastrointestinalen Hormonen untersucht.

Material und Methoden

Chromogranin A wurde aus menschlichem Phäochromocytomgewebe mit der Methode von O'CONNOR et al. (4) gereinigt. Die hiermit erhaltene Fraktion wurde weiter mittels Ionenaustauschchromatographie und HPLC zu 90% Homogenität aufgereinigt. Somit erhaltenes Chromogranin wurde zur Herstellung von Antikörpern sowie auch als interner Standard verwendet. Gereinigtes Chromogranin wurde mit 125-Jod unter Verwendung der Chloramin-T-Methode radioaktiv markiert. Das markierte Protein wurde von ungebundenem radioaktiven Jod mittels Säulenchromatographie abgetrennt und bei -70°C bis zur weiteren Verwendung aufbewahrt. Antikörper, Serum-/Plasmaproben und Standards wurden in 50 mM Phosphatpuffer, pH 7,4 (0,5% menschliches Serumalbumin, 0,45% NaCl, 10 mM EDTA und 0,5% Tween 20) aufgenommen. Serum-/Plasmaproben wurden regelmäßig 1:10 verdünnt und hiervon 200 µl mit 100 µl Antikörpern (1:2000 verdünnt) und 100 µl "Tracer" für 48 h bei 4°C inkubiert. Chromogranin-Standards und Kontrollen wurden gleichzeitig analysiert. Antikörperbindende Fraktionen wurden von ungebundenen Antikörpern mittels eines Festphase-gebundenen zweiten Antikörpers (Tiege-anti-Kaninchen), welcher an Sepharose gekoppelt war, getrennt. Nach einer zweiten Inkubation für 2 h bei 4°C wurden die Proben zentrifugiert und die Radioaktivität des Niederschlags bestimmt. Die Chromogranin-Aktivität pro ml Probe wurde in ng Protein ausgedrückt. Antiseren gegen Chromogranin zeigten keine Kreuzreaktivität mit VIP, ß-HBG, menschlichem Pankreatischen Polypeptid, Insulin und menschlichem Gastrin I. Chromogranin-Antikörper wurden mittels Immunoblotting und immunhistochemischen Verfahren weiter charakterisiert und zeigten dabei sehr ähnliche Eigenschaften wie der kommerziell erhältliche monoklonale Antikörper LK2H10.

Patienten: 12 Patienten (5 Frauen, 7 Männer) mit metastatischen neuroendokrinen Tumoren wurden über einen Zeitraum von bis zu 2 Jahren beobachtet. 10 von 12 Patienten hatten Lebermetastasen, 12 Patienten intraabdominelle Tumoren, 2 Patienten Knochen-, 2 Lymphknoten- und 0 Lungenmetastasen. 12 von 12 Patienten waren voroperiert, 6 von 12 Patienten hatten erhöhte 5-Hydroxy-Indolessigsäure-Ausscheidung im Urin, Hormonwerte im Serum (z.B. Gastrin, VIP, GEP, PP etc.) waren bei weniger als der Hälfte variabel erhöht.

Ergebnisse

Alle untersuchten Patienten wiesen - ähnlich zu den Daten von O'CONNOR und DEFTOS (5) - mindestens zweifach erhöhte (normal = 30 mg/ml) Chromograninspiegel auf, wobei bei Patienten mit Primärtumoren im Pankreas sowie Midgut-Carcinoiden bis zu 40fach erhöhte Plasmaspiegel beobachtet wurden. Patienten, welche mit Somatostatin oder Interferon behandelt wurden (4 von 12), zeigten parallel zu einer radiologisch dokumentierten Tumorprogression oder -regression steigende bzw. abnehmende Chromograninspiegel.

Diskussion

Unsere Ergebnisse weisen darauf hin, daß Peptidhormon-produzierende endokrine Neoplasien zusammen mit ihren charakteristischen Hormonen immunreaktives Chromogranin co-sezernieren. Die Plasma erhöhungen von Chromogranin haben eine hohe Sensitivität und Spezifität für diese Neoplasien und sind von daher auch von diagnostischer Bedeutung. Die Bestimmung von Chromogranin erscheint zum einen sinnvoll zur Verlaufskontrolle von Patienten mit hormonproduzierenden sowie auch von hormoninaktiven neuroendokrinen Tumoren zu sein, zumal bei letzteren auch erhöhte Chromograninplasmaspiegel beobachtet wurden. Weiterhin kann die Bestimmung von Chromogranin im Serum von Bedeutung zum Screening von Patienten mit der Verdachtsdiagnose der multiplen endokrinen Neoplasie sein. Gerade bei Patienten, welche in bildgebenden Verfahren keinen Hinweis für einen Tumor bzw. ein Tumorrezidiv haben, kann Chromogranin als Verlaufsparameter von größerer Bedeutung sein.

Schlußfolgerung

Chromogranin-Plasmaspiegel stellen als Verlaufsparameter für gastroenteropankreatische neuroendokrine Tumoren die bisher breitesten Tumormarker dar und scheinen bisherigen Hormonbestimmungen im Plasma, ebenso wie der 5-Hydroxy-Indolessigsäure-Bestimmung im Urin, welche besonders bei Fore- und Hindgut-Carcinoiden häufig negativ ist, überlegen zu sein.

Summary

Chromogranin plasma levels represent for the follow-up of patients with gastroenteropancreatic neuroendocrine tumors so far the broadest tumor markers and appear to be superior to hormone determinations in plasma as well as to determination of 5-hydroxy-indolic acetic acid in urine.

Literatur

1. Helle KB (1966) Some chemical and physical properties of the soluble protein fraction of bovine adrenal chromaffin granules. Mol Pharmacol 2:298
2. Smith AD, Winkler H (1967) Purification and properties of an acidic protein from chromaffin granules of bovine adrenal medulla. Biochem J 103:483
3. Wiedenmann B, Huttner WB (1989) Synaptophysin and chromogranins/secretogranins - widespread constituents of distinct types of neuroendocrine vesicles and new tools in tumor diagnosis. Virchows Arch B Cell Pathol 58:95
4. O'Connor DT, Frigon RP, Sokoloff RL (1984) Human chromogranin A: purification and characterization from catecholamine storage vesicles of human pheochromocytoma. Hypertension 6:2
5. O'Connor DT, Deftos LJ (1986) Secretion of chromogranin A by peptide-producing endocrine neoplasms. N Engl J Med 314:1145

B. Wiedenmann, Medizinische Universitätsklinik, Bergheimer Str. 58, D-6900 Heidelberg

19. Immunsuppressive Wirkung von Somatostatin und dem Somatostatin-Analog SMS 201-995 sowie ihr immunsuppressiver synergistischer Effekt mit low-dose Cyclosporin A in der Organtransplantation

Immunosuppressive Action of Somatostatin and the Somatostatin Analogue SMS 201-995 and Their Immunosuppressive Synergistic Effect with Low-Dose Cyclosporin A in Organ Transplantation

W. M. Padberg, H. Morgalla, P. Hild und K. Schwemmle

Abteilung für Allgemein- und Thoraxchirurgie, Chirurgische Universitätsklinik Giessen

Die allogene Pankreastransplantation beim Menschen ist durch eine immer noch vergleichbar hohe Abstoßungsrate und eine beträchtliche chirurgische Komplikationsrate charakterisiert. Während das Problem der Organabstoßung im Fehlen einer suffizienten Immunsuppression und der Früherkennung von Rejektionsreaktionen liegt, sind die gehäuften postoperativen lokalen Infektionen und Fisteln durch die Schwierigkeiten in der Handhabung des exokrinen Drüsenanteils zu erklären. Zur temporären Stillegung der Pankreassekretion in der unmittelbaren postoperativen Phase wird teilweise Somatostatin verwendet. Neuerdings ist ein subcutan applizierbares Somatostatin-Analog (SMS 201-995) (1) mit einer verlängerten Wirkungszeit erhältlich. Diese Hormonantagonisten weisen in experimentellen in vitro-Untersuchungen eine inhibitorische Wirkung auf immunologische Alloreaktionen auf. Ihre Bedeutung im immunologischen Geschehen nach Organtransplantation in vivo ist ungeklärt.

Es war daher Ziel unserer Untersuchungen, in einem definierten experimentellen Transplantationsmodell die immunsuppressive Kapazität von Somatostatin und dem neuen Analog SMS 201-995 alleine und in Kombination mit low dose-Cyclosporin A (CsA) zu testen.

Material und Methoden

Tiere. Lewis (LEW)-Ratten dienten als Empfänger der Lewis x Brown-Norway (LBN)F1-Herztransplantate.

Transplantationsmodell. In Äthernarkose wurde eine heterotope Herztransplantation mit Gefäßanschluß an die abdominelle Aorta und Vena cava durchgeführt. Als Zeitpunkt der Abstoßung galt das Sistieren der Herzaktion.

Somatostatin. Somatostatin wurde als intravenöse Dauerinfusion in einer Dosierung von 4 µg/kg/h während der ersten 7 postoperativen Tage verabreicht.

SMS 201-995. Das Somatostatin-Analog SMS 201-995 wurde beginnend mit der Transplantation bis zum 7. p.o. Tag täglich zweimal in einer Dosierung von 16 µg/kg/Injektion subcutan appliziert.

CsA. CsA wurde intramusculär als low dose (1,5 mg/kg) einmal täglich in der ersten postoperativen Woche injiziert.

CSA-Blutspiegel. Die CsA-Blutspiegel wurden mit dem Radioimmune Assay von Sandoz (Basel) bestimmt.

Ergebnisse

Ohne Immunsuppression wurden die Herzallotransplantate nach 7 Tagen abgestoßen. Eine Dauerinfusion während der ersten 7 postoperativen Tage mit Somatostatin verlängerte die Transplantatüberlebenszeit auf $13,7 \pm 2,1$ Tage ($p < 0,01$, $n = 7$). SMS 201-995 verzögerte die Abstoßung bis $12,2 \pm 2,2$ Tage ($p < 0,01$, $n = 6$). Low-dose-CsA alleine verlängerte das Transplantatüberleben auf $15,4 \pm 3,2$ Tage. Wurde jedoch low dose-CsA mit Somatostatin kombiniert, überlebten die Herzen $30,5 \pm 4,8$ Tage ($p < 0,01$ verglichen mit CsA alleine, $n = 5$). Ebenfalls zeigte sich ein synergistischer Effekt bei der Kombination von low dose-CsA mit SMS 201-995 ($28,3 \pm 8,9$ Tage, $p < 0,05$, $n = 6$).

Eine Veränderung der CsA-Blutspiegel unter gleichzeitiger Somatostatin- bzw. SMS 201-005-Gabe wurde nicht gemessen.

Diskussion

In der vorliegenden Studie haben wir die immunsuppressive Wirkung von Somatostatin und dem Somatostatin-Analog SMS 201-995 in einem experimentellen Herztransplantationsmodell untersucht. Beide Substanzen waren in der Lage, nach auf die erste postoperative Woche limitierter Anwendung die alloreaktive Antwort des Empfängerimmunsystems auf das Transplantat bis etwa zum 13. p.o. Tag zu unterdrücken. Dieser Effekt konnte durch die Kombination mit low dose-CsA noch synergistisch verlängert werden. Fallberichte (2, 3), nach denen der CsA-Spiegel im Blut bei gleichzeitiger Somatostatingabe sinkt und deshalb die CsA-Dosierung erhöht werden muß, konnten nicht bestätigt werden. In unserem Transplantationsmodell war der CsA-Spiegel von der Administration von Somatostatin oder SMS 201-995 unabhängig.

Die vorliegenden Ergebnisse geben Anlaß, den immunsuppressiven Effekt von Somatostatin und SMS 201-995 in der klinischen Transplantation zu untersuchen. In der Pankreastransplantation würde neben der sekretorisch inhibierenden Funktion auch der immunsuppressive Synergismus mit CsA von großem Nutzen sein.

Zusammenfassung

In einem experimentellen heterotopen allogenen Herztransplantationsmodell bei Ratten wurde die immunsuppressive Wirkung von Somatostatin und seinem Analog SMS 201-995 alleine und in Kombination mit low dose-CsA untersucht. Nach 7tägiger Gabe führten beide Antagonisten des Wachstumshormons zu einer signifikanten Verlängerung der Transplantatüberlebenszeit. Unter einer Kombinationstherapie mit low dose-CsA trat eine synergistische immunsuppressive Wirkung auf. Die CsA-Blutspiegel wurden durch Somatostatin oder SMS 201-995 nicht verändert.

Summary

In an experimental heterotopic allogeneic rat heart transplantation model, the immunosuppressive action of somatostatin and its analogue SMS 201-995 alone and in combination with low-dose CsA were studied. A 7-day treatment of the recipients with the growth hormone antagonists prolonged graft survival time significantly. The combination with low-dose CsA showed a synergistic immunosuppressive effect. Somatostatin and SMS 201-995 did not alter CsA blood levels.

Literatur

1. Bauer W, Briner U, Doepfner W, Haller R, Huguenin R, Marbach P, Petcher TJ, Pless J (1982) SMS 201-995: A very potent and selective octapeptide analogue of somatostatin with prolonged action. Life Sci 31:1133
2. Rosenberg L, Dafoe DC, Schwartz R (1987) Administration of somatostatin analog (SMS 201-995) in the treatment of a fistula occurring after pancreas transplantation: Interference with cyclosporine immunosuppression. Transplantation 43:746
3. Landgraf R, Landgraf-Leurs MMC, Nusser J, Hillebrand G, Illner WD, Abendroth D, Land W (1987) Effect of somatostatin analogue (SMS 201-995) on cyclosporine levels. Transplantation 44:724

Dr. med. W.M. Padberg, Klinik für Allgemein- und Thoraxchirurgie, Justus-Liebig-Universität, Klinikstr. 29, D-6300 Giessen

20. Nichtinvasive Beurteilung des Energiestatus humaner Organtransplantate mittels Phosphor-31-Kern-Spin-Spektroskopie (P-31-MRS)

Noninvasive Routine Evaluation of Viability of Human Organ Transplants by P-31 Magnetic Resonance Spectroscopy

R. Kunz[1], E. Henze[2], R. Lietzenmayer[2] und H. G. Beger[1]

[1]Abteilung für Allgemeine Chirurgie (Ärztl. Direktor: Prof. Dr. H.G. Beger)
[2]Abteilung für Nuklearmedizin und NMR-Spektroskopie (Ärztl. Direktor: Prof. Dr. W.E. Adam), Klinik der Universität Ulm

Einleitung

Die Transplantation von Herz, Leber, Nieren und Pankreas ist eine anerkannte und bewährte Therapiemöglichkeit entsprechender organspezifischer Erkrankungen. Über die Standardisierung der Organentnahme- und Transplantationstechnik hinaus wird weiterhin versucht, durch Modifikation der Entnahmetechnik oder durch die Einführung neuer Konservierungslösungen die Frühfunktion der Transplantate zu verbessern. Nicht-invasive und nicht-destruktive Untersuchungsmethoden zur Beurteilung der Organfunktion sind vor allem nützlich, wenn Ergebnisse tierexperimenteller Untersuchungen in die Phase der klinischen Erprobung übernommen werden sollen. Mit der Phosphor-31-Magnet-Resonanz-Spektroskopie (P-31-MRS) gelingt es, energiereiche Phosphate in menschlichen Transplantaten nachzuweisen, ohne deren Integrität oder biochemischen Status zu verändern.

Material und Methode

Die P-31-Magnet-Resonanz-Spektroskopie wurde durchgeführt an humanen Nieren-, Leber- und Pankreasorganen, die im Rahmen von Multiorganentnahmen konserviert wurden. Voraussetzung für die Durchführung der Untersuchungen war, daß nur Organe gemessen wurden, für die über Eurotransplant entweder bis zur Explantation kein potentieller Empfänger gefunden werden konnte (Leber bzw. Pankreas), oder aber zwischen Entnahmezeitpunkt und Replantation mindestens eine Spektroskopie durchführbar war (Niere), ohne die Transplantation selbst zu verzögern. Für die Konservierung wurde Euro-Collins oder University of Wisconsin (UW)-Lösung verwendet. Insgesamt wurden Messungen an 8 Nieren, 3 Lebern und 3 Pankreasorganen durchgeführt.

Spektroskopie

Alle Untersuchungen erfolgten an einem 4.7-Tesla-Horizontal-Magneten, Öffnung 40 cm Ø (Biospec BMT 47/40, Fa. Bruker, Karlsruhe), mit einer Standard-Doppel-Oberflächenspule, die zusammen mit dem zu untersuchenden Organ in einer Kühlbox so angeordnet war, daß für das Transplantat (Niere, Leber oder Pankreas) sowohl Kühlkette als auch sterile Verpackung des Organes während und nach der Messung gewährleistet war. Als Standardreferenz wurde bei allen Messungen eine auf der Oberflächenspule fixierte Probe von 100 µl einer 1-molaren Methylphosphonsäurelösung (MPA) oder Methylendiphosphonat (MDP) mitgeführt.

Datenverarbeitung

Die Resonanzpeaks der in den untersuchten Organen vorhandenen energiereichen Phosphatverbindungen können infolge des Chemical-Shift-Effektes voneinander getrennt werden, bezogen auf den Peak des Phosphokreatins (PC). Kann kein PC nachgewiesen werden, wird der in fester Relation zum PC liegenden MPS- oder MDP-Peak der Referenzlösung als Identifikationspeak benutzt. Die Höhen der Peaks von anorganischem Phosphat (P_i), Zucker-Monophosphate (MP) sowie α-, β- und γ-ATP werden bestimmt und zur Berechnung des Vitalitätsindex β-ATP/P_i benutzt. Bei Organen, die mit Euro-Collins-Lösung konserviert wurden, wird zusätzlich der Quotient MP/P_i angegeben, da speziell bei Euro-Collins-Lösung der β-ATP/P_i-Quotient zur Bestimmung des Phosphokreatinpools falsch niedrige Werte ergeben kann.

Ergebnisse

Bei allen Messungen der untersuchten Organe gelang es, entsprechende Spektren der energiereichen Phosphatverbindungen aufzuzeichnen. Zusätzlich sind in Abhängigkeit von der verwendeten Konservierungslösung (Euro-Collins bzw. UW) typische Signalmuster identifizierbar, die jedoch nicht die Spektren der energiereichen Phosphate betreffen.

In Verlaufsbeobachtungen bis zu 12 h nach Explantation, durchgeführt an Leber und Pankreas, verringert sich die Konzentration vor allem von β-ATP und γ-ATP, in geringerem Ausmaß auch von Zuckermonophosphaten. Die Konzentration von anorganischem Phosphat (P_i) steigt im gleichen Untersuchungszeitraum dagegen an. Für die Sensitivität der Methode spricht, daß auch 12 h nach Explantation α-ATP und γ-ATP nachweisbar bleiben. Unterschiede in der Zusammensetzung der Konservierungslösungen spiegeln sich ebenfalls in den Spektren, wie erwartet, nieder. In den von uns durchgeführten Untersuchungen jedoch konnte der anorganische Phosphatanteil der Konservierungslösung nicht von dem organspezifischen P_i-peak getrennt werden. Ohne diese Differenzierungsmöglichkeit wurde deshalb die Berechnung des Quotienten β-ATP/P_i als Vitalitätsindex mit dem MP/P_i Quotienten ergänzt (Tabelle 1).

Mit dem von uns zur Verfügung stehenden Magneten 40 cm Ø und der gewählten Anordnung der Oberflächenspule in einer Kühlbox,

Tabelle 1. Vitalitätsindices β-ATP/P_i bzw. MP/P_i menschlicher Transplantate zu verschiedenen Zeiten nach Perfusion mit UW-Lösung (Leber und Pankreas) bzw. Euro-Collins (Niere) und Explantation (Niere: Mittelwert mit Standardabweichung, Leber und Pankreas: Median)

Niere (n=8)	0-2 h	2-4 h	4-6 h
β-ATP/P_i (%)	7,6 ± 6,8	2,7 ± 3,6	2,6 ± 2,9
MP/P_i (%)	74 ± 55	62 ± 31	58 ± 34
Leber (n=3)	1,5 h	3 h	4,5 h
β-ATP/P_i (%)	3,8	1,8	1,1
Pankreas (n=3)	0-1 h	2-6 h	9-20h
β-ATP/P_i (%)	18,1	3,3	0

ergibt sich somit die Möglichkeit, mit der P-31-Kern-Spin-Spektroskopie den Abfall energiereicher Phosphate nicht-invasiv und nicht-destruktiv auch in humanen Organen zu messen und im Zeitverlauf zu kontrollieren, ohne die Kühlkette und die sterile Verpackung der Organe zu gefährden (Abb. 1). Wird die Bestimmung

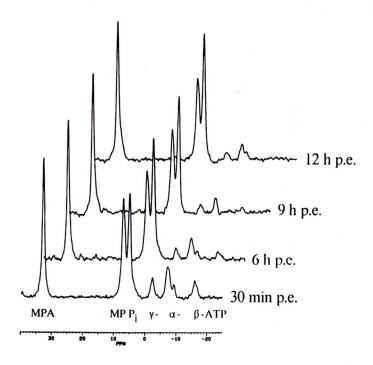

Abb. 1. P-31-MRS eines humanen Pankreas 30 min - 1 h nach Explantation (p.e.). MPA = Methylphosphonsäurelösung (Referenz), MP = Zucker-Monophosphat, P_i = anorganisches Phosphat

von β-ATP zur Vitalitätsbeurteilung der Transplantate herangezogen, ergibt sich damit die Möglichkeit, auch bei menschlichen Organen den energetischen Status der Organe post explanationem mit der Frühfunktion nach Transplantation zu korrelieren. Mit der P-31-Kern-Spin-Spektroskopie eröffnet sich eine Möglichkeit, Einflüsse von Modifikation der Entnahmetechnik oder der Anwendung neuer Konservierungslösungen auf den Energiestatus zu transplantierender Organe auch an menschlichen Transplantaten zu messen, ohne daß diese in ihrer Integrität verändert werden.

Zusammenfassung

Die Phosphor-31-Kern-Spin-Spektroskopie ist eine nicht-invasive und nicht-destruktive Untersuchungsmethode zur Bestimmung der energiereichen Phosphate in vivo und in vitro. Verlaufsbeobachtungen der ATP-Konzentration sind damit möglich, ohne die Integrität oder den biochemischen Status der untersuchten Gewebe zu verändern. Mit dem von uns zur Verfügung stehenden Horizontalmagneten von 40 cm Durchmesser gelingt es, auch menschliche Organtransplantate zu messen, ohne die Kühlkette zu unterbrechen oder die Sterilität zu gefährden. Gemessen wurden 8 menschliche Nieren, 3 Lebern und 3 Pankreata. In allen Versuchen konnten α-, β- und γ-ATP, Zuckermonophosphatase und anorganisches Phosphat identifiziert und bestimmt werden. In den Zeitverläufen waren α- und β-ATP bis zu 12 h nach Explantation nachweisbar. Die P-31-Kern-Spin-Spektroskopie von Transplantaten gibt Aufschluß über den ATP-Gehalt und die Vitalität der Organe, ohne diese zu verändern. Speziell für Fragen der Organkonservierung oder Testung neuer Konservierungslösungen am Menschen werden mit dieser innovativen Technik Möglichkeiten eröffnet, die Frühfunktion der Organe in Korrelation zu ihrem Energiestatus zu sehen.

Summary

Phosphorus-31 nuclear magnetic resonance has been used to measure changes in tissue adenosine triphosphate in warm and cold ischemia models in animals. By this technique it is possible to observe ATP concentrations without altering the integrity or the biochemical status of the tissues. By using a horizontal bore magnet 40 cm in diameter it is possible to examine human organ transplants without endangering integrity, viability or sterile environment. Eight human kidneys, three livers, and three pancreata were examined. In all experiments α-, β-, and γ-ATP, sugar monophosphate, and inorganic phosphate could be identified. α- and γ-ATP were observed up to 12 h after explantation. Phosphorus-31 magnetic resonance spectroscopy of human transplants can be used to determine ATP content and viability of the organs. By this innovative technique new modalities in donor operations and new storage solutions can be correlated to ATP content and viability of human transplants.

Dr. R. Kunz, Abteilung für Allgemeine Chirurgie, Klinik der Universität Ulm, Steinhövelstr. 9, D-7900 Ulm

IV. Traumatologie – Wunde I

21. Chirurgische Druckkartographie der vorderen Bauchwand
Th. Effenberger und Chr. Busch, Hamburg

(Manuskript nicht eingegangen)

22. Sofortige Blutstillung der Milzverletzung mit Vereisung und Fibrinklebung

M. Vatankhah, G. Baretton, K. O. Möller und G. Hohlbach, Lübeck

(Manuskript nicht eingegangen)

23. Insulinlike Growth Factors (IGF-I, IGF-II) nach gastrointestinalen Eingriffen

Insulinlike Growth Factors (IGF-I, IGF-II) After Gastrointestinal Surgery

G. B. Köveker[1], W. Blum[2], M. B. Ranke[2], M. Tomaske[1], U. Wiech[1] und M. Starlinger[1]

[1]Chirurgische Universitätsklinik Tübingen, Abteilung Allgemeine Chirurgie (Direktor: Prof. Dr. H.D. Becker)
[2]Universitäts-Kinderklinik Tübingen

In den letzten Jahren sind verschiedene Wachstumsfaktoren isoliert und in ihren in vitro- und teilweise auch in ihren in vivo-Wirkungen charakterisiert worden. Dies hat dazu beigetragen, daß die pathophysiologischen Vorgänge im Rahmen der Wundheilung besser verstanden werden. Die als Somatomedine bezeichneten "insulin-like growth factors I und II (IGF-I, IGF-II) besitzen möglicherweise eine wichtige regulatorische Funktion für die Gewebsreparation (1).

IGF-I und IGF-II besitzen ein Molekulargewicht von etwa 7.500, werden vorwiegend in der Leber synthetisiert und zirkulieren im Plasma an ein Carrierprotein gebunden (2, 3). Während bis vor einigen Jahren lediglich eine endokrine Regulation durch das Wachstumshormon (GH) bekannt war, weiß man heute, daß auch andere Stimuli wie Insulin, Östrogen und Nahrung eine IGF-Freisetzung induzieren. IGF-I und IGF-II besitzen ausgeprägte mitogene und anabole Wirkungen auf verschiedene Zellen des Reparationsgewebes wie Fibroblasten, glatte Muskelzellen und Endothelzellen. Als Progressionsfaktoren wirken die Somatomedine auf die S- und G_2-Phase des Zellcyclus (3). Auch wenn der lokale Wirkungsmechanismus nicht im einzelnen geklärt ist, so gibt es doch einige Hinweise dafür, daß IGF-I und IGF-II mit spezifischen Receptoren des Endothels reagieren und dann via transendothelialem Transport in parakriner Sekretion an das subendotheliale Gewebe abgegeben werden. Da die mitogenen Effekte auf das Reparationsgewebe möglicherweise durch das im Serum zirkulierende IGF-I und IGF-II beeinflußt werden können, sollte in dieser klinischen Studie der Frage nachgegangen werden, ob und in welchem Maße durch ein chirurgisches Trauma Veränderungen der Somatomedinserumkonzentrationen induziert werden.

Material und Methoden

Je nach Größe des operativen Traumas wurden 16 Patienten beiderlei Geschlechts mit einer Altersspanne von 25- 60 Jahren und normaler Leberfunktion in zwei Gruppen aufgeteilt, wobei in die Gruppe A (n = 9) Patienten aufgenommen wurden, die im Sinne eines Eingriffs mit geringem operativen Trauma einer Leistenbruchoperation nach Bassini-Kirschner unterzogen wurden. Die Patienten der Gruppe B (n = 7) waren durch Resektion am Verdauungstrakt (Rectumresektion n = 4, Oesophagusresektion n = 3) einem größeren operativen Trauma ausgesetzt. Als Narkoseverfahren wurde bei allen Patienten eine Inhalationsnarkose verwendet. Die mittlere OP-Zeit betrug in Gruppe A 48 min, in Gruppe B 154 min. Die orale Nahrungsaufnahme wurde in der Gruppe A am 1. postoperativen Tag gestattet, während in der Gruppe B eine 5 - 7tägige postoperative normocalorische parenterale Ernährung (100 g Aminosäuren, 500 g Glucose/24 h) durchgeführt wurde.

Beginnend mit dem praeoperativen Tag wurden bis zum 21. postoperativen Tag morgendliche postprandiale Blutentnahmen (EDTA) zur Bestimmung des Serum-Cortisols, T3/T4, FT3/4, des IGF-I, IGF-II und des IGF-Bindungsproteins (IGF-BP-3) durchgeführt. T3/4, FT3/4 und Cortisol wurden mit kommerziellen Radioimmunoassays (Amersham-Buchler, Braunschweig) bestimmt. IGF-I, IGF-II und IGF-BP-3 wurden ebenfalls im Radioimmunoassay, jedoch mit nichtkommerziellen polyvalenten Antikörpern vom Kaninchen (M.B. RANKE, W. BLUM) bestimmt.

Es werden jeweils die Mittelwerte und Standardabweichungen angegeben.

Ergebnisse

Die präoperativen Serumspiegel (ng/ml) von IGF-I (A: 91, B: 106), IGF-II (A: 602, B: 593) und IGF-BP-3 (A: 2843, B: 2775) waren in beiden Gruppen gleich.

Während des dreiwöchigen Beobachtungszeitraumes zeigten sich im Verhalten der Somatomedinspiegel signifikante Unterschiede zwischen den Gruppen. Bei Patienten der Gruppe A mit geringem operativen Trauma wurden im postoperativen Verlauf keine wesentlichen Veränderungen der IGF-I und IGF-II-Serumkonzentrationen beobachtet. Bei Patienten der Gruppe B mit großem operativen Trauma hingegen wurde am 1. postoperativen Tag ein signifikantes Absinken des IGF-I-Serumspiegels auf 42% (45 ng/ml) des Ausgangswertes festgestellt. An den ersten 5 postoperativen Tagen blieben die IGF-I-Serumspiegel konstant niedrig (38 - 47 ng/ml) und unterschieden sich signifikant von den entsprechenden Befunden der Gruppe B. In der zweiten postoperativen Woche wurde ein langsamer, aber konstanter Wiederanstieg der IGF-I-Spiegel gemessen, die jedoch erst in der 3. postoperativen Woche das präoperative Ausgangsniveau erreichten.

Die Bestimmung der IGF-II-Serumkonzentrationen erbrachte ähnliche Ergebnisse. Während sich in der Gruppe A die prä- und postopera-

tiven IGF-II-Serumspiegel nicht wesentlich unterschieden, war
der postoperative Verlauf in der Gruppe B am 1. bis 5. Tage
durch niedrige, auf 51 - 56 % (312 - 357 ng/ml) des präoperativen Niveaus abgesunkene IGF-II-Serumkonzentrationen gekennzeichnet. Der Wiederanstieg des IGF-II-Serumspiegels erfolgte langsam.
Er erreichte am Ende des Beobachtungszeitraumes die Höhe des
Ausgangswertes (Abb. 1).

Die Serumkonzentration des IGF-Bindungsproteins war präoperativ in beiden Gruppen ebenfalls gleich hoch (A: 2843, B: 2775
ng/ml). Im postoperativen Verlauf wurde in Gruppe A keine wesentliche Abweichung vom Ausgangswert festgestellt. In der Gruppe
B wurde ein ähnlicher Kurvenverlauf wie bei den Somatomedinen
gesehen, wobei jedoch der Abfall des Serumspiegels auf 69% des
Ausgangswertes schwächer war und der Wiederanstieg früher einsetzte als bei den Somatomedinen.

Die T3/T4, FT3/4-Serumkonzentrationen lagen in beiden Gruppen
präoperativ und postoperativ im Normbereich.

In beiden Gruppen wurde nach dem operativen Trauma ein Anstieg
des Cortisolspiegels von 17,3 µg/dl (Gruppe A) und 13,4 µg/dl
(Gruppe B) auf 27,4 µg/dl (Gruppe A) und 29,0 µg/dl (Gruppe B)
gemessen. Während sich der Cortisolspiegel bei Patienten der
Gruppe A bereits in der ersten postoperativen Woche normalisierte, fiel der Cortisolspiegel in der Gruppe B deutlich langsamer ab und erreichte erst im Verlauf der 3. postoperativen
Woche das Ausgangsniveau.

Diskussion

Nach großen gastrointestinalen Eingriffen wurden signifikant
verringerte Serumkonzentrationen von IGF-I und IGF-II beobachtet. Ähnliche Ergebnisse bei polytraumatisierten Patienten wurden von FRAYN et al. 1984 mitgeteilt. Die Ursachen für die Depression der Somatomedinspiegel nach chirurgischem Trauma sind
nicht geklärt. Peri- und postoperative Sekundäreffekte durch
Hämodilution und Bluttransfusionen und auch eine hypocalorische
Ernährungssituation können nicht als hinreichende Begründung
eingestuft werden.

Sollten weitere Studien einen Zusammenhang zwischen gestörter
Wundheilung und peripherem IGF-Mangel zeigen, muß der Frage
nachgegangen werden, ob eine Substitution dieser inzwischen
rekombinant verfügbaren Wachstumsfaktoren zur Optimierung der
Wundheilung sinnvoll ist.

Zusammenfassung

Es wurden die Somatomedinspiegel im Serum nach Leistenbruchoperationen (n = 9) und gastrointestinalen Resektionen (n = 7)
bestimmt. Im Gegensatz zu den Beobachtungen nach geringem operativen Trauma kam es nach größeren Resektionen zu einem signifikanten Absinken des Serumspiegels von IGF-I und IGF-II. Erst
nach 2 bis 3 Wochen wurde das Ausgangsniveau wieder erreicht.

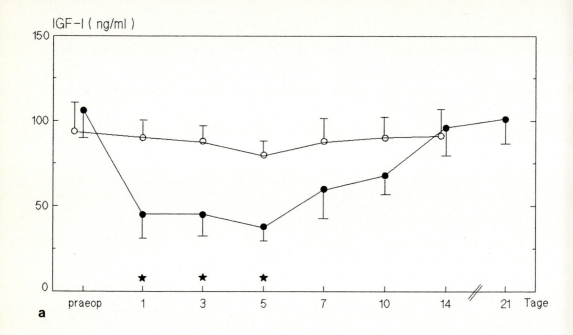

a

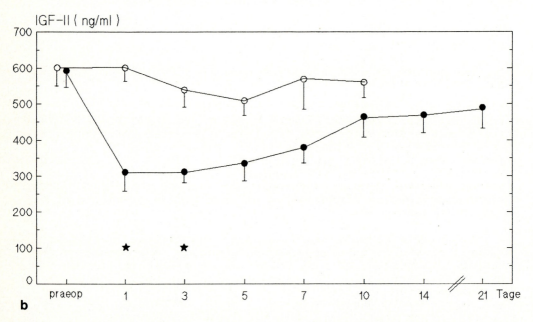

b

Abb. 1. a,b IGF-I und IGF-II-Serumspiegel nach Leistenbruch-OP (O) und gastrointestinalen Resektionen (●). Angegeben sind die Mittelwerte und Standardabweichungen. + = < 0,05

Summary

Serum somatomedin concentrations were measured in patients undergoing either hernial repair (N = 9) or gastrointestinal resections (N = 7). Contrary to minor surgical trauma, a significant depression of IGF-I and IGF-II serum levels were observed following major resections. Recovery of somatomedin levels required 2 - 3 weeks.

Literatur

1. Spencer EM, Skover G, Hunt TK (1988) Somatomedins: do they play a pivotal role in wound healing? Prog Clin Biol Res 266:103-116
2. Baxter RC (1988) The insulin-like growth factors and their binding proteins. Comp Biochem Physiol 91B:229-235
3. Froesch ER, Schmid CH, Schwander J, Zapf J (1985) Actions of insulin-like growth factors. Ann Rev 47:443-467
4. Blum WF, Ranke MB, Bierich JR (1988) A specific radioimmunoassay for insulin-like growth factor II: the interference of IGF binding proteins can be blocked by excess IGF-I. Acta Endocrinol 118:374-380
5. Frayn KN, Price DA, Maycock PF, Carroll SM (1984) Plasma somatomedin activity after injury in man and its relationship to other hormonal and metabolic changes. Clin Endocrinol 20:179-187

Dr. G.B. Köveker, Chirurgische Universitätsklinik, Hoppe-Seyler-Straße 3, D-7400 Tübingen

24. Tetrachlorodecaoxid (TCDO) antagonisiert den Effekt von Corticosteroiden auf die Wundheilung

The Effect of Tetrachlorodecaoxide (TCDO) on Wound Healing During Immunosuppression

R. A. Hatz[1], S. F. Kelly[2], H. P. Ehrlich[2] und F. W. Schildberg[1]

[1] Chirurgische Klinik und Poliklinik der Universität München, Klinikum Großhadern
[2] Shriners Burns Institute, Harvard Medical School, M.G.H. Boston, U.S.A.

Die Induktion einer Immunsuppression durch die Gabe hoher Dosen Glucocorticoide verhindert die normale Wundkontraktion und die stetige Zunahme der Zugfestigkeit einer heilenden Wunde (1). Vit. A, anabole Steroide, Wachstumshormone und -faktoren können bei gleichzeitiger Gabe von Glucocorticoiden die mesenchymale Zellproliferation und die Akkumulation von Kollagen in der Wunde normalisieren. Darüberhinaus wirken sie dem Abbau der Zugfestigkeit entgegen. Jedoch sind sie nicht in der Lage, die Inhibierung der Wundkontraktion durch Steroide zu verhindern (2). Die anorganische Substanz Tetrachlorodecaoxid (TCDO) soll die Einwanderung und Aktivierung von Makrophagen in einer Wunde fördern und damit zu einer verbesserten Wundheilung beitragen (3). Bei gleichzeitiger Immunsuppression mit Glucocorticoiden wurde in einem Rattenmodell TCDO auf seine Wirkungsweise überprüft.

Methodik

In Barbituratnarkose (40 mg/kg KG) wurden am Rücken und Abdomen von SD-Ratten fünf Polyvinylschaumstoffscheiben (10 mm Durchmesser, 2 mm Dicke) an vorher definierten Stellen subcutan implantiert. Jeweils drei davon wurden zuvor in zwei Hälften getrennt. Diese wurden dann unter der Verwendung eines Fadens wieder miteinander vereinigt. Die verbleibenden zwei Schaumstoffscheiben wurden jeweils zwischen zwei Silikonscheiben der gleichen Größe gelegt und als "sandwich" subcutan implantiert. Diese Konstruktion zwingt das Granulationsgewebe zentripetal einzuwachsen. Man kann dadurch den genauen Zeitablauf der Wundheilung histologisch dokumentieren. Auf dem Rücken der Ratten wurden ebenfalls zwei drittgradige Verbrennungswunden mit kleiner Oberfläche (2 cm^2) mittels eines erhitzten Metallblocks angebracht. Die Abgrenzungen dieser Flächen wurden mit Tinte tätowiert und täglich gemessen.

Die Tiere wurden in vier Behandlungsgruppen (jeweils n = 8) eingeteilt: die Gruppe I erhielt 0,5 ml physiologische Kochsalzlösung i.v. und 0,2 ml i.m., die Gruppe II 10 mg/kg KG Cortisonacetat i.m. und 0,5 ml physiologische NaCl-Lösung i.v., die Gruppe III 3,1 µmol/kg KG TCDO i.v. und 0,2 ml NaCl-Lösung i.m. und die Gruppe IV 10 mg/kg KG Cortisonacetat i.m. und 3,1 µmol/kg KG TCDO i.v. Die Behandlungsdauer betrug sieben Tage. Danach erfolgte die Messung der Wundkontraktion, Zugfestigkeit und Kollagengehalt der Wunden. Die Wundkontraktion konnte während dem angegebenen Behandlungszeitraum durch die Bestimmung der Flächen innerhalb der tätowierten Verbrennungswunden errechnet werden. Die Zugfestigkeit des einwachsenden Granulationsgewebes konnte nach Entfernung der halbierten PV-Schaumstoffscheiben gemessen werden. Eine Hälfte der PV-Scheibe wurde mit einer feststehenden Haltevorrichtung verbunden, die andere Hälfte mit einem leeren Glasgefäß bekannten Gewichts. Das Gefäß wurde dann mit konstanter Geschwindigkeit mit Wasser gefüllt. Das Gewicht in Gram des zugegebenen Volumens entspricht der Zugfestigkeit des Gewebes. Aus den rupturierten PV-Schaumstoffhälften konnte anschließend der Kollagengehalt mittels eines biochemischen Extraktionsverfahrens und nachfolgender Lyophilisierung quantitativ in mg bestimmt werden.

Ergebnisse

Die nach sieben Behandlungstagen gemessene Zugfestigkeit der PV-Schaumstoffscheiben ist in Abb. 1 dargestellt. Gruppe III (nur TCDO) zeigte eine signifikante Erhöhung der Zugfestigkeit (1172 ± 45 g) im Vergleich zur Kontrollgruppe I (1012 ± 38 g) (Mittelwert ± SEM). Gruppe IV (Kombination von TCDO und Corti-

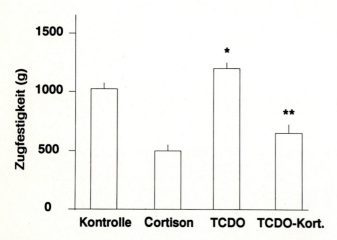

Abb. 1. Zugfestigkeit nach einer Behandlungsdauer von sieben Tagen (*p < 0,01 Gruppe III gegenüber I und **p < 0,01 Gruppe IV gegenüber II)

son) demonstrierte einen signifikanten Anstieg der Zugfestigkeit gegenüber der Vergleichsgruppe II (nur Cortison). TCDO wirkt der Abnahme der Zugfestigkeit durch die Gabe von Cortison entgegen.

Die quantitative Bestimmung des Kollagengehaltes der PV-Schaumstoffscheiben ist in Tabelle 1 dargestellt. In jeder Gruppe wurden die Implantate von acht Tagen entsprechend ihrer Lokalisation für eine Bestimmung zusammengefaßt (deshalb keine Signifikanzniveauberechnung möglich). Da die Kollagensynthese in einer Wunde mit der Zugfestigkeit direkt korreliert ist, kommt es dementsprechend in Gruppe III zu einer Zunahme des Kollagengehaltes an allen drei Implantationsorten. Im Vergleich mit Gruppe II kommt es in Gruppe IV ebenfalls zu einem Anstieg des Kollagengehalts. Wegen der inhibierenden Wirkung des Cortisons kommt es zwar nicht zur vollen Normalisierung der Kollagensynthese in den mit TCDO-Cortison behandelten Tieren, allerdings zu einer Steigerung gegenüber Gruppe II um 14%.

Tabelle 1. Kollagengehalt der implantierten Polyvinylschaumstoffscheiben aufgeschlüsselt nach Ort der subcutanen Implantation; Angaben jeweils in mg

Behandlungsgruppe	Lokalisation der PV-Schaumstoffscheiben				
	DLU[a]	ARU[b]	ALU[c]	Gesamt	Änderung %
1. Kontrolle	360	387	241	968	0
2. Cortison	278	223	211	712	− 26
3. TCDO	388	428	272	1088	+ 12
4. TCDO-Cortison	307	323	238	868	− 10

a = Dorsum links-unten; b = Abdomen rechts-unten; c = Abdomen links-unten

Die mit hohen Dosen Cortison behandelten Tiere (Gruppe II) hatten eine empfindliche Störung der Kontraktion der Verbrennungswunden (Abb. 2). Sie fiel nahezu um die Hälfte gegenüber der Kontrollgruppe ab. Die zusätzliche Gabe von TCDO (Gruppe IV) hob die starke Inhibition der Wundkontraktion völlig auf. Sie war sogar gegenüber der Kontrollgruppe I erhöht. Die allein mit TCDO behandelten Tiere (Gruppe III) zeigten keinen Unterschied zur Kontrollgruppe.

Lichtmikroskopische Untersuchungen von HE- und Trichrom-gefärbten PV-Schaumstoffscheiben zeigten eine gesteigerte Kollagendeposition der allein mit TCDO behandelten Tiere gegenüber der Kontrollgruppe. Ähnlich war es in der Gruppe IV, die im Vergleich zur Gruppe II ebenfalls eine höhere Zelldichte und vermehrt Kollagen aufwies.

Darüberhinaus zeigten immunhistochemische Untersuchungen mit monoklonalen Antikörpern (W3/25) eine verstärkte Einwanderung von Makrophagen in die Wunden und PV-Schaumstoffscheiben der Tiere, die mit TCDO behandelt wurden.

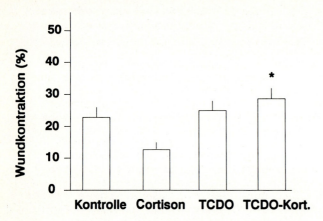

Abb. 2. Ausmaß der Wundkontraktion nach einer Behandlungsdauer von sieben Tagen (*$p < 0,001$ Gruppe IV gegenüber Gruppe II)

Diskussion

Corticoide verhindern die Wundheilung, wenn sie drei Tage vor oder nach Verwundung in hohen Dosen verabreicht werden. Diese Wirkung wird auf die durch Cortisongabe induzierte Monocytopenie zurückgeführt. Es kommt dadurch zu einer Abnahme der Makrophagenzahl in der Wunde. Der Makrophage ist ab dem dritten Tag der Wundheilung der Hauptvermittler der einsetzenden Reparation. Wie LEIBCOVICH und ROSS zeigen konnten, findet ohne Makrophagen keine Wundheilung statt (4).

Die oben dargestellten Untersuchungen zeigen, daß TCDO die Inhibition der Wundheilung durch Cortison antagonisiert. Es fördert nicht nur die Zugfestigkeit und Kollagensynthese der mit Cortison behandelten Tiere, sondern auch die Wundkontraktion. Keine andere Substanz zeigt eine solche Wirkung. Möglicherweise wird dieser Effekt des TCDO durch eine Makrophagenaktivierung mit verstärkter Einwanderung in die Wunde vermittelt. Dies ist momentan Gegenstand weiterführender Untersuchungen. In der Klinik könnte TCDO sich besonders für die Behandlung von Problemwunden bei immunsupprimierten Patienten eignen.

Zusammenfassung

In den dargestellten Untersuchungen wird die Wirkungsweise von Tetrachlorodecaoxid (TCDO) in einem tier-experimentellen Wundheilungsmodell unter den Bedingungen der Immunsuppression geprüft. Vitamin A, anabolische Steroide und Wachstumshormon können bei gleichzeitiger Verabreichung hoher Dosen Corticosteroide die Inhibition der mesenchymalen Zellproliferation und Kollagensynthese antagonisieren. Allerdings können sie nicht der empfindlichen Störung der Wundkontraktion entgegenwirken. In dem vorliegenden Modell wurde die Veränderung der Wundkontraktion, Kollagensynthese, Änderung der Zugfestigkeit und Histologie evaluiert. Tiere, die Cortison in Kombination mit TCDO erhielten, zeigten eine wesentlich verbesserte Wundheilung mit Zunahme der Zugfestigkeit, der Kollagensynthese und einer völlig normalen Wundkontraktion. Diese Ergebnisse ergeben Anhaltspunkte dafür, daß TCDO sich besonders für die Behandlung von Problemwunden bei immunsupprimierten Patienten eignen könnte.

Summary

Immunosuppression induced by the systemic injection of glucocorticoids inhibits the normal repair process in rats. Full excision and third degree burn wounds show impaired wound contraction, and suture closed incisions show retarded increases in tensile strength. Vitamin A, anabolic steroids, and growth hormone given concurrently with glucocorticoids restore mesenchymal cell proliferation, the deposition of newly synthesized collagen, and the rate of increase of wound tensile strength. They will not, however, antagonize the inhibition of wound contraction. A novel inorganic agent, tetrachlorodecaoxide (TCDO), known to enhance the migration and activation of macrophages was tested in a rat model. Four treatment groups of eight rats each were studied: I, control; II, cortisone alone 10 mg/kg b.w.; III, TCDO alone 3,1 µmol/kg b.w.; IV, combined treatments as in groups II and III. Tests of tensile strength showed that of group II to be 55% less than group I, while that of group IV was only 25% less than group I. Wound contraction tests showed that contraction in group II was 64% less than group I and 20% greater in group IV than in group I. Animals receiving cortisone in combination with TCDO displayed markedly enhanced wound contraction compared with controls. The same combination restored collagen synthesis and histological appearance close to controls. TCDO alone (group III) increased wound contraction, tensile strength, and collagen synthesis above controls (group I). The results indicate that TCDO could be a potential agent of wound healing in immunosuppressed patients and anergic wounds.

Literatur

1. Ehrlich HP, Hunt TK (1968) Effects of cortisone and vitamin A on wound healing. Ann Surg 167:324
2. Hunt TK, Ehrlich HP, Garcia JA, Dumpfy JE (1969) Effect of vitamin A on reversing the inhibitory effect of cortisone on healing of open wounds in animals and man. Ann Surg 170:633
3. Woerly B, Lombard Y, Poindron PH, Stahl KW (1989) Candida phagocytosis of murine macrophages: enhancement by a novel type of oxidant. In: The Biological and Clinical Aspects of Phagocyte Function. Pergamon Press
4. Leibovitch SJ, Ross R (1975) The role of the macrophage in wound repair. A study with hydrocortisone and antimacrophage serum. Am J Pathol 78:72

Dr. R.A. Hatz, Chirurgische Klinik und Poliklinik der Universität München, Klinikum Großhadern, Marchioninistr. 15, D-8000 München 70

25. Beeinflussung der Heilung von Hautschnittwunden bei Ratten durch den Angiogenesefaktor Angiogenin

Effect of the Angiogenesis Factor Angiogenin on the Healing of Rat Skin Incisional Wounds

K. Röddecker, M. Nagelschmidt, N. Makulik, U. Münnich und J. Jochims

II. Chirurgischer Lehrstuhl der Universität zu Köln (Direktor: Prof. Dr. H. Troidl)

Einleitung

Die Neubildung von Capillargefäßen ist eine wesentliche Voraussetzung für den optimalen Ablauf der Wundheilung. Geweben, die physiologisch oder pathologisch bedingt eine Unterversorgung mit Blutgefäßen aufweisen, wird eine schlechte Heilungstendenz nachgesagt (1). In solchen Fällen glaubt man, durch die therapeutische Induktion der Neovascularisation eine Verbesserung der regenerativen Potenz erreichen zu können. Ein optimaler Heilungsverlauf ist durch einen schnellen Wundverschluß und eine frühzeitige Festigkeitszunahme im verletzten Gewebe gekennzeichnet. Im multifaktoriellen Geschehen "Wundheilung" kann es aufgrund genetischer Defekte, durch erworbene Erkrankungen oder durch Medikamente in vielfältiger Weise zu Störungen kommen. Folge aller dieser Störungen ist letztlich ein verzögerter Wundverschluß und eine ungenügende Narbenfestigkeit. Für chirurgische Patienten bedeuten Wundheilungsstörungen ein erhöhtes Risiko für postoperative Komplikationen wie Nahtdehiscenz, Blutungen, Infektionen und Sepsis. Derartige Komplikationen gefährden den Erfolg der chirurgischen Therapie und können letztlich zu dauernder Invalidität oder gar zum Tod führen. Es ist deswegen wünschenswert, über therapeutische Mittel zu verfügen, mit deren Hilfe bestimmte Schlüsselereignisse im Wundheilungsverlauf wie z.B. die Capillarproliferation gesteuert werden können. Unter den bisher bekannten Wachstumsfaktoren und Gewebshormonen befinden sich einige, denen unter anderem eine Stimulierung der Angiogenese zugeschrieben wurde (TGF, MDGF, FGF, TNFα, IL-1 (2)). Mit dem von der Arbeitsgruppe um VALLEE vor einigen Jahren entdeckten und inzwischen weitgehend charakterisierten Angiogenin glaubt man nun eine physiologische Substanz zur Verfügung zu haben, welche spezifisch die Neovascularisation induziert. Es handelt sich um ein Protein mit dem Molekulargewicht 14400 mit großer Homologie zur Ribonuclease. An der Chorioallantoinmembran des Hühnerembryos und an der Kaninchencornea konnte die Wirksamkeit der Substanz demonstriert werden (3). Inzwischen wurde es durch die gentechnische Produktion von hochreinem Angiogenin möglich, die Wirkung dieses Faktors auch in größeren tierexperimentellen Untersuchungen zu prüfen. Die vorliegende Arbeit bringt erste Ergebnisse einer Studie an Hautschnittwunden von Ratten.

Material und Methoden

Vierzig männliche Sprague Dawley Ratten (ca. 300 g) erhielten in Äthernarkose je eine 4 cm lange Längsincision der Bauchhaut, die sofort wieder mit 4 Nähten (Supramid 2/0, Fa. Resorba, Nürnberg) verschlossen wurde. Anschließend wurden die Tiere randomisiert auf 4 Versuchsgruppen aufgeteilt. Die Kontrollgruppen 1 und 3 wurden nur mit Trägersubstanzen Humanalbumin (Fa. Behringwerke, Marburg, Charge B 160487) und Gelatine (Rapijel, Fa. Croda, Nettetal) gelöst in 0,9% NaCl-Lösung behandelt. Die Prüfgruppen 2 und 4 erhielten jeweils zusammen mit den Trägersubstanzen rekombinantes Humanangiogenin (Met(1)-Leu(31)-Angiogenin, Fa. Hoechst AG, Frankfurt). Die Lösungen wurden unmittelbar nach Wundverschluß, sowie an den 4 nachfolgenden Tagen durch Injektion in den Wundkanal verabreicht. Die Dosierungen betrugen jeweils 80 µg Albumin (Gr. 1), 80 µg Albumin und 20 µg Gelatine (Gr. 3), 80 µg Albumin und 3 µg Angiogenin (Gr. 2) und 80 µg Albumin, 20 µg Gelatine und 3 µg Angiogenin (Gr. 4) in einem Injektionsvolumen von 200 µl. Als Zielkriterium für die Beurteilung der Wundheilung wurde die Reißfestigkeit am 7. postoperativen Tag gemessen. Die Messung erfolgte unmittelbar nach Explantation der Wundareale und vorsichtigem Entfernen der Fäden in einem Instron-Materialprüfgerät Typ TM-M (Fa. Instron, High Wycombe, Bucks, England). Dabei wurde die CM-Meßdose verwendet und auf 1 kg geeicht. Die Reißgeschwindigkeit betrug 5 mm/min. Die Berechnung der maximal aufgewendeten Kraft erfolgte aus der vom Schreiber aufgezeichneten Reißkurve. Für die Auswertung wurden nur Tiere verwendet, die keine makroskopisch erkennbaren Infektionen oder Hämatome aufwiesen. Die statistische Berechnung wurde mit dem U-Test von Mann und Whitney durchgeführt, wobei als Signifikanzniveau $p \leq 0,05$ gewählt wurde (Tierversuchsgenehmigung Nr. 26.203.2K $\overline{4}$, 5/88).

Ergebnisse

Bei der makroskopischen Befundung der Wunden am 7. postoperativen Tag gab es in 2 Fällen subcutane Hämatome. Die beiden Tiere wurden deswegen für die weitere Auswertung nicht verwendet. Die Reißfestigkeitsdaten der übrigen Tiere sind in der Tabelle 1 aufgeführt.

Der Vergleich zwischen den Prüfgruppen, die Angiogenin erhalten hatten, und den entpsrechenden Kontrollgruppen, die nur mit den Trägersubstanzen behandelt worden waren, ging in beiden zugunsten des Angiogenesefaktors aus. Die Reißfestigkeit in Gruppe 2 war im Mittel um 14% gegenüber Gruppe 1 erhöht, die

Tabelle 1. Ergebnisse der Reißfestigkeitsmessung

Tier Nr.	max Reißfestigkeit (g) in Gruppe			
	1 (A)	2 (A+AG)	3 (A+G)	4 (A+G+AG)
1	143,8	257,1	262,0	393,5
2	191,3	278,9	217,1	307,9
3	220,0	226,6	--	282,6
4	182,6	211,3	169,9	163,8
5	330,4	253,8	239,7	209,2
6	230,4	358,1	202,6	189,5
7	313,7	--	154,7	289,8
8	271,3	250,0	268,0	185,2
9	205,7	270,7	165,6	311,6
10	179,8	222,7	200,4	272,3
$\bar{x}$	226,9	258,8	208,9	260,5[a]
S.D.	60,6	43,5	41,5	72,0

A: Albumin, G: Gelatine, AG: Angiogenin
[a]: p = 0,05

Reißfestigkeit in Gruppe 4 um 24% gegenüber Gruppe 3. Dabei lag im letzteren Fall die mit dem U-Test ermittelte Irrtumswahrscheinlichkeit mit p = 0,05 genau an der Signifikanzgrenze. Die an den Hautincisionen der Ratte am 7. Tag ermittelten Festigkeitsdaten sprechen somit für eine positive Beeinflussung der Wundheilung durch Angiogenin.

Diskussion

Angiogenin ist als Gewebshormon in der Lage, in geringsten Mengen Wirksamkeit zu entfalten. Am Hühnerembryo führten schon 35 fmol, an der Kaninchencornea 3,5 pmol zur Gefäßbildung. Erfahrungswerte für Wundheilungsversuche an Tiermodellen standen bisher nicht zur Verfügung. Wir legten uns bei unseren Untersuchungen auf eine Dosierung von 3 µg/Injektion fest. Da ein Gewebshormon zwar schon in sehr geringen Dosen wirksam ist, dafür aber über längere Zeit zur Verfügung stehen muß, wurde Angiogenin an 4 aufeinanderfolgenden Tagen injiziert. Zudem wurde als Trägersubstanz Albumin zugegeben und in den Gruppen 2 und 4 zusätzlich Gelatine beigemischt, die für eine verzögerte Freisetzung des Wirkstoffs sorgen sollte. Die Kontrollgruppe, welche Gelatine zusammen mit Albumin erhielt, zeigte die niedrigsten Reißfestigkeiten. Der Unterschied ist gegenüber Gruppe 1, die nur Albumin erhielt, nicht signifikant. Trotzdem ist zu prüfen, ob nicht lokal eingebrachte Gelatine einen ungünstigen Effekt auf die Wundheilung ausübt. Für systemisch verabreichte Gelatine konnte dies im Rattenmodell bereits nachgewiesen werden (4). Der Zusatz von Angiogenin zu den Trägersubstanzen führte jeweils zu einer verbesserten Narbenstabilität, die beim Vergleich der Gruppen 2 und 4 signifikant ausfiel. Die statistische Aussagekraft sollte bei den bisher vorliegenden Daten nicht überbewertet werden, doch konnte im vorgestellten Tiermodell zum erstenmal eine positive Wirkung des neuen Angiogenesefaktors auf die Wundheilung beobachtet werden.

Zusammenfassung

An Ratten mit Hautschnittwunden wurde der Einfluß des neuen Angiogenesefaktors Angiogenin auf die Wundheilung untersucht. Sieben Tage nach Wundsetzung wiesen die Testgruppen, die lokal Humanangiogenin mit Albumin und Gelatine erhalten hatten, höhere Reißfestigkeitswerte auf als die Kontrollgruppen, die nur mit den Trägersubstanzen behandelt worden waren.

Summary

The effect of the new angiogenesis factor angiogenin on wound healing was studied in rats with incisional skin wounds. On day 7 after injury the test groups treated with topical human angiogenin together with albumin and gelatine exhibited higher breaking strength than the control groups which had only received the carrier proteins.

Literatur

1. Röddecker K, Günsche K, Tilling Th, Koebke J (1987) Tierexperimentelle Untersuchungen zum kapselnahen Innenmeniskus-Hinterhornriß. Hefte Unfallheilkunde 189. Springer, Berlin Heidelberg New York Tokyo, S 109-113
2. Polverini P (1989) Macrophage-induced angiogenesis: A review. In: Sorg C (ed) Macrophage-Derived Cell Regulatory Factors. Cytokines, Vol 1. Karger, Basel, 554-73
3. Fett JW, Strydom DJ, Lobb RR, Alderman EM, Bethune JL, Riordan JF, Vallee BL (1985) Isolation and characterization of angiogenin, an angiogenetic protein from human carcinoma cells. Biochem 24:5480-5486
4. Nagelschmidt M, Becker D, Bönninghoff N, Engelhard GH (1987) Effect of fibronectin therapy and fibronectin deficiency on wound healing: a study in rats. J Trauma 27:1267-1271

Dr. K. Röddecker, II. Chirurgischer Lehrstuhl der Universität zu Köln, Städtisches Krankenhaus, Ostmerheimerstr. 200, D-5000 Köln 91

V. Traumatologie – Wunde II

26. Über die Einsatzmöglichkeiten biomechanischer Berechnungs- und Meßmethoden zur Abschaffung von Tierversuchen

U. Witzel und Chr. v. Hasselbach, Bochum

(Manuskript nicht eingegangen)

27. Biomechanik des thoracolumbalen Überganges
Biomechanics of the Thoracolumbar Spine
W.M. Franck, R. Schlenzka, M. Decker und L. Gotzen

Klinik für Unfallchirurgie, Philipps-Universität Marburg
(Leiter: Prof. Dr. L. Gotzen)

1. Einleitung

Der thoracolumbale Übergang ist die häufigste Lokalisation von Frakturen der Wirbelsäule. Überlegungen zur Stabilität und Biomechanik dieser Verletzungen beruhen häufig auf der Einteilung nach McAFEE und DENIS (1), die ein 3-Säulenschema entwickelten.

Ein sehr wesentlicher Faktor zur Beurteilung der Stabilität bei Keilkompressionsfrakturen stellt nach MARKOLF die Beteiligung der dorsalen Säule dar (4). Hier stellt PANJABI die Frage, insbesondere bei radiologisch nicht nachweisbarer Schädigung der ossären Strukturen, nach der Ruptur der Ligg. interspinalia und flava (6). Basierend auf der Überlegung, daß bei erhaltener mittlerer Säule diese Ligg. im Rahmen der Flexion ab einem bestimmten Grad reißen müßten, ist es Ziel der Untersuchung, das Ausmaß des hierzu erforderlichen Winkels experimentell zu bestimmen.

2. Versuchsaufbau und Durchführung

Insgesamt wurden 20 Wirbelsäulenpräparate der Segmenthöhe Th11-L3, gewonnen bei Sektionen frisch verstorbener Patienten, eingesetzt. Der Mittelwert des erreichten Lebensalters liegt bei 72 Jahren.

Die Präparate wurden nach Entfernung der Weichteile bei -20°C gelagert.

Um eine ausreichend stabile Installation in der Versuchsanordnung (Abb. 1) zu gewährleisten, werden die Segmente Th11 mit Th12 sowie L3 mit L4 durch axial eingebrachte Spongiosaschrauben verblockt. Das so vorbereitete Präparat wird mittels Schrauben in 2 Prüfzylinder (Abb. 1) zentriert und in diesen durch einen 2-Komponenten Gießharz fixiert. Damit ist eine einwandfreie

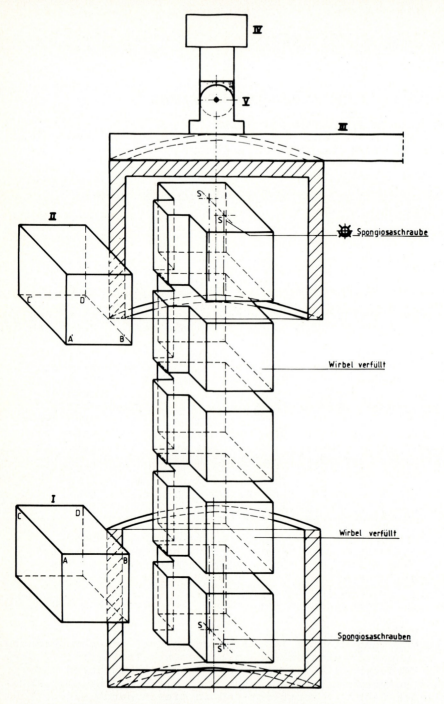

Abb. 1. Schematische Darstellung des Versuchsaufbaues: Einspannung des Wirbelsäulenabschnittes Th11-L3 in die Prüfanlage:
I: stationärer Meßwürfel; II: beweglicher Meßwürfel; III: Hebelarm zur Veränderung des Drehmomentes; IV: Kraftmeßdose; V: auf dem Hebelarm verschiebbare Gelenkverbindung; S: Spongiosaschrauben

Kraftübertragung auf die FSU (functional spine unit) Th12/L1 und L1/L2 sowie den LWK1 sichergestellt, sodaß das Präparat in eine Materialprüfmaschine (SHIMAZDU AG-A) eingespannt werden kann.

Der obere Prüfzylinder ist über einen sagittal verstellbaren Hebelarm und eine Kraftmeßdose gelenkig mit dem die Kompressionskraft aufbringenden Crosshead verbunden. Der untere Prüfzylinder ist stationär. Der Hebelarm ist um 3 cm gegenüber dem Wirbelmittelpunkt nach ventral versetzt eingestellt. Die Kompression erfolgt mit einer Geschwindigkeit von 50 mm/min bis zum breakpoint. Hier werden die Meßdaten zur Bestimmung der dreidimensionalen Bewegung erhoben. Anschließend wird der Crosshead bei den Präparaten 1-10 zweimal je 10 mm mit einer Geschwindigkeit von 30 mm/min weitergefahren, bei den Präparaten 11-20 in gleicher Weise, jedoch dreimal 10 mm. An jedem Stop wird jeweils die Bewegung in ihrem dreidimensionalen Ausmaß vermessen.

Mittels Abstandmessungen in einem Doppelwürfelmodell, das an den Prüfzylindern (Abb. 1) angebracht ist, kann die Bewegung des oberen Prüfzylinders gegenüber dem unteren in den 3 Raumachsen analysiert werden. Durch Analyse der Streckenänderungen zwischen den Bezugspunkten der Meßwürfel können wir Rotationsbewegungen um die Raumachse herum gegen Translationsbewegungen parallel zu den Raumachsen unterscheiden. Aufgrund der Komplexizität dieser stereomathematischen Analyse wird ein EDV-Programm eingesetzt. Zudem wurde nach erfolgreich gesetzter Fraktur eine Probe aus den Ligg. interspinalia entnommen.

3. Ergebnisse

1. Auswertung der Röntgenaufnahmen

Präparate 1-10: Bei diesen Präparaten wurden nach dem breakpoint noch 2 mal 10 mm mit dem Crosshead weiter nach distal gefahren. Bei 6 Präparaten entstand eine reine Keilkompressionsfraktur, bei 4 eine Berstungsfraktur. Der mittlere Beck-Index betrug 0,6 bei der Keilkompressionsfraktur, bei der Berstungsfraktur 0,85.

Die Rotationsbewegungen zeigten folgendes Ausmaß:

	Keilkompressionsfraktur	Berstungsfraktur
a.p.	3,8°	2,5°
seitl.	18,9°	19,7°
transv.	2,0°	3,0°

Die Translationsbewegungen zeigten folgendes Ausmaß:

	Keilkompressionsfraktur	Berstungsfraktur
a.p.	2,6 mm	10,2 mm
seitl.	14,3 mm	14,3 mm
transv.	2,6 mm	0,7 mm

Präparate 11-20: Diese Präparate wurden nach dem break-point noch 3 mal 10 mm komprimiert.

Bei 3 Präparaten entstand eine reine Keilkompressionsfraktur, bei 7 eine Berstungsfraktur. Der mittlere Beck-Index betrug 0,53 bei der Keilkompressionsfraktur, bei der Berstungsfraktur 0,75. Alle Berstungsfrakturen wiesen zusätzlich eine Luxation im Segment L1/2 nach dorsal auf.

Die Rotationsbewegungen zeigten folgendes Ausmaß:

	Keilkompressionsfraktur	Berstungsfraktur
a.p.	16,0°	20,6°
seitl.	0,8°	1,5°
transv.	1,2°	1,0°

Die Translationsbewegungen zeigten folgendes Ausmaß:

	Keilkompressionsfraktur	Berstungsfraktur
a.p.	14,6 mm	21,5 mm
seitl.	26,9 mm	25,8 mm
transv.	2,9 mm	3,6 mm

Hieraus ergibt sich, daß, obwohl die Präparate einem streng in sagittaler Richtung wirksamen Drehmoment unterworfen wurden, eine Bewegung in allen 3 Raumachsen stattfindet, wobei die maximale Bewegung in Richtung der einwirkenden Kraft erfolgt.

Der Mechanismus beider Frakturtypen ist derselbe, als entscheidend für den jeweiligen entstehenden Typ erwies sich der Flexionswinkel. Blieb dieser unter 20°, entstanden Keilkompressionsfrakturen, darüber Berstungen.

Die Röntgenkontrollen der Keilkompressionsfrakturen nach Reposition zeigten eine nahezu vollständige Wiederaufrichtung des Wirbelkörpers, so daß sich die Deformation nicht mehr nachweisen ließ. Bei den Berstungsfrakturen war auch nach der Reposition das volle Ausmaß der Zerstörung des Wirbelkörpers gut beurteilbar. Bei diesen ließ sich in den konventionellen Aufnahmen die Beteiligung der Wirbelkörperhinterkante nicht mehr darstellen. Die mikroskopische Auswertung aller Bandproben, entnommen aus Präparaten mit Keilkompressionsfrakturen, ergab eine deutliche Elongation der Ligamente. Diese zeigte sich in Querschnittsverringerung und teilweisen Rupturen und Aufspleißungen der Kollagenfaserbündel. Bei den Berstungsfrakturen fand sich bereits makroskopisch eine Ligamentruptur.

4. Diskussion

Die vorgestellte Versuchsanordnung erlaubt ein definiertes Flexions-Kompressionstrauma auf ein Wirbelsäulenpräparat auszuüben. Bisher publizierte Verfahren beschränken sich in der Regel meist auf ein FSU und entweder ein Stauchungs- oder Kompressionstrauma (6). Das Problem der aus solchen Versuchen gewonnenen Ergebnisse liegt in der Übertragbarkeit auf die Klinik. Unseres Erachtens gibt es kein reines Kompressionstrauma, da durch den Rumpf mit Kopf immer ein großes Gewicht an einem langen Hebel eine Flexionskraft durch Vornüberneigen ausübt.

Da 2 FSU noch längst nicht die gesamte Beweglichkeit einer Lendenwirbelsäule widerspiegeln können, müssen die hier gewonnenen absoluten Ergebnisse mit Zurückhaltung bewertet werden.

Die Aussage von HIERHOLZER (2), daß eine Keilkompressionsfraktur bis zu einem Winkel von 25° als stabil anzusehen ist, entspricht nicht unseren Ergebnissen. Analog zu bewerten ist die OP-Indikation, wie sie MAGERL (3) stellt: Er empfiehlt die operative Versorgung, wenn die Wirbelkörpervorderwand einen Höhenverlust von > 50% erreicht hat. Die Ergebnisse zeigen, daß die ligamentären Anteile der dorsalen Säule weit öfter zerrissen sind als bisher angenommen wurde, eine bleibende, ligamentäre Instabilität also entsprechend häufiger angenommen werden muß. Dies sollte bei der Indikationsstellung der notwendigen Therapie dieser Verletzungen unbedingt berücksichtigt werden.

Zusammenfassung

Insgesamt wurden 20 Wirbelsäulenpräparate Th11-L3 in 2 Serien zu je 10 frakturiert. Zusätzlich wurden die Ligg. interspinalia histologisch untersucht. Die Analyse der Frakturen erfolgte mit Hilfe einer neuen Meßtechnik, die eine Bestimmung der Stellungsänderung in allen drei Raumachsen erlaubt. Es zeigte sich, daß die Keilkompressions- und Berstungsfraktur durch den gleichen Mechanismus entstehen. Bei den Keilkompressionsfrakturen waren die Ligg. interspinalia elongiert, bei den Berstungen rupturiert. Die Reposition der Fragmente gelang bei den Keilkompressionen bis nahezu zur Unkenntlichkeit einer Fraktur.

Summary

A total of 20 thoracic spines (Th11-L3) were fractured in two series of 10 each. Additionally we examined the ligamenta interspinalia histologically and the possibility of reduction of the fragments by ligamentotaxis. The fractures were analyzed by a new technique allowing a three-dimensional evaluation of the postfracture position. We found that the wedge compression and the burst fracture are caused by the same mechanism. The ligamenta interspinalia were elongated in the wedge compression fracture and ruptured in the burst fracture. The reduction of fragments was only possible in the wedge compression fracture, so that you could evaluate the extent of damage.

Literatur

1. Denis F (1983) The three column spine and its significance in the classification of acute thoracolumbar spinal injuries. Spine 8:817
2. Hierholzer G, Ludolph E, Skugunna R (1982) Verletzungen der Hals-, Brust- und Lendenwirbelsäule. Chirurg 53:279

3. Magerl F, Weber BG (1985) Der Wirbel-Fixateur externe in "Fixateur externe". Springer, Berlin Heidelberg New York Tokyo
4. Markolf K (1972) Deformation of the thoracolumbar intervertebral joints in response to external loads. J Bone Joint Surg [Am] 54:511
5. Panjabi M (1981) A biomechanical study of the stability of the thoracic spine in man. Acta Orthop Scand 52:315
6. Plaue R (1972) Das Frakturverhalten von Brust- und Lendenwirbelkörpern. Z Orthop 110:159, 357

Dr. med. W.M. Franck, Klinik für Unfallchirurgie, Philipps-Universität, Baldinger Straße, D-3550 Marburg/Lahn

28. Techniken der Callotasis zur Verlängerung von Röhrenknochen. Statische oder dynamische Distraktion

Technique of Callotasis for Bone Lengthening: Static vs. Dynamic Distraction

R. Schlenzka[1], W. Franck[1], J. Frenz[1], M. Stamm[1] und B. Hein[2]

[1] Klinik für Unfallchirurgie, Philipps-Universität Marburg
 (Leiter: Prof. Dr. L. Gotzen)
[2] Behring-Werke Marburg

Einleitung

Die posttraumatische Anisomelie, die Längendifferenz der Extremitäten, stellt ebenso eine therapeutische Herausforderung dar, wie langstreckige Knochendefekte nach einer Osteomyelitis (1). Nach Abschluß des knöchernen Wachstums lassen sich Längendifferenzen der Extremitäten durch zwei unterschiedliche Techniken beheben. Das von WAGNER (2) 1972 vorgestellte Verfahren der Osteotomie, Weichteildehnung und anschließenden Defektauffüllung mit autologer Spongiosa ist mit langer Klinikbehandlung, mehrfachen Operationen, und häufig notwendigen Begleitoperationen verbunden. Die von ILISAROV (3) vorgestellte Technik der Callotasis vermeidet diese Probleme weitestgehend und hat sich als ein wenig anfälliges Verfahren erwiesen. Eine unzureichende Callusbildung kann einen knöchernen Defekt hinterlassen, der eine spätere Spongiosaanlagerung erforderlich macht.

POPE (4) wies 1972 nach, daß durch Spannungsveränderung auf einer Knochenoberfläche und eröffneten Haverschen Kanälen eine Callusinduktion erreicht werden kann. Ungeklärt blieben der exakte Zusammenhang zwischen Spannungsabfall und der Osteoinduktion und die Frage, ob dieser Spannungsabfall der einzige Auslöser für die Knochenbildung ist.

Durch histologische und histomorphometrische Untersuchungen soll festgestellt werden, ob sich durch die Dynamisierung einer Verlängerungszone, die nach ILISAROV distrahiert wird, eine Änderung der Osteoinduktion und Calcifikation der Distraktionszone ergibt.

Material und Methodik

Die experimentellen Untersuchungen wurden an 14 ausgewachsenen Kaninchen, die durchschnittlich 3000 g wogen, durchgeführt. Nach Prämedikation mit 2,5 mg Rompun erfolgte die i.v. Narkose mit 35 mg/kg Nembutal. Nach Sicherstellung der vollen Narkosetiefe durch den Zwischenzehentest wurde das Bein geschoren, und der Femur über eine Längsincision dargestellt. Setzen der beiden peripheren Schanzschen Schrauben und Applikation des monolateralen Fixateurs. Nach Längsspaltung des Periostes wurde die vorgesehene Osteotomiestelle zunächst mit einem 1,5 mm Bohrer vorgeschliffen und anschließend der Knochen mit einem feinen Meißel durchschlagen. Der rechte Femur wurde mit einem monolateralen, dynamischen Fixateur (axiale, interfragmentäre Bewegung bei jeder Belastung bis zu 0,4 mm) stabilisiert. Als Kontrollkollektiv diente jeweils der linke Femur, der über einen baugleichen, statischen Fixateur stabilisiert wurde. Die Schrauben standen über Tellerbacken, die einen fixen Abstand von 20 mm zwischen beiden vorgaben, mit der Trägerstange in Verbindung. Es handelte sich um Schanzsche Schrauben von 4 mm Durchmesser mit abgestuftem Schaft (Fa. Synthes) uns selbstschneidendem Gewinde (Ø 3 mm) von 20 mm Länge.

Die Tiere erhielten täglich mindestens 30 min Auslauf und belasteten beide Hinterläufe vom ersten postoperativen Tag an voll. Nach einer Konsolidierungsphase der Osteotomie von 7 Tagen wurde die Distraktion mit 2 x 0,35 mm/d durchgeführt. Am 7. Tag wurde die erste Intravitalfärbung der Distraktionszone mit Calcein vorgenommen. Distrahiert wurde über insgesamt 14 Tage, so daß eine Distraktionszone der Femora von 10 mm Länge resultierte. Weitere Intravitalfärbungen erfolgten am 14. Tag (Xylenolorange) und am 21. Tag (Rolitetracyclin). Durch die in 7tägigem Abstand durchgeführte polychrome Sequenzmarkierung entwickelte sich die Histiogenese übersichtlich. Der Verlauf der Distraktion wurde zudem in wöchentlichen Abständen radiologisch kontrolliert. Am 28. Tag wurden die Tiere eingeschläfert, die Distraktionszone entfernt und histologisch aufgearbeitet.

Nach Entfernung der Weichteile erfolgte die gründliche Entwässerung und Entfettung der fixierten Knochenpräparate durch die aufsteigende Alkoholreihe. Die Einbettung des unentkalkten Knochens erfolgte stufenweise in Methylmethacrylat-Lösung I, II und III, wobei die Lösung II und III zusätzlich mit Benzoylperoxid und die Lösung III zusätzlich noch mit Plastoid N, einem Weichmacher, der das Schneiden der histologischen Blöcke erleichterte, versetzt wurde (5). Gefärbt wurden die Präparate mit HE, PAS, n. Ladewig, n. Kossa und mit Toluidin-Blau. Die quantitative, histomorphometrische Bewertung der Distraktionszone erfolgte sowohl mit dem Integrations-Häkchen-Ocular als auch dem Rasterocular (Tabelle 1).

Ergebnisse

Die Knochenneubildung durch Callotasis wurde bei allen Tieren erreicht. Im Bereich der dynamisierten Distraktionszone zeigte sich eine deutliche Verbreiterung der zentralen Proliferations-

Tabelle 1. Vergleich der histomorphometrischen Werte statisch und dynamisch stabilisierter Verlängerungszonen von Kaninchenfemora

	Verlängerungs-dauer	Osteoid in %	Knochen in mm^2	Präosteoblasten in mm^2
dyn	7 Tage	22,0	-	440,0
	14 Tage	21,8	475,5	467,0
	21 Tage	18,0	420,0	268,0
stat	7 Tage	25,0	-	372,0
	14 Tage	28,8	585,3	328,0
	21 Tage	29,0	479,0	236,0

zone. Die von uns durchgeführte Untersuchung beinhaltete eine qualitative und quantitative Beurteilung dieser Zone. Sie bestand in ihrem zentralen Anteil aus den proliferierenden Progenitorzellen und den Präosteoblasten. Die Proliferationszone des dynamisch distrahierten rechten Femurs der Kaninchen war makroskopisch deutlich breiter als die Zone des linken mit statischer Verlängerung. Diese Zone bestand aus den genetisch prädeterminierten osteogenen Vorläuferzellen, die perivasculär, endostal, periostal und im Knochenmark nachgewiesen werden können.

Die osteoblastische Differenzierung der Progenitorzellen zu Präosteoblasten zeigte sich in multiplen Mitosen im Bereich der zentralen Proliferationszone. Der Zellcyclus dieser Zellen n. HOWARD und PELC (1953) wurde durch die Dynamisierung angeregt, eine Steigerung der Matrixbildung der Osteoblasten wurde nicht nachgewiesen.

Diskussion

Auf die Bedeutung der interfragmentären Bewegung auf die Knochenheilung wurde bereits mehrfach hingewiesen (CLAES, KENWRIGHT, ILISAROV), ohne daß eine Klärung für das Phänomen der Osteoinduktion gefunden werden konnte. Die von uns durchgeführten Versuchsreihen wiesen eine deutliche Zunahme der Mitosen der Osteoprogenitorzellen und Präosteoblasten unter der Dynamisierung nach.

Zusammenfassend ergaben die Versuchsreihen, daß durch die Dynamisierung:

- die Zahl von Mitosen der Progenitorzellen und der Präosteoblasten im Bereich der zentralen Proliferationszone zunimmt.
- die Calcifikation der Osteoblasten und des Osteoids deutlich verzögert erfolgt bei entsprechender Verbreiterung der unverkalkten Verlängerungszone.
- eine Abnahme des von den Osteoblasten gebildeten Osteoids stattfindet.

Die Ergebnisse zeigen, daß durch Änderung des biomechanischen Umfeldes ein erheblicher Einfluß auf den Pool der teilungsfähigen Vorläuferzellen der Osteoblasten, die als "resting cells" perivasculär, endostal, periostal und im Knochenmark nachweisbar sind. Eine Beschleunigung der Calcifikation der Knochenmatrix durch die Dynamisierung wurde nicht erreicht.

Zusammenfassung

Die Callotasis hat sich bei der Korrektur posttraumatischer Anisomelien als ein wertvolles Verfahren erwiesen. An 14 osteotomierten Femora ausgewachsener Kaninchen wird die Wirkung der Dynamisierung auf die Osteoinduktion und Calcifikation der Distraktionszone untersucht. Die vergleichende Untersuchung statisch und dynamisch verlängerter Distraktionszonen ergab bei der dynamischen Verlängerung eine deutliche Zunahme der mitotischen Aktivität des Pools der teilungsfähigen Präosteoblasten bei einer Verminderung des von den Osteoblasten gebildeten Osteoids und verzögerter Calcifikation.

Summary

Callotasis has proved to be a valuable procedure in correcting posttraumatic anisomelia. The effect of dynamization on osteoinduction and calcification in the zone of distraction of 14 femora of adult rabbits has been tested. Comparison of the zone of static vs. dynamic distraction shows a significant rise of mitotic activity of preosteoblasts, a reduction in secretion of osteoid, and a delayed calcification under dynamic distraction.

Literatur

1. Siffert R (1987) Current concepts review - lower limb-length discrepancy. J Bone Joint Surg [Am] 69:1000
2. Wagner H (1972) Technik und Indikation der operativen Verkürzung und Verlängerung von Ober- und Unterschenkel. Orthopäde 1:59
3. Ilisarov GA (1971) General principles of transosteal compression and distraction osteosynthesis. Orthop Traumatol Protez 32(11):7
4. Pope MH, Loutwater JO (1972) The fracture characteristics or bone substance. J Biomech 5:457
5. Katthagen BD, Bechtel U (1985) Technik der unentkalkten Knochenhistologie und -histomorphometrie. MTA-Journal 7:4

Priv. Doz. Dr. R. Schlenzka, Klinik für Unfallchirurgie der Philipps-Universität, D-3550 Marburg/Lahn

29. Untersuchungen zum Plattenfixateur interne für große Röhrenknochen mit der Finite-Element-Methode
Finite-Element Study of the Internal Plate Fixator for Long Bones

K. Seide[3], W. Zierold[2], D. Wolter[1] und H.-R. Kortmann[1]

[1] Berufsgenossenschaftliches Unfallkrankenhaus Boberg (Chefarzt Prof. Dr. D. Wolter), Hamburg
[2] Deutsches Elektronen Synchrotron (DESY), Hamburg
[3] Chirurgische Abteilung, Allgemeines Krankenhaus Heidberg (Chefarzt Prof. Dr. K. Rückert), Hamburg

Einleitung

Der Plattenfixateur interne (2) hat sich zur Behandlung instabiler Wirbelfrakturen bewährt. Von besonderem klinischen Interesse ist die Frage, ob das Prinzip des Plattenfixateurs für die Osteosynthese großer Röhrenknochen anwendbar ist. Zu untersuchen ist die Auswirkung einer festen, winkelstabilen Schrauben-Platten-Verbindung und größerer Schraubendurchmesser auf die Gesamtstabilität der Osteosynthese. Wir bedienen uns der Finite-Element-Methode (FEM). Dieses Verfahren erlaubt die Berechnung der Verteilung von Spannungen und Verformungen einer Modell-Struktur unter Belastung.

Methodik

Als Modell (Abb. 1) wird ein Teilstück des menschlichen Femurs als Rohr mit einer implantierten 6-Loch-Platte angenommen. Für das Rohr werden räumliche Elemente mit 20 Knoten verwendet. Die Platte und die Schrauben sind aus Balkenelementen modelliert. Durch Vorgabe der Knoten-Freiheitsgrade wird einerseits eine drehbare, andererseits eine drehfeste, winkelstabile Platten-Schrauben-Verbindung erreicht. Für corticalen Knochen wird ein Elastizitätsmodul $E = 18\,000$ N/mm^2 und eine Querkontraktionszahl $\mu = 0{,}11$, für Stahl $E = 210\,000$ N/mm^2 und $\mu = 0{,}3$ in die Berechnung eingesetzt (1). Als Lastfall wird der Einbeinstand angenommen.

Die Berechnungen erfolgen für Schrauben-Kerndurchmesser von 3 mm, 5 mm, 8 mm bei intaktem Femur und für einen Schraubenkern-

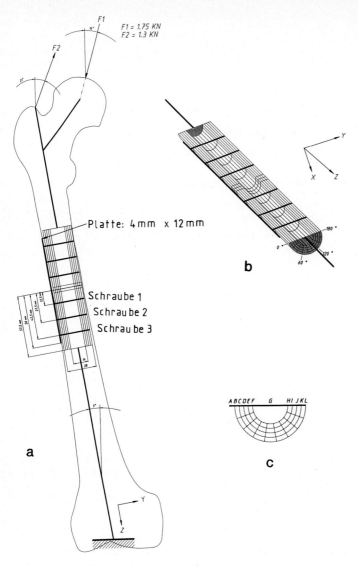

Abb. 1. Finite-Element-Modell der Femur-Osteosynthese

durchmesser von 5 mm unter Annahme eines medialen Knochendefekts von 44% der Querschnittsfläche, jeweils mit drehbarer und winkelstabiler Schraubenkopf-Platten-Verbindung.

Gewinde, Vorspannung, Reibung und nichtlineares Verhalten im Bereich eines Bruchspalts werden vernachlässigt.

Ergebnisse

Die Maximalwerte der Lochleibungen des Knochens in den Schraubenbohrungen finden sich in der plattennahen Corticalis. Die

Maximalwerte der Biegespannungen der Schrauben sind bei drehbarer Schrauben-Platten-Verbindung in der plattennahen Corticalis, bei winkelstabiler Verbindung im Bereich der Einspannung der Köpfe lokalisiert. Diese Maximalwerte zeigt Tabelle 1.

Tabelle 1. Maximale Lochleibungen der Schraubenbohrungen und maximale Biegespannungen der Schrauben. Einfluß des Schraubenkerndurchmessers, eines medialen Knochendefekts und einer winkelstabilen Schrauben-Platten-Verbindung für die Schrauben 1 - 3 (s. Abb. 1)

		Lochleibungen:		Biegespannungen:	
		Kopf drehbar	Kopf fest	Kopf drehbar	Kopf fest
Schraube 1	3mm	-87	-63	-181	280
	5mm	-37	-21	-67	86
	8mm	-13	-9	-19	21
Defekt,	5mm	-105	-74	-208	191
Schraube 2	3mm	-223	-170	-425	682
	5mm	-98	-63	-162	234
	8mm	-36	-27	-58	59
Defekt,	5mm	-170	-109	-280	390
Schraube 3	3mm	-393	-334	-740	1100
	5mm	-153	-150	-316	317
	8mm	-86	-75	-135	56
Defekt,	5mm	-249	-180	-399	400
					N/mm^2

Die größten Belastungen ergeben sich für den Knochen und die Schrauben am Plattenende (Schraube 3). Die Maximalspannung für corticalen Knochen von 100 N/mm^2 ([1]) wird im Gewinde der Schrauben 2 und 3 bei 3 mm Kerndurchmesser und der Schraube 3 bei 5 mm überschritten. Ausgehend von einer Grenzspannung von $\sigma_{0,2}$ = 200 N/mm^2 für CrNiMo-Stahl (0,2% bleibende Dehnung bei Entlastung) finden sich wesentliche Überlastungen für die Schrauben 2 und 3 bei 3 mm Kerndurchmesser, hier sind somit plastische Verformungen oder Schraubenbrüche zu erwarten. Während 5 mm Schrauben im Falle der Schraube 3 überbeansprucht werden, sind 8 mm Schrauben immer ausreichend dimensioniert.

Der Knochendefekt führt zu einer zusätzlichen Lastübertragung auf das Implantat. Zum Plattenende nimmt der Einfluß des Knochendefektes ab. Bei winkelstabiler Schrauben-Platten-Verbindung reduzieren sich die maximalen Lochleibungen. Dies ist bedingt durch eine gleichmäßigere Verteilung der Last entlang der Schraubenachse. Die maximale Biegebelastung der Schrauben erhöht sich als Folge der Einspannung der Köpfe.

Um die Abschätzung der Kräftesituation im Bereich eines möglichen Bruchspaltes zu erhalten, werden die Längsspannungen im Knochen in der Plattenmitte berechnet (Abb. 2). Die Nulldurch-

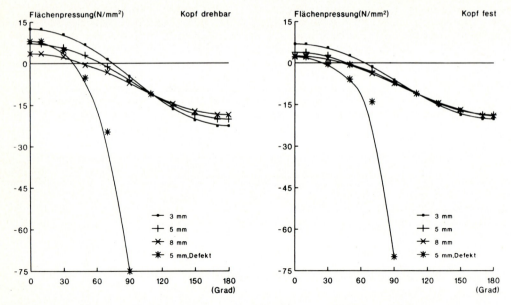

Abb. 2. Flächenpressungen (Druck- und Zugspannungen) des Knochens in Plattenmitte als Funktion der Lokalisation auf dem Halbkreis - Querschnitt (0°: Knochenzone unter der Platte, s. Abb. 1) für Schraubendurchmesser 3 mm, 5 mm, 8 mm. Drehbare (links) und feste, winkelstabile (rechts) Platten-Schrauben-Verbindung. Der mediale Knochendefekt führt zu einer definitiven Zunahme der Druckspannungen

gänge der Kurven kennzeichnen den zug- und druckspannungsfreien Bereich. Dieser entspricht der neutralen Faser (neutral axis) gebogener Balken. Sowohl die winkelstabile Platten-Schrauben-Verbindung als auch dickere Schrauben bewirken neben einer Verringerung der Flächenpressungen eine deutliche Verschiebung der neutralen Faser zur Platte hin, das Gesamtsystem wird also steifer.

Diskussion

Am Plattenende treten maximale Belastungen der Schrauben und des Knochens auf. Entsprechend der hohen Steifigkeit der Platte führt die Biegebelastung des Femurs in diesem Bereich zur wesentlichen Lastübertragung auf das Implantat. Dies entspricht der klinischen Erfahrung von Lockerungen und Brüchen der bruchfernen Schrauben.

Unter der angenommenen Belastung sind 4,5 mm *Corticalisschrauben mit einem Kerndurchmesser von 3,2 mm* sowohl bei üblicher Schraubenlagerung als auch bei winkelstabiler Verbindung für die Oberschenkel-Osteosynthese *unterdimensioniert*. Größere Schrauben-Kern-Durchmesser sind zu empfehlen. Die entsprechende Vergrösserung der Kontaktfläche im Bohrloch führt darüberhinaus zu Lochleibungen im elastischen Bereich.
Die Verwendung einer winkelstabilen Verbindung zwischen Schraubenkopf und Platte erhöht die Biegesteifigkeit des Systems und

vermindert die Knochenbelastung in den Schraubengewinden. Bei der Konstruktion des Plattenfixateurs ist zu berücksichtigen, daß die höchsten Biegeanspannungen der Schrauben im Bereich der eingespannten Schraubenköpfe auftreten. Um den Einfluß der veränderten Lastverteilung durch den Fixateur interne auf die Bruchheilung beurteilen zu können, sind weitere Experimente erforderlich.

Zusammenfassung

Am FEM (Finite-Element-Methode)-Modell des menschlichen Femurs wird die Stabilität der Plattenosteosynthese unter Annahme einer drehbaren und einer winkelstabilen Verbindung (Fixateur) zwischen Platte und Schrauben für Schrauben-Kerndurchmesser von 3 mm, 5 mm, 8 mm untersucht. Die Berechnungen zeigen eine deutliche Abhängigkeit der Kräftesituation des Systems von der Art der Lagerung der Schraubenköpfe in der Platte und dem Schraubendurchmesser. Corticalis-Schrauben mit 3,2 mm Kerndurchmesser sind für die Femur-Osteosynthese unterdimensioniert. Hohe Biegespannungen treten im Bereich der eingespannten Schraubenköpfe auf.

Summary

In the finite-element method (FEM) model of a human femur, the stability of the plate osteosynthesis is studied, assuming a screw-plate connection with allowed or fixed rotation (fixator) and screw-core diameters of 3 mm, 5 mm, and 8 mm. A definite influence of the screw-plate connection and the screw diameter on the load situation of the system is shown. Cortical screws with a core diameter of 3.2 mm are overloaded in a femur osteosynthesis. High bending stresses are found at the fixed screw heads.

Literatur

1. Röhrle H, Scholten R, Sollbach W (1979) Kraftflußberechnung in Knochenstrukturen und Prothesen, Forschungsbericht T79-82. Bundesministerium für Forschung und Technologie
2. Wolter D (1989) Bone plate arrangement, U.S.Pat. N.4.794.918

Dr. med. K. Seide, Chirurgische Abteilung, Allgemeines Krankenhaus Heidberg, Tangstedter Landstraße 400, D-2000 Hamburg 62

30. Der Einfluß verschiedener Titanoberflächen auf die Scherfestigkeit an der Grenzfläche zwischen Implantaten und Knochen

The Influence of Various Titanium Surfaces on the Interface Shear Strength Between Implants and Bone

H.-J. Wilke[1], L. Claes[1] und S. Steinemann[2]

[1] Sektion für Unfallchirurgische Forschung und Biomechanik der Abteilung für Unfallchirurgie, Universität Ulm
[2] Institut Straumann AG, CH-4437 Waldenburg

Zielsetzung

Die Oberflächenbeschaffenheit von Implantaten beeinflußt deren Verankerungsfestigkeit im Knochen, da strukturierte oder poröse Oberflächen zu einer mechanischen Verankerung führen (1 - 5). Diese Tatsache kann genutzt werden, um geeignete Oberflächen für bestimmte Anwendungen zu schaffen. Somit kann z.B. einer Lockerung von Schrauben vorgebeugt werden oder eine feste, permanente, zementlose Verankerung von Prothesen gewährleistet werden.

In diesen Untersuchungen wurde deshalb der mechanische Effekt auf das Einwachsverhalten verschiedener Oberflächenstrukturen von Titanimplantaten in Abhängigkeit der Implantationszeit untersucht.

Material und Methoden

6 Typen von 4,5 x 12 mm Corticalisschrauben (ASIF) aus Titan mit unterschiedlichen Oberflächenbehandlungen wurden untersucht. Die Oberflächen waren folgendermaßen behandelt:

- I elektropoliert,
- II Standard: sandgestrahlt mit feinem Korn, säurebehandelt mit HF/HNO_3,
- III plasmabesprüht,
- IV sandgestrahlt mit mittlerem Korn (0,1 - 0,25 mm) und säurebehandelt mit HF/HNO_3,
- V sandgestrahlt mit grobem Korn (0,25 - 0,5 mm) und säurebehandelt mit HF/HNO_3,
- VI sandgestrahlt mit grobem Korn (0,25 - 0,5 mm) und geätzt mit HCl/H_2SO_4.

Die Oberflächen der Schrauben wurden mit dem Rasterelektronenmikroskop untersucht. Die Rauhtiefen wurden mit einem Oberflächenmeßgerät an flachen Titanplatten, deren Oberflächen in derselben Art und Weise wie die Schrauben behandelt wurden, untersucht.

Die Implantation der Schrauben erfolgte unter allgemeinen Narkosebedingungen in insgesamt 17 Schafen mit einem Durchschnittsgewicht von 60 kg.

In beiden Tibien wurden jeweils 3 Schrauben, d.h. je eine von jedem Typ, in die mediale Corticalis der Diaphyse implantiert. Die Schrauben wurden jeweils 30 mm voneinander plaziert. Nach entsprechendem Vorbohren (3,2 mm) und Gewindeschneiden wurden sie eingedreht und mit einem standardisierten Drehmoment von 1 Nm angezogen. Um einen direkten Kontakt zwischen Schrauben und Knochen ausschließlich am Gewinde und nicht zwischen Schraubenkopf und Knochen zu garantieren, wurden Unterlegscheiben aus Polyäthylen benutzt. Das Periost wurde so schonend wie möglich behandelt. Nach Zeiträumen von 2, 9, 12, 18, 24 und 52 Wochen wurden die Schafe getötet, die Tibien präpariert und die Ausdrehmomente der Schrauben bestimmt.

Für histologische Untersuchungen wurden von jedem Schraubentyp der 9, 24 und 52 Wochenperiode ein Knochenblock mit einem Schraubenloch in Methylmethacrylat eingebettet. Dann wurden durch die Schraubenlöcher unentkalkte Längsschnitte mit einer Dicke von ca. 100 - 150 µm herausgesägt. Nachdem von diesen Knochenschnitten Mikroradiographien hergestellt waren, wurden diese Scheiben auf eine Dicke von 20 - 30 µm heruntergeschliffen und nach Paragon gefärbt.

Ergebnisse

Die rasterelektronenmikroskopischen Aufnahmen zeigten eine sehr glatte Oberfläche für die elektropolierten Schrauben (Typ I), während die plasmabesprühten (Typ III) und die sandgestrahlten Schrauben mit grobem Korn und anschließender Säureätzung (Typ IV) eine sehr rauhe Oberfläche zeigten. Die Schraubentypen II, IV und V hatten ursprünglich relativ rauhe Oberflächen, wurden dann aber durch die anschließende Säurebehandlung etwas geglättet (Abb. 1).

Die Rauhigkeitstiefenmessungen wurden in Längsrichtung über eine Länge von 15 mm und senkrecht dazu über 4,8 mm auf flachen plattenförmigen Proben durchgeführt. Die Ergebnisse sind in Tabelle 1 wiedergegeben. Die absolut höchsten Werte konnten bei den plasmabeschichteten Schrauben (Typ III) gefunden werden. Typ V und VI zeigten fast die gleichen Ergebnisse, von weniger als die Hälfte von Typ III. Die anderen hatten relativ kleine Tiefen.

Das maximale Ausdrehmoment für die Schrauben des Typs II und VI stieg bedeutend über der Implantationszeit an (Abb. 1; Tabelle 2). Das höchste maximale Ausdrehmoment wurde für die säurebehandelten Schrauben mit einer rauhen Oberfläche gefun-

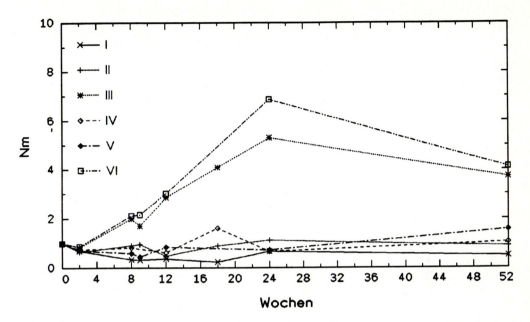

Abb. 1. Ausdrehmoment (Nm) der Titanscheiben in Abhängigkeit der Oberflächenbehandlung und der Implantationszeit

Tabelle 1. Rauhtiefen (µm) der verschiedenen Oberflächen

	I	II	III	IV	V	VI
Längsrichtung 15 mm	1,71	10,33	76,4	7,71	19,53	28,27
Querrichtung 48 mm	1,27	8,98	41,06	6,25	20,97	21,90

den (6,9 Nm nach 24 Wochen entspricht einem ungefähr 7fachen Anstieg). Die plasmabesprühten Schrauben zeigten ein etwas geringeres Ausdrehmoment von 5,3 Nm nach 24 Wochen. Bei den anderen Schraubentypen in dieser Untersuchung konnte keine signifikante Änderung des Ausdrehmomentes in Abhängigkeit der Implantationszeit gefunden werden. Hier war das Drehmoment immer in der gleichen Größenordnung wie das Eindrehmoment. Nach einem halben Jahr konnte hier in keinem Fall ein weiterer signifikanter Anstieg des Ausdrehmomentes festgestellt werden. Es blieb ungefähr in der gleichen Größenordnung wie das Eindrehmoment. Nach einem halben Jahr konnte auch für die Schraubentypen III und VI kein weiteres Ansteigen des Ausdrehmomentes mehr festgestellt werden, eher ein leichtes Abfallen.

Die Histologie gab in keinem Fall Hinweise auf eine Bioinkompatibilität. Es fand sich höchstens eine sehr dünne Bindegewebsschicht von nur wenigen µm an der Knochenimplantatgrenze. Bei den plasmabesprühten Schrauben konnten in den Mikroradiographien einige Abriebpartikel nachgewiesen werden, die von kompaktem Knochen umgeben waren, jedoch ohne nachteilige Reaktionen.

Tabelle 2. Ausdrehmoment (Nm) der Titanschrauben in Abhängigkeit der Oberflächenbehandlung und der Implantationszeit

Implantationszeit		n	I	II	III	IV	V	VI
2 Wochen	$\bar{x}$	3	0,7	0,65	0,84	0,74	0,71	0,88
	σ		±0,15	±0,11	±0,16	±0,27	±0,21	±0,30
8 Wochen	$\bar{x}$	1	0,34	0,91	2,0	0,83	0,59	2,13
	σ							
9 Wochen	$\bar{x}$	2	0,32	0,96	1,71	0,55	0,45	2,16
	σ		±0,06	±0,35	±0,27		±0,26	±0,21
12 Wochen	$\bar{x}$	2	0,37	0,49	2,85	0,63	0,85	3,01
	σ		±0,24	±0,31	±0,11	±0,46	±0,13	±1,08
18 Wochen	$\bar{x}$	2	0,31	0,45	2,05	0,51	0,34	3,22
	σ		±0,27	±0,44	±0,29	±0,42	±0,25	±1,42
24 Wochen	$\bar{x}$	2	0,68	1,13	5,3	0,67	0,73	6,87
	σ		±0,42	±0,18	±0,06	±0,67	±0,5	±0,04
52 Wochen	$\bar{x}$	5	0,49	0,9	3,71	1,05	1,57	4,12
	σ		±0,16	±0,18	±0,49	±0,34	±0,33	±0,6

Diskussion

Die Ergebnisse dieses Experimentes zeigen, daß es möglich ist, die Scherkräfte von Implantaten durch unterschiedliche Oberflächenstrukturen zu beeinflussen. Somit kann eine optimale Oberfläche von Implantaten für unterschiedliche biomechanische Anforderungen wie z.B. für eine feste Verankerung von permanenten Implantaten oder für eine weniger feste Verankerung für Implantate, die wieder entfernt werden sollen, in gewünschter Weise gefunden werden.

Dieses Experiment zeigte jedoch, daß nicht allein von der Oberflächenrauhigkeit auf dieses Verhalten geschlossen werden kann. Offensichtlich ist die Scherkraft auch abhängig von der Art der Rauhigkeit, die durch eine chemische Behandlung verändert werden kann.

Das Experiment zeigte außerdem, daß die chemische Bindung zwischen dem aufgesprühten Plasma und Knochen stärker ist als zwischen Plasma und Schraube. In den Mikroradiographien konnte nachgewiesen werden, daß kleine Plasmapartikel abgeschert wurden. Aus diesem Grund sollten die Adhäsionskräfte zwischen Plasma und Titan verbessert werden.

Zusammenfassung

4,5 x 12 mm Corticalisschrauben (ASIF) aus Titan mit sechs verschiedenen chemisch und mechanisch behandelten Oberflächen wurden mit einem standardisierten Drehmoment von 1 Nm in Schafstibien eingeschraubt. Nach verschiedenen Zeiten wurde das Ausdrehmoment bestimmt. Für sandgestrahlte und säurebehandelte sowie für plasmabeschichtete Schrauben konnte ein starkes Ansteigen des Ausdrehmomentes auf einen 5 bis 7-fachen Wert festgestellt werden. Die Ergebnisse zeigten, daß sowohl die Rauhigkeit durch mechanische Behandlung wie auch die chemische Behandlung die Scherfestigkeit beeinflussen kann.

Summary

Titanium cortical screws (ASIF) 4.5 x 12 mm in size with different chemically and mechanically treated surfaces were implanted in sheep with a standardized insertion torque of 1 Nm. After different time periods the removal torque was determined. A strong increase up to five- to seven-fold of the interface shear strength could be found for sandblasted and acid-treated screws and for the plasma spray-coated screws. The results showed that both roughness and chemical treatment can strongly influence the interface shear strength.

Literatur

1. Claes L, Hutzschenreuter P, Pohler O (1976) Lösemomente von Corticaliszugschrauben in Abhängigkeit von Implantationszeit und Oberflächenbeschaffenheit. Arch Orthop UnfallChir 85:155-159
2. Eulenberger J, Keller F, Schröder A, Steinemann SG (1984) Haftung zw. Knochen und Titan, 4. Vortragsreihe des DMV-Arbeitskreises Implantate. Deutscher Verband für Materialprüfung e.V., Berlin, S 131-144
3. Kiefer H, Claes L, Burri C, Kuglmeier K (1985) An evaluation of bone attachment to carbon and titanium implants of different surface structure. Transactions of the Fifth European Conference on Biomaterials, Paris/France, p 140
4. Steinemann SG, Eulenberger J, Maeusli P-A, Schroeder A (1986) Adhesion of bone to titanium, biological and biochemical performance of biomaterials, Christel P, Meunier A, Lee AJC (eds). Elsevier Science Publishers B.V., Amsterdam
5. Wilke H-J, Claes L, Kiefer H, Ainsworth R (1988) Interface shear strength of carbon fiber/PSU composite implants with respect to the surface treatment. The Third World Biomaterials Congress, Kyoto, Japan

This work was supported by Institut Straumann AG, Waldenburg, Switzerland.

Dr. H.-J. Wilke, Sektion für Unfallchirurgische Forschung und Biomechanik, Abteilung für Unfallchirurgie, Universität Ulm, Helmholtzstr. 14, D-7900 Ulm

31. Faserverbundwerkstoff als Implantatmaterial – Experimentelle 5-Jahresergebnisse als Hüftersatz*
Fiber-Reinforced Plastic as an Implant Material – 5-Year Experimental Results in Hip Replacement

R. Ascherl[1], Adelheid Liebendörfer[2], Susanne Kerschbaumer[2], Marie-Luise Schmeller[2], W. Erhardt[2] und Brigitte Boenisch[2]

[1] Orthopädische Klinik und Poliklinik r.d.Isar der Technischen Universität München (Dir.: Univ.-Prof. Dr. med. E. Hipp)
[2] Institut für Experimentelle Chirurgie der Technischen Universität München (Dir.: Univ.-Prof. Dr. med. G. Blümel)

Einleitung und Zielsetzung

Als Implantatmaterial bieten Faserverbundwerkstoffe folgende Vorteile: Adaptation mechanischer Eigenschaften ans Knochengewebe sowie ausgesprochen günstige Tribologie mit keramischen Gleitpartnern. Weitreichende Sicherheit bei der klinischen Anwendung dieser für die Gelenkchirurgie vollkommen neuen Materialien kann allerdings erst dann gewährleistet sein, wenn im experimentellen Gebrauchstest nach entsprechend langer Beobachtungszeit nicht nur Verträglichkeit, sondern dauerstabile Einheilung ins Knochenlager, Kompatibilität des Abriebes und Beständigkeit des Implantates erwiesen sind.

Material und Methoden

In allgemeiner Intubationsnarkose und Seitlagerung erfolgte der alloplastische Ersatz der linken Hüfte bei erwachsenen Schäferhundbastarden (n = 6) mit einer zementlosen Schraubpfanne aus kohlenstoffaserverstärktem Epoxidharz (CFRP) sowie einer zementierten Schaftprothese aus Cr-Co-Mo; der Kopf bestand aus Al_2O_3 (Abb. 1). Postoperativ wurden keine Immobilisationsmaßnahmen getroffen, die Haltung über einen Beobachtungszeitraum von über 66 Monaten erfolgte in Einzelstallungen mit täglichem, freiem Auslauf. Neben engmaschigen klinischen Kontrollen wurden laborchemische, sowie radiologische Untersuchungen

---
*Mit Unterstützung durch das BMFT

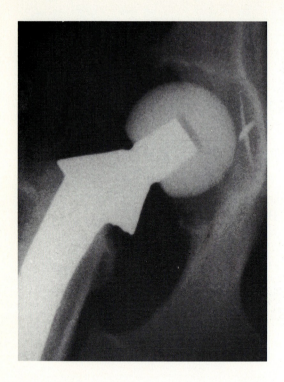

Abb. 1. Feste knöcherne Verankerung der Kohlenstoffaser-Verbund-Pfanne im Becken nach 5,5 a. An der Stirn des Acetabulums Markierungskreuz aus Bariumsulfat. Beachte die Resorption am Calcar

nach 1, 3 und 6 Monaten und im weiteren Verlauf halbjährlich, durchgeführt. Am Versuchsende wurde der Knochen-Implantat-Verbund mikroradiologisch, mikroangiographisch, rasterelektronenoptisch sowie mikromorphologisch (nicht-entkalkte und entkalkte Proben) untersucht. Histologien von weiteren 88 Gewebeproben aus Lymphknoten und parenchymatösen Organen ergänzten das Versuchsprotokoll.

Ergebnisse

Fünf der implantierten Pfannen wiesen einen klinisch, wie auch radiologisch einwandfreien Sitz auf; einmal war es nach fast 5jährigem, komplikationsfreiem Verlauf zur aseptischen Lockerung am Versuchsende gekommen, was sich klinisch durch zunehmendes Schonhinken manifestierte. Histologisch war hier ein breites, bindegewebiges Interface mit Gewebsnekrosen sichtbar.

Bei den komplikationsfreien Implantaten zeigte sich an der cranio-dorsalen, also vermehrt (druck-)belasteten Region ein enger, grenzschichtarmer Knochen-Implantat-Kontakt (Abb. 2). Nicht nur in Zonen mit stress-shielding fand sich Bindegewebe (Abb. 3), sondern auch ab und an an den äußersten Gewindegängen und im Bereich der Stirn des Implantates. Ausreichend viele Gewebeschnitte ergeben grundsätzlich und nicht immer durchwegs positive Befunde.

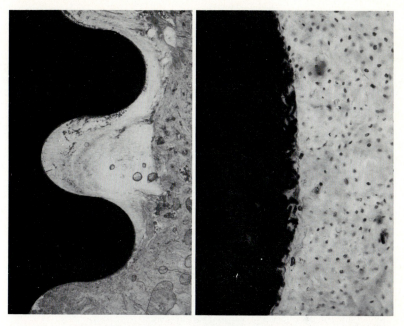

Abb. 2. Li.: Neben engem Knochenkontakt relativ breites Interface (5x). Re.: Grenzschichtarmes Einheilen der Faseroberfläche (50x). Nichtentkalkter Dünnschliff

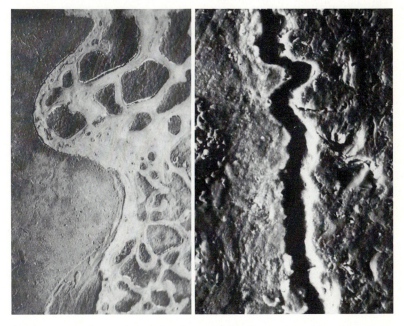

Abb. 3. Rasterelektronenoptischer Befund eines Verbundes zwischen Spongiosa und Acetabulum. In der hohen Vergrößerung (re.) exakte Knochenbildung entsprechend der Implantatoberfläche

Fluorochrome Färbungen weisen auf einen bleibend erhöhten Knochenumbau im Kontaktbereich hin; freie, rauhe Faseroberflächen werden offensichtlich bevorzugt knöchern fixiert.

Abrieb ist beim untersuchten Werkstoff schon in geringen Mengen makroskopisch sichtbar (Abb. 4 oben), augenscheinlich entsteht ein großer Teil der gefundenen Abriebpartikel bereits in der ersten Einlaufphase.

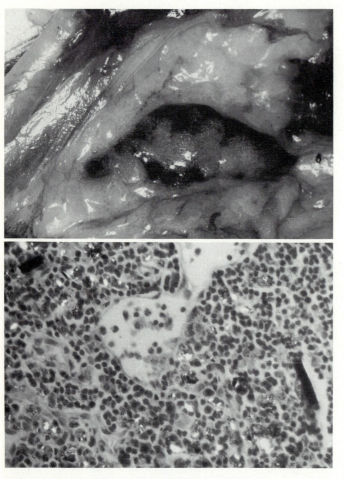

Abb. 4. Makroskopisches und mikroskopisches Bild eines sacralen Lymphknotens mit deutlicher Anthracose (oben). Schon geringe Mengen von Kohlenstoff imponieren als Schwarzfärbung. Polarisationsoptisch (unten) Aufleuchten von Harzpartikeln, kleiner Kohlenstoffabrieb liegt intracellulär, relativ große Fasern werden direkt lymphogen abtransportiert (re. Bildrand, 40x)

Die Streuung beider Werkstoffkomponenten - Harz und Fasern - geschieht lymphogen, wobei kleine Partikel nach Phagocytose intracellulär transportiert werden, lange Faserbruchstücke können direkt in die Lymphbahnen eingeschleust werden (Abb. 4).

Weder der streuende Abrieb noch die Partikel vor Ort lösen eine
ausgedehnte Granulom- oder Fremdkörperreaktion aus. In drei
Fällen war es aufgrund der unzureichenden Instrumentarien zu einem Materialausbruch im caudalen Pfannenbereich gekommen, auch
diese vergleichsweise großen Abriebteilchen wurden reaktionslos
vertragen. Fibrosierende oder sklerosierende Umgebungsreaktionen
sahen wir nicht, in manchen Präparaten zeigten sich in der Umgebung von Harzteilchen Fremdkörperriesenzellen.

Diskussion

Neben den theoretischen Vorteilen von CFRP bestätigt der Langzeitgebrauchstest seine gute Verträglichkeit und günstiges Einheilen. Die bei früheren biomechanischen ex-vivo Versuchen gefundene (Scher-)Festigkeit des Knochen-Implantat-Verbundes von
Carbonfasern (1, 4) bestätigt sich auch bei Langzeitimplantation
vollbelasteter Gelenkteile. Abrieb auch des Epoxidharzes darf
als besonders verträglich gelten, aus Versuchen anderer Autoren
(2, 5) war die besondere Kompatibilität von Kohlenstoffasern bekannt. Eine echte Dauerbelastung derartiger Implantate in-vivo
ist bislang nicht durchgeführt worden, wobei aufgrund der gänzlich andersartigen Belastung und Bewegung der Hundehüfte eine
mechanische Übertragbarkeit auf die humanklinische Situation
nicht zulässig ist (3). Allerdings kann nur die mechanische und
biologische Exposition in-vivo das Verhalten von Material und
die Reaktion des Gewebes so weit klären, als erste und limitierte klinische Implantationen weitgehend risikoarm durchgeführt werden können. Gerade bei Dauerimplantaten aus neuen
Werkstoffen ist eine entsprechende präklinische Testung zu fordern.

Zusammenfassung

An sechs erwachsenen Schäferhundbastarden erfolgte die Langzeittestung (66 Monate) von zementlosen Schraubpfannen aus kohlenstoffaserverstärktem Epoxidahrz. Dauerhafte knöcherne Verankerung und gute Verträglichkeit des lymphogen streuenden Abriebs lassen auch klinisch gute Resultate mit diesem völlig
neuen Implantatwerkstoff erwarten.

Summary

For a long-term function test (66 months) of a new implant
material, replacement of the hip was performed in six adult
mongrel dogs with a threaded acetabulum out of carbon fiber-reinforced epoxy resin. Permanent long-term fixation of the
implant and the good biocompatibility of the refuse caused by
wear which is transported in the lymphatic system promise good
clinical results.

Literatur

1. Anderson RC, Cook SD, Weinstein AM, Haddad RJ (1984) An evaluation of skeletal attachment to LTI pyrolytic carbon, porous titanium and carbon-coated porous titanium implants. Clin Orthop Rel Res 182:242-257

2. Neugebauer R, Claes L (1983) Die Reaktion von Geweben auf Kohlenstofffasern als Bandprothesen am Schafsknie. In: Burri C, Claes L (Hrsg) Alloplastischer Bandersatz. Huber, Bern Stuttgart Wien, S 103-108
3. Prieur WD (1980) Coxarthrosis in the dog. I: Normal and abnormal biomechanics of the hip joint. Vet Surg 9:145-149
4. Siebels W, Ascherl R, Scherer W, Heissler H, Blümel G (1987) Biomechanische Prüfung von Hüftgelenksendoprothesen. In: Hipp E, Gradinger R, Rechl H (Hrsg) Zementlose Hüftgelenksendoprothetik. Demeter, Gräfelfing, S 20-24
5. Wolter D, Burri C, Helbing G, Mohr W, Rüter A (1978) Die Reaktion des Körpers auf implantierte Kohlenstoffmikropartikel. Arch Orthop Traumatol Surg 91:19-29

Dr. R. Ascherl, Orthopädische Klinik und Poliklinik r.d. Isar der Technischen Universität München, Ismaninger Str. 22, D-8000 München 80

32. Experimentelle Ergebnisse zum Dehnungsverhalten und zur Drucktransmission des Meniscus nach Rekonstruktion im Bereich der Zone II

Tensile Strength and Load Transmission of the Repaired Meniscus

J. Raunest und E. Derra

Zentrum für Operative Medizin I der Heinrich-Heine-Universität Düsseldorf, Abteilung für Allgemeine und Unfallchirurgie (Leiter: Prof. Dr. H.-D. Röher)

Hinsichtlich der optimalen Nahttechnik und der Notwendigkeit einer postoperativen Immobilisierung bzw. Entlastung nach Meniscusrekonstruktion bestehen grundsätzliche Kontroversen (1, 3, 5). Die damit aufgeworfene Fragestellung der Biomechanik einer Meniscusnaht läßt sich im Rahmen klinischer Studien naturgemäß nicht lösen und ist bislang experimentell nicht hinreichend untersucht worden. Als Beitrag zur Klärung dieser Problemstellung werden im biomechanischen Modellversuch die Druckübertragungs- und Dehnungscharakteristika des in verschiedenen Nahttechniken rekonstruierten Meniscus unter den Bedingungen der statischen Belastung untersucht.

Material und Methodik

8 Kniegelenke, die in unfixiertem Zustand in Form von Sektionspräparaten zur Verfügung standen, wurden nach Ausschluß degenerativer, traumatischer oder arthritischer Veränderungen im Rahmen einer statischen Belastungsreihe untersucht. Die entsprechenden Messungen wurden in Neutralstellung, bei einer Rotation von 30, 60, 90 und 120° sowie bei endgradiger Tibiarotation am rechtwinklig gebeugten Knie unter einer, in 10-kp-Intervallen von 0 - 70 kp variierten Belastung, ausgeführt. Nach Anlage einer artifiziellen Longitudinalruptur erfolgte die Rekonstruktion (a) durch horizontale U-Nähte oder (b) durch, die gesamte Schichtdicke des Meniscus erfassende, Vertikalnähte. Die intraarticuläre Druckverteilungscharakteristik des rupturierten Meniscus wurde mit low-pressure Druckmeßfolien erfaßt, die computergestützt über ein video-optisches Analogbildauswertsystem analysiert wurden. Die relative radiäre Längenänderung des Meniscus i.S. einer Dehnung oder Stauchung nach Meniscusrekonstruktion wurde durch unidirektionale Dehnungsmeßstreifen unter-

sucht, die in den drei Meniscussegmenten auf der Tibialfläche fixiert waren. Das Meßelement wurde über eine Wheatstonesche Brücke unter Verwendung eines passiven Dehnungsmeßstreifens als temperaturkompensierendes Element an einen Transducer gekoppelt. Die statistische Auswertung erfolgte auf der Grundlage des student-t-Tests.

Ergebnisse

Eine Analyse der aus Druckmeßfolien gewonnenen Profile bei artifizieller Longitudinalläsion läßt unabhängig vom Grad der Belastung in Neutralstellung keine pathologischen Druckverteilungsmuster erkennen; insbesondere ist keine Diastase oder Verwerfung im Rupturbereich nachweisbar. Bei zunehmender Flexion bildet sich im Vorderhornbereich eine Rupturdiastase mit aufgehobener bzw. minimaler Druckübertragung aus, während sich im Hinterhornbereich eine Zone maximaler Druckbelastung darstellt, die mit einem luxierten Korbhenkelsegment korreliert. Durch Flexion wird damit ein dorsaler Subluxationsmechanismus induziert, der die pars posterior des Korbhenkelsegmentes verwirft, während der ventrale Rupturanteil klafft. In der pars intermedia können dabei keine reproduzierbaren Veränderungen nachgewiesen werden. Das Ausmaß der Rupturdiastase wird durch kontralaterale Tibiarotation verstärkt, während eine isolaterale Unterschenkeldrehung eine partielle Kompensation der Luxationseffekte bewirkt. Bei den beobachteten Veränderungen im Rupturbereich überwiegt das quantitative Ausmaß der Dislokation lateral.

Unter den gegebenen Versuchsbedingungen weist der intakte Meniscus bei Messungen des radiären Dehnungsverhaltens unter statischer Belastung bis 70 kp in Streckstellung eine maximale Distension von 1,1% auf, die gleichermaßen alle Meniscussegmente betrifft. Eine Wiederholung dieser Versuchsreihe nach Anlage einer Longitudinalruptur ergibt keine signifikant veränderten Meßparameter (Abb. 1). Hieraus resultiert, daß bei statischer

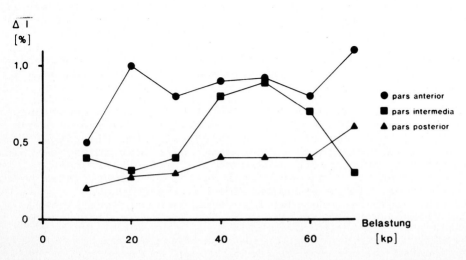

Abb. 1. Relative radiäre Längenänderung des Innenmeniscus nach Anlage einer Longitudinalruptur. Messung in Neutralstellung unter statischer Belastung

Belastung am gestreckten Kniegelenk keine Distraktionskräfte in Rupturbereich auftreten. Unter Flexion lassen sich deutliche Dehnungs- und Kompressionseffekte verifizieren, wobei das Ausmaß der radiären Längenänderung nach Anlage einer horizontalen Nahtreihe gegenüber der Vertikalnaht signifikant geringer ist ($p < 0,01$): Der horizontal rekonstruierte Meniscus weist unter enggradiger Flexion und Tibiarotation eine ventrale Radiärdehnung von 7,5% auf. Entsprechend tritt im Hinterhornbereich eine Kompression mit einer relativen Breitenreduktion von -2,5% ein (Abb. 2). Demgegenüber ist die nach Anlage einer vertikalen Nahtreihe gemessene maximale Dehnung der pars anterior mit 4,5% und der auf das Hinterhorn wirkende Kompressionseffekt mit -1,5% (Abb. 3) signifikant geringer ($p < 0,01$). Unabhängig von der Nahttechnik bleibt die Radiärstrecke der pars intermedia konstant. Das quantitative Ausmaß der Dehnungsänderung ist bei gleichsinniger Tendenz am Außenmeniscus mit einer maximalen Differenz von 1% stärker ausgeprägt ($p < 0,05$). Durch eine statische Belastung von 70 kg lassen sich die beschriebenen Kompressions- und Distraktionseffekte um durchschnittlich 0,45% verstärken.

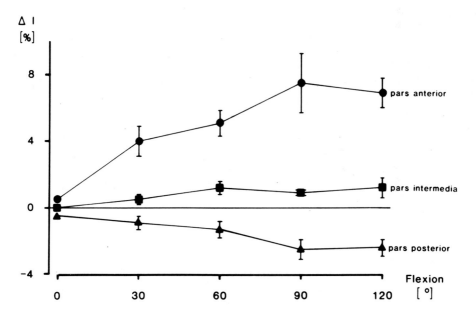

Abb. 2. Relative radiäre Längenänderung des Innenmeniscus nach Rekonstruktion der Longitudinalruptur durch Horizontalnaht

Diskussion

Die Longitudinalruptur des Meniscus unterbricht das funktionelle Verbundsystem von Meniscus und stabilisierenden Kapselstrukturen, womit das gelenkzentrale Meniscussegment seine Stabilität einbüßt und passiv den unter Flexion und Rotation auftretenden Scherkräften folgt. Die in unserer Versuchsreihe gewonnenen Ergebnisse korrelieren mit der Theorie des ventrodor-

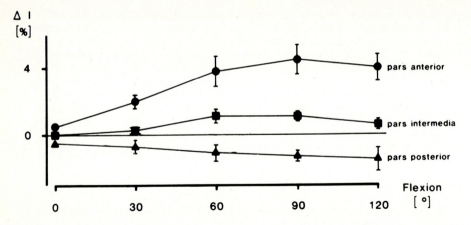

Abb. 3. Relative radiäre Längenänderung des Innenmeniscus nach Rekonstruktion der Longitudinalruptur durch Vertikalnaht

salen Roll-Gleitmechanismus als wesentliche Komponente der Kniegelenksflexion (4). Die Druck- und Zugbeanspruchung des rupturierten Meniscus ist weniger eine Funktion der statischen Belastung, sondern im wesentlichen durch die Bewegungsexkursion bedingt. In Übereinstimmung mit der Theorie der Transformation radiärer Tangentialschübe in eine zirkuläre Zugspannung (2) führt die statische Belastung am gestreckten Kniegelenk zu einer Reposition des separierten Korbhenkelsegmentes, so daß letztlich die Flexion und Rotation entscheidend zur Induktion von Scherkräften im Rupturbereich sind.

Seit Einführung der arthroskopischen Meniscusrekonstruktion existieren verschiedenste Varianten der Refixation, die sich prinzipiell in die Kategorien der Horizontal- und Vertikalnaht klassifizieren lassen. Die Ergebnisse unserer Untersuchungen belegen, daß eine vertikale Naht, deren Fixationspunkte unmittelbar ober- und unterhalb der femoralen und tibialen Meniscusfläche liegen, gegenüber der horizontalen Nahtreihe eine signifikant höhere Stabilität gewährleistet.

Vorbehaltlich der Einschränkung, daß unter dynamischen Bedingungen mit periodischen Wechseldruckbelastungen differente Ergebnisse resultieren könnten, ist aus den vorliegenden Resultaten zu folgern, daß in der frühen postoperativen Phase eine Einschränkung von Flexions- und Rotationsexkursionen angezeigt ist, während die statische Belastung frühzeitig gestattet werden kann.

Zusammenfassung

Die unversorgte Longitudinalruptur des Meniscus erfährt unter Flexion eine Dorsalverschiebung mit Rupturdiastase im Vorderhorn und dorsalem Kompressionseffekt. Nach Anlage einer Meniscusnaht treten unter Belastung in Neutralstellung keine Scherkräfte auf, während in Flexions- und Rotationsstellung eine Distraktion des ventralen und eine Kompression des dorsalen Rupturanteils induziert wird. Die durch eine Vertikalnaht erzielte Stabilität liegt signifikant über der einer Horizontalnaht ($p < 0,01$).

Summary

The characteristics of load transmission and radial tensile strength in reconstructed longitudinal ruptures of the meniscus have been studied under static load. An increased gaping of the anterior part of the rupture accompanied by compensative radial compression in the posterior rupture occurs with flexion and tibial rotation, whereas the effect of static load in an extended joint is of subordinate significance. Compared to a horizontal fixation a vertically applied suture provides significantly increased mechanical stability ($P < 0.01$).

Literatur

1. Barber FA, Stone RG (1985) Meniscal repair - an arthroscopic technique. J Bone Joint Surg [Br] 67:39-41
2. Kummer B (1988) Anatomie und Biomechanik des Kniegelenksmeniscus. Langenbecks Arch Chir 327:241-246
3. Noble J, Turner PG (1986) The function, pathology and surgery of the meniscus. Clin Orthop 210:62-65
4. Walker PS, Erkman PJ (1985) The role of the menisci in force transmission across the knee. Clin Orthop 109:184-192
5. Warren RF (1985) Arthroscopic meniscus repair. Arthroscopy 1:170-172

Dr. med. J. Raunest, Zentrum für Operative Medizin I der Heinrich-Heine-Universität Düsseldorf, Abteilung für Allgemeine und Unfallchirurgie, Moorenstr. 5, D-4000 Düsseldorf 1

33. Ultrastrukturelle und lichtmikroskopische Veränderungen beim hinteren Kreuzbandersatz als Ursache reduzierter biomechanischer Eigenschaften

Ultrastructural and Light Microscopical Alterations as a Rationale of Decreased Biomechanical Properties in Posterior Cruciate Ligament Replacement

U. Bosch[1], B. Decker[2], W. Kasperczyk[1], A. Nerlich[3], H.J. Oestern[4], H. Tscherne[1]

[1]Unfallchirurgische Klinik, Medizinische Hochschule Hannover
[2]Institut für Zellbiologie und Elektronenmikroskopie, Medizinische Hochschule Hannover
[3]Pathologisches Institut, Universität München
[4]Unfallchirurgische Klinik, Allgemeines Krankenhaus Celle

Das autogene Patellarsehnentransplantat (PST) hat im Vergleich zu normalen Kreuzbändern ähnliche biomechanische Eigenschaften und ist deshalb derzeit das Gewebe der Wahl für den biologischen Kreuzbandersatz. Dennoch sind die klinischen Langzeitergebnisse sowohl nach Ersatz des vorderen als auch insbesondere des hinteren Kreuzbandes (LCP) oftmals unbefriedigend. Bisher hat auch keine experimentelle Studie zeigen können, daß ein biologischer Kreuzbandersatz nach Einheilung die biomechanischen Eigenschaften eines normalen Kreuzbandes erreicht (1, 2, 3). Das Ziel der vergleichenden Untersuchung von Patellarsehne ($\overline{PS}$), LCP und PST war die Erfassung struktureller Veränderungen im Transplantatgewebe während 12 Monaten postoperativ.

Material und Methodik

Bei 6 zweijährigen, reinrassigen, weiblichen Schafen (Deutsches Schwarzkopfschaf) mit einem durchschnittlichen Gewicht von 84 ± 12,6 kg wurde in Intubationsnarkose das LCP des linken Hinterlaufes reseziert und durch ein standardisiert präpariertes, autogenes, zentrales Patellarsehnendrittel ersetzt. Die anhängenden Knochenblöckchen wurden mit je zwei nicht resorbierbaren Fäden (USP 0) armiert. Unter Berücksichtigung der Isometrie wurden mit Hilfe eines Zielgerätes 6 mm weite Kanäle durch das Femur und die Tibia gebohrt. Die Transplantatfixierung erfolgte unter einer Spannung von 50 N bei 70° gebeugtem Kniegelenk und in vorderer Schubladenposition über die Fäden an jeweils einer

Spongiosaschraube mit Unterlegscheibe. Es wurde eine frühfunktionelle Nachbehandlung ohne Protektion des operierten Beines angeschlossen. Am 10. Tag postoperativ wurden die Tiere zur Herde auf einen Bauernhof gebracht, wo eine uneingeschränkte Bewegung möglich war. Während den ersten 3 Monaten wurden die Tiere täglich visitiert.

Nach 16, 26 und 52 Wochen postoperativ wurden die Tiere getötet, das intraarticuläre Transplantatgewebe wurde standardisiert getrennt nach peripheren und zentralen Abschnitten zu 6 µm Schnitten aufgearbeitet (Färbungen: H&E, Masson-Goldner, van Gieson, Alcianblau/PAS) und mit Proben aus der PS und dem LCP der nicht operierten Seite verglichen.

Beurteilungskriterien waren: Zellzahl, -form, Struktur der Kollagenfaserbündel und die Verteilung von Proteoglykanen und Glykoproteinen. 52 Wochen postoperativ wurden zusätzlich Proben (PS, LCP, PST) immersionsfixiert und nach Einbettung in Epon sowie Kontrastierung mit Bleizitrat und Uranylacetat transmissionselektronenmikroskopisch untersucht. Anzahl und Durchmesser der Kollagenfibrillen wurden pro μm^2 in 80 Bildern/Tier (2 x 1 μm^2/Bild) aus zufällig ausgewählten Arealen bei 40000facher Vergrösserung bestimmt. Zur Identifizierung von Typ III-Kollagen im Transplantat wurden Proben mit polyklonalen Typ III-Kollagen-Antikörpern und Immun-Gold inkubiert und elektronenmikroskopisch untersucht.

Ergebnisse

Die *PS* zeigt einen deutlich fasciculären Aufbau mit gut davon differenzierbaren interfasciculären Septen. Die Faszikel sind überwiegend parallel angeordnet. Die PS ist im Vergleich zum LCP zellärmer; es überwiegen die spindelförmig langgestreckten Tendocyten gegenüber wenigen ovoiden Zellformen. Die Verteilung der Kollagenfibrillendurchmesser ist bimodal (Tabelle 1).

Beim *LCP* sind die Faszikel gegeneinander torquiert und die interfasciculären Septen schmäler. Im Vergleich zur PS ist das LCP zellreicher; peripher sind mehr spindelförmige und zentral mehr ovoide bis chondroide Zellen. Die Kollagenfibrillendurchmesser zeigen eine annäherungsweise bimodale Verteilung (Tabelle 1).

Tabelle 1. Anzahl der Kollagenfibrillen/μm^2 in Abhängigkeit vom Durchmesser 52 Wochen postoperativ

Durchmesser		20-60 nm	75-110 nm	125-250 nm
PS	p/z	24/39	15/11	18/21
LCP	p/z	13/22	11/10	25/19
PST I	p/z	155/178	13/7	1/7
PST II	p/z	11/191	6/9	26/4

PST - Lichtmikroskopie

16 Wochen postoperativ: Peripher ist teils ein zell- und gefäßreiches, dichtes Kollagengewebe zu erkennen, das größtenteils eine gute Streßorientierung aufweist. Zentral zeigt sich abschnittsweise eine beginnende Ausrichtung der Kollagenfaserbündel. Der Zellgehalt ist jedoch deutlich erhöht und die Zellen erscheinen mehr ovoid mit großen plumpen Kernen. Um Capillaren sind fleckförmige Zellproliferationen zu erkennen. Pericellular sind vermehrt Alcianblau-positive Areale.

26 Wochen postoperativ: Das PST erscheint peripher in bezug auf Zellgehalt, -größe und -form sowie Längsorientierung der Kollagenfaserbündel ähnlich einem normalen Ligamentgewebe. Zentral ist das hypercelluläre Fasergewebe ebenfalls gut strukturiert, wobei sich überwiegend plumpe Zellformen finden. Disseminiert dazwischen liegen Faserbereiche mit deutlicher Gefügestörung und teils mit Strukturverlust. Alcianblau-positive Areale sind weiterhin nachzuweisen.

52 Wochen postoperativ: Das Fasergewebe ist peripher gut strukturiert. Nach zentral hin sind die mehr ovoiden Zellen regellos verteilt und es häufen sich chondroide Zellformen, die teils kolumnenartig, teils in Cluster (chondroide Metaplasien) angeordnet sind. Zentral sind größere acelluläre und gefäßfreie Bereiche mit strukturlos erscheinendem Kollagengewebe (Degeneration). Auffällig sind größere, teils konfluierende Alcianblau-positive Areale.

PST - Transmissionselektronenmikroskopie

52 Wochen postoperativ: Aufgrund der drastischen Zunahme von dünnen Kollagenfibrillen (20 - 60 nm) in den zentralen Abschnitten ist die Verteilung der Fibrillendurchmesser unimodal (Tabelle 1). In der Peripherie gibt es neben Bereichen mit fast nur dünnen Fibrillen auch Zonen, die strukturell einem LCP gleichen. Teils sind die Fibrillen dicht gepackt, teils ist reichlich interfibrilläre Matrix dazwischen. Immunelektronenmikroskopisch kann bei den dünnen Fibrillen Typ III-Kollagen nachgewiesen werden. Auf Längsschnitten ist ein Aufsplitten dickerer Fibrillen in dünnere zu erkennen (Fibrillensplitting).

Diskussion

Biomechanische Untersuchungen am Tiermodell zeigen 1 Jahr postoperativ eine deutliche Reduktion der biomechanischen Parameter des PST im Vergleich zum kontralateralen LCP. CLANCY et al. ermittelte 9 bzw. 12 Monate postoperativ eine relative Höchstkraft (Reißkraft) von 92,8% bzw. 47%. Die biomechanischen Untersuchungen im Rahmen dieser Studie ergaben parallel zu den morphologischen Untersuchungen zwischen der 16. und 52. Woche postoperativ eine Zunahme der relativen Höchstspannung von 22,7 $\pm$ 3,1% auf 47,7 $\pm$ 4,3% und eine Zunahme des relativen E-Moduls von 42,3 $\pm$ 4,4% auf 56,0 $\pm$ 9,4% (3). Beim vorderen Kreuzbandersatz mit einem freien bzw. einem vascularisierten Patellarsehnentransplantat wurden ähnliche, verminderte mechanische Eigenschaften 1 Jahr postoperativ ermittelt (1). Die biologischen Ursachen der verminderten Materialeigenschaften des PST sind bisher kaum untersucht. Die Korrelation von Fibrillengröße und Zugfestigkeit könnte dafür eine Erklärung sein (4). Das Überwiegen der dünnen Fibrillen 1 Jahr postoperativ kann verschiedene Ursachen haben. Einerseits könnten sie, ähnlich wie bei der Wundheilung, die Folge einer vermehrten Typ III-Kollagen-Synthese sein. Andererseits können eine mechanische Überbelastung des in der Initialphase stark geschwächten Transplantatgewebes und rezidivierende Mikrotraumen zu einer fortwährenden Typ III-Kollagen-Synthese stimulieren. Ebenso kann es dabei durch Veränderung der Quervernetzung der Kollagenmoleküle zu einem enzymatischen Splitting dickerer Kollagenfibrillen in dünnere kommen. Die Gefäßarmut könnte eine Erklärung für die lichtoptisch festgestellten degenerativen Veränderungen sein. Da die Interaktionen zwischen Kollagenfibrillen und Proteoglykanen ebenfalls die biomechanischen Eigenschaften beeinflussen, können die in dieser Studie festgestellten Veränderungen der Glykosaminglykane (positive Alcianblau-Färbung) einerseits zur Inhibition des Fibrillenwachstums und andererseits zur Desintegration von Fibrillen (Splitting) führen.

Das PST gleicht 1 Jahr postoperativ makroskopisch einem Ligament, unterscheidet sich in seiner Feinstruktur jedoch erheblich von einem LCP und einer PS. Die kausale Pathogenese der fundamentalen Veränderungen in der extrazellulären Matrix ist Aufgabe weiterer Untersuchungen.

Zusammenfassung

Die lichtoptischen und ultrastrukturellen Veränderungen eines freien Patellarsehnentransplantates nach hinterem Kreuzbandersatz wurden in einem Schafsmodell 16, 26, und 52 Wochen postoperativ untersucht und mit der Patellarsehne und dem hinteren Kreuzband der Gegenseite verglichen. Degenerative Veränderungen und das Überwiegen dünner Kollagenfibrillen im Transplantat, entstanden durch die Neusynthese aus Typ III-Kollagen und durch Fibrillensplitting sowie Veränderungen bei den Proteoglykanen, werden als Ursache für die reduzierten mechanischen Eigenschaften des Transplantatgewebes diskutiert.

Summary

The light and electromicroscopical alterations of the posterior cruciate ligament autograft of patellar tendon origin were examined in a sheep model 16, 26, and 52 weeks postoperatively. The findings were also compared with that of the contralateral posterior cruciate ligament and patellar tendon. Degenerative alterations and the predominance of thin fibrils formed by type III-collagen and by fibril splitting and alterations in proteoglycans may be responsible for the decreased mechanical properties of a patellar tendon autograft.

Literatur

1. Butler DL, Grood ES, Noyes FR, Olmstead ML, Hohn RB, Arnoczky SP, Siegel MG (1989) Mechanical properties of primate vascularized vs. nonvascularized patellar tendon grafts; changes over time. J Orthop Res 7:68-79
2. Clancy WG, Narechania RG, Rosenberg TD, Gmeiner JG, Wisnefske DD, Lange TA (1981) Anterior and posterior cruciate ligament reconstruction in rhesus monkeys. J Bone Joint Surg [Am] 63:1270-1284
3. Kasperczyk W, Bosch U, Oestern HJ, Tscherne H (1989) Replacement of the posterior cruciate ligament with a free patellar tendon graft under immediate rehabilitation conditions. Abstract-Book, 6th Congress of the International Society of the Knee, Rome, May 8-12
4. Parry DAD, Barnes GRG, Craig AD (1978) A comparison of the size distribution of collagen fibrils in connective tissue as a function of age and a possible relation between fibril size distribution and mechanical properties. Proc R Soc Lond [Biol] 203:305-321

Förderung durch die Deutsche Forschungsgemeinschaft Az Oe 88/2-1.

Dr. U. Bosch, Unfallchirurgische Klinik, Medizinische Hochschule Hannover, Konstanty-Gutschow-Straße 8, D-3000 Hannover 61

34. Immunhistologische Analyse der zellmediierten Immunität bei der Osteitis mittels der Avidin-Biotin-Komplexmethode

Immunohistological Analysis of Cell-Mediated Immunity in Osteitis Using the Avidin-Biotin Complex

Ch. Josten, G. Muhr, Th. Griga und R. Sistermann

Berufsgenossenschaftliche Krankenanstalten Bergmannsheil Bochum, Chirurgische Klinik und Poliklinik, Universitätsklinik Bochum (Direktor: Prof. Dr. med. G. Muhr)

Untersuchungen an peripheren Lymphocyten haben gezeigt, daß es im Rahmen der chronischen posttraumatischen Osteomyelitis zu einer Depression der cellulären Immunität kommt (2). Es stellt sich die Frage, ob auch eine lokale Dysfunktion der immunkompetenten Zellen lokal im osteomyelitischen Knochengewebe vorliegt.

Hierbei besteht allerdings das Problem, daß sich Lymphocyten-Subpopulationen histologisch mit Hilfe der üblichen Gewebefärbemethoden lichtmikroskopisch nicht voneinander unterscheiden lassen.

Wir identifizierten daher die einzelnen Zellsubpopulationen mit Hilfe monoclonaler Antikörper und anschließender Avidin-Biotin-Komplex-Markierung (5).

Patienten und Methode

20 Patienten (Durchschnittsalter 43,6 J., nur männlich) mit einer chronischen posttraumatischen Osteomyelitis der unteren Extremität wurde im Rahmen einer Spongiosaplastik sowohl gesunde Spongiosa aus dem Beckenkamm, als auch Spongiosa aus dem Osteomyelitisherd entnommen.

Die Präparate wurden anschließend 7 Tage in 2%iger Formaldehydlösung und 3%iger Ameisensäurelösung fixiert und entkalkt und in Paraffin eingebettet. Nach Anfertigung von Dünnschnitten (2 μm) führten wir eine Objektträgermarkierung an Poly-L-Lysin-beschichteten Objektträgern durch. Unspezifische Bindungsstellen wurden zunächst durch Vorinkubation mit normalem Ziegenserum abgedeckt. Anschließend wurden die Präparate mit den spezifisch gegen einzelne Lymphocyten/Monocyten-Zellsubpopulationen gerichteten monoklonalen Antikörpern markiert. Gegen den Primärantikörper richtete sich ein biotinylierter Ziege-anti-Maus-Sekundärantikörper, der anschließend mit einem Avidin-Peroxidase-Konjugat gekoppelt wurde. Nach Entwicklung mit einem Farbstoffsubstrat lassen sich die einzelnen Zellsubpopulationen im Durchlichtmikroskop differenzieren und auszählen. Eine Gegenfärbung mit Hämatoxylin ermöglichte die Bestimmung der Gesamtzahl der Zellen.

Ergebnisse

Es wurden jeweils die relativen Häufigkeiten der T-Gesamt-, T-Helfer- und T-Suppressorzellen sowie der Natürlichen Killerzellen und Makrophagen bestimmt (s. Tabelle 1). Die Tahl der T-Gesamt- und der T-Helferzellen ist im osteomyelitischen Knochengewebe im Vergleich zum gesunden Knochen auf nahezu ein Drittel reduziert. Gleichzeitig ist die Zahl der T-Suppressorzellen und der Natürlichen Killerzellen im osteomyelitischen Knochengewebe fast verdoppelt und die Zahl der Makrophagen nahezu verdreifacht. Alle Ergebnisse waren bei Anwendung des Wilcoxon-Tests zum Niveau p = 0,05 signifikant.

Tabelle 1. Relative Häufigkeiten der einzelnen Zellsubpopulationen

	gesund	osteomyelitisch
T-Gesamt	11,34	4,37 (%)
T-Helfer	13,37	3,86
T-Suppressor	4,38	8,84
Natürl. Killerzellen	4,80	8,84
Makrophagen	4,26	15,08

Diskussion

Im Rahmen der chronischen posttraumatischen Osteomyelitis kommt es somit zu einer Depression der cellulären Immunität. Diese Depression ist gekennzeichnet durch eine Abnahme der T-Zell-Hilfe, eine Stimulation des Suppressorsystems und eine Zunahme der Makrophagen und Natürlichen Killerzellen (Abb. 1).

a) T-Helferzellen: Eine funktionierende T-Zell-Hilfe ist unerläßlich für eine effektive celluläre Immunantwort. T-Helferzellen sind in der Lage, über IL-2 die Aktivierung und klonale Expansion weiterer Antigen-sensibler Zellen einzuleiten. Ein Fehlen der T-Zell-Hilfe führt zum Versagen der cellulären Immunität (6). In Verbindung mit einer unzureichenden Makrophagenaktivierung führt dies zu einer gestörten Immunität gegen intracelluläre Mikroorganismen (4).

b) T-Suppressorzellen: Die Abnahme der Helferzellen wird einerseits bewirkt durch lokale und zirkulierende immunsuppressive

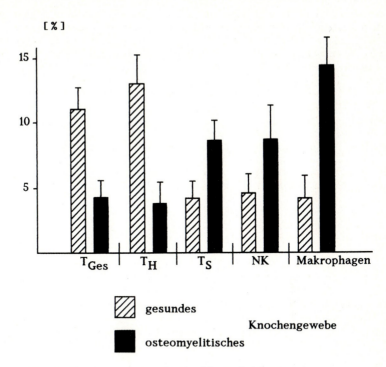

Abb. 1. *Veränderungen der Zellpopulationen*

Faktoren, andererseits durch eine Stimulation des Suppressor-Systems. Die Menge an Antigen-wirksamen Partikeln führt zu Beginn der Entzündung zu einer Stimulation der cellulären Immunität. Als Gegenregulationsmechanismus einer Hyperimmunität kommt es gleichzeitig zu einer Aktivierung des Suppressor-Systems (3). Dieses System gewinnt offenbar bei chronischem Verlauf der Entzündung zunehmend an Bedeutung. In Verbindung mit einer Abnahme der T-Zell-Hilfe führt dies zu einem lokal anergen Reaktionszustand.

c) *Natürliche Killerzellen und Makrophagen:* Wir fanden eine Abnahme der T-Helferzellen. Gleichzeitig stellten wir eine Zunahme der Makrophagen und NK-Zellen fest. Es handelt sich bei der Vielzahl der Makrophagen und NK-Zellen wahrscheinlich um unspezifisch aktivierte Zellen. Unspezifisch aktivierte Makrophagen können zu einer Schädigung noch gesunder Gewebebezirke führen und führen so zu einer mangelnden Demarkation des Entzündungsherdes. Weiterhin können in ihrer Oberflächenstruktur veränderte Makrophagen Angriffspunkte für NK-Zellen sein, d.h. NK-Zellen richten sich lokal gegen Makrophagen (4). Zudem hat monocytäres PGE 2 lokal immunsuppressive Wirkung (1).

Zusammenfassung

Es kommt im Rahmen der chronischen posttraumatischen Osteomyelitis neben einer systemischen auch zu einer lokalen Depression der cellulären Immunität. Die wesentlichen klinischen Auswirkungen sind eine gestörte spezifische Immunität gegen intracelluläre Mikroorganismen, eine mangelnde Demarkation des Entzündungsherdes mit den Folgen einer eventuellen Sepsis sowie eine zusätzliche Gewebeschädigung durch Makrophagen und Natürliche Killerzellen.

Summary

During posttraumatic osteomyelitis not only systemic, but also local depression of cell-mediated immunity was found. Defective specific immunity against intracellular microorganisms, inadequate demarcation of the focus, and additional tissue damage by macrophages and natural killer cells are the main consequences.

Literatur

1. Faist E, Mewes A, Baker CC, Strasser Th, Alkan SS, Rieber P, Heberer G (1987) Prostaglandin E2 (PGE_2)-dependent suppression of interleucin 2 (IL-2) production in patients with major trauma. J Trauma 27:837-848
2. Josten CH, Muhr G (1984) Qualitative und quantitative Untersuchungen der cellulären Immunreaktion bei posttraumatischer Osteomyelitis. Hefte Unfallheilkd, 174. Springer, Berlin Heidelberg New York, S 126-131
3. Lob G, Faist E (1987) Immunologische Veränderungen bei Trauma und posttraumatischer Osteitis. Hefte Unfallheilkd, 189. Springer, Berlin Heidelberg New York, S 912-923
4. Roitt IM (1988) Essential immunology. Blackwell Scientific Publications
5. Warnke R, Levy R (1980) Detection of T and B cell antigens with hybridoma monoclonal antibodies: A biotin-avidin-horseradish peroxidase method. J Histochem Cytochem 28:771
6. Wood JJ, Rodrick ML, O'Mahony JB et al (1984) Inadequate interleucin-2 production: A fundamental immunological deficiency in patients with major burns. Ann Surg 200:311-320

Dr. Ch. Josten, Berufsgenossenschaftliche Krankenanstalten Bergmannsheil, Chirurgische Klinik und Poliklinik, Universitätsklinik, Gilsingstr. 14, D-4630 Bochum

35. Hyperbarer Sauerstoff, eine adjuvante Therapieform bei der posttraumatischen Osteomyelitis – Eine experimentelle Studie
Hyperbaric Oxygenation: Adjunctive Therapy in Experimental Posttraumatic Osteomyelitis

V. Mendel, H.-Ch. Scholz, A. Nagel, H.-J. Simanowski und B. Reichert

Klinik und Poliklinik für Allgemeinchirurgie der Medizinischen Hochschule Hannover im Krankenhaus Oststadt, Hannover

Einleitung

Es gibt eine umfangreiche Anzahl von Publikationen, die sich mit der Behandlung von hyperbarem Sauerstoff (HBO) bei der chronischen Knocheninfektion auseinandersetzen (2). Trotz der guten Erfolge ist es schwierig, im klinischen Bereich vergleichbare Kollektive zu erhalten. In experimentellen Untersuchungen (2, 3) wurde der Einfluß von hyperbarem Sauerstoff überprüft. Das Spektrum der Resultate ist jedoch breitgefächert. Die vorliegenden experimentellen Untersuchungen über den Einfluß von HBO auf Knocheninfektionen sind zwar aufschlußreich, quantitative Analysen an einem Infektionsmodell liegen jedoch nicht vor.

Ziel der Untersuchungen war es festzustellen, ob der Einfluß von HBO tierexperimentell quantitativ erfaßt werden kann und ob sich eine meßbare Reduzierung eines standardisierten Infektes erreichen läßt.

Material und Methoden

Die Untersuchungen wurden an insgesamt 103 weiblichen, ca. 6 Mon. alten Wistarratten durchgeführt. Die chronische Osteomyelitis an der Rattentibia wurde entsprechend den Beschreibungen von ZAK (6) angelegt. Zur Infekterzeugung wurden 5 µl Arachidonsäure (5) und 5 µl einer definierten Staphylococcus aureus-Keimsuspension (5) infiziert. Zur Keimzahlbestimmung wurde die Tibia nach Entfernung des Weichteilmantels gewogen, bei 60° schockgefroren und mit einem Mörser zerkleinert. Anschließend wurde das Knochenmehl zur quantitativen Keimzahlanalyse aufbereitet (5). Zusätzlich erfolgte eine radiologische (5) und eine makropathologische (5) Beurteilung. 3 Wo. nach der Infektausbildung wurden die Tiere den Kontroll- und Therapiegruppen zugeteilt. Die Behandlung erfolgte über 2 bzw. 4 Wo. mit HBO, Cefazolin und HBO+ Cefazolin. Die Kontrollgruppe erhielt NaCl 0,9%ig. Zur Verfügung stand die Hyperbarotherapiekammer 1000 (5). Der Druck betrug über einen Zeitraum von 1 h 3 bar bei einer O_2-Sättigung von 100%. Druckanstieg und -abfall lagen bei 0,4 bar/min. Die Antibioticatherapie wurde mit Cefazolin (5) durchgeführt (100 mg/kg KG/Tag). Als Testverfahren wählten wir den U-Test von Mann + Whitney für unverbundene Stichproben mit nicht parametrischer Verteilung. Statistikprogramm SPSS/PC; $p < 0,001$.

Ergebnisse

Bei röntgenologischen Kontrollen am Ende der Infektausbildung (3. Wo.) war bei den untersuchten Tieren der Infekt nach den vorgegebenen röntgenologischen Kriterien angegangen.

Nach dem jeweiligen Behandlungsintervall von 2 und 4 Wo. wurden die Tiere getötet. Bei der makroskopischen Beurteilung wurde bei allen Tieren ein etwa stecknadelkopfgroßer abgekapselter Abszeß dargestellt. In den Kontrollgruppen dominierte neben der Abszeßbildung eine ausgeprägte Knochenzerstörung. In den Therapiegruppen war die Knochenzerstörung nicht so imponierend, es bestanden aber deutliche Knochenneubildungen.

Drei Wochen nach der Implantation der Keime lag das Ausmaß des Infektes in den Kontrollgruppen bei $1,8 \times 10^6$ KBE/g Tibia, nach 2 weiteren Wochen bei $3,6 \times 10^6$ und nach erneut 2 Wochen bei $2,9 \times 10^6$ KBE/g Tibia ($p = 0,19$ bzw. $p = 0,51$). Die quantitative Auswertung der Kontrollgruppen K II und K III und der Behandlungsformen ist synoptisch in Abb. 1 dargestellt. Nach 4 Wochen

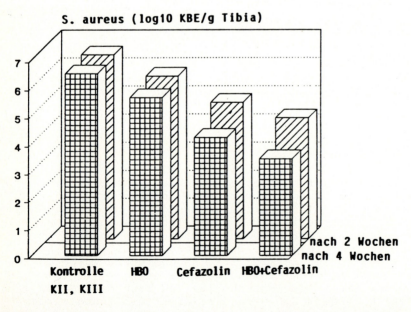

Abb. 1. Quantitative Analyse der Osteomyelitis nach adjuvanter Therapie ohne Sanierung (K II = Kontrolle nach 2 Wochen, K III = Kontrolle nach 4 Wochen)

HBO wurde p = 0,009 ermittelt. Unter der Cefazolinbehandlung beträgt p = < 0,0001. Die stärkste Veränderung wurde unter der Kombinationstherapie festgestellt, p = < 0,0001. Auch die Therapieformen untereinander zeigten signifikante Unterschiede, p = < 0,001. Unter der adjuvanten Therapie verstarben 6 Tiere: 1 Tier unter HBO, 2 Tiere unter Cefazolin und 3 Tiere unter HBO + Cefazolin.

Diskussion

Alle Behandlungsformen führten zu einem meßbaren Therapie-Effekt. Die makropathologische Stadieneinteilung ermöglichte keine exakte Differenzierung der Therapieform. Trotz der guten Erfolge in der Behandlung des Knocheninfektes wurde die Größe des Weichteilinfektes durch die adjuvante Therapie kaum beeinflußt. Auch unter der HBO-Therapie kam es nicht zu einer Ausheilung des Knocheninfektes. Erstmals konnte der Einfluß von HBO quantitativ nachgewiesen werden. HBO als Monotherapeuticum senkte erwartungsgemäß nicht so stark die Keimzahl im Knochen wie das Antibioticum. Hier fehlt der direkte bakteriostatische oder bacteriocide Einfluß (5). Die Wirkungsweise von HBO basiert eher auf einer Anhebung des O_2-Anteiles im Gewebe (5) und auf einer dadurch bedingten Stimulation polymorphkerniger Leukocyten und Makrophagen (1). HBO fördert außerdem die Fibroblastenaktivität und stimuliert so die Gefäßneubildung (3). HBO in Kombination mit Cefazolin verzeichnete zwar einen additiven Effekt, erzielte aber keine Sanierung der Osteomyelitis.

Die erfolgreiche Behandlung einer chronischen Osteomyelitis erfordert eine optimale chirurgische Sanierung und Stabilisierung. Antibiotica sind eine hilfreiche adjuvante Behandlungsform des chronischen Knocheninfektes. Dem hyperbaren Sauerstoff muß nach den vorliegenden Erkenntnissen ein kleiner Platz in diesem Behandlungsmosaik eingeräumt werden. Es darf jedoch nicht außer Acht gelassen werden, daß ein Tiermodell trotz mancher Analogie zur Klinik ein Modell bleibt, mit all seinen Spezifitäten und Limitationen.

Zusammenfassung

Experimentelle Untersuchungen über die posttraumatische Osteomyelitis wurden an der Ratte durchgeführt und der Einfluß von HBO, Cefazolin, HBO + Cefazolin untersucht. Alle Behandlungsmethoden führten zu einem signifikanten Therapieeffekt. Auch untereinander zeigten die adjuvanten Behandlungsformen signifikante Unterschiede. Überlegen zeigte sich die Kombination von Cefazolin + HBO.

Summary

A rat model for *Staphylococcus aureus*-induced osteomyelitis was used to compare the results of treatment with HBO, cefazolin, and HBO + cefazolin. All three treatment groups differed significantly from untreated controls in the number of colony forming units (CFU)/g tibia. Moreover, we were able to register significant differences among the treatment groups. The best results were obtained in rats treated with HBO and cefazolin.

Literatur

1. Barza M (1978) A critique of animal models in antibiotic research. Scand J Infect Dis 14:109-117
2. Fischer B, Jain KK, Braun E, Lehrl S (1988) Handbook of hyperbaric oxygen therapy. Springer, Berlin Heidelberg New York Tokyo 92:118
3. Mader JT, Brown GL, Guckian JC, Wells CH, Reinarz JA (1980) A mechanism for the amelioration by hyperbaric oxygen of experimental staphylococcal osteomyelitis in rabbits. J Infect Dis 142:915-922
4. Mendèl V (1989) Der Einfluß von hyperbarem Sauerstoff auf standardisierte Infektionen unter besonderer Berücksichtigung der posttraumatischen Osteomyelitis. Habilitationsschrift MHH
5. Merkenstey JPHR (1984) Treatment of chronic osteomyelitis of the jaws with and without hyperbaric oxygen. Proceedings of the 8th International hyperbaric medicine congress. Long Beach Memorial Hospital, Long Beach, pp 49-53
6. Zak O (1985) Experimental bacterial osteomyelitis in the evaluation of antibiotics. In: Ishigami J (ed) Proceedings of the 14th International Congress of Chemotherapy, Kyoto, pp 80-82

Dr. V. Mendel, Klinik und Poliklinik für Allgemeinchirurgie, Medizinische Hochschule Hannover, Krankenhaus Oststadt, Podbielskistraße 380, D-3000 Hannover 51

VI. Perioperative Pathophysiologie – Sepsis – Schock II

36. "Think aloud technique" für dichotome Entscheidungsprozesse: ein neues Studiendesign für umstrittene Prophylaxemaßnahmen zur Reduzierung des perioperativen Risikos

The "Think Aloud Technique" in Medical Decision Making: A New Study Design in Estimating Controversial Prophylactic Procedures for the Reduction of Perioperative Risk

B. Stinner, W. Dietz, W. Lorenz und M. Rothmund

Klinik für Allgemeinchirurgie und Institut für Theoretische Chirurgie, Universität Marburg

Einleitung

Die Entscheidung für allgemeine Prophylaxemaßnahmen in der Chirurgie (Thrombose, Infektion etc.) läßt sich in der Regel weder durch Tierexperimente noch durch kontrollierte klinische Studien allein begründen. Die Komplexität eines solchen Problems (Effektivität, Nebenwirkungen, Kosten etc.) läßt eine Lösung nicht in einer einzelnen Studienart finden, sondern erfordert vielmehr eine *Problemlösungsstrategie*. Der bisherige Goldstandard zur Lösung klinischer Probleme, die randomisierte, prospektive, kontrollierte klinische Studie ist aus Prinzip nur auf Probleme anwendbar, die sich aus wenigen Ja-Nein-Bedingungen zusammensetzen. Beispiel für eine komplexere Fragestellung ist die neue perioperative Antihistaminprophylaxe zur Reduzierung des perioperativen Risikos, bei der bisher 12 kontrollierte klinische Studien nicht ausgereicht haben, um diese Prophylaxe unumstritten einzusetzen (2). Deshalb wurde nach einer Methodologie gesucht, mit der komplexe Entscheidungsfindungsprozesse strukturiert werden können und die sich somit aus den Ergebnissen einer Vielzahl verschiedener Studientypen zusammensetzen muß. Die Anwendung der "think aloud technique" mit einem dichotomen, hierarchisch geordneten Entscheidungsprozeß (5) wird hier als Möglichkeit einer formalen Problemlösungsstrategie für komplexe Fragestellungen vorgestellt.

Methodik

Bei einem mit Tonband aufgenommenen Streitgespräch von 3 "Experten" über das Pro und Kontra einer Antihistaminprophylaxe vor operativen Eingriffen wurden die einzelnen Entscheidungs-

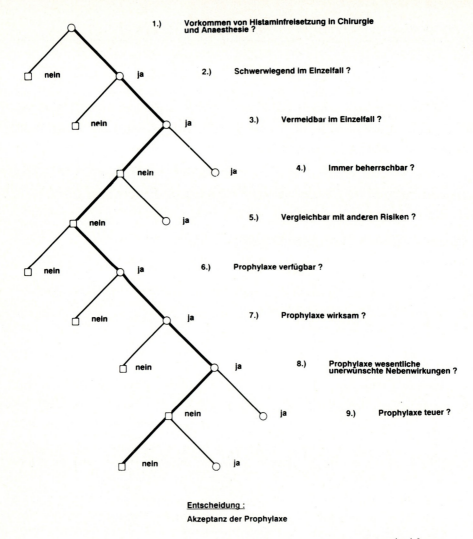

Abb. 1. Entscheidungsbaum mit neun hierarchisch geordneten Entscheidungsknoten zur Beurteilung des komplexen Problems der perioperativen H_1-H_2-Receptorantagonistenprophylaxe

Prophylaxemaßnahmen in der Chirurgie haben es nicht zuletzt aufgrund der Vernachlässigung dieser strukturierten Nachprüfbarkeit immer schwer gehabt und das gilt auch für die jetzt anstehende H_1-H_2-Antihistaminikaprophylaxe, die teilweise in anderen Fachdisziplinen schon weitgehend akzeptiert ist. Der klassische Lösungsansatz in Form von 12 kontrollierten klinischen Studien hat bisher nicht dazu geführt, daß diese Form der Prophylaxe eine generelle Akzeptanz gefunden hat. Vielleicht sind es alternative Lösungsstrategien wie die vorgeschlagene Form, die hierbei überzeugender sein können als noch eine weitere personal- und kostenintensive kontrollierte klinische Studie.

kriterien identifiziert und im *1. Schritt* in einem dichotomen Entscheidungsbaum hierarchisch geordnet. Voraussetzung für diese Form der Identifikation ist ein kritischer, aber konstruktiver Ansatz der Beteiligten. Die Beantwortung der daraus entwickelten Entscheidungskriterien muß mit einer einfachen Ja-Nein-Alternative möglich sein. Zur Begründung einer solchen Alternativentscheidung wurden erstmalig in dieser Form unterschiedliche Studientypen herangezogen. Hierbei stand am Beginn des Entscheidungsprozesses die grundsätzliche Frage: Soll eine Antihistaminprophylaxe durchgeführt werden oder nicht? Falls einer der übergeordneten Entscheidungsknoten gegen die Anwendung der Prophylaxe spricht, ist eine Fortsetzung der weiteren nachgeordneten Entscheidungen zur Lösung des Grundproblems nicht mehr sinnvoll. Die Eingangsalternative muß dann mit "Nein" beantwortet werden. Die Reihenfolge der einzelnen Entscheidungsknoten und der Inhalte sind in Abb. 1 zusammengefaßt. Zur Beantwortung der Fragen an den einzelnen Entscheidungsknoten wurden im *2. Schritt* unterschiedliche Studientypen herangezogen, die zum einen aus einer vorhandenen Datenbank von 50 000 Arbeiten zu epidemiologischen und experimentellen Studien als Thema und zum anderen aus eigenen experimentellen Untersuchungen stammten. Im *3. Schritt* wurden die Inhalte dieser unterschiedlichen Informationstypen für den einzelnen Schlußfolgerungsknoten ausgewertet. Sie stellen somit die Ergebnisse einer solchen komplexen Problemlösungsstrategie dar (Tabelle 1).

Ergebnisse

Anhand der verfügbar gemachten Informationen konnten aus klinischen Studien, Einzelfallbeschreibungen, persönlichen Mitteilungen der Arzneimittelsicherheitsabteilungen der Pharmazeutischen Industrie und den Ergebnissen eigener experimenteller Untersuchungen alle Fragen der Entscheidungsknoten alternativ mit "ja" oder "Nein" beantwortet werden. Die Entscheidungsinhalte an den einzelnen Verzweigungsstellen sind in Tabelle 2 wiedergegeben. Das Durchlaufen der Entscheidungshierarchie führte unter den hier gemachten Voraussetzungen dann zum Ergebnis der Akzeptanz der eingangs hinterfragten Antihistaminprophylaxe mit H_1-H_2-Receptorantagonisten.

Diskussion

Es ist ein verhängnisvoller Irrtum, daß sich der Goldstandard klinisch-medizinischer Forschung, die prospektive randomisierte kontrollierte klinische Studie, uneingeschränkt auf alle anstehenden Probleme anwenden läßt. Dies hat bisher dazu geführt, daß alternative Problemlösungsstrategien in der Chirurgie weitgehend vernachlässigt worden sind. Eine solche Problemlösungsstrategie in der Form der "think aloud technique" ermöglicht die formale Bewertung komplexerer Fragestellungen, macht sie in ihren Einzelschritten transparent und für Außenstehende kritikfähig, eine der Grundforderungen an eine wissenschaftliche Methode. Die Herkunft der Argumente für jede Teilentscheidung kann vom Bewerter nachvollzogen und ihre Richtigkeit überprüft werden.

Tabelle 1. Informationstyp, der für die Entscheidung an den Knotenpunkten des hierarchischen Entscheidungsbaumes herangezogen wurde

Entscheidungs-knoten	Entscheidungsinhalt	Informationsart/-quelle
1	Vorkommen von Histamin-freisetzung in Chirurgie/Anästhesie	14 kontrollierte klinische Studien
2	Zwischenfälle schwerwiegend im Einzelfall?	Einzelfälle der eigenen Klinik
3	Vermeidbar im Einzelfall?	Bericht der Arzneimittelkommission der Deutschen Ärzteschaft
4	Zwischenfall immer beherrschbar?	Bericht der Arzneimittelkommission der Deutschen Ärzteschaft. Eigene Fälle
5	Vergleichbarkeit mit anderen Risiken	Epidemiologische Studien zur Antibiotica- und Heparinprophylaxe
6	Prophylaxe verfügbar?	Tierexperimentelle Studien am Hund, Schwein und Einzelorganen
7	Prophylaxe	12 kontrollierte klinische Studien
8	Prophylaxe wesentlicher unerwünschter Nebenwirkungen?	Post marketing surveillance studies der Pharmazeutischen Industrie, tierexperimentelle Untersuchungen
9	Prophylaxe teuer?	Kosten/Nutzenanalyse

Zusammenfassung

Für Entscheidungsprozesse mit komplexen Pro- und Kontraargumenten, z.B. im perioperativen Risiko, erscheint die "think aloud technique" mit einem dichotomen Entscheidungsbaum als geeignete Methodik, um zu einer formalen, rational nachvollziehbaren Entscheidungsfindung zu gelangen. Es wird dargestellt, wie an neun binären Entscheidungsknoten hierarchisch strukturiert in einem Entscheidungsbaum ein Problem auf Einzelfragen reduziert werden kann, die dann nachvollziehbar unter Hinzuziehung verschiedenster Studientypen und deren Ergebnisse beantwortet werden und zu einer Gesamtschlußfolgerung führen.

Summary

For complex issues, i.e. concerning perioperative risk, the "think aloud technique" combined with a dichotomous decision

Tabelle 2. Informationsinhalte, die für die Entscheidung an den Entscheidungsknoten herangezogen wurden

Entscheidungs-knoten	Alternativ-antwort	Inhaltliche Begründung der Alternativentscheidung
1	ja	- Histaminfreisetzung auf Hypnotica, Opioide, Muskelrelaxantien, Benzodiazepine, Plasmasubstitute (ENNIS, J Clin Anesth 1989) - Histaminfreisetzung bei Standardoperationen (LORENZ, Handbook exp Pharmacol 1989)
2	ja	- Todesfall nach Palacosapplikation zur Hüftprothesenimplantation (eigene Klinik) - weitere schwerwiegende Komplikationen (DIETZ, Langenbecks Arch 1987)
3	nein	- Todesfallberichte der Arzneimittelkommission, daher faktisch im Einzelfall nicht vermeidbar - Todesfallmitteilungen aus Arzneimittelüberwachungsprogrammen der Pharmaindustrie bei Medikamenten als Histaminliberatoren
4	nein	- Todesfallberichte auch bei guter Überwachung und optimaler Therapie z.B. nach Chymopapain zur Chemonucleolyse (ENNIS 1989)
5	ja	- Häufigkeit der Thrombosekomplikationen postoperativ allgemein 30% (ohne Prophylaxe, mit Heparinprophylaxe 3-5%; 0,5% schwerwiegende Komplikationen - Häufigkeit postoperativer Abscesse nach Coloneingriffen 2,5%, mit Antibioticaprophylaxe 1%, postoperative Peritonitis 6,5%, mit Antibioticaprophylaxe 0,5% (KUSCHE, Chirurg 1981)
6	ja	- Hemmung der Histaminfreisetzung und Histaminwirkung im klinikadaptierten Tiermodell an Hund und Schwein sowie an isolierten menschlichen Mastzellen durch H_1/H_2-Receptorantagonisten (ENNIS 1989)
7	ja	- Wirksamkeitsnachweis in 12 kontrollierten klinischen Studien zur Verminderung der Incidenz allergischer/pseudoallergischer Reaktionen mit einer H_1/H_2-Prophylaxe, u.a. nach Atracurium, Haemaccel, Ultravist, Palacosimplantation mit Chymopapain (ENNIS 1989)
8	nein	- Schwerwiegende Nebenwirkungen selten, Histaminfreisetzung bei zu schneller Applikation, Bindung an Cytochrom P 450, Anticholinesterase und/oder Ganglienblockerwirkung, Reduktion des Magensaftvolumens und Anheben des Magensaft pH (ENNIS 1989)
9	nein	- Kosten einer Einzelprophylaxe mit Cimetidin/Dimetinden ≈ 10,00 DM. Kosten eines Tages Intensivstation 1500,00 DM. Bei ca. 0,5% schweren Nebenwirkungen in etwa ausgeglichen.

tree appears to be an adequate method for making a formal and rationally pursuable decision. It is demonstrated how a more complex problem can be reduced to nine single questions at the binary branches of a decision tree, in the order of their importance. Answering these individual questions by summarizing different types of studies and their results then leads to the final conclusion, which cannot be achieved by a single randomized prospective study.

Literatur

1. Dietz W, Lennartz H, Köpf I, Schmal A, Kaiser U, Lorenz W (1987) Lebensbedrohliche anaphylaktoide Reaktionen im perioperativen Zeitraum: Blockade durch H_1- und H_2-Antagonisten oder Methylprednisolon? Langenbecks Arch Chir [Suppl] Chir Forum. Springer, Berlin Heidelberg New York London Paris Tokyo, S 333-387
2. Ennis M, Lorenz W, Doenicke A, Heintz D, Dick W (1990) Perioperative uses of histamine antagonists. J Clin Anesth (in press)
3. Kusche J, Stahlknecht CD (1981) Antibiotikaprophylaxe bei colorectalen Operationen: Gibt es ein Mittel der Wahl? Chirurg 52:577-585
4. Lorenz W, Dietz W, Ennis M, Stinner B, Doenicke A (1990) Histamine in anesthesia and surgery: causality analysis. In: Uvnäs B (ed) Handbook Exp Pharmacol 97 (in press)
5. Lusted LB (1968) Introduction to medical decision making. Charles C Thomas Publisher, Springfield, Illinois, USA

Dr. B. Stinner, Klinik für Allgemeinchirurgie, Universität Marburg, Baldinger Straße, D-3550 Marburg/Lahn

37. Enterale Aminresorption durch typische Medikamente der chirurgischen Intensivtherapie: Ursache für kardiovasculäre Entgleisungen bei Risikopatienten?

Enteral Amine Resorption Due to Drugs Commonly Used in Intensive Care: Does This Explain Some of the Cardiovascular Disturbancies in Risk Patients?

J. Sattler[1], R. Lindlar[2], W. Woyke[1], E. Schmidt[1] und W. Lorenz[1]

[1] Institut für Theoretische Chirurgie
[2] Klinik für Allgemeinchirurgie, Zentrum für Operative Medizin I, Philipps-Universität Marburg

Einleitung

Patienten der Intensivstation (obere Magen-Darmblutung, sept. Schock) zeigen oft unerwartet hohe Plasmahistaminspiegel und deutliche Krankheitsverschlechterung bis hin zum Tod (1, 2). Mitverantwortlich hierfür könnten die eingesetzten Medikamente sein, da 1. viele von ihnen (ca. 20%) nicht nur oft gegeben werden, sondern auch den Histaminabbau durch die Diaminoxydase (DAO) verhindern, 2. Histamin aus dem Blut (Hämoglobin) bei oberer Magen-Darmblutung durch Zersetzung gebildet werden kann, was 3. bei einer DAO Blockade zur Resorption von Histamin führt und 4. klinische Symptome bewirkt, die typisch für Histamin sind (3).

Die bisher im Tiermodell bewiesene Histaminresorption ist immer nur mit einer pharmakologischen Standardsubstanz als DAO-Blocker erfolgt, die klinisch nicht mehr Verwendung findet. Für eine bessere Akzeptanz sollte deshalb in einer randomisierten, kontrollierten Studie geprüft werden, ob auch andere DAO Blocker, die tatsächlich bei Intensivpatienten zur Anwendung kommen, zur enteralen Histaminose führen können.

Material und Methoden

Insgesamt 30 Zuchtschweine (Kreuzung Deutsche Landrasse/Pietrain, beiderlei Geschlechts, Alter ca. 7 Wochen, Gewicht 18 - 30 kg) wurden von April - Juli 1989 verwendet. Nach Prämedikation mit Pentobarbital (30 mg/kg i.p.) und Intubation wurde die Narkose mit Pentobarbital und N_2O/O_2 (2:1) weiter geführt und die Tiere während der gesamten Versuchszeit maschinell beatmet. Nach dem Plazieren von 3 Femoralkathetern (2 arteriell, 1 venös) und 1 Magensonde wurden die Tiere per Randomisierung 3 Gruppen à 10 zugeteilt: a) Kochsalzgruppe als negative Kontrolle, b) Aminoguanidingruppe (100 mg/kg i.v.) (Standard DAO Blocker) als positive Kontrolle und c) DAO blockierende Intensivmedikamente (4 Testsubstanzen: Pancuronium, Metoclopramid (Paspertin), Acetylcystein (Fluimucil), Heparin). Die Medikamente wurden in der Dosierung, wie für Patienten angegeben, appliziert. Über den Magenschlauch wurde allen Tieren 60 mg Histamin gegeben und für 2 h Blutdruck (Statham), Herzfrequenz (EKG, Hellige), sowie klinische Symptome während der ganzen Zeit registriert. Plasmaproben zur Histaminbestimmung wurden vor der DAO Blockade und alle 20 min danach gesammelt.

Ergebnisse

Tiere ohne DAO Blockade (NaCl) zeigten erwartungsgemäß (3) keinerlei klinische Zeichen einer Histaminresorption, sehr wohl aber alle Tiere nach Aminoguanidin. Maximale Hypotension und Tachykardie betrugen im Median in dieser Gruppe 65 mm Hg (Bereich 25 - 75 mm Hg) respective 100 (47 - 146) S/min. 1 Tier starb in der Versuchszeit an den Folgen. Die Histaminspiegel im Plasma stiegen auf 150 (73 - 368) ng/ml an.

In der Gruppe der Medikamentenkombination (4 DAO Blocker) reagierten mit deutlichen klinischen Symptomen nur 2 Tiere, von denen allerdings ebenfalls eines verstarb. Die maximale Hypotension betrug in dieser Gruppe 10 (0 - 85) mm Hg und der Herzfrequenzanstieg 16 (0 - 136) S/min. Obwohl in dieser Gruppe "nur" 20% der Tiere Symptome auswiesen, hatten doch 7 der 10 Tiere deutliche (Abb. 1), wenn auch nicht so ausgeprägte Plasmahistaminanstiege wie nach DAO Blockade mit Aminoguanidin.

Diskussion

Die Aufnahme von Histamin aus dem Magen-Darmtrakt ist bereits unter einmaliger medikamentöser DAO Blockade möglich (3) und im Tierversuch tödlich. Da einerseits die Bildung von Histamin aus Blut von Blutungspatienten zu befürchten ist und andererseits viele häufig verwandte Medikamente der Intensivtherapie gerade solcher Patienten als DAO Blocker in vitro gefunden wurden (4), ist die hier nachgewiesene Histaminresorption nach Gabe von 4 DAO blockierenden Medikamenten pathophysiologisch Erklärung und Alarmierung zugleich. Die Ermittlung besonders betroffener Risikogruppen der chirurgischen Intensivtherapie mit der Trias Histamin im Darmlumen, DAO blockierende Medikamente und Schock als Grundkrankheit sollte in gezielte Intervention (z.B. alternative Medikamente), Prophylaxe (z.B. H1 + H2-Antihistaminica und/oder orthograde Darmspülung) und damit Verbesserung der Behandlung münden.

Zusammenfassung

Am Schwein konnte eine Histaminresorption aus dem Darm nach nur *einmaliger* Gabe einer Mischung von DAO-blockierenden Medika-

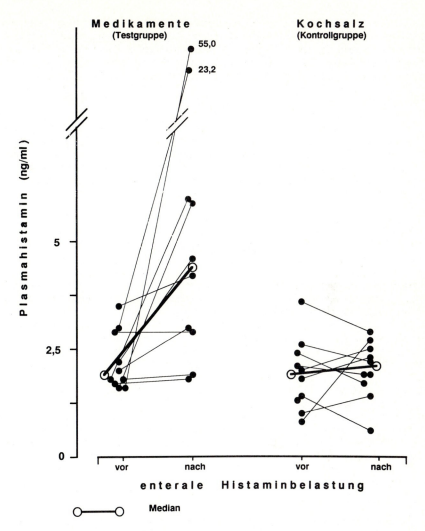

Abb. 1. Verlauf der Plasmahistaminspiegel beim Schwein nach oraler Belastung mit Histamin (60 mg) bei gleichzeitiger Blockade der intestinalen DAO (linke Seite) mit einer Kombination von 4 Medikamenten der Intensivtherapie. Rechts: Kontrollgruppe (mit Kochsalz) ohne DAO Blockade

menten der chirurgsichen Intensivtherapie konstatiert werden, die bereits in 20% zu massiven Reaktionen führte. Bedenkt man, daß auf der Intensivstation diese Medikation über Tage und Wochen verabreicht werden, ist eine Histaminresorption als Ursache für einen Teil von kardiovasculärer Entgleisung bei Risikopatienten außerordentlich wahrscheinlich und zu vermeiden.

Summary

In pigs, even after a single administration of a combination of four DAO blocking drugs which is commonly used in ICU therapy, luminal histamines were resorbed rapidly, leading to severe cardiovascular disturbances in 20%. Considering that this regimen is often administered to intensive care patients for days, or longer, histamine resorption is likely responsible for some of the circulatory difficulties in certain risk groups.

Literatur

1. Dietz W, Stinner B. Lorenz W, Neugebauer E (1990) Erhöhte Plasmahistaminspiegel in der Frühphase des septischen Schocks: Ergebnisse einer prospektiven Querschnittsstudie. In: Beger HG (ed) Sepsis und septischer Schock. Springer, Berlin Heidelberg New York Tokyo (im Druck)
2. Sattler J, Lindlar R, Lorenz W, Schäfer U, Schmitt K (1990) Elevated plasma histamine concentrations in upper GI bleeding: which mechanisms are involved? Hepatogastroenterol (in press)
3. Sattler J, Häfner D, Klotter H, Lorenz W, Wagner P (1988) Food induced histaminosis as an epidemiological problem: plasma histamine elevation an hemodynamic alteration and blockade of diamine oxidase (DAO). Agents Actions 23:363-365
4. Sattler J, Lorenz W (1987) Nahrungsmittel-induzierte Histaminose: Ein Krankheitsbild mit Diaminoxydasehemmung verschiedener Herkunft. Münch Med Wochenschr 129:551-559

Mit Unterstützung durch die Deutsche Forschungsgemeinschaft DFG, Lo 199/15-2

Dr. J. Sattler, Institut für Theoretische Chirurgie, Zentrum für Operative Medizin I, Philipps-Universität Marburg, Baldingerstraße, D-3550 Marburg

38. Die Korrelation von in-vitro und in-vivo Immunparametern zur Charakterisierung von Risikopatienten bei elektivem Operationstrauma

Correlation of In Vitro and In Vivo CMI Parameters to Identify Patients at Risk Undergoing Elective Operative Trauma

E. Faist[1], M. Storck[1], A. Stettner[1], W. Ertel[1], W. Ax[2] und F. W. Schildberg[1]

[1]Chirurgische Klinik und Poliklinik der LMU München, Klinikum Großhadern
[2]Behring Werke, Marburg

Einleitung

Die supprimierte zellvermittelte Immunität (CMI) nach ausgedehntem operativen Trauma ist ein zentraler ätiologischer Faktor für die Entwicklung postoperativer opportunistischer Infektionen. Patienten mit fehlender Hauttestreaktion vom verzögerten Typ (DTH-response) als Maß für deren Immunität weisen eine höhere Incidenz von postoperativ septischen Komplikationen auf (1), welche sich in der Literatur zwischen 14% (2) bis 53% (3) bewegt. Ursache für die cutane Anergie ist eine in-vivo Blokkierung immunkompetenter Zellen, da isolierte in-vitro aktivierte Lymphocyten nach intradermaler Reinjektion eine Hautreaktion hervorrufen können (4). In eigenen Untersuchungen zur Genese der traumainduzierten Suppression der CMI wurden als wesentliche ätiologische Faktoren das Überwiegen von suppressorisch aktiven Makrophagen mit hoher PGE2-Produktion sowie eine durch konsekutiven Mangel an Interleukin-1 bedingte Unterrepräsentation funktionell intakter T-Lymphocyten (CD4+) herausgestellt (5, 6).

Die zuverlässige präoperative Charakterisierung relativ immuninkompetenter Patienten ist eine Vorbedingung für den Einsatz gezielter immunrestaurativer oder -stabilisierender Therapiestrategien. Ziel der vorliegenden Studie war die Überprüfung des Aussagewertes zweier Antigen-induzierter Globaltests der CMI an Patienten, welche wegen eines Magencarcinoms operiert wurden:
1. der *in-vivo* Untersuchung der Immunität vom verzögerten Typ (DTH-response) mittels einer 7 Antigen-Hauttestbatterie.
2. des *in-vitro* Proliferationstestes mononucleärer Leukocyten (PMBC-Kulturen) auf einen Stimulus mit einem entsprechenden Antigencocktail (AgC), bestehend aus 5 Recall-Antigenen.

Patienten und Methoden

Die Untersuchungen wurden an 41 Patienten mit Magencarcinom, welche sich einer subtotalen oder totalen Gastrektomie (Gx) mit und ohne Splenektomie (Spx) unterziehen mußten, durchgeführt. Alle Patienten wurden aktiv gegen Tetanus immunisiert.

DTH-response

Präoperativ (-x) sowie an Tag 7 wurde ein Hauttest-score mit einer 7-Antigenbatterie (Multitest Merieux) durchgeführt. Gemessen wurden die Anzahl und Summe der Durchmesser der positiven Reaktionen nach 48 h und eine Einteilung der Patienten in anerg/hyperg (prä- oder postoperativ keine positive Reaktion oder nur Tetanus positiv = AE) oder normerg (eine oder mehrere positive Reaktionen außer nur Tetanus positiv = NE) vorgenommen.

Proliferationstests

Präoperativ, am OP-Tag sowie an den Tagen 1, 2, 3, 4, 5, 7, 10 und 14 erfolgten Messungen der Proliferationskapazität isolierter PBMC-Kulturen. Nach Entnahme periphervenösen Blutes erfolgte eine Dichtegradientenzentrifugation über Ficoll-Hypaque mit Abheben der Interphase und Präparation einer Zellsuspension. Triplets von 1×10^5 Zellen pro Vertiefung der Zellkulturplatten wurden mit PHA 0,5 µg/ml mit und ohne Zusatz von Indometacin 0,75 µg/ml sowie mit 100 µg/ml Antigencocktail 3 bzw. 5 Tage stimuliert und die Proliferation über einen 6-stündigen 3H-Thymidineinbau am Ende der Inkubationszeit im Szintillationszähler gemessen.

Ergebnisse

Die klinischen Verläufe sind in Tabelle 1 zusammengefaßt. In Korrelation zum Ergebnis des Hauttests trat bei AE eine signifikant häufigere Komplikationsrate ($p < 0,005$) nach Magenresektion auf. Keinen signifikanten Einfluß bei diesem Kollektiv (n = 41) hatten Alter, Zahl der Blutübertragungen oder Art der Operation (subtotale/totale Gastrektomie, Splenektomie). Die Komplikationsrate des gesamten Kollektivs lag bei 36,58%.

Die präoperativ bestimmte Proliferationskapazität lag bei den normergen Patienten ohne Komplikationen (n = 13) mit 18267 ± 865 cpm über dem Wert anerger Patienten ohne Komplikationen (n = 13, 13113 ± 2603 cpm; $p < 0,05$) oder mit Komplikationen (n = 13, 7329 ± 984 cpm; $p < 0,05$). Die Werte anerger Patienten mit kompliziertem Verlauf waren gegenüber -x nicht weiter vermindert (Abb. 1). Alle PBMC-Kulturen konnten in vitro durch Indometacin-Zusatz in ihrer Proliferationskapazität verbessert werden. Dies wurde ausgedrückt als prozentuale Verbesserung gegenüber dem cpm-Wert ohne Indometacinzusatz (F indo) (Tabelle 2).

Tabelle 1. Korrelation der Komplikationsrate mit dem Hauttestscore

normerg (n=15)	K - n=13	K + n=2[a]
Alter	58±2,7	53±2,1
OP	Gx (6x) +Spx (4x) Gx subt. (7x)	Gx (1x) +Spx (1x) Gx subt. (1x)
Komplikation		Pneumonie Pankreasfistel
anerg (n=26)	n=13	n=13
Alter	60,2±3,0	62,5±4,1
OP	Gx (8x) Spx (8x) Gx subt. (5x)	Gx (8x) Spx (3x) Gx subt. (5x)
Komplikation		Pneumonie (3x) Pleuraerguß inf. (3x) Sepsis (1x) Peritonitis (1x) subphren. Absceß (1x) Nahtinsuffizienz (1x) Pankreaslogenabsceß (1x) Cholangitis (1x) Infarkt (1x)

[a] $p < 0,005$ vs. anerg (t-Test für unverb. qualitative Merkmale); K - = komplikationslos; K + = mit Komplikationen

Tabelle 2. Suppression der Proliferation im Beobachtungszeitraum und Steigerung der PHA-induzierten Proliferation durch Indometacin

Tag	Ne K - (n=13)	F indo (n=15)	AE K - (n=13)	AE K + (n=13)	F indo (n=26)
-x	100	29,2	100	100	26,1
0	102	20,3	92	102	32,1
1	76	43,3	73	92	39,3
2	77	22,7	93	96	34,4
3	86	42,6	103	118	25,8
4	69[a]	57,9	86	87	41,8
5	83	70,5	61[a]	96	71,1
7	80	46,9	92	86	51,6
10	70	77,9	80	90	63,8
14	74	54,8	95	85	54,7

(Werte in % baseline)

NE = normerg; AE = anerg; K - = komplikationslos; K + = mit Komplikationen; [a] $p < 0,05$ vs -x

F indo = $\dfrac{\text{PHA und Indometacin}}{\text{PHA}}$ in % - 100 (= % Steigerung)

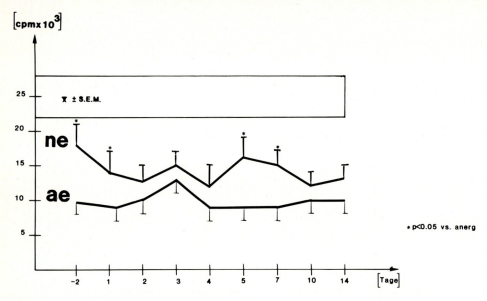

Abb. 1. Proliferationskapazität AgC-stimulierter PBMC-Kulturen. Obere Kurve = NE (n=15), untere Kurve = AE (n=26); *p < 0,05 vs AE. Normalwert (weißer Balken) 25016 $\pm$ 3122 cpm

Diskussion

In der vorliegenden Untersuchung konnten die bisherigen Erkenntnisse über die Bedeutung der cutanen Anergie als Risikofaktor für die Entstehung postoperativer infektiöser Komplikationen an einem Kollektiv von 41 operativ behandelter Patienten mit Magencarcinom bestätigt werden. Zusätzlich wurde bereits präoperativ auch bei den Patienten, die erst im Verlauf der postoperativen Phase in eine anerge Reaktionslage mit kompliziertem klinischen Verlauf verfielen, eine signifikant schlechtere Proliferationskapazität in vitro festgestellt. Bei der Gruppe mit cutaner Anergie wurde signifikant häufiger (31,7% vs 4,87% des Gesamtkollektivs) ein durch Infektion komplizierter Verlauf beobachtet. Für ein immunologisches Screening wäre eine Kombination beider Methoden von hohem Aussagewert und sollte an einem größeren Kollektiv zur Bestimmung des prädiktiven Wertes durchgeführt werden.

F indo als Parameter für den PGE2-induzierten Suppressionseffekt war bei AE und NE nicht verschieden. Die in-vitro zu beobachtende Steigerung der PBMC-Proliferation durch Indometacin kann auch in-vivo durch systemische Gabe erzielt werden (7). Studien zur Immunmodulation sollten sich vor allem auf Patienten mit erhöhtem Risiko einer postoperativen Infektion konzentrieren, zu deren sicheren Identifikation parallele in-vivo und in-vitro Verfahren nützlich sind.

Zusammenfassung

In einer Untersuchung an 41 Patienten mit Magencarcinom wurde perioperativ die in-vivo Immunreaktivität vom verzögerten Typ mittels eines 7-Antigen-Hauttests und die in-vitro Proliferationskapazität mononucleärer Leukocyten nach Antigenstimulation bestimmt. Patienten mit prä- oder postoperativ cutaner Anergie (n = 26) zeigten signifikant häufiger (p < 0,005) einen infektiösen Verlauf als Patienten mit normaler Reaktionslage. Die präoperativen Proliferationswerte von Patienten mit cutaner Anergie und kompliziertem Verlauf (n = 13) lagen signifikant unter denen von Patienten mit normerger Reaktionslage im Hauttest und unauffälligem Verlauf (n = 13). Die Kombination beider Testverfahren verspricht eine maximale Aussagefähigkeit, um den Immunstatus von Risikopatienten zu dokumentieren.

Summary

In this study parallel measurements of in vivo and in vitro CMI parameters in 41 patients with gastric cancer were carried out. Delayed type hypersensitivity (DTH response) was determined by a seven recall-antigen battery, which was administered intradermally 2 days before and 7 days after surgery. The in vitro proliferative response of PBMC cultures to a special 5-antigen cocktail was measured following a 5-day incubation period by 3H-thymidine uptake. Patients with pre- or postoperative cutaneous anergy (N = 26) had postoperative septic complications more often (N = 13) than patients with a normal DTH score (N = 2; P < 0.005). Preoperative lymphocyte proliferation in patients with cutaneous anergy and septic complications was significantly lower than in patients with normal DTH response and an uneventful postoperative course (P < 0.05). The combination of both methods can optimally reflect the immune status of patients at risk undergoing major surgical procedures.

Wir danken Frau S. Zarius und Frau B. Köttgen für ihre engagierte Mitarbeit und technische Assistenz.

Literatur

1. Christou NV (1985) Host-defence mechanisms in surgical patients: a correlative study of the delayed type hypersensitivity, skin test response, granulocyte function and sepsis in 2202 patients. Can J Surg 28:39
2. Cruse JPE (1975) Incidence of wound infection in the surgical services. Surg Clin N Am 55:1269
3. Keighley MRB (1981) Selection of operations requiring antibiotic prophylaxis. In: Watts J, Mck, McDonald PJ, O'Brien PE, Marshall VR, Finlay-Jones JJ (eds) Infections in Surgery. Basic and Clinical Aspects. Churchill Livingstone, New York, p 106
4. Rode HN, Christou NV, Bubenik O, Superina R, Gordon J, Meakins JL, MacLean LD (1982) Lymphocyte function in anergic patients. Clin Exp Immunol 47:155
5. Faist E, Mewes A, Baker CC, Strasser T, Alkan SS, Rieber P (1987) Prostaglandin E2 (PGE2) dependent suppression of interleukin-2 (IL-2) production in patients with major trauma. J Trauma 27:837
6. Faist E, Mewes A, Strasser T, Alkan S, Walz A, Baker CC, Ertel W, Heberer G (1988) Alterations of monocyte function following major injury. Arch Surg 123:287

7. Faist E (1989) Perioperative immunomodulation in patients with major surgical trauma. In: Faist E, Ninnemann J, Green D (Hrsg) The immune consequences of trauma, shock and sepsis. Mechanisms and therapeutic approaches. Springer, Berlin Heidelberg New York Tokyo

Priv.-Doz. Dr. med. E. Faist, Chirurgische Klinik und Poliklinik der LMU München, Klinikum Großhadern, Marchioninistr. 15, D-8000 München 70

39. Ausmaß und Bedeutung postoperativer Änderungen des Energieverbrauchs

Extent and Importance of Postoperative Changes in Energy Expenditure

H. W. Keller, J. M. Müller, U. Wolters und W. Koßwig

Chirurgische Universitätsklinik Köln

Ein Anstieg des Energieverbrauchs gilt als typische Erscheinung des Postaggressions-Stoffwechsels. Angesichts der gleichzeitig regelmäßig festzustellenden Hyperglykämie ist es fraglich, ob eine vermehrte Substratzufuhr zur Deckung des gesteigerten Energieumsatzes möglich und sinnvoll ist. Dabei ist zu berücksichtigen, daß der Nährstoffbedarf nicht nur durch Kohlenhydrate, sondern auch mit Fett und Eiweiß gedeckt werden kann. Anhand einer prospektiv randomisierten Studie wurden Ausmaß und klinische Bedeutung postoperativer Änderungen des Energieverbrauchs untersucht.

Material und Methode

Bei 60 Patienten, die sich einem großen bauchchirurgischen Eingriff unterziehen mußten, wurde präoperativ sowie während der ersten 5 postoperativen Tage mit Hilfe der indirekten Calorimetrie (1) und Bestimmung der Harnstoffproduktionsrate (2) der Ruhe-Energieverbrauch sowie Protein-, Kohlenhydrat- und Fettumsatz gemessen. Zusätzlich wurden die Plasmakonzentrationen verschiedener Eiweißkörper einschließlich der Akut-Phase-Proteine und Aminosäuren analysiert. Die Hälfte der Patienten (Gruppe 1) wurde postoperativ hochcalorisch (35 kcal + 2 g Aminosäuren pro kg Körpergewicht) ernährt, die andere Hälfte (Gruppe 2) hypocalorisch (insgesamt 150 g Kohlenhydrate + 75 g Aminosäuren pro Tag).

Die statistische Auswertung erfolgte mit Hilfe des exakten Fischer-Tests (3) sowie faktoriellen Varianzanalysen. Als einfaches Maß zur Erkennung signifikanter Unterschiede wurde die Grenzdifferenz für einen jeweiligen Stichprobenumfang von n = 30 aus einem Versuchsfehler mit 252 FG berechnet.

Ergebnisse

Nach der Operation stieg der Ruheenergieverbrauch in Gruppe 1 stärker an als in Gruppe 2 (Abb. 1). Ursache ist wohl der grössere thermogene Effekt der hochcalorischen Ernährung. Die postoperative Steigerung war mit weniger als 15% aber überraschend gering. Die höchsten Werte wurden am 5. postoperativen Tag gemessen (Abb. 1). Vom 1. bis zum 3. postoperativen Tag wurde die Steigerung des Energieverbrauchs unabhängig vom Ernährungsregime ganz überwiegend durch einen gesteigerten Proteinumsatz gedeckt. Die Summe der aus Fett- und Kohlenhydratverbrennung bereitgestellten Energie änderte sich bis zu dem Zeitpunkt nur wenig gegenüber präoperativ. Erst am 5. postoperativen Tag wurde der zusätzliche Energieumsatz bei rückläufigem Eiweißabbau in höherem Ausmaß durch die letztgenannten Substrate gedeckt (Abb. 2,3,4). Das energetische Defizit durch die reduzierte Substratzufuhr in Gruppe 2 wurde überwiegend durch eine gesteigerte Lipolyse ausgeglichen. Der Proteinumsatz war niedriger als in Gruppe 1. Die mangelhafte exogene Energiezufuhr bei hypocalorischer Ernährung hatte keinen negativen Effekt auf die Synthese oder Bereitstellung von Plasmaproteinen und Aminosäuren, deren Plasmakonzentration postoperativ in den beiden Gruppen keinerlei signifikante Unterschiede erkennen ließen.

Zusammenfassung

In der postoperativen Phase nach großen bauchchirurgischen Eingriffen wurde während der ersten 5 Tage ein Anstieg des Energieverbrauchs um 10 - 15 Prozent bezogen auf den präoperativen

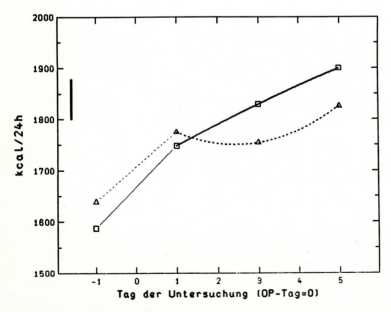

Abb. 1. Postoperative Änderungen des Energieverbrauchs bei unterschiedlicher postoperativer Ernährungstherapie (Gruppe 1 ———; Gruppe 2 .....) (Am linken Rand ist die Grenzdifferenz angegeben; Standardabweichung: 154,8 kcal)

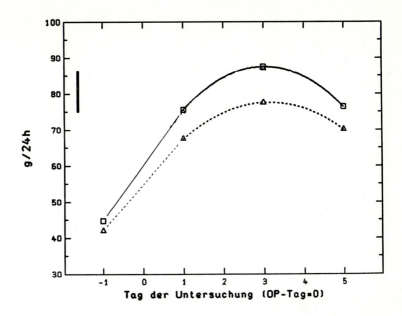

Abb. 2. Postoperative Änderungen des Proteinumsatzes bei unterschiedlicher postoperativer Ernährungstherapie (Gruppe 1 ———; Gruppe 2 .....) (Am linken Rand ist die Grenzdifferenz angegeben; Standardabweichung: 22,7 g)

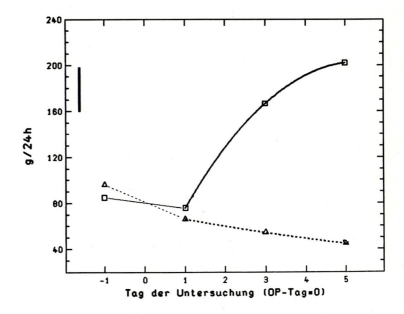

Abb. 3. Postoperative Änderungen des Kohlenhydratumsatzes bei unterschiedlicher postoperativer Ernährungstherapie (Gruppe 1 ———; Gruppe 2 .....) (Am linken Rand ist die Grenzdifferenz angegeben; Standardabweichung: 75,3 g)

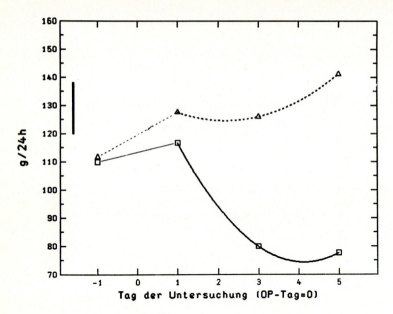

Abb. 4. Postoperative Änderungen des Fettumsatzes bei unterschiedlicher postoperativer Ernährungstherapie (Gruppe 1 ———; Gruppe 2 .....) (Am linken Rand ist die Grenzdifferenz angegeben; Standardabweichung: 35,8 g)

Ausgangswert festgestellt. Das Ausmaß dieser Steigerung entspricht der postoperativen Steigerung des Proteinumsatzes und wird zumindest bis zum 3. postoperativen Tag durch den vermehrten Eiweißabbau gedeckt. Es handelt sich um eine nutritiv nicht beeinflußbare Stoffwechselreaktion auf das Operationstrauma, die allerdings ohne klinisch-therapeutische Konsequenz ist.

Summary

After stomach or bowel resections there was an increase in energy expenditure of about 10%-15% with respect to preoperative values. Concomitantly there was an increase in protein turnover which covered the increase in general energy expenditure until at least the 3rd day after the operation. These symptoms of postoperative metabolism are due to hormonal changes and cannot be influenced by nutritional support.

Literatur

1. Keller HW, Oyen T, Steinberg W, Müller JM (1985) Die Messung von Sauerstoffaufnahme und Kohlendioxidabgabe bei Beatmung und Spontanatmung. Prax Klin Pneumol 39:545
2. Roth E, Funovics J, Schulz F et al (1980) Biochemische Methoden zur Bestimmung des klinischen Eiweißkatabolismus. Infusionsther Klin Ernähr 6: 306
3. Weber E (1967) Grundriß der biologischen Statistik. Fischer, Stuttgart

Dr. H.W. Keller, Chirurgische Universitätsklinik Köln, Joseph-Stelzmann-Str. 9, D-5000 Köln 41

40. Einfluß von rh-Superoxid Dismutase auf Lymphflow und Lipidperoxidation im hämorrhagischen Reperfusionsmodell der Ratte

Effect of rh-Superoxide Dismutase on Lymph Flow and Lipid Peroxidation During Hermorrhagic Shock in the Rat

S. Rose[1], R. Koch[1], J. Dike[2], V. Bühren[2], G. Harbauer[1] und O. Trentz[2]

[1]Klinisch-Experimentelle Chirurgie und [2]Unfallchirurgie, Chirurgische Universitätsklinik, Homburg/Saar

Im Ischämie/Reperfusionssyndrom wird der Peroxidation von mehrfach ungesättigten Membranlipiden durch toxische Sauerstoffradikale eine pathogenetische Schlüsselrolle in der Entwicklung postischämischer Komplikationen zugewiesen. Besonders im Gastrointestinaltrakt führt der Verlust der Zellintegrität mit Beeinträchtigung der Mucosabarriere zur Freisetzung und Aktivierung humoraler und cellulärer Toxine, die als potentielle Mediatoren von Multiorganversagen und ARDS sowohl über die portale als auch lymphatische Strombahn in den systemischen Kreislauf eingeschwemmt werden. In der vorliegenden Studie sollte im hämorrhagischen Ischämie/Reperfusionsmodell der Ratte 1) der Einfluß einer intraabdominellen Aortenblockade auf den Lymphfluß des Ductus thoracicus und die Sauerstoffradikal-induzierte Lipidperoxidation in Plasma und Lymphe, repräsentativ als konjugierte Diene gemessen, quantifiziert und 2) der Effekt einer hochdosierten Antioxidantientherapie mit rh-Superoxid Dismutase (r-HSOD, Grünenthal GmbH, Aachen) evaluiert werden.

Methodik

In intraperitonealer Pentobarbital-Anästhesie (65 mg/kg KG) erfolgte bei 36 männlichen Lewis-Ratten (290 - 340 g) die Tracheostomie und Katheterisierung der linken A. carotis und der intrathorakalen V. cava inferior. Nach Laparotomie und Anschlingung der Aorta abdominalis zentral des Truncus coeliacus wurde der Ductus thoracicus an gleicher Stelle kanüliert. Nach Induktion des hämorrhagischen Schocks und anschließender Infusion von 10 ml Ringer Lactat (Abb. 1) ergaben sich folgende Gruppen: Gr.A: Sham; Gr.B: weitere 10 ml Ringer Lactat (RL); Gr.C: alternativ zu Gr.B supracöliakales Aortenclamping (AC); Gr.D: wie C, jedoch mit r-HSOD-Infusion (60 000 U/30 min) von 30 - 90'. Die Blutrückgabe (0,37% Citrat) begann ab 55', außerdem erhiel-

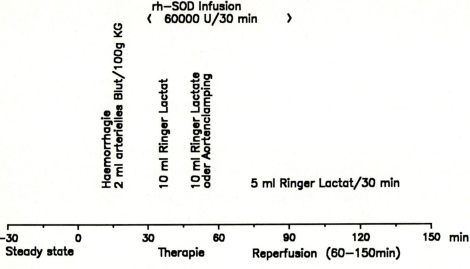

Abb. 1. Hämorrhagisches Schockmodell: 0 - 30 min Hämorrhagie; 30 - 60 min Therapie; 60 - 150 min Reperfusion

tel alle Tiere ab 60' eine Infusion von 5 ml RL/30' zur Bilanzierung des Flüssigkeitsverlustes. Venöse heparinisierte Blutentnahmen (0,25 ml) zur Bestimmung der konjugierten Diene wurden im halbstündigen Abstand durchgeführt. Lymphe des Ductus thoracicus wurde in 15-Minuten-Intervallen gesammelt und nach Zentrifugation wie die Plasmaproben sofort bei -30°C tiefgefroren. Die spektrophotometrische Bestimmung der konjugierten Diene in Plasma und Lymphe bei 233 nm und die Bestimmung der Gesamtlipide wurde unter Modifikation der Standardmethoden (DEMLING 1988) durchgeführt. Für den Gruppenvergleich zum jeweiligen Zeitpunkt wurde der t-Test für unverbundene Stichproben angewandt. Alle Werte sind als Mittelwert $\pm$ SEM ausgedrückt.

Ergebnisse

Dem kontinuierlichen Abfall des Lymphflows (F_L) während des Blutentzuges (Abb. 2) folgte ein spontaner Anstieg nach RL-Gabe, der durch r-HSOD-Infusion signifikant gesteigert werden konnte ($p < 0,05$) und nahezu das Niveau von Gr.A erreichte. Trotz signifikanter Steigerung bei weiterer RL-Infusion ($p < 0,001$, 75') in Gr.B fiel der F_L dieser Gruppe im weiteren Verlauf auf 64% bei 159' (Gr.A: 100%). Nach einer sofortigen Depression während Aortenclamping erholte sich der F_L in Gr.C nur langsam (37% bei 150'), wohingegen unter SOD-Infusion eine fulminante Steigerung ($p < 0,001$, 105') beobachtet werden konnte, die sich mit Ende der Infusion, trotz eines sich weiter stabilisierenden Blutdrucks, merklich abflachte (46% bei 150'). Aortenclamping zeigte einen sofortigen Anstieg des mittleren arteriellen Blutdrucks im Vergleich zur Gr.B (121 $\pm$ 4 vs 93 $\pm$ 7 mm Hg, $p < 0,005$), der in Gr.D weiter anstieg (137 $\pm$ 2, $p < 0,001$) und sich im Vergleich zur Gr.C bis Versuchsende auf

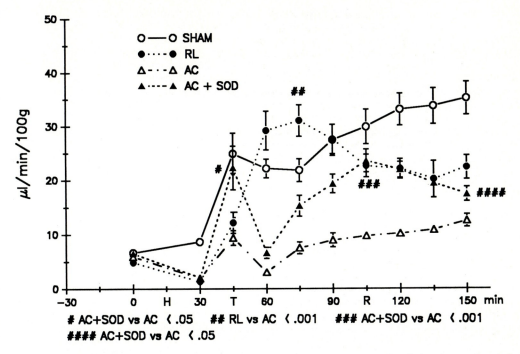

Abb. 2. Lymphfluß des Ductus thoracicus während Hämorrhagie (H), Therapie (T) und Reperfusion (R). Gr.A: Sham, Gr.B: RL, Gr.C: AC, Gr.D: AC + SOD

signifikant höherem Niveau stabilisierte (123 ± 9 vs 91 ± 9 mm Hg, p < 0,05). Die mittlere lymphatische Konzentration an konjugierten Dienen (O.D. bei 233 nm/mg Gesamtlipid) war während der Therapiephase (30 - 60') in Gr.C (11,7 ± 0,7) und während der Reperfusionsphase (60 - 150') in Gr.B (13,6 ± 0,4) und Gr.C (24,2 ± 2,1) im Vergleich zu Gr.A (7,1 ± 0,4 bzw. 8,3 ± 0,5) signifikant erhöht. Dieser Anstieg wurde unter SOD-Behandlung nicht beobachtet. In den Schockgruppen konnte kein plasmatischer Anstieg an konjugierten Dienen nachgewiesen werden.

Diskussion

Supracölikale Aortenblockade als temporäre blutdruckstabilisierende Maßnahme im akuten hämorrhagischen Schock führt im Tierexperiment zum schweren Ischämie/Reperfusionssyndrom mit progressiver Depression der kardialen Pumpleistung und ausgeprägten intestinalen Perfusionsstörungen (1). Da der Darm zu etwa 70% des Lymphvolumens im Ductus thoracicus beiträgt, kann der stark erniedrigte Lymphfluß in diesem Modell als Folge dieses "low-flow"-Phänomens erklärt werden. Als Ursachen für die capilläre Minderperfusion während Ischämie/Reperfusion wurde in der Skelettmuskulatur eine Lumeneinengung durch Endothelzellschwellung und Granulocyten-"Sticking" an der Gefäßwand beschrieben. Neben dieser mechanischen Obstruktion führt die Anziehung und Aktivierung von Granulocyten aber auch zum durch Freisetzung lytischer Enzyme und toxischer Sauerstoffradikale induzierten Gewebeschaden. Unter Berücksichtigung der signifikanten Suppression der Lipidperoxidation in der Lymphe des Ductus thoracicus mit r-HSOD könnte die Steigerung des Lymphflusses unter r-HSOD-Infusion somit durch eine herabgesetzte Granulocyteninfiltration mit Verminderung des mikrovasculären Schadens erklärt werden (3). Als weitere Erklärung einer verbesserten Perfusion unter r-HSOD können Experimente an isolierten Coronararterienringen dienen, die zeigten, daß Wasserstoffperoxid, das katalytische Produkt von SOD, neben einer direkten suppressorischen Wirkung auf die Kontraktion der glatten Gefäßmuskulatur zur Freisetzung von "endothelium-derived relaxing factor" führt, und daß Superoxid-Radikale die Acetylcholin-induzierte Gefäßrelaxation hemmen können (4). Der fehlende Anstieg von konjugierten Dienen im venösen Plasma wird durch eigene Befunde im intestinalen Schock und während Endotoxin-Infusion (2) erklärt, wo Lipidperoxidationsprodukte als Ausdruck eines oxidativen pulmonalen Gewebeschadens primär im arteriellen Plasma nachgewiesen wurden.

Zusammenfassung

Im Ischämie/Reperfusionssyndrom, ausgelöst durch intraabdominelle Aortenblockade im standardisierten hämorrhagischen Schockmodell der Ratte, zeigte die hochdosierte Infusion von rh-Superoxid Dismutase *nach* Auslösung des Schocksyndroms eine signifikante Steigerung des Lymphflows im Ductus thoracicus bei gleichzeitiger Senkung der lymphatischen Belastung mit Lipidperoxidationsprodukten. Dies deutet zum einen auf eine protektive Wirkung von r-HSOD auf die Mikrozirkulation, zum anderen auf einen membranstabilisierenden Effekt von r-HSOD im hämorrhagischen Schock hin. Eine nachfolgend gesenkte Belastung der systemischen Zirkulation mit toxischen Schockprodukten muß diskutiert werden.

Summary

During the process of ischemia/reperfusion following intra-abdominal aortic blockade in a standardized rat model of hemorrhagic shock, high-dose *treatment* with rh-superoxide dismutase caused a significant increase in thoracic duct lymph flow and at the same time a significant decrease in the amount of lipid peroxidation products in the thoracic duct. This demonstrates a protective effect of r-HSOD on the microcirculation and membrane integrity during hemorrhagic shock. As a consequence, a decreased load of the systemic circulation with toxic shock mediators should be considered.

Literatur

1. Bühren V, Schäfer CF, Gonschorek O, Massion W, Trentz O (1989) Massive reperfusion injury by supra-celiac aortic clamping during hemorrhagic shock: A clinical related model in the rat. (submitted)
2. Demling RH, Lalonde C, Ryan P, Zhu D, Liu Y (1988) Endotoxemia produces an increase in arterial but not venous lipid peroxides in the sheep. J Appl Physiol 64:592

3. Granger DN (1988) Role of xanthine oxidase and granulocytes in ischemia-reperfusion injury. Am J Physiol 255: H 1269
4. Rubany GM, Vanhoutte PM (1986) Oxygen-derived free radicals, endothelium, and responsiveness of vascular smooth muscle. Am J Physiol 250: H 815

Dr. med. S. Rose, Chirurgische Klinik der Universität des Saarlandes, Abteilung für Klinisch-Experimentelle Chirurgie, D-6650 Homburg/Saar

41. Untersuchung zur Leukotrienproduktion im Zusammenhang mit der ARDS-Entwicklung nach Polytrauma

Leukotriene Production Related to the Development of ARDS Following Multiple Trauma

A. Seekamp[1], M. Holch[1], J. Fauler[2], M. L. Nerlich[1], J. A. Sturm[1] und J. C. Frölich[2]

[1] Unfallchirurgische Klinik (Direktor: Prof. Dr. med. H. Tscherne)
[2] Institut für Klinische Pharmakologie (Direktor: Prof. Dr. med. J.C. Frölich) der Medizinischen Hochschule Hannover

Einleitung

Eine wesentliche pathogenetische Ursache für die Entstehung des posttraumatischen Lungenversagens (ARDS) scheint der Aktivierung von polymorphkernigen Leukocyten (PMNL) und der Erhöhung der Capillardurchlässigkeit mit nachfolgender Ausbildung eines eiweißreichen interstitiellen Ödems zuzukommen. Neben den vielen Faktoren verschiedener Kaskadensysteme wie den Komplementfaktoren scheinen auch die Peptidoleukotriene für diese Zellaktivierung verantwortlich zu sein (2). Da es sich bei den Leukotrienen um sehr kurzlebige Substanzen handelt, die auch nur in sehr geringer Konzentration im Serum vorhanden sind, können Leukotrienmessungen im Serum nicht durchgeführt werden. In der Leukotrienforschung muß daher auf den Endmetaboliten, das Leukotrien E_4 (LTE_4), zurückgegriffen werden, welches überwiegend renal ausgeschieden wird (3). Ziel dieser Studie war es zu klären, wie sich die Leukotriene nach Polytrauma und in der Initialphase des ARDS verhalten. Gemessen wurde die 24-Stunden-Urin-Ausscheidung des Endproduktes LTE_4.

Material und Methode

Die prospektive Studie wurde an polytraumatisierten Patienten durchgeführt, welche folgende Einstiegskriterien erfüllten: Patientenalter > 16 und < 70 Jahren, Verletzungsschweregrad mindestens 25 Punkte nach dem Hannoverschen Polytraumaschlüssel (PTS), initiale Glasgow Coma Scale > 8 Punkte. Ausschlußkriterien: Glucocorticoidmedikation, nicht-steroidale antiinflammatorische Medikation, Nierenversagen. Die intensivmedizinische Therapie war standardisiert: Volumenersatz mit kristalloiden

Lösungen. Ausgeschlossen waren Dextrane, H_2-Blocker, Proteinaseinhibitoren sowie Fettinfusionen. Alle Patienten waren über den gesamten Studienzeitraum kontrolliert beatmet.

Das Protokoll wurde über insges. 10 Tage durchgeführt. Folgende klinische Parameter wurden dokumentiert: die arterielle Sauerstoffsättigung (PaO_2), die inspiratorische O_2-Konzentration (FiO_2), die Lungencompliance sowie der tägliche Röntgen-Thoraxbefund. Die Ausbildung eines ARDS definierten wir nach den o.g. vier Parametern. Hiernach mußte der Quotient $PaO_2/FiO_2 < 160$ sein, der Röntgen-Thorax mußte eine diffuse bilaterale Infiltration aufweisen, die Lungencompliance mußte < 50 ml/cm H_2O sein. Die Linksherzfunktion sollte dabei normal sein, was durch Messung des pulmonalcapillären Wedgedrucks, der < 18 mm Hg sein mußte, verifiziert wurde. Aus 8stündlich entnommenen Urinproben wurde das LTE_4 mittels Hochdruckflüssigkeits-Chromatographie (HPLC) isoliert (1) unter gleichzeitiger Verwendung eines LTE_4-Standards. Nach der Isolation erfolgte die Konzentrationsbestimmung mittels eines Radioimmunassay (Nachweisgrenze: 60 pmol LTE_4) (4).

Statistik: Die Daten der beiden Gruppen wurden mittels dem Mann-Whitney-U-Test verglichen. Eine Korrelation zwischen dem PaO_2/FiO_2-Quotienten und der LTE_4-Konzentration wurde mittels linearer Regressionstechnik nachgewiesen.

Ergebnisse

10 Patienten wurden unter den o.g. Kriterien in die Studie aufgenommen (mittl. Alter: $30,6 \pm 3$ Jahre, mittl. Verletzungsschweregrad: $33,4 \pm 7$ PTS-Punkte). Alle Patienten überlebten den Studienzeitraum. Ein posttraumatisches ARDS nach den o.g. Kriterien entwickelten 3 Patienten zwischen dem 7. und 8. Tag (Tabelle 1). Bei den polytraumatisierten Patienten, welche kein ARDS entwickelt haben (n = 7), wurde eine gegenüber einem gesunden Vergleichskollektiv 7fach erhöhte LTE_4-Ausscheidung gemessen. Die mittlere Ausscheidung während der ersten 10 Tage nach Trauma betrug $76,8 \pm 6,7$ nmol/mol Kreatinin/Tag mit einem Minimum von 42 ± 5 am Tag 1 und einem Maximum von 104 ± 33 nmol/mol Kreatinin/Tag am 4. Tag post trauma (Abb. 1). Die polytraumatisierten Patienten, welche ein ARDS entwickeln, zeigen eine stark erhöhte LTE_4-Ausscheidung im Vergleich zu den Patienten ohne ARDS. In der ARDS-Gruppe steigt ab dem 6. Tag die LTE_4-Produktion signifikant an. Das mittlere Maximum wird am 9. Tag mit einem Wert von 593 ± 195 nmol/mol Kreatinin/Tag erreicht.

Ab dem Zeitpunkt des signifikanten Anstiegs der LTE_4-Ausscheidung zeigt sich parallel ein kontinuierliches Absinken des PaO_2/FiO_2-Quotienten (Abb. 2). Ab dem 6. Tag ist für die Patienten unter ARDS-Entwicklung eine Korrelation zwischen LTE_4-Ausscheidung und Absinken des PaO_2/FiO_2-Quotienten von 0,88 zu errechnen (Abb. 3). Dieser Korrelationskoeffizient beträgt für die 7 Patienten ohne Ausbildung eines ARDS nur 0,13.

Tabelle 1. Klinische Verlaufsdaten der 10 polytraumatisierten Patienten (Pat. 1 bis 7 ohne ARDS; Pat. 8 bis 10 mit ARDS)

Tag nach Trauma:	1. Tag			6. Tag			9. Tag		
Patient	PaO2 FiO2	Lungen-Compliance (ml/cm H2O)	Thorax Rö	PaO2 FiO2	Lungen-Compliance (ml/cm H2O)	Thorax Rö	PaO2 FiO2	Lungen-Compliance (ml/cm H2O)	Thorax Rö
1	218	44	-	280	41	-	426	36	-
2	333	35	-	225	36	+	333	33	+
3	238	56	-	423	38	-	367	CPAP	-
4	127	28	-	297	33	-	323	42	-
5	290	38	-	223	38	+	131	29	+
6	126	36	-	366	38	-	353	50	-
7	332	40	-	246	52	-	198	46	-
8	368	30	-	234	31	++	81	21	+++
9	283	26	-	134	24	++	59	24	+++
10	413	35	-	233	31	+	148	29	+++

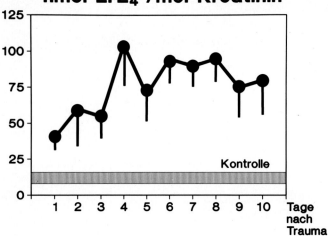

Abb. 1. LTE_4-Urin-Ausscheidung pro 24 h bei 7 polytraumatisierten Patienten ohne ARDS. Die Werte sind mit der mittleren Standardabweichung dargestellt

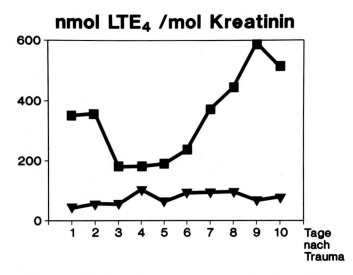

Abb. 2. LTE_4-Urin-Ausscheidung pro 24 h bei 3 Patienten mit Entwicklung eines ARDS im Vergleich zu Patienten mit unkompliziertem Verlauf

Diskussion

Die Messung der 24 Stunden-Urinausscheidung von LTE_4 bei polytraumatisierten Patienten hat gezeigt, daß das Polytrauma per se zu einer 7fach über die Norm gesteigerten LTE_4-Ausscheidung führt. Entwickelt sich im Rahmen des Polytrauma ein ARDS, so kommt es zu einer weiteren Erhöhung der LTE_4-Ausscheidung um den Faktor 7,5 gegenüber den Patienten ohne ARDS. Da Leukotrien

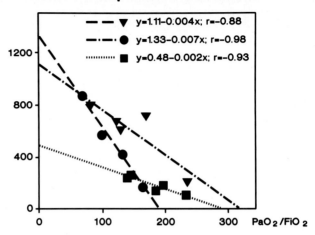

Abb. 3. Korrelation von PaO_2/FiO_2-Quotient und LTE_4-Urin-Ausscheidung bei den Patienten 8 bis 10 ab dem 6. Tag post trauma

nur sehr kurzlebige Substanzen sind und nicht im Körper gespeichert werden können, reflektieren diese Meßwerte einen erhöhten Leukotrienumsatz nach Polytrauma und einen nochmals gesteigerten Umsatz während der Entstehung eines posttraumatischen Lungenversagens. Der hohe Korrelationskoeffizient von 0,88 weist auf einen engen Zusammenhang zwischen der Lungenfunktion und der LTE_4-Produktion hin. Da bekannt ist, daß Cystein-Leukotriene zu einer Erhöhung der Gefäßpermeabilität führen, geben unsere Ergebnisse einen weiteren Anhalt dafür, daß auch die Cystein-Leukotriene eine wesentliche Rolle bei der Entstehung eines interstitiellen Lungenödems spielen. Dennoch läßt sich bisher den Leukotrienen keine direkte Beteiligung an der erhöhten pulmonalcapillären Permeabilität nachweisen. Die kontinuierliche Messung der LTE_4-Ausscheidung kann eine sinnvolle Ergänzung in der Überwachung polytraumatisierter Patienten darstellen. Weitere Untersuchungen müssen zeigen, ob der LTE_4-Ausscheidung eventuell ein prognostischer Wert beigemessen werden kann. Ebenso erscheint ein therapeutischer Ansatz mit Lipoxygenase-Hemmern in Kombination mit anderen auf Kaskadensysteme wirksamen Medikamenten denkbar.

Zusammenfassung

In einer prospektiven Studie an 10 polytraumatisierten Patienten (mPTS: 33,4 ± 7 Punkte) über 10 Tage wurde die LTE_4-Ausscheidung/24 Stunden im Urin gemessen. Bei allen Patienten wurde eine über das 7fache der Norm erhöhte LTE_4-Ausscheidung gefunden. Bei 3 dieser Patienten ist in der Frühphase eines ARDS eine zusätzliche signifikante Steigerung der LTE_4-Produktion gegenüber den 7 Patienten ohne ARDS festzustellen. Die ARDS-Gruppe zeigt eine Korrelation von 0,88 zwischen gesteigerter LTE_4-Ausscheidung und Verschlechterung des PaO_2/FiO_2-Quotienten. Ein therapeutischer Ansatz mit Lipoxygenase-Hemmern scheint denkbar.

Summary

Daily urine excretion of LTE_4 was measured in a prospective trial on 10 subjects with multiple injuries (mean Hannover PTS: 33.4 $\pm$ 7 points). LTE_4 excretion was found to be seven times higher in all patients than in healthy volunteers. ARDS onset in three patients was accompanied by significantly higher LTE_4 production than in the seven severely injured patients not suffering from ARDS. There is a correlation (0.88) between enhanced excretion and worsening of the PaO_2/FiO_2 quotient in ARDS patients. Treatment with lipoxygenase inhibitors seems to be possible.

Literatur

1. Fauler J, Sielhorst G, Frölich JC (1989) Platelet-activating factor induces the production of leukotrienes by human monocytes. Biochim Biophys Acta 1013:80-85
2. Ford-Hutchinson AW, Bray MA, Doig MV, Shipley ME, Smith MJH (1980) Leukotriene B, a potent chemokinetic and aggregating substance released from polymorphonuclear leukocytes. Nature 286:264-265
3. Green K, Hamberg M, Samuelsson B, Smigel M, Frölich JC: Measurement of prostaglandins, thromboxanes, prostacyclin, and their metabolites by gas liquid chromatography-mass spectrometry. In: Frölich JC (ed) Adv Prostagland Thrombox Res 5:39-94
4. Tagari P, Ethler D, Carry M, Korley V, Charleson S, Girard Y, Zamboni R (1989) Measurement of urinary leukotrienes by reversed-phase liquid chromatography and radioimmunoassay. Clin Chem 35:388-391

A. Seekamp, Unfallchirurgische Klinik, Medizinische Hochschule Hannover, Konstanty-Gutschow-Straße 8, D-3000 Hannover 61

42. Experimentelle Untersuchungen zur seriellen Anwendung der bronchoalveolären Lavage

Experimental Studies on the Serial Application of Bronchoalveolar Lavage

F. Krombach[1], G. König[2], D. Burkhardt[1], E. Fiehl[1], R. Rienmüller[3] und M. Rosenbruch[4]

[1] Institut für Chirurgische Forschung, Klinikum Großhadern, LMU München
[2] Pneumologische Abteilung der Medizinischen Klinik I, Klinikum Großhadern, LMU München
[3] Radiologische Klinik, Klinikum Großhadern, LMU München
[4] Medizinisches Institut für Umwelthygiene, Universität Düsseldorf

Einleitung

Die bronchoalveoläre Lavage ist heute als eine routinemäßig anzuwendende Methode zur Gewinnung cellulärer oder humoraler Faktoren aus dem Bronchoalveolarraum etabliert (1). Zur Verlaufskontrolle ist es bei bestimmten experimentellen bzw. klinischen Untersuchungsprotokollen wünschenswert, die BAL wiederholt durchzuführen. Aus mehreren Untersuchungen ist bekannt, daß die BAL-Prozedur einen Einstrom neutrophiler Granulocyten in den Bronchoalveolarraum induziert (2, 3). Widersprüchlich diskutiert wird, ob dieser BAL-Effekt lokal begrenzt ist oder ob er auch andere, initial nicht lavagierte Lungenareale betrifft (4, 5). Von besonderer klinischer Relevanz ist die Frage, ob die über einen längeren Zeitraum wiederholte Durchführung der BAL zu Veränderungen bzw. Schäden bronchoalveolärer Strukturen führt.

Material und Methoden

Tiere: Als Versuchstiere dienten 15 Javanermakaken (Macaca fascicularis) mit einem Körpergewicht zwischen 3 und 6 kg. Alle Untersuchungen wurden unter Vollnarkose mit 15 mg/kg Ketamin i.m. und 2 mg/kg Xylazin i.m. durchgeführt.

Versuchsgruppen: In Gruppe A (n = 10) wurde die linke Lunge viermal in einem Zeitintervall von jeweils 24 h, die rechte Lunge einmal nach 72 h lavagiert. In Gruppe B (n = 5) wurde die linke Lunge 14mal in einem Zeitintervall von jeweils 2 Monaten, die rechte Lunge einmal nach 25 Monaten lavagiert.

Bronchoalveoläre Lavage: Ein flexibles fiberoptisches Bronchoskop (BF P10, Olympus, München) wurde in den Hauptbronchus der linken bzw. rechten Lunge in "wedge"-Position geschoben. Nach Spülung der Lunge mit 100 ml steriler 0,9%iger Kochsalzlösung in 20 ml Aliquots wurde die rückgewonnene Spülflüssigkeit über sterile Gaze filtriert und ihr Volumen gemessen. Nach Bestimmung der Gesamtzahl mit einem Coulter Counter und Ermittlung der Zellvitalität mit der Trypanblauausschlußmethode wurden Cytozentrifugenpräparate angefertigt, nach May-Grünwald-Giemsa gefärbt und die prozentualen Anteile von Alveolarmakrophagen, Lymphocyten, Mastzellen, eosinophilen und neutrophilen Granulocyten lichtmikroskopisch differenziert.

Computertomographie: An den intubierten, anaesthesierten Tieren von Gruppe B wurden 27 Monate nach der initialen BAL in standardisierter Inspiraitonsstellung (intratrachealer Druck von 15 cm H_2O) CT-Aufnahmen von 1 mm Schichtdicke in hochauflösendem Aufnahmemodus (Somatom DRH, Siemens) mit 125 kV, 550 mA und 7 s Aufnahmezeit im Bereich des Carina (Mittelfeld), des Aortenbogens (Oberfeld) und im Aufzweigungsbereich der Unterlappenbronchen (Unterfeld) angefertigt. Zur quantitativen, seitengetrennten Analyse der CT-Aufnahmen wurde eine ROI-Technik (ROI = region of interest) mit halbautomatischer Konturfindung angewandt, pro Versuchstier drei Schichtaufnahmen isolierter Lungen jeweils links und rechts abgebildet und ihre mittleren CT-Werte errechnet. Zusätzlich wurden Histogramme aller Lungenabschnitte aufgezeichnet und ihre Maximal- und Minimalwerte einschließlich der Halbwertbreiten bestimmt.

Pathohistologie: Nach Erzeugung eines Herzstillstands mit KCl unter Vollnarkose und Inzision des Zwerchfells wurden die Lungen der Tiere von Gruppe B per trachealer Instillation mit 2,5%igem Glutaraldehyd bei einem standardisierten hydrostatischen Druck von 20 cm H_2O fixiert. Die histomorphometrischen Auswertungen wurden an Paraplastein-eingebetteten und Hämalaun-Eosin-gefärbten Schnitten aus jeweils sechs den CT-Aufnahmeebenen entsprechenden Lungenlokalisationen mit einem interaktiven Bildanalysesystem (IBAS, Kontron) durchgeführt. Dabei wurden sechs morphometrische Meßgrößen bestimmt: Vier Flächenwerte (Gewebeanteile und lufthaltige Räume) sowie zwei Sehenlängen-Parameter (Alveolarsepten und Alveolarräume).

Ergebnisse

Gruppe A: Bei konstantem Volumen der rückgewonnenen BAL-Spülflüssigkeit (> 70%), stabiler Zellvitalität (> 80%) und unveränderten Lymphocyten- und Mastzellanteilen führte schon die erste BAL-Prozedur zu einem signifikanten ($p < 0,05$) prozentualen Anstieg neutrophiler Granulocyten mit korrespondierendem Abfall der Alveolarmakrophagen. Die Berechnung der absoluten Zellzahlen macht deutlich, daß der beobachtete Anstieg der Gesamtzellzahl ausschließlich auf den drastischen Einstrom neutrophiler Granulocyten zurückzuführen war. Die rechte, nach 72 h einmalig lavagierte Lunge wies ein nahezu unverändertes, zur linken Lunge nicht signifikant unterschiedliches Zellbild auf (Tabelle 1).

Tabelle 1. BAL-Parameter bei serieller BAL in kurzen Zeitabständen

	0h li	24h li	48h li	72h li	72h re
BAL-Recovery (%)	75,6±1,4	73,6±0,9	74,9±1,3	75,8±1,4	77,6±1,7
Zellvitalität (%)	84,6±3,2	87,6±2,9	85,9±2,0	88,7±1,7	81,8±3,6
Gesamtzellzahl (x 10^6)	12,9±1,8	20,0±4,2	35,3±9,7	33,7±10,4	14,3±3,7
Makrophagen (%)	93,3± 2,5	72,4±7,3[a]	63,0±5,5[a]	67,4±5,4[a]	86,9±3,9
Neutrophile (%)	0,8±0,3	21,1±7,3[a]	30,7±5,8[a]	28,0±5,3[a]	7,8±3,1
Lymphocyten (%)	5,0±2,2	5,0±1,6	4,1±1,3	1,8±0,7	5,5±2,3
Mastzellen (%)	0,4±0,2	0,2±0,1	0,3±0,2	0,1±0,1	0,5±0,2

[a] $p < 0,05$ vs. 0 h, n = 10, Mittelwert ± SEM; li = linke Lunge, re = rechte Lunge

Gruppe B: Bei keinem der untersuchten BAL-Parameter zeigten sich signifikante Unterschiede weder zwischen der initialen und der nach 26 Monaten durchgeführten BAL der linken Lunge, noch im Seitenvergleich zwischen der linken, wiederholt lavagierten und der rechten einmalig lavagierten Lunge. Ebenso konnten bei keiner der quantitativen radiologischen und histomorphometrischen Meßgrößen signifikante Differenzen zwischen rechter und linker Lunge beobachtet werden (Tabelle 2).

Tabelle 2. Vergleich von BAL-Parametern und strukturellen Meßgrößen zwischen linker und rechter Lunge nach 14maliger BAL der linken Lunge in 2monatigen Abständen

	linke Lunge	rechte Lunge
BAL-Recovery (%)	79,8±1,8	79,0±1,2
Zellvitalität (%)	73,8±2,9	73,0±3,8
Gesamtzellzahl (x 10^6)	7,0±0,9	10,2±1,2
Makrophagen (%)	87,4±4,4	81,4±4,3
Neutrophile (%)	0,6±0,4	1,4±0,4
Lymphocyten (%)	4,2±1,6	9,4±2,3
Mastzellen (%)	4,6±2,9	4,2±1,9
Mittlere CT-Dichte (HE)	-892,6±8,8	-892,0±8,4
Lufthaltige Räume (%)	81,9±2,5	80,5±2,3
Respiratorisches Lungengewebe (%)	16,9±1,4	18,0±2,2

n = 5, Mittelwert ± SEM

Zusammenfassung

Unsere experimentellen Befunde zeigen, daß die BAL-Prozedur zwar einen Influx neutrophiler Granulocyten in den Bronchoalveolarraum induziert, dieser jedoch vornehmlich auf das initial lavagierte Lungenareal begrenzt ist. Bei entsprechenden experimentellen oder klinischen Untersuchungeprotokollen muß dieser BAL-Effekt berücksichtigt werden und es sollte darauf geachtet werden, serielle Lavagen entweder in unterschiedlichen Lungenarealen oder in nicht zu kurzen Zeitintervallen durchzuführen. Darüberhinaus führt nach unseren Ergebnissen die serielle Anwendung der BAL über einen längeren Zeitraum - trotz des wiederholt induzierten Einstroms neutrophiler Granulocyten - bei gesunden Versuchstieren zu keinen meßbaren Veränderungen bronchoalveolärer Strukturen.

Summary

Experimental data suggest that BAL leads to a locally restricted influx of neutrophils into the bronchoalveolar space, limited to the area where BAL was initially performed. However, long-term serial BAL - despite the repeatedly induced neutrophil influx - does not damage the bronchoalveolar structures in healthy experimental animals.

Literatur

1. Turner-Warwick M, Haslam PL (1987) Clinical application of bronchoalveolar lavage. Clin Chest Med 8:15-26
2. Kazmierowski JA, Gallin JI, Reynolds HY (1977) Mechanism for the inflammatory response in primate lungs. J Clin Invest 59:273-281
3. Krombach F, König G, Wanders A et al (1985) Effect of repeated bronchoalveolar lavage on free lung cells and peripheral leukocytes. Transplant Proc 17:2134-2136
4. Cohen AB, Batra GK (1980) Bronchoscopy and lung lavage induced bilateral pulmonary neutrophil influx and blood leukocytosis in dogs and monkeys. Am Rev Resp Dis 122:239-247
5. Woodside KH, Latham SB, Denas SM (1983) Increased recovery of neutrophils, macrophages and lymphocytes following repeated lavage of sheep lung in vivo. Exp Lung Res 5:295-303

Dr. F. Krombach, Institut für Chirurgische Forschung, Klinikum Großhadern, Marchioninistr. 15, D-8000 München 70

43. Differential-cytologische Untersuchungen und Proteingehalt in der Lungenlavage bei Ösophagusresektionen – Vergleich pulmonaler Komplikationen mit und ohne Thoracotomie

Cell-Differential Studies and Protein Concentration in Bronchoalveolar Lavage After Oesophagectomy – Respiratory Failure With and Without Thoracotomy

W. Gross-Weege, M. Varney, H. Becker und H.-D. Röher

Chirurgische Klinik, Abt. für Allg. und Unfallchirurgie,
Heinrich-Heine Universität Düsseldorf

Zu den häufigsten Komplikationen nach Ösophagusresektionen zählen respiratorische Insuffizienzen. Dabei ist die Ätiologie der frühzeitig nachweisbaren interstitiellen Flüssigkeitsvermehrung in der Lunge ungeklärt.

Ziel der vorliegenden Untersuchung war es, pathophysiologische Zusammenhänge durch celluläre und humorale Veränderungen im Bronchoalveolarraum nachzuweisen und mit dem gewählten Operationsverfahren zu vergleichen.

Methodik

Bei 10 Ösophagusresektionen (n = 5 stumpfe Dissektion (SD); n = 5 Thoracotomie (TH), Ausklemmzeit rechte Lunge X = 60 min) wurde eine Broncho-Alveoläre-Lavage (BAL) präop., direkt postop. und am 1. postop. Tag durchgeführt. Der rechte Mittellappen sowie die Lingula wurden fraktioniert mit je 100 ml phys. NaCl gespült. Die Lavageflüssigkeit wurde über eine sterile Kompresse gefiltert und dann zentrifugiert (300 x g/10 min). Der Überstand wurde anschließend abdekantiert und bis zur weiteren Verwendung bei -20°C aufbewahrt. Das Zellpellet wurde in phys. Phosphatpuffer resuspendiert. Die Zellkonzentration wurde in der Neubauer-Zählkammer ermittelt, zur Bestimmung des Differentialzellbildes wurde ein Zellausstrich nach Pappenheim gefärbt. In der Lavageflüssigkeit wurde die Proteinkonzentration ermittelt. Der Schweregrad der pulmonalen Veränderungen wurde nach dem von MURRAY et al. (1) angegebenen Schema bestimmt.

Ergebnisse

Die präop. ermittelten Lavage-Befunde lagen bis auf einen auf ca. 20% erhöhten Neutrophilen-Anteil im Normbereich. Bei allen

Patienten erhöhte sich postop. die Zellzahl, der Neutrophilen-Anteil, sowie die Proteinkonzentration. Signifikante Unterschiede gegenüber präop. fanden sich am 1. postoperativen Tag. Wie aus Tabelle 1 ersichtlich, finden sich zwar tendenziell Unterschiede zwischen rechter und linker Lunge sowie dem gewählten Operationsverfahren, diese sind aber statistisch nicht signifikant.

Tabelle 1. Lavage-Befunde am 1. postoperativen Tag (( ) = präop). Vergleich zwischen Thoracotomie (TH) und stumpfer Dissektion (SD). R = Rechter Mittellappen, L = Lingula

		TH[a]	SD[a]
Zellzahlen [x 10^4/ml]	R	10 ± 0,9 (5 ± 0,4)	25 ± 7,0 (4 ± 0,3)
	L	43 ± 9,6 (6 ± 0,6)	18 ± 1,7 (4 ± 0,1)
Neutrophile [%]	R	55 ± 5,3 (37 ± 7)	65 ± 7,4 (25 ± 5)
	L	75 ± 7,3 (22 ± 4,0)	62 ± 6,5 (16 ± 3,0)
Protein [µg/ml]	R	354 ± 106 (96 ± 13)	198 ± 32 (125 ± 16)
	L	518 ± 98 (120 ± 12)	350 ± 39 (161 ± 9)

[a]Mittelwert ± SEM

Bei allen Patienten traten postoperativ interstitielle Flüssigkeitsansammlungen auf mit einem Maximum um den 3. postoperativen Tag, wobei der eingeschränkte Gasaustausch (Tabelle 2) eine längerfristige Beatmung erforderte. Wie aus Tabelle 2 weiterhin ersichtlich, ist die vermehrte Flüssigkeitsansammlung nicht auf eine gestörte Hämodynamik zurückzuführen. Die hier erhobenen Parameter lagen sämtlich im Normbereich.

Der Schweregrad der respiratorischen Insuffizienz spiegelt sich in Tabelle 3 wieder. Folgende Parameter gehen in die Berechnung ein: Röntgen-Thorax, PaO_2/FiO_2, PEEP. Ein score von 0,1 - 2,5 kennzeichnet milde/mittelschwere Veränderungen, > 2,5 schwere Veränderungen (ARDS) (1). Ein signifikanter Unterschied zwischen beiden Op-Verfahren ist nicht nachweisbar.

Tabelle 2. Klinische Befunde der Hämodynamik sowie des Gasaustausches. PCWP = Pulmonal-capillärer Verschlußdruck (mm Hg), CI = Cardiac Index (l/min·m^2), AvDO$_2$ = arterio-venöse Sauerstoffdifferenz (ml/l)

		präop.[a]	1.-3. postop. Tag[a]
PCWP	TH	8,0 ± 0,6	10,7 ± 0,2
	SD	7,4 ± 0,6	11,2 ± 0,3
CI	TH	4,2 ± 0,12	4,1 ± 0,1
	SD	3,9 ± 0,04	4,2 ± 0,1
AcDO$_2$	TH	37 ± 1,2	39 ± 0,5
	SD	40 ± 1,2	39 ± 0,6
PaO$_2$/FiO$_2$	TH	−	288 ± 4
	SD	−	244 ± 7
PEEP	TH	−	5,4 ± 0,1
	SD	−	5,3 ± 0,2

[a]Mittelwert ± SEM

Tabelle 3. Respiratorischer Insuffizienz Score (RIS, nach (1)) als Maß für den Schweregrad des pulmonalen Versagens

	TH[a]	SD[a]
RIS	0,61 ± 0,08	0,87 ± 0,16

[a]Mittelwert ± SEM

Diskussion

Der bei allen Patienten postoperativ nachweisbare hohe Anteil an neutrophilen Granulocyten in der Lungenlavage, verbunden mit einer erhöhten Proteinkonzentration als Zeichen einer stattgehabten Capillarschädigung, deutet auf einen pathophysiologischen Zusammenhang zwischen neutrophilen Granulocyten und Capillarschädigung hin.

Die Rolle der neutrophilen Granulocyten beim ARDS wurde vielfach experimentell belegt. So findet man einerseits hohe Neutrophilen-Zahlen (ca. 65%) in der BAL bei Patienten mit ARDS, andererseits konnte in verschiedenen tierexperimentellen Modellen eine Capillarschädigung der pulmonalen Strombahn durch aktivierte neutrophile Granulocyten nachgewiesen werden (2). Erst kürzlich wurde hierzu gezeigt, daß der Mechanismus der Schädigung über freigesetzte Sauerstoffradikale zu erklären ist (3). Andererseits vermag die bei der Aktivierung des neutrophilen Granulocyten freigesetzte Elastase alveoläres Surfactant-Protein abzubauen und damit zur weiteren Verschlechterung der pulmonalen Situation beizutragen (4). Interessant erscheint dabei der Nachweis, daß ein erhöhter pulmonal-capillärer Druck allein kein interstitielles Ödem erzeugt (3).

Der Pathomechanismus der respiratorischen Insuffizienz nach Ösophagektomie mit der alveolären Akkumulierung von neutrophilen Granulocyten mag diesem Konzept zugrundeliegen. Unklar bleibt dabei, welche Mechanismen die Akkumulierung und Aktivierung der neutrophilen Granulocyten bewirken.

Zusammenfassung

Bei 10 Patienten mit Ösophaguscarcinom wurde perioperativ eine Broncho-Alveoläre-Lavage durchgeführt. Bei je 5 Patienten wurde die Operation mit bzw. ohne Thoracotomie, als sog. stumpfe Dissektion, durchgeführt. Es konnte gezeigt werden, daß im postoperativen Verlauf sowohl die Gesamtzellzahl, die Anzahl neutrophiler Granulocyten (55 - 75%) sowie die Proteinkonzentration signifikant anstieg. Bei allen Patienten war eine respiratorische Insuffizienz nachweisbar, mit einem Maximum um den 3. postoperativen Tag. Eine kardiale Ursache der interstitiellen Flüssigkeitsansammlung in der Lunge konnte ausgeschlossen werden. Signifikante Unterschiede zwischen rechter und linker Lunge und dem gewählten Operationsverfahren bestanden nicht. Die Untersuchungen deuten auf eine Beteiligung der neutrophilen Granulocyten an der Entwicklung des postoperativen Lungenversagens hin.

Summary

In 10 patients undergoing oesophagus resection for cancer we performed a bronchoalveolar lavage before and immediately and 1 day after surgery. In five patients the operation procedure was carried out by a combined abdominal and thoracic approach and in five patients without thoracotomy using blunt dissection. In all patients studied, the cell number, the amount of neutrophils, and the protein concentration within bronchoalveolar lavage increased after the operation. All patients developed mild to moderate acute respiratory failure by a maximum of 3 days after operation. Differences between right and left lung or the operation procedure were not statistically significant. We conclude that neutrophils are involved in the development of postoperative acute respiratory failure.

Literatur

1. Murray JF, Matthay MA, Luce JM, Flick MR (1988) An expanded definition of the adult respiratory distress syndrome. Am Rev Respir Dis 138:720-723

2. Worthen GS, Haslett C, Rees AJ, Gumbay RS, Henson JE, Henson PM (1987) Neutrophil-mediated pulmonary vascular injury. Am Rev Respir Dis 136: 19–28
3. Patterson CE, Barnard JW, Lafuze JE, Hull MT, Baldwin SJ, Rhoades RA (1989) The role of activation of neutrophils and microvascular pressure in acute pulmonary edema. Am Rev Respir Dis 140:1052–1062
4. Pison U, Tam EK, Caughey GH, Hawgood S (1989) Proteolytic inactivation of dog lung surfactant-associated proteins by neutrophil elastase. Biochem Biophys Acta 992:251–257

Dr. W. Groß-Weege, Chirurgische Klinik, Abt. für Allg. und Unfallchirurgie, Heinrich-Heine Universität, Moorenstr. 5, D-4000 Düsseldorf

44. Optimierung der Eigenblutspende mit Erythropoietin und Interleukin-3

Optimizing Autologous Blood Donations with Erythropoietin and Interleukin-3

H. Krieter[1], U.B. Brückner[1], F.R. Seiler[2], D. Krumwieh[2] und K. Meßmer[1]

[1] Abteilung für Experimentelle Chirurgie, Chirurgische Universitäts-Klinik Heidelberg
[2] Behringwerke AG, Marburg

Die Furcht vor transfusionsbedingten Infektionen (1) und vor immunsuppressiven Effekten homologen Bluts (2), aber auch dessen begrenzte Verfügbarkeit haben erneut Interesse für die prä- und perioperative Eigenblutspende geweckt. Trotz aller Vorteile dieser Methode ist die klinische Anwendung noch wenig verbreitet (3). Gründe für diese niedrige Akzeptanz sind neben dem hohen organisatorischen Aufwand präoperativer Spendeprogramme vor allem deren Dauer und die oft unzureichende Ausbeute an autologem Blut, die im Mittel nur 60% des Bedarfs decken kann (3).

Seit der Produktion von rekombinantem, humanen Erythropoietin (rhu-EPO) steht das Schlüsselhormon der Erythropoese in therapeutischen Dosen zur Verfügung und wird in der Therapie der renalen Anämie mit Erfolg eingesetzt. Es stellt sich daher die Frage, ob die Anwendung von rhu-EPO im Rahmen der perioperativen Eigenblutspende

1. die Menge an Eigenblut zu steigern und
2. die postoperative Anämiephase zu verkürzen vermag,

um so die Gewinnung autologen Bluts kürzer, effektiver und damit attraktiver für die klinische Anwendung zu gestalten.

Wie wir in einer früheren Studie zeigen konnten, läßt sich die postoperative Anämiephase nach extremer Hämodilution auf einen Hämatokritwert von 10% durch rhu-EPO auf die Hälfte der Zeit verkürzen (4).

Da rhu-EPO selektiv die Bildung von Erythrocyten steigert, untersuchten wir in dieser Studie den Effekt einer zusätzlichen Gabe von Interleukin-3 (IL3), einem Hormon, das die Proliferation roter und weißer Zellreihen stimuliert und so gleichzeitig die Produktion von Leukocyten anregt.

Methodik

Vorbehandlung

Zwölf splenektomierte Beagles (12,4 ± 2,3 kg) erhielten randomisiert über zehn Tage jeden zweiten Tag 500 U/kg rhu-EPO (Behringwerke AG, Marburg) (n = 6; EPO) bzw. zusätzlich täglich 60 µg/kg IL3 (Behringwerke AG, Marburg) (n = 6; IL3) intravenös verabreicht.

Hämodilution

Am zehnten Tag wurden die Tiere mit 15 mg/kg Pentobarbital und 11 mg Piritramid narkotisiert und mit Raumluft kontrolliert beatmet ($paCO_2$ = 38 - 42 mm Hg). Zur Hämodilution und Druckmessung wurden unter sterilen Bedingungen vier Polyethylenkatheter (I.D. 1,4 mm) implantiert: in die V. femoralis (Infusion von 6% Dextran 60 (Schiwa, Glandorf), Blutentnahmen), A. femoralis (Blutentzug, arterielle Blutproben), V. jugularis (zentralvenöser Druck (ZVD)), A. carotis (Aortendruck (MAP)), sowie ein Swan-Ganz-Katheter zur Messung des Pulmonalarterien- (MPP) und capillären Verschlußdruckes (PCWP), sowie des Herzzeitvolumens (HZV). Alle Drucke und eine EKG-Ableitung (Herzfrequenz (HF)) wurden kontinuierlich auf einem Mehrkanalschreiber registriert.

Jeweils vor und nach Hämodilution wurden hämodynamische (HF, MAP, MPP, HZV, PCWP, CVP) und blutchemische Parameter (Hämatokrit, Hämoglobin, Na^+, K^+, Osmolalität, kolloidosmotischer Druck, Plasmaviscosität und erythrocytäres 2,3-DPG) bestimmt. Arterielle und venöse Blutgase (pO_2, pCO_2, pH, HCO_3, Base excess, O_2-Sättigung) wurden wiederholt gemessen, um die Ventilation zu kontrollieren.

Nach einer 30minütigen Stabilisierungsphase wurde schrittweise isovolämisch hämodiluiert, indem das arteriell entzogene Blut durch die simultane Infusion gleicher Volumina 6% Dextran 60 ersetzt wurde, bis der angestrebte Hämatokrit von 20% erreicht war. Sodann wurden alle Katheter entfernt und die Wunden steril verschlossen. Bis zum vollständigen Abklingen der Narkose blieben die Tiere unter Beobachtung und erhielten über drei Tage je 1×10^6 iE Penicillin G zur perioperativen Antibiose.

Beobachtungsphase

Bis zum Wiedererreichen der Ausgangswerte des Hämatokrits, längstens jedoch 3 Wochen, wurden bei allen Hunden täglich Hkt, Hämoglobin, korr. 2,3-DPG und Gesamteiweiß im venösen Blut bestimmt. Die Konzentration von 2,3-DPG wurde photometrisch gemessen (Testkit Nr. 148 334, Boehringer Mannheim Biochemica, Mannheim).

Zusätzlich wurden täglich Erythro-, Reticulo-, Leuko- und Thrombocyten gezählt (Neubauer-Kammer).

Knochenmarkpunktate

Vor sowie nach Therapie und beim Wiedererreichen der Ausgangswerte des Hämatokrits wurde in Kurznarkose Knochenmark aus dem Beckenkamm entnommen. Die fixierten und nach May-Grünwald gefärbten Quetschpräparate wurden nach erythropoetischer und leukopoetischer Zellreihe differenziert und das Verhältnis von erythropoetischen zu leukopoetischen Zellen $Q_{E/L}$ berechnet.

Statistik

Alle Meßwerte sind als Mittelwert $\pm$ Standardabweichung angegeben. Nach Prüfung auf Normalverteilung wurden Unterschiede zwischen den Gruppen entweder parametrisch (Students t-Test) oder mittels des Rangsummentests (U-Test nach Mann, Whitney und Wilcoxon) analysiert, Unterschiede innerhalb der Gruppen wurden mit dem t-Test für Paardifferenzen überprüft. Wiederholte Analysen wurden nach Bonferroni-Holmes korrigiert.

Ergebnisse und Schlußfolgerungen

Vorbehandlung

Nach Therapie mit 500 U/kg rhu-EPO bzw. 500 U/kg rhu-EPO und zusätzlich 60 µg/kg IL3 veränderten sich die folgenden Parameter signifikant (Tabelle 1):

Tabelle 1. Änderungen hämatologischer Parameter vor und nach 10tägiger Therapie mit 500 U/kg rhu-EPO (EPO), oder 500 U/kg rhu-EPO + 60 µg/kg IL3 (IL3)

Parameter	Gruppe	Vor Therapie	Nach	p
Hämatokrit	EPO	35 $\pm$ 5	47 $\pm$ 4	< 0,01
(%)	IL3	37 $\pm$ 2	45 $\pm$ 3	< 0,01
Hämoglobin	EPO	121,3 $\pm$ 20,0	153,0 $\pm$ 16,7	< 0,01
(g/l)	IL3	123,3 $\pm$ 8,1	139,8 $\pm$ 10,9	< 0,05
Erythrocyten	EPO	5,13 $\pm$ 0,93	6,56 $\pm$ 0,96	< 0,05
(10^6/ml)	IL3	5,03 $\pm$ 0,51	6,09 $\pm$ 0,82	< 0,05

Bereits nach zehntägiger Behandlung war der Hämatokrit in beiden Gruppen um durchschnittlich 10 vol% gestiegen und die Hämoglobinkonzentration um 26% (EPO) bzw. 13% (IL3). Weder zwischen den Gruppen, noch bezüglich der erythrocytären Indices (Volumen (MCV), Hämoglobingehalt (MCH), Hämoglobinkonzentration (MCHC)), fanden sich weitere signifikante Unterschiede. Die Zahl der Thrombocyten war bei den Hunden, die zusätzlich IL3 erhielten, mit 605 $\pm$ 195 G/l tendenziell höher als bei den mit rhu-EPO behandelten Tieren (452 $\pm$ 179 G/l), dieser Unterschied erreichte jedoch ebenso wenig wie die Differenz der Leukocytenzahl statistische Signifikanz.

Hämodilution

Die Meßwerte vor und nach Dilution sind in Tabelle 2 aufgeführt. Zwischen den Gruppen traten keine signifikanten Unterschiede auf. Trotz der durch die Hämodilution verminderten O_2-Transportkapazität stellte die Steigerung des Herzzeitvolumens auf im Mittel 170% einen ausreichenden O_2-Transport sicher. Wie der Anstieg der Herzfrequenz zeigt, kann diese Zunahme des HZV jedoch nicht mehr allein durch ein erhöhtes Schlagvolumen erreicht werden. Allerdings werden in der klinischen Anwendung der HD niemals Hämatokritwerte von 20% angestrebt. Durch die Infusion von durchschnittlich 3,7 g/kg Dextran 60 stiegen erwartungsgemäß sowohl der onkotische Druck des Plasmas, als auch dessen Viscosität signifikant an. Gleichzeitig hatte die Hämodilution mit dem Abfall des Hämatokrits auch die Senkung der Vollblutviscosität zur Folge, weshalb der systemische Gefäßwiderstand abnahm.

Tabelle 2. Änderungen hämodynamischer und blutchemischer Parameter vor und nach isovolämischer Hämodilution (HD) mit 6% Dextran 60 auf einen Hämatokrit von 20%. EPO = 500 U/kg rhu-EPO (n = 6); IL3 = 500 U/kg rhu-EPO + 60 µg/kg Interleukin-3 (n = 6)

		Vor HD	Nach HD
Herzfrequenz	EPO	106 ± 25	146 ± 20[b]
1/min	IL3	85 ± 18	138 ± 25[b]
Mittlerer Aortendruck	EPO	114 ± 17	123 ± 19
mm Hg	IL3	109 ± 12	123 ± 10
Zentralvenöser Druck	EPO	4,4 ± 2,6	5,3 ± 3,4
mm Hg	IL3	4,6 ± 2,1	7,2 ± 3,4
Herzzeitvolumen	EPO	186 ± 21	299 ± 126[b]
ml/min/kg	IL3	142 ± 27	261 ± 67[b]
System. Gefäßwiderstand	EPO	3873 ± 796	2565 ± 528[a]
dyn/s/cm^5	IL3	4947 ± 900	3050 ± 606[b]
peripheres O_2-Angebot	EPO	30,6 ± 6,1	23,4 ± 9,9
ml/min/100 g	IL3	25,2 ± 6,3	20,3 ± 5,3
Onkotischer Druck	EPO	25,5 ± 3,1	32,9 ± 2,7[b]
mm Hg	IL3	25,9 ± 3,4	32,1 ± 3,1[b]
Plasmaviscosität	EPO	1,13 ± 0,04	1,53 ± 0,08[c]
mPa·s	IL3	1,13 ± 0,07	1,52 ± 0,09[c]

[a] = p < 0,05, [b] = p < 0,01, [c] = p < 0,001 Vor/Nach Hämodilution

Beobachtungsphase

Der Verlauf der Hämatokritwerte ist in Abb. 1 dargestellt. Unmittelbar nach Hämodilution betrug der Hämatokrit in der EPO-Gruppe 19,9 ± 1,1 % und in der IL3-Gruppe 20,3 ± 0,8%. Nach einem kurzen, steilen Anstieg des Hkt bis zum Tag 6 nahm im weiteren Verlauf der Hämatokrit in der EPO-Gruppe gegenüber den mit IL3 behandelten Tieren weniger stark zu. Die untere Grenze des Normbereichs (Hkt 34%) wurde in der IL3-Gruppe bereits nach 8,2 ± 2,3 Tagen erreicht, verglichen mit 19,6 ± 11 Tagen in der EPO-Gruppe (p < 0,05). Von Tag 12 bis Tag 16 lagen die Hämatokritwerte der IL3-Gruppe höher (p < 0,05). Die absoluten Zahlen der Erythrocyten folgten ohne Gruppenunterschiede dem Verlauf des Hämatokrits, während die Zahl der Reticulocyten ihr Maximum an Tag 1 (129 ± 30‰, IL3) bzw. Tag 2 (155 ± 85‰, EPO) erreichte. Die erythrocytären Indices (MCV, MCH, MCHC) blieben während der Beobachtungszeit im Normbereich und ließen keine signifikanten Differenzen erkennen.

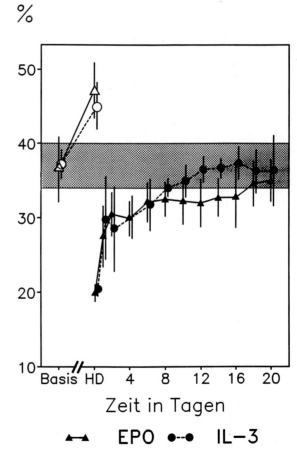

Abb. 1. Zeitverlauf des Hämatokrits vor und nach isovolämischer Hämodilution (HD) mit 6% Dextran 60 auf einen Hämatokrit von 20% nach zehntägiger Vorbehandlung mit rhu-EPO (EPO ∆---∆) bzw. rhu-EPO/IL3 (IL-3 O- -O). Schattierte Fläche: Bereich der Ausgangswerte des Hämatokrits

In Abb. 2 ist der Zeitverlauf der Leukocytenzahlen dargestellt. Während als Folge der Therapie in beiden Gruppen zunächst die Anzahl der Leukocyten leicht abfiel, erreichten diese am Tag nach Hämodilution eine maximale Konzentration von 21,7 ± 7,8 G/l (EPO) bzw. 21,3 ± 6,0 G/l (IL3) und nahmen anschließend (in exponentieller Form) auf Normwerte ab. Dies bestätigt die relativ lose Korrelation zwischen der Gesamtzahl von Leukocyten und deren aktuellen Konzentration im peripher venösen Blut.

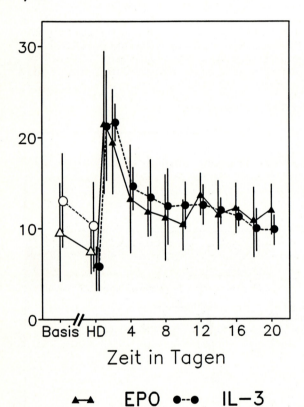

Abb. 2. Zeitverlauf der Leukocytenzahl vor und nach isovolämischer Hämodilution (HD) mit 6% Dextran 60 auf einen Hämatokrit von 20% nach zehntägiger Vorbehandlung mit rhu-EPO (EPO Δ---Δ) bzw. rhu-EPO/IL3 (IL-3 O- -O)

Knochenmarkpunktate

Als wichtiges, quantitatives Maß für die Zellproliferation im Knochenmark gilt das Verhältnis der erythropoetischen zu den leukopoetischen Zellen $Q_{E/L}$. Bei den Tieren lag der Ausgangswert des Quotienten bei 0,66 ± 0,05 (EPO) bzw. 0,79 ± 0,15 (IL3). Nach Therapie kehrte sich das Verhältnis in beiden Gruppen um, in der EPO-Gruppe zugunsten der Erythropoese (1,65 ±

0,27), in der IL3-Gruppe war dagegen die Leukopoese relativ stärker (1,29 ± 0,24); es bestanden jedoch keine signifikanten Unterschiede ($p = 0,054$).

Rekombinantes humanes Erythropoietin (rhu-EPO) vermochte bereits nach einem kurzen Behandlungsintervall sowohl die Menge an roten Blutzellen zu erhöhen, als auch die Anämiephase nach Hämodilution drastisch zu verkürzen. Die zusätzliche Gabe von Interleukin-3 bewirkte in der gewählten Applikationsart und Dosierung eine leichte Stimulation der Leukopoese, die unter unseren Erwartungen blieb. IL3 hatte jedoch einen synergistischen Effekt auf die Erythropoese, was eine schnellere Restitution des Hämatokrits ermöglichte.

Die Anwendung rekombinanter, hämatopoetischer Hormone eröffnet neue Wege zur Verbesserung der Praktikabilität und Effizienz der Spende von autologem Blut. Ob der inzwischen auch gentechnologisch hergestellte Granulocyten-stimulierende Faktor (GSF-1) die Leukopoese besser anzuregen vermag, müssen weitere Studien zeigen.

Zusammenfassung

Zwölf splenektomierte Beagles wurden randomisiert mit 500 U/kg rhu-EPO (n = 6) oder 500 U/kg rhu-EPO *und* 60 µg/kg IL3 (n = 6) 10 Tage vorbehandelt. Anschließend wurden die Tiere mit 6% Dextran 60 isovolämisch bis zu einem Hkt von 20% hämodiluiert. Während der nachfolgenden Beobachtungsphase wurden täglich Blutproben zur Bestimmung von Hkt, Hb, Gesamteiweiß und 2,3-DPG sowie zur Zählung der Erythro-, Leuko-, Thrombo- und Reticulocyten entnommen, bis der Ausgangshämatokrit wieder erreicht war.

- Die Behandlung mit rhu-EPO steigerte die Zahl der Erythrocyten signifikant und verkürzte die Anämiephase nach Hämodilution.
- Die Kombination von rhu-EPO mit IL3 ergab zwar keine signifikante Erhöhung der Leukocytenzahlen, beschleunigte aber die Restitution des Hämatokrits.
- Der Einsatz rekombinanter hämatopoetischer Hormone ermöglicht eine effizientere autologe Blutspende bei verkürzten Spendeintervallen.

Summary

Twelve splenectomized beagles were randomly treated with either 500 U/kg rhu-EPO (N = 6) or with a combination of 500 U/kg rhu-EPO *and* 60 µg/kg IL3 (N = 6) for 10 days. Thereafter, an isovolemic hemodilution down to a hematocrit (hct) level of 0.20 was performed using 6% dextran 60. During the recovery period venous blood samples were withdrawn every day until the hct reached baseline values. Hct, hemoglobin, 2,3-DPG, and total protein were determined; in addition, erythrocytes, leukocytes, retikulocytes, and platelets were counted.

- rhu-EPO augmented the red cell mass significantly.
- By combining rhu-EPO with IL3 proliferation of leukocytes was not significantly enhanced, however, recovery of hematocrit was accelerated.

- Treatment with recombinant hemopoetic hormones may render autologous blood donation programs more efficient within a shorter collecting period.

Literatur

1. Iwarson S (1989) Transfusion transmitted non-A, non-B hepatitis. Acta Anaesthesiol Scand [Suppl] 32:89
2. Kaplan J, Sarnaik S, Gitlin J et al (1984) Diminished helper/suppressor lymphocyte ratios and natural killer activity in recipients of repeated blood transfusion. Blood 64:308-310
3. Toy PT, Strauss RG, Stehling CC et al (1987) Predeposited autologoud blood for elective surgery: a national multicenter study. N Engl J Med 316:517-520
4. Krieter H, Brückner UB, Messmer K (1990) Erythropoietin accelerates the recovery from extreme hemodilution. A randomized, placebo controlled study in dogs. Europ Surg Res (in press)
5. Levine EA, Rosen AL, Gould SA et al (1988) Recombinant human erythropoietin and autologous blood donation. Surgery 104:365-369

H. Krieter, Abteilung für Experimentelle Chirurgie, Chirurgische Universitäts-Klinik, Im Neuenheimer Feld 347, D-6900 Heidelberg

45. Zur Eignung von intrathorakalem Blutvolumen, zentralvenösem Druck und Wedge-Druck als Indikatoren des Volumenstatus bei Intensivpatienten

U.J. Pfeiffer, J. Zeravik, J. Eckart, U. Reichenauer und G. Blümel, München/Augsburg

(Manuskript nicht eingegangen)

VII. Onkologie I

46. Inwieweit sind Mangelzustände gastrektomierter Patienten der Gastrektomie anzulasten?
To What Extent Are Nutritional Deficiencies in Patients with Total Gastrectomy Due to Gastrectomy?

R. Kirchner[1], J. Schölmerich[2], U. Schäfer[2], A. Holstege[2], R. U. Häring[1], und W. D. Reinbold[3]

[1] Abteilung Allgemeine Chirurgie mit Poliklinik (Direktor: Prof. Dr. E.H. Farthmann) der Chirurgischen Universitätsklinik Freiburg
[2] Abteilung Innere Medizin II (Direktor: Prof. Dr. W. Gerok) der Medizinischen Universitätsklinik Freiburg
[3] Abteilung Röntgendiagnostik (Direktor: Prof. Dr. W. Wenz) der Radiologischen Universitätsklinik Freiburg

Einleitung

Die metabolischen Folgen nach Gastrektomie münden in Malnutrition, Osteomalacie und Anämie. Die Pathogenese dieser Störungen ist jeweils multifaktoriell (3). Relativ neu ist die Beobachtung von sensorischen Ausfällen wie Geschmacks- und Geruchsverlust und eingeschränkte Dunkeladaptation, die auf einen Mangel an Vitaminen und Spurenelementen zurückgeführt werden (4). Die Häufigkeitsangaben für diese Mangelzustände schwanken. Dies liegt an der unterschiedlichen Zusammensetzung der untersuchten Patientenkollektive bezüglich der Dauer des follow-up und des Verlaufs der Grundkrankheit. Dazu kommt, daß die bisher vorliegenden Untersuchungen meist nur postoperativ erfolgten und präoperative Vergleichsdaten fehlen (1, 2, 4). Ziel unserer Untersuchung war daher der Nachweis oder Ausschluß bereits präoperativ bestehender Mangelzustände.

Patienten und Methoden

Diese prospektive Studie umfaßt 37 Patienten, die zwischen Oktober 1988 und Juni 1989 wegen maligner Magentumoren gastrektomiert wurden. 33 Patienten hatten ein Magencarcinom, in 4 Fällen lag ein malignes Lymphom vor. Bei den Magencarcinomen handelte es sich lediglich in einem Fall um ein Frühcarcinom. 32 Patienten hatten fortgeschrittene Tumorstadien. Das Durchschnittsalter der Patienten betrug 62 Jahre. Die Geschlechtsverteilung zeigte ein deutliches Überwiegen der Männer (Männer: Frauen/3:1). Bereits präoperativ wurden folgende Untersuchungen durchgeführt: CT-Densitometrie, Tonaudiometrie, Gustometrie, Dunkeladaptationsmessung, neurologische und dermatologische Untersuchung.

Außer den Routinelaborparametern wurden Vitamine (A, D_3, E, B_1, B_2, B_6, B_{12}), Elektrolyte (Calcium, Eisen, Magnesium), Spurenelemente (Zink, Selen, Kupfer) und Bindungsproteine (Albumin, Retinol-bindendes-Protein (RBP), Präalbumin, Alpha-2-Makroglobulin, Ferritin) im Serum oder Plasma mittels etablierter Methoden (HPLC, Absorptionsspektrometrie und Immundiffusion) bestimmt. Zusätzlich erfolgten die Chymotrypsinuntersuchung im Stuhl und die Messung der Spurenelemente im Urin.

Ergebnisse

Bereits präoperativ wiesen 53% der Patienten eine verminderte Knochendichte gegenüber dem altersentsprechenden Normalbefund auf (Abb. 1), 27% hatten eine erhöhte Hörschwelle. Die Gustometrie ergab eine Hypognosie in 69% der Fälle und eine Agnosie in 7%. Während die Dunkeladaptation nur bei 23% der Patienten normal war, zeigten weitere 23% grenzwertige Untersuchungsergebnisse und 54% hatten eine Hemeralopie. Eine Anämie lag bei 25% der Patienten vor.

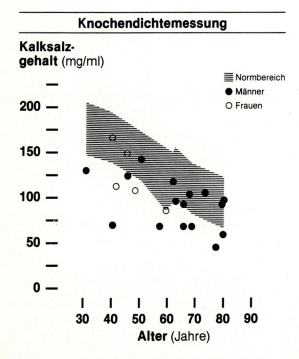

Abb. 1. Ergebnisse der präoperativen CT-Densitometrie bei 21 Magencarcinompatienten

Als laborchemisches Korrelat für diese pathologischen Befunde wurden erniedrigte Serumwerte in folgender Häufigkeit ermittelt: Calcium 42%, Eisen 42%, Zink 11%; wasserlösliche Vitamine 15%; fettlösliche Vitamine: Vit. A 94%, Vit. E 62%, Vit. D_3 68%. Entsprechend war das zirkulierende RBP bei 44% der Patienten erniedrigt, Albumin, Präalbumin, Alpha-2-Makroglobulin und Ferritin jedoch lediglich in 8-11%.

Diskussion

Die funktionellen Folgen nach Gastrektomie lassen sich aus dem Verlust der Magenfunktionen ableiten und durch adäquate Rekonstruktionsverfahren weitgehend kompensieren. Dagegen ist die Pathogenese metabolischer Folgezustände komplexer. Hier spielen neben anderen Störungen pankreocibale Asynchronie, Fettmalabsorption mit Verseifung von Calcium und bakterielle Fehlbesiedlung eine wesentliche Rolle (3).

Bisherige Untersuchungen von Mangelzuständen nach Gastrektomie verglichen die meist nur postoperativ erhobenen Befunde mit denen von Gesunden oder mit den Ergebnissen nach entsprechender Substitutionstherapie bei denselben Patienten. Dabei wird der Einfluß der zugrundeliegenden Tumorkrankheit nicht berücksichtigt. Es schien uns daher notwendig, zunächst präoperative metabolische Störungen auszuschließen, um postoperative Mangelzustände mit der Gastrektomie korrelieren zu können. Dabei zeigte sich, daß Patienten mit Magencarcinomen bereits vor der Gastrektomie Mangelzustände, eine Osteomalacie und sensorische Störungen ausweisen. Dies betrifft insbesondere einen Mangel an Calcium und fettlöslichen Vitaminen und die daraus resultierende Osteomalacie, Hypognosie und Hemeralopie. Während bisher nach Gastrektomie lediglich eine Empfehlung zur Substitution von Vitamin B_{12} gegeben wurde, lassen die von uns bereits präoperativ festgestellten sensorischen Störungen bei Magencarcinompatienten eine zumindest symptomorientierte breitere Substitutionstherapie und eine Kontrolle dieser Parameter zur Besserung der Lebensqualität sinnvoll erscheinen.

Nach unseren Ergebnissen können die in bisherigen Studien als Gastrektomiefolge dargestellten Mangelzustände nur zum Teil der Gastrektomie angelastet werden und sind auch durch die Tumorkrankheit selbst bedingt. Der weitere Verlauf unserer Studie wird zeigen, ob und inwieweit durch die Gastrektomie eine Zunahme dieser bereits präoperativ bestehenden Mangelzustände erfolgt.

Zusammenfassung

In einer prospektiven Studie wurden 37 Patienten, die wegen maligner Magentumoren gastrektomiert wurden, bereits präoperativ klinisch und laborchemisch auf Mangelzustände untersucht, die üblicherweise der Gastrektomie angelastet werden. Dabei stellte sich heraus, daß Patienten mit malignen Magentumoren bereits vor einer Gastrektomie Mangelzustände an Vitaminen und Spurenelementen mit entsprechenden sensorischen Störungen aufweisen. Dies betrifft besonders das Serumcalcium und die fettlöslichen Vitamine. Daraus folgt, daß die in bisherigen Studien als Gastrektomiefolge dargestellten metabolischen Veränderungen nur teilweise der Gastrektomie angelastet werden können und auch durch die Tumorkrankheit selbst bedingt sind.

Summary

In a prospective study, clinical and laboratory examinations were performed preoperatively on 37 patients who underwent gastrectomy due to malignant gastric tumors. This was done in order to identify any pre-existing nutritional deficiencies, which were usually considered to be a consequence of gastrectomy. The results showed that patients with malignant gastric tumors have deficiencies of vitamins and trace elements with corresponding sensorial impairments even prior to gastrectomy. In particular, the fat-soluble vitamins and calcium are affected. It is concluded that metabolic changes described in earlier studies as a consequence of gastrectomy are only in part attributable to gastrectomy as they are also caused by the malignant disease itself.

Literatur

1. Armbrecht U, Lundell L, Linstedt G, Stockbruegger W (1988) Causes of malabsorption after total gastrectomy with Roux-en-y reconstruction. Acta Chir Scand 154:37-41
2. Cristallo M, Braga M, Agape D, Primignani M, Zuliani W, Vecchi M, Murone M, Sironi M, Di Carlo V, De Franchis R (1986) Nutritional status, function of the small intestine and jejunal morphology after total gastrectomy for carcinoma of the stomach. Surg Gynec Obstet 163:225-230
3. Kirchner R, Salm R, Häring R jr, Schölmerich J (1988) Postoperative Folgezustände nach Magenteilresektion und Gastrektomie. In: Häring R (Hrsg) Postoperative Folgezustände; Pathogenese, Diagnostik, Therapie. Ueberreuter Wissenschaft, Wien, S 137-145
4. Sandström B, Davidsson L, Lundell L, Olbe L (1987) Zinc status and dark adaption in patients subjected to total gastrectomy: effect of zinc supplementation. Human Nutrition: Clinical Nutrition 41C:235-242
5. Schölmerich J, Holstege A (1988) Micronutrients: Deficiency and treatment after total gastrectomy. Nutrition 4:317-319

Prof. Dr. R. Kirchner, Chirurgische Universitätsklinik Freiburg, Hugstetter Str. 55, D-7800 Freiburg i.Br.

47. Strahlenreaktionen am Dünndarm bei intraoperativer Radiatio (IORT) – elektromyographische und histologische Untersuchungen an Wistar-Ratten

Effects of Intraoperative Radiotherapy (IORT) on the Small Bowel – Electromyographic and Histological Results in Wistar Rats

R. Salm[1], B. Krack[1], B.-U. von Specht[1], M. Wannenmacher[2] und E.H. Farthmann[1]

[1] Abt. Allgemeine Chirurgie mit Poliklinik der Universitätsklinik Freiburg (Direktor: Prof. Dr. E.H. Farthmann)
[2] Radiologische Klinik der Universitätsklinik Heidelberg (Direktor: Prof. Dr. Dr. M. Wannenmacher)

Einleitung

Bei der intraoperativen Bestrahlung (IORT) wird der Darm aus dem Bestrahlungsfeld eliminiert, um eine Schädigung zu vermeiden. Kommt es dennoch zu einer Strahlenexposition, so wird im Vergleich mit einer externen, fraktionierten Bestrahlung (EFRT) eine wesentlich höhere Einzeldosis appliziert. Die vorliegende tierexperimentelle Untersuchung sollte klären, ob sich Unterschiede bzw. Motilität und Gewebeschäden nach IORT bzw. EFRT am Dünndarm der Ratte ergeben.

Methodik

Männliche Wistar-Ratten (ca. 200 g) wurden in Narkose laparotomiert. Zur elektromyographischen Messung der Dünndarmmotilität wurden Elektrodenpaare im Abstand von 1 - 1,5 cm in der Pars ascendens duodeni subserös, antimesenterial implantiert (3). Die Drähte der Elektroden wurden subcutan zum Nackenbereich geführt und mit einem Mikrostecker versehen, der hier in die Haut eingenäht wurde.

In Gruppen zu je 25 Tieren wurden folgende Eingriffe durchgeführt:

Gruppe 1: nur Elektrodenimplantation; *Gruppe 2:* End-End-Anastomose im Duodenum mit Elektrodenimplantation proximal und distal der Anastomose; *Gruppe 3/4:* wie Gruppe 1/2 jedoch mit zusätzlicher EFRT; *Gruppe 5/6:* wie Gruppe 1/2 jedoch mit zusätzlicher IORT.

IORT: Elektronen-Linearbeschleuniger (5 MeV). Entsprechend der LD_{50} des Rattenduodenums wurden 16 Gy über einen Tubus von 3 cm Durchmesser appliziert (2).

EFRT: Cobalt-60-Gamma-Bestrahlungsanlage. Analog zur IORT wurde eine Toleranzdosis von 17 Gy angenommen. Bei Fraktionierung entspricht dies einer Gesamtdosis von 36 Gy. Die Bestrahlung wurde eine Woche postoperativ begonnen, fraktioniert in 3 x 3 Gy/Woche über 4 Wochen. Zur Bestrahlung wurden die Tiere in einem Plexiglaskäfig in gleicher Position fixiert, so daß reproduzierbar das gleiche Darmareal bestrahlt werden konnte.

Die elektromyographische Aktivität wurde mit einem Meßverstärker (Hellige, 40 µV - 16 mV, 15 - 1000 Hz) unter standardisierten Bedingungen hinsichtlich Nahrungskarenz, Tageszeit und Sedierung abgeleitet. Neben einer initialen intraoperativen Messung (T_1), nach Anlage der Anastomosen (T_{1a}) bzw. nach intraoperativer Bestrahlung (T_{1b}) erfolgten Messungen in der Heilungsphase 1 Woche postoperativ (T_2) bzw. nach der ersten fraktionierten Bestrahlung (T_{2b}) sowie im weiteren Verlauf 4 Wochen (T_3), 12 Wochen (T_4) und 24 Wochen (T_5) postoperativ. Die Registrierdauer betrug jeweils 10 min. Ausgezählt wurde die Slow-wave- (SW) und die Spike-Frequenz (SP) pro Minute in definierten Zeitintervallen. Die statistische Auswertung erfolgte mittels t-Test für unpaarige Stichproben.

Ergebnisse

Dünndarmmotilität: Bei den Tieren der Kontrollgruppe (Gruppe 1) ohne Strahlenapplikation löste die Operation eine Darmatonie aus mit einer signifikanten Reduktion der SW gegenüber der Referenzaktivität ($p < 0,001$). Bei den Kontrolltieren mit Anastomose (Gruppe 2) war dieser Frequenzabfall noch deutlicher. Der Anteil der SP betrug in beiden Kontrollgruppen für alle Messungen ca. 48%.

Die Bestrahlung löste bei beiden Strahlenmodalitäten als Akutreaktion eine Hypermotilität mit Steigerung der SP um fast 100% aus (SP-Frequenz ca. 93%). Im Falle der EFRT war diese auf den 4wöchigen Bestrahlungszeitraum beschränkt. Nach IORT dauerte die Steigerung der Spikefrequenz für diesen Zeitraum an (Abb. 1).

Die Anastomose zeigte nach der 1. postoperativen Woche unter der dann einsetzenden EFRT (Gruppe 4) keinen signifikanten Unterschied zur gleichartig bestrahlten Gruppe 3 ohne Anastomose bzgl. SW- und SP-Frequenz. Nach IORT unterschied sich die myoelektrische Aktivität des anastomosierten Dünndarms (Gruppe 6) nur in der 4. postoperativen Woche hinsichtlich einer höheren Spike-Aktivität gegenüber den IORT-Kontrolltieren ohne Anastomose (Gruppe 5) ($p < 0,05$).

Als Spätreaktion führten beide Bestrahlungsarten nach einem Beobachtungszeitraum von 24 Wochen zu einem SW-Frequenzverlust von 10% nach EFRT ($p < 0,01$) und 15% nach IORT ($p < 0,001$) im Vergleich zu den Referenzwerten der nicht bestrahlten Tiere.

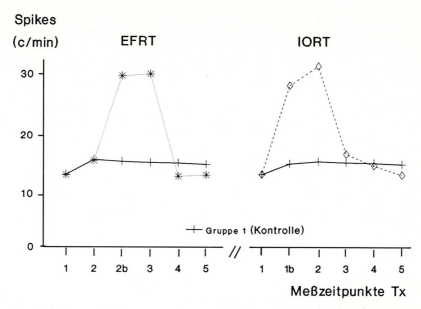

Abb. 1. Spikes-Aktivität als Frühreaktion nach EFRT und IORT (Erklärung der Meßzeitpunkte T_X im Text)

Gewebereaktion: Makroskopisch zeigte sich bei den nicht bestrahlten Kontrolltieren mit Ausnahme gelegentlicher zarter Bindegewebssepten das Bild eines unangetasteten Bauchraumes. Nach EFRT sowie nach IORT fand sich in der gesamten Abdominalhöhle eine massive Bindegewebsproliferation, Darmschlingen waren zu Konglomerattumoren verbacken, fibröse Plaques der Serosa sowie Dünndarmstenosen und prästenotische Dilatationen waren bei allen Tieren dieser Gruppen ausgeprägt. Histologisch traten nach EFRT als typische Strahlenreaktion Intimaproliferationen der kleinen Gefäße sowie leichte Fibrosierungen der Lamina muscularis auf. Nur vereinzelt fanden sich Ulcera der Schleimhaut. Nach IORT war die Muscularis meist durch Bindegewebsstränge ersetzt, häufig konnten ausgedehnte Schleimhautulcera beobachtet werden. An den Anastomosen war die Bindegewebsreaktion ebenfalls stärker ausgebildet als nach EFRT.

Diskussion

Die operative Implantation von Elektroden am Dünndarm reduzierte die SW bei den Kontrolltieren um ca. 10%. Als Ursachen werden mediator- aber auch narkosebedingte Stoffwechselveränderungen diskutiert. Mit einer Normalisierung ist innerhalb von Stunden bis Tagen zu rechnen. Am 7. postoperativen Tag zeigte sich bei allen Kontrolltieren eine Stabilisierung der SW auf Normalwerte. Durch zusätzliche Anastomosenanlage wurde die SW-Frequenz um 25% erniedrigt, erklärt durch das Modell des Transportes elektrischer Ladung über gekoppelte Oscillatoren (1). Zur Normalisierung muß der Heilungsprozeß ausreichend weit fortgeschritten sein.

Die akute Strahlenreaktion äußerte sich im Experiment als massiv gesteigerte SP-Frequenz und Diarrhoe, verursacht durch direkte strahlenbedingte Schädigungen der Zellen und Biomembranen (5). Spätschäden nach Strahlenapplikation können durch direkte Schädigung der Lamina muscularis mit bindegewebiger Umwandlung sowie durch strahlenbedingte Mikrozirkulationsstörung und Atrophie erklärt werden, die zu einer Senkung der SW-Frequenz führen und eine Hypomotilität bedingen (2). Auch eine direkte strahlenbedingte Schädigung des Nervenplexus der Darmwand wird diskutiert.

Die geringere Einzeldosis, die Erholungsphasen in den Bestrahlungspausen und die im Verlauf zunehmende Strahlenresistenz bei EFRT kann die raschere Erholung der gesteigerten Spike-Aktivität gegenüber der IORT erklären (4). Hinzu kommen schwere Allgemeinsymptome nach IORT, die Tiere litten unter Anorexie und Kachexie. Makroskopische Gewebeveränderungen stimmten bei beiden Bestrahlungsmodalitäten weitgehend überein, während histologisch in den IORT-Gruppen die Schädigungen ausgeprägter schienen.

Zusammenfassung

Tierexperimentell wurden Motilität und Gewebsveränderungen am Dünndarm der Ratte nach intraoperativer (IORT) und extern fraktionierter Strahlenexposition (EFRT) über 24 Wochen untersucht. Die IORT löste elektromyographisch eine länger dauernde Frühreaktion mit erhöhter Spike-Aktivität aus, histologisch schien die Gewebsschädigung stärker ausgeprägt. Die Minderung der Slow wave Frequenz als Spätreaktion war vergleichbar mit der nach EFRT.

Summary

The effect of IORT in contrast to external fractional irradiation (EFRT) on the motility and the tissue of the small bowel was studied in rats over a period of 24 weeks. After IORT the early electromyographic reaction with an increased spike activity lasted longer, and the histological tissue injury seemed to be worse. The decrease of the slow waves as a late reaction was comparable in both groups.

Literatur

1. Becker JM, Duff WM, Moody FG (1981) Myoelectric control of gastrointestinal and biliary motility. Surgery 89:466-477
2. Dewit L, Oussoren K (1987) Late effects in the small intestine after a clinically relevant multifractionated radiation treatment. Acta Radiol Oncol 22:299
3. Schamaun M (1966) Experimentelle elektromyographische Untersuchungen zur Pathophysiologie der Dünndarmmotorik bei chirurgischen Krankheitsbildern. Z Ges Exp Med 141:89-162
4. Sindelar WF, Morrow BM, Travis EL, Tepper J, Merkel AB, Kranda K, Terrill R (1983) Effects of intraoperative electron irradiation in the dog on cell turnover in intact and surgically anastomosed aorta and intestine. Int J Radiat Oncol Biol Phys 9:523-532

5. Thromson AB, Cheeseman CI, Walker K (1984) Effect of external abdominal irradiation on the dimensions and characteristics of the barriers to passive transport in the rat intestine. Lipids 19:405-418

Dr. R. Salm, Abt. Allgemeine Chirurgie mit Poliklinik der
Universitätsklinik Freiburg, Hugstetterstr. 55, D-7800 Freiburg

48. Diagnostische Validität von Tumormarkerkombinationen
Diagnostic Validity of Tumor Marker Combinations
A. Griesmacher[1], W. Hölzel[1], P. Politzer[2] und M. M. Müller[1]

[1]II. Chirurg. Univ.-Klinik, Universität Wien
[2]Chir. Abteilung, Sanatorium Hera, Wien

Einführung

Das Ziel dieser Studie war die Untersuchung der diagnostischen Wertigkeit einzelner Tumormarker und derer Kombinationen. Bei insgesamt 348 Patienten mit Mamma-, Lungen-, Magen-, Pankreas- oder colorectalen Carcinomen wurden präoperativ CEA, CA15-3, CA19-9, Neuronen-spezifische Enolase (NSE), Sialinsäure (SA) und TPA im Serum bestimmt. Als Referenzgruppen dienten Patienten mit benignen Erkrankungen des entsprechenden Organs.

Introduction

The purpose of this study was to evaluate the diagnostic validity of serum determinations of the carcinoembryonic antigen (CEA), carcinoma associated antogen 15-3 (CA15-3), carbohydrate antigen 19-9 (CA19-9), neuron specific enolase (NSE), sialinic acid (SA) and tissue polypeptide antigen (TPA) in patients with carcinomas of breast, lung, stomach, pancreas and colorectal origin. Patients with benign diseases of the respective organ were used as reference group. Furthermore it was investigated whether the diagnostic validity of tumor markers could be improved by considering multivariate combinations.

Material und Methodik

Patienten

Die Patientengruppe mit postoperativ histologisch verifizierten Malignomen umfaßte 47 Frauen mit Mammacarcinom, 79 Patienten mit Lungencarcinom (davon 12 operable, kleinzellige), 46 mit Magencarcinom, 15 mit Adenocarcinom des Pankreas und 161 mit colorectalem Karzinom. Als Kontrollgruppe dienten 150 Patienten mit benignen Erkrankungen der jeweiligen Organe.

Analytik

CEA und CA19-9 wurden mittels Enzymimmunoassays (Hoffmann-La Roche), CA15-3 (CIS International), NSE (Pharmacia) und TPA (Sangtec Medical Co.) mittels Radioimmunoassays bestimmt. Die Bestimmung der SA erfolgte enzymatisch (Boehringer Mannheim).

Statistik

Die statistischen Berechnungen wurden mit dem Statistical Analysis System (SAS) durchgeführt (1). Die diagnostischen Wertigkeiten der Tumormarker wurden mittels Varianzanalyse sowohl univariat als auch multivariat berechnet, wobei die notwendige Normalverteilung durch logarithmische Transformierung der Meßwerte erreicht wurde.

Ergebnisse

Die diagnostischen Validitäten einzelner Tumormarker lagen durchwegs, mit Ausnahme des TPAs bei Pankreascarcinomen, unter 0,80. Dies bedeutet, daß keinem Tumormarker, einzeln betrachtet, diagnostische Bedeutung bei der Carcinomsuche zukommt (Tabelle 1).

Bei Kombination verschiedener Tumormarker war eine deutliche Steigerung der diagnostischen Aussagekraft zu verzeichnen. In Tabelle 2 sind die sinnvollsten Kombinationen dargestellt.

Diskussion

Da in den meisten Studien gesunde Blutspender als Referenzgruppe und somit für die Definition des cut-off-Punktes von Tumormarkern herangezogen werden, herrscht teilweise äußerst große Diskrepanz zwischen oft als hoch beschriebenen diagnostischen Sensitivitäten und Spezifitäten und dem klinischen Alltag.

Das Ziel dieser Studie war es deshalb, CEA-, CA15-3-, CA19-9-, NSE-, SA- und TPA-Serumspiegel von Malignom-Patienten denjenigen von Patienten mit benignen Erkrankungen des entsprechenden Organs gegenüberzustellen. Zieht man die 95% Percentile dieser Kontrollgruppen als cut-off-Punkt heran, erweist sich nur TPA bei Pankreascarcinomen als diagnostisch wertvoll. Die Kombination der Tumormarker steigerte die Sensitivität und Spezifität teilweise beträchtlich. Die Tumormarkerkombinationen mit weniger als 20% falsch positiven bzw. falsch negativen Resultaten (DSP und DSE > 0,79) könnten als diagnostisch wertvoll angesehen werden und somit dem klinisch tätigen Arzt bei der Diagnosestellung holfreich sein. Folgenden Kombinationen könnte diagnostische Wertigkeit zukommen: CEA, CA15-3, TPA für das Mammacarcinom, NSE und TPA für das nicht kleinzellige Lungencarcinom und CEA, CA19-9 und TPA für das Pankreascarcinom.

Tabelle 1. Diagnostische Wertigkeit einzelner Tumormarker

Tumormarker	DSP	DSE
Mammacarcinom		
CEA	0,68	0,68
CA15-3	0,68	0,69
SA	0,63	0,61
TPA	0,67	0,72
Lungencarcinom		
CEA	0,54	0,58
NSE	0,78	0,23
SA	0,76	0,63
TPA	0,77	0,55
Magencarcinom		
CEA	0,79	0,35
CA19-9	0,86	0,43
SA	0,73	0,56
TPA	0,63	0,57
Pankreascarcinom		
CEA	0,50	0,67
CA19-9	1,00	0,69
TPA	1,00	0,83
Colorectale Carcinome		
CEA	0,77	0,50
CA19-9	0,81	0,37
SA	0,73	0,59
TPA	0,63	0,62

DSP = diagnostische Spezifität; DSE = diagnostische Sensitivität

Tabelle 2. Optimale Tumormarkerkombinationen

Carcinom	Kombination	DSP	DSE
Mamma	CEA, CA15-3, TPA	0,90	0,88
Lunge			
NKZ	NSE, TPA	0,81	0,96
KZ	CEA, NSE, SA, TPA	1,00	0,67
Magen	CEA, CA19-9, SA, TP	0,89	0,57
Pankreas	CEA, CA19-9, TPA	1,00	1,00
Colorectal			
Dukes A+B	CEA, CA19-9, TPA	0,69	0,63
Dukes C+D	CEA, CA19-9, SA, TPA	0,91	0,74

DSP = diagnostische Spezifität; DSE = diagnostische Sensitivität; NKZ = nicht kleinzelliges Lungencarcinom; KZ = kleinzelliges Lungencarcinom

Literatur

1. SAS User's Guide (1985) Statistics, Version 5 Edition. SAS Institute Inc., Carry, N.C., USA

Dr. A. Griesmacher, II. Chirurgische Univ.-Klinik, Universität Wien, Spitalgasse 23, A-1090 Wien

49. Konfocale Laserscan Mikroskopie: Neue nichtinvasive Methode zur Evaluation der intracellulären pH Regulation in Coloncarcinomzellen und intakten Darmepithelien

Confocal Laser Scan Microscopy: A New Noninvasive Method of Evaluating Intracellular pH Regulation in Colon Carcinoma Cells and Intact Intestinal Epithelium

M. Weinlich, M. Starlinger, H.D. Becker und R. Kinne

Max-Planck-Institut für Systemphysiologie, Dortmund

Zielsetzung

Der Na^+/H^+ Austauscher reguliert hauptsächlich den intracellulären pH-Wert (pH_i) der Zelle. Zusammen mit dem Cl^-/HCO_3^- Austauscher wird die NaCl Aufnahme im Darm geregelt. Wird eine Zelle in vitro zu vermehrtem Wachstum stimuliert (EGF, Phorbol Ester, etc.) kommt es zu einer Aktivitätssteigerung des Na^+/H^+ Austauschers und dadurch zu einem Anstieg des pH_i. Ziel dieser Studie war es, Unterschiede in der Funktion des Na^+/H^+ Austauschers zwischen Coloncarcinomzellen und normalen Dickdarmzellen (intakte isolierte Krypten) festzustellen. Durch den Einsatz eines konfocalen Laserscan Mikroskops sollte die pH-Regulation von Einzelzellen im dreidimensionalen Zellverband untersucht werden.

Methodik

Die hochmaligne Coloncarcinomzellinie (ATCC SW 620) stammte von einer Lymphknotenmetastase. Segmente des Colon descendens wurden narkotisierten Ratten entnommen. Die mechanisch isolierten Dickdarmkrypten wurden auf ein mit Poly-L-Lysine beschichtetes Glasplättchen zentrifuguert. Mit Hilfe des pH-sensitiven Farbstoffs BCECF, eines Fluorescenzspektrometers (Perkin Elmer LS-5B) und eines konfocalen Laserscan Mikroskops (Bio-Rad MRC500) wurde der intracelluläre pH gemessen. Das konfocale Laserscan Mikroskop hat die Eigenschaft, daß nur Fluorescenzsignale aus einer 1-2 μm dicken optischen Ebene aufgezeichnet werden. Fluorescenzsignale oberhalb und unterhalb der konfocalen Ebene werden ausgeblendet. Die Zellen wurden mit extracellulär 4 μM BCECF/AM über 30 min exponiert. Die Fluorescenzintensitäten des intracellulär angesammelten BCECF wurden bei Excitationswellenlängen von 439 bzw. 490 nm und einer Emissionswellenlänge bei 526 nm bestimmt. Am

Ende eines jeden Versuchs wurde mit der Nigericin-Methode kalibriert. Beide Zellarten wurden mit der Ammonium-Beladungstechnik (25 mM NH_4Cl, 8 min) angesäuert und mit Na^+-freier und Na^+-enthaltender Ringerlösung versetzt. Weiterhin wurden die Zellen bei pH_i 7,4 und bei saurem pH_i (durch Beladung mit 25 mM NH_4Cl) mit 1 mM Amilorid inkubiert (ein Diureticum, das den Na^+/H^+ Austauscher hemmt).

Ergebnisse

Durch den Einsatz des konfocalen Laserscan Mikroskops war eine Unterscheidung zwischen Saum- und Becherzellen optisch gut durchzuführen. Fluorescenz außerhalb der optischen Ebene wurde maximal unterdrückt. Die Meßergebnisse im konfocalen Laserscan Mikroskop entsprachen den Ergebnissen im Fluorescenzspektrometer. Der Ruhe-pH_i der Dickdarmzellen war um 0,3 niedriger als der Ruhe-pH_i der Carcinomzellen (7,60 $\pm$ 0,02, n = 36). In beiden Zellarten kam es nach NH_4Cl-Beladung zu einer deutlichen Ansäuerung (Carcinomzellen auf 7,06 $\pm$ 0,08, Darmzellen um 0,3 pH Einheiten niedriger). Wurde eine Na^+-freie Lösung nach NH_4Cl-Beladung zugesetzt, kam es zu einer Acidose und eine Regulation des pH_i fand nicht statt. In NaCl-Ringer regulierte sich der pH_i zum Ausgangswert zurück. In beiden Zellarten konnte die Regulation der angesäuerten Zellen durch 1 mM Amilorid gehemmt werden. Die pH_i-Regulation wurde bei den Carcinomzellen komplett gehemmt, bei den Dickdarmzellen nur partiell.

Schlußfolgerung

Die konfocale Laserscan Mikroskopie ermöglicht es, nichtinvasiv die pH_i-Regulation von einzelnen Zellen im dreidimensionalen Zellverband zu untersuchen. Die Tumorzellen zeigten einen um 0,3 höheren pH_i als die Dickdarmzellen. In beiden Zellarten konnte ein Na^+/H^+ Austauscher nachgewiesen werden. Die pH_i-Regulation wurde bei den Carcinomzellen komplett gehemmt, bei den Dickdarmzellen nur partiell. Diese Unterschiede im Ruhe-pH_i und der pH_i-Regulation könnte zur Erkennung von malignen Zellen in lebenden intakten Darmepithelien verwendet werden.

Zusammenfassung

Der pH sensitive Fluorescenzfarbstoff BCECF/AM wurde verwendet, um den intracellulären pH (pH_i) in isolierten Dickdarmkrypten von Ratten und Coloncarcinomzellen (ATCC SW620) zu bestimmen. Der Ruhe-pH_i der Dickdarmzellen war um 0,3 niedriger als derjenige der Carcinomzellen (7,60 $\pm$ 0,02, n = 36). In beiden Zellarten konnte ein Na^+/H^+-Austauscher nachgewiesen werden. Die pH_i-Regulation nach einer Ansäuerung mit 25 mM NH_4Cl wurde bei den Carcinomzellen durch 1 mM Amilorid komplett gehemmt, bei den Dickdarmzellen nur partiell. Ein konfocales Laserscanmikroskop erlaubte es, Einzelzellen im dreidimensionalen Epithelverband darzustellen. Durch die neuen optischen Eigenschaften des konfocalen Mikroskops und die veränderte pH_i-Regulation in Tumorzellen könnten einzelne Tumorzellen vom intakten Epithelverband unterschieden werden.

Summary

The pH-sensitive fluorescent dye BCECF/AM was used to measure intracellular pH (pH_i) in colon epithelial cells (isolated rat crypts) and colon cancer cells (ATCC SW 620). The pH_i in resting colon cells was 0.3 lower than that in resting cancer cells (7.60 $\pm$ 0.02 (N = 36)). In both cell types a Na^+/H^+ exchange was demonstrated. After an ammonium pulse (25 mM NH4Cl) the regulation of acidosis was completely blocked by 1 mM amiloride in cancer cells and partially blocked in colon cells. Confocal laser scan microscopy allowed single cells in a three-dimensional cellular cluster to be viewed. Cancer cells in intact living epithelium can possibly be distinguished from normal epithelium due to the new optical properties of confocal laser scan microscopy and the different pH_i regulation in cancer cells.

Dr. M. Weinlich, Max-Planck-Institut für Systemphysiologie, Rheinlanddamm 201, D-4600 Dortmund 1

50. In-Vitro-Kultur von Primärtumoren des Magen-Darm-Traktes zur Cytostaticatestung
In Vitro Drug Test of Primary Gastrointestinal Tumor Cell Lines

M. Blum[1], P. Preusser[1], B. Brandt[2] und H. Bünte[1]

[1]Klinik und Poliklinik für Allgemeine Chirurgie (Direktor: Prof. Dr. med. H. Bünte)
[2]Institut für klinische Chemie und Laboratoriumsmedizin (Direktor: Prof. Dr. med. G. Assmann), Westfälische Wilhelms-Universität Münster

Bei fortgeschrittenen Tumorstadien des Magen-Darm-Traktes wird zunehmend eine kombinierte chirurgisch-onkologische Therapie durchgeführt. Beim Oesophagus- und Magencarcinom hat dieses Vorgehen erste Erfolge gebracht (4). Eine hohe Zahl primärer Resistenzen, kurze Remissionsdauern und hohe Nebenwirkungen schränken die Effektivität der Chemotherapie ein. Die celluläre Heterogenität bedingt, daß die Chemotherapie den Tumorgegebenheiten individuell angepaßt werden muß. Aus Korrelationen von in-vitro-Testergebnissen mit in-vivo-Ansprechraten ist bekannt, daß die Resistenz in über 90% und die Sensitivität in über 60% richtig nachgewiesen werden kann (5).

Durch die in-vitro-Kultur von gastrointestinalen Tumoren sollte untersucht werden, ob ein in-vitro-Testverfahren klinischen Erfordernissen genügen kann, welche Probleme bei der Kultur auftreten und ob eine individuelle Sensitivitätstestung möglich ist.

Material und Methoden

Als in-vitro Modell wurde ein Monolayer-Proliferations-Assay (MP-Assay) verwandt (1, 2, 3). Das Kulturmedium besteht aus Leibovitz L 15-Medium, angereichert mit 10% FCS, L-Glutamin, Transferrin, Insulin, Fetuin, $NaHCO_3$, MEM-Vitamine, Glucose und Antibiotica.

Zur Charakterisierung der Tumorzellen wurden neben der Nativdiagnostik die H.E.-Färbung von Objektträgerkulturen und die immunhistochemische Untersuchung auf Cytokeratin und Vimentin durchgeführt. Zusätzlich wurden die Tumormarker CEA, CA 19-9 und CA 50 im Kulturmedium bestimmt. Zur Sensitivitätstestung wurden fünf handelsübliche Cytostatica ausgewählt, die bei der Chemotherapie gastrointestinaler Tumoren klinisch häufig eingesetzt werden. Die Referenzdosis (K2) im Test war für Adriamycin 0,1 µg/ml, Carboplatin 1,0 1g/ml, Cisplatin 0,1 µg/ml, Etoposid 1,4 µg/ml, 5-Fluorouracil 0,5 µg/ml. Die Auswertung erfolgte durch Ermittlung der Prozentzahl (C%) überlebender Tumorzellen gegenüber einer Kontrolle. Die Kultur wurde als potentiell cytostaticasensibel eingestuft, wenn C% unter 30% der Kontrolle lag. Werte zwischen 30% und 50% überlebender Zellen wurden als fraglich sensibel, Werte über 50% als resistent angesehen. Die Krankengeschichten der Patienten wurden retrospektiv ausgewertet.

Resultate

Aus 200 Gewebeproben von Tumoren des Gastrointestinaltraktes konnten 19 Tumoren primär kultiviert werden. Die Verlustrate durch bakterielle und mykotische Kontamination war mit 89% hoch. Durch Überwucherung der Tumorzellen durch Fibroblasten gingen weitere Zellkulturen verloren. Über 4 Tumorzellinien (1x Coecum-, 2x Pankreas-, 1x Oesophagus-Ca), bei denen die Cytostaticasensitivität geprüft wurde, wird berichtet. Nach Beginn der Kultivierung konnte im Mittel nach 7,5 Tagen (3 - 14 d) das Anwachsen festgestellt werden. Nach durchschnittlich 28,5 Tagen (10 - 44d) erfolgte die erste Passage. Die Cytostaticatestung und die Charakterisierung der Zellinie erfolgte parallel. Alle Tumoren waren epithelialen Ursprung, wiesen morphologische Malignitätskriterien und pathologische Tumormarkerwerte im Medium auf. Die Cytostaticatestung ergab für alle Tumoren ein individuelles Re-

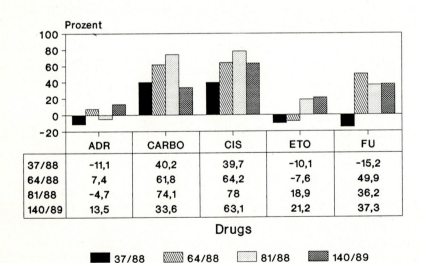

Abb. 1. Sensitivität auf Cytostatica bei in-vitro Tests gastro-intest. Tumoren

aktionsmuster. Der prozentuale Anteil überlebender Zellen schwankte zwischen -15% und 78% der Kontrolle. Die wirkungsvollsten Substanzen waren Adriblastin und Etoposid. Weniger stark war die Zellreduktion bei Carboplastin und Cisplatin. 5-FU zeigte eine gute Wirkung bei der Coecum-Ca-Linie (37/88) (Abb. 1). Die Analyse der Krankengeschichten zeigte, daß nach operativer Therapie eine Behandlung durchgeführt wurde, die in Kenntnis der Testergebnisse modifiziert worden wäre (Tabelle 1).

Tabelle 1. Potentielle Beeinflussung der Therapie maligner Tumoren durch in-vitro-Cytostaticatestung

---

Coecum 37/88

Sensibel: ADR, ETO, 5-FU; fraglich sensibel: CARBO, CIS

35jährige Patientin, Adeno-Ca des Coecum (T4,N3,M1) pall. Hemicolektomie

adjuvante Chemotherapie mit 8 Cyclen 5-FU/Leucovorin, kurzfristiges Ansprechen

Überlebenszeit 10 Monate

Pankreas 64/88

Sensibel: ADR, ETO, resistent: 5-FU, CARBO, CIS

69jähriger Patient, Pankreaskopf-Ca (T3,N1,M1) pall. Whipplesche Operation

keine Chemotherapie

Überlebenszeit 4 Monate

Pankreas 81/88

Sensibel: ADR, ETO; fragl, sens.: 5-FU; resistent: CARBO, CIS

40jähriger Patient, Pankreaskopf-Ca (T3,N1,M1) explorative Laparotomie

adj. Chemotherapie mit 1 Cyclus 5-FU/Leucov./Etoposid, Therapieabbruch

Überlebenszeit 2 Monate

Oesophagus 140/89

Sensibel: ADR, ETO; fragl. sens.: CARBO, 5-FU; resistent: CIS

57jähriger Patient, Oesophagus-Ca (T3,N1,M0) kurative Resektion
Radiatio, bisher keine Chemotherapie

Patient lebt z.Zt. rezidivfrei 5 Monate

Diskussion

Durch die hohe Rate primärer Kontaminationen und Verlust der Kulturen durch Fibroblastenüberwucherung kann nur ein kleiner Teil der Patienten von in-vitro-Testungen auf Cytostaticasensitivität profitieren. Zusätzlich bestehen Unklarheiten über Dosis-Wirkungsbeziehungen der Cytostatica, sowie prinzipielle

Einwände gegen die Aussagefähigkeit der Zellkultur im allgemeinen, die der klinischen Anwendung zur Zeit entgegenstehen. Andererseits kann nur die individuell an die Gegebenheiten des Tumors angepaßte Therapie eine Verbesserung der Ergebnisse erreichen. Der MP-Assay ist für die klinische Anwendung geeignet, da eine Charakterisierung der Zellinie im Einzelfall möglich ist, die Zahl der prüfbaren Substanzen nicht limitiert ist und der Zeitaufwand bis zum Vorliegen der ersten Testergebnisse vertretbar erscheint. Liegen Testergebnisse für einen Patienten vor, sollte die Modifikation der Therapie entsprechend der Testresultate erwogen werden.

Zusammenfassung

An 4 Tumorzellinien des Magen-Darm-Traktes wurde ein Monolayer-Proliferations-Assay auf seine klinische Anwendbarkeit untersucht. Der Assay ist aus klinischer Sicht zur Cytostaticatestung geeignet. Die Ergebnisse bestätigen das individuelle Verhalten der Tumorzellen. Sie reagieren auf 2 - 3 von fünf getesteten Substanzen mit einer deutlichen Zellreduktion. Am wirkungsvollsten waren Adriblastin und Etoposid. 5-FU war hoch wirksam bei einer Colonzellinie. Die Krankengeschichten zeigten auf, daß durch eine individuelle testorientierte Kombinations-Chemotherapie möglicherweise bessere Therapieergebnisse erreicht werden können.

Summary

Four primary cell lines from the gastrointestinal tract were tested for drug sensitivity in a monolayer proliferation assay. The question of whether the assay can be used for clinical purposes was addressed. Test results showed a high degree of tumor individuality. Doxorubicin and etoposide were most effective, while carboplatin and cisplatin were inactive. 5-FU induced good cell reduction in a colon carcinoma cell line. Individual patient histories emphasized the problem of applying in vitro testing to a clinical situation, but the aim should be to improve therapeutic results in advanced stage of disease by individual drug tests of primary tumor cell lines.

Literatur

1. Arps H, Bals U, Gerding D, Trapp M, Niendorf A, Garbrecht M, Klapdor R, Dietel M, Hölzel F (1987) In vitro test for chemosensitivity using freshly explanted tumor cells. Int J Immunotherapy III,3:229-235
2. Dietel M, Arps H, Albrecht M, Simon WE, Klapdor R, Gerding D, Trapp M, Hölzel F (1986) Predictive determination of the sensitivity of gastrointestinal carcinomas to cytostatic drugs using the in-vitro monolayer proliferating assay. In: Greten H, Klapdor R (ed) Clinical Relevance of New Monoclonal Antibodies. Thieme, Stuttgart, pp 447-455
3. Hölzel F, Albrecht M, Simon WE, Hänsel M, Metz R, Schweizer J, Dietel M (1985) Effectiveness of antineoplastic drugs on the proliferation of human mammary and ovarian carcinoma cells in monolayer culture. J Cancer Res Clin Oncol 109:217-226

4. Preusser P, Achterrath W, Wilke H, Meyer J, Blum M, Bünte H (1988) Chemotherapie des Oesophaguskarzinoms. In: Preusser P, Wilke H, Bünte H (eds) Perioperative antineoplastische Chemotherapie. Hans Marseille Verlag, München, pp 27-37
5. Von Hoff DD, Clark GM, Stogdill BJ, Sarosdy MF, O'Brian MT, Caspar JT, Mattox DE, Page CP, Cruz AB, Sandbach JF (1983) Prospective clinical trial of a human tumor cloning system. Cancer Res 43:1926-1931

Dr. M. Blum, Klinik und Poliklinik für Allgemeine Chirurgie, Westfälische Wilhelms-Universität, Jungeblodtplatz 1, D-4400 Münster

51. Computerunterstützte Ultraschallbildanalyse entzündlicher und tumorinfiltrierter Lymphknoten des Colons

Computerized B-Scan Texture Analysis of Inflamed and Enlarged and Tumor-Infiltrated Lymph Nodes of the Colon

F. Glaser[1], G. Layer[2], I. Zuna[2], P. Schlag[1] und Ch. Herfarth[1]

[1] Chirurgische Universitätsklinik Heidelberg (Ärztl. Dir.: Prof. Dr. Ch. Herfarth)
[2] Institut für Diagnostik und Pathophysiologie, Deutsches Krebsforschungszentrum Heidelberg (Dir.: Prof. Dr. W.J. Lorenz)

Einleitung

Seit 1983 kommt die endorectale Sonographie im präoperativen Staging von Rectumcarcinomen zunehmend zum Einsatz. Mit Einsatz eines 7,0 MHz Schallkopfes ist es nicht nur möglich, die Mucosa von der Muscularis propria des Rectums zu unterscheiden und eine sichere Abgrenzung zum umgebenden Fettgewebe vorzunehmen (2), sondern es gelingt auch die Darstellung von Lymphknoten (1, 3). Dabei fiel auf, daß sich 2 Arten von Lymphknoten im perirectalen Fettgewebe differenzieren lassen: 1. echoreiche, strukturierte, unscharf gegenüber dem Fettgewebe abgegrenzte Lymphknoten und 2. echoarme, strukturlose, scharf abgegrenzte Lymphknoten. Empirisch gelten die echoarmen Lymphknoten als tumorinfiltriert. Studien, die von dieser These ausgingen, erreichten endosonographisch eine Treffsicherheit von 73 bis 86% für das Vorhandensein tumorinfiltrierter pararectaler Lymphknoten (1).

Ziel der vorliegenden Studie war es, computerunterstützt grundsächlich zu klären, ob sonographisch die Unterscheidung von benignen und malignen Lymphknoten möglich ist.

Material und Methode

Von 19 Patienten mit entweder carcinomatösen oder entzündlichen Erkrankungen des Colons wurden am Resektat insgesamt 27 Lymphknoten entnommen. Diese wurden direkt postoperativ mit einem elektronischen Sektorscanner (Hewlett-Packard HP 77020) sonographisch untersucht. Der Scanner war mit einem Mikrocomputer HP 1000/A 600 gekoppelt. Alle Bilder wurden mit empirisch ermittelter, konstant gehaltener TGC-Kruve und Verstärkereinstellung unter Verwendung eines 5 MHz Transducers mit einer Amplitudenauflösung von 6 bit entsprechend 64 Grauwerten aufgenommen.

Die isolierten Lymphknoten wurden in ein Wasserbad eingebracht, wo sie auf eine Nylonnetzoberfläche gelagert wurden. Der Transducer-Objektabstand betrug obligat 3,5 cm. In jedem Bild wurde eine Region of Interest (ROI) in maximal wählbarer Größe eingezeichnet. Dabei wurde eine Punktzahl von 200 Bildpunkten nicht unterschritten.

Ultraschallbildparameter

Alle so definierten ROI's wurden der computerunterstützten Bildanalyse zugeführt, wobei die Ultraschall-B-Bilder durch mathematisch-statistische Parameter beschrieben wurden. Zum Einsatz kamen Parameter aus drei Parameterfamilien: 1. aus der Grauwertstatistik erster und zweiter Ordnung: der mittlere Grauwert, die Varianz der Grauwerte, die 10%-Percentile, Korrelation, Kontrast und Entropie, 2. aus der Gradienten-Statistik erster Ordnung: die relative Häufigkeit von Kantenelementen, der mittlere Gradient und die Varianz der Gradienten und 3. aus der Familie der Verlaufslängenstatistik: die Parameterabschnittszuteilung und Längenzuteilung, die Verlaufslängenbetonung und Grauwertbetonung (4).

Die Unabhängigkeit des Ultraschallbildes von der Lymphknotengröße, der Pixelanzahl in der ROI, sowie von der umgebenden Fettummantelung wurde mittels t-Test geprüft.

Für die Gewebedifferenzierung wurden die untersuchten Lymphknoten in drei Gruppen eingeteilt: 1. normale Lymphknoten, 2. entzündlich veränderte Lymphknoten und 3. maligne entartete Lymphknoten. Die Unterschiede der B-Bild-Parameter zwischen den einzelnen Gruppen wurden wiederum mittels t-Testverfahren getestet.

Ergebnisse

Ausgewertet werden konnten 227 ROI's aus 25 Lymphknoten von 19 Patienten. Histologisch fanden sich 8 tumorinfiltrierte Lymphknoten, 13 entzündlich veränderte Lymphknoten und 4 normale Lymphknoten.

Die ROI-Größe und die Lymphknotengröße waren hochkorreliert ($r = 0,7$, $p < 0,0001$), da die ROI's stets größtmöglich gewählt wurden.

Zwischen der Histologie und der Größe der Lymphknoten bestand kein statistischer Zusammenhang.

Ebenfalls mittels t-Test wurde geprüft, ob eine Abhängigkeit der Ultraschall-B-Bildparameter von der Fettummantelung bestand. Es zeigte sich, daß die errechneten Parameterwerte unabhängig vom Fettmantel um den Lymphknoten sind. Keiner der Korrelationskoeffizienten zwischen den Ultraschall-B-Bildparametern und der Fettummantelung überschritt einen Wert von 0,25.

Die Abb. 1 und 2 beschreiben die Trenngenauigkeit für die verschiedenen histologischen Klassen mit Hilfe der Parameter "mittlerer Grauwert" und "mittlerer Gradient". Da nur 4 Lymphknoten mit normalem Parenchym ohne krankhafte Veränderung in der Studie die Kontrollgruppe bildete, müssen die Klassifizierungen gegenüber dem Lymphknotennormalgewebe noch als vorläufig angesehen werden. Der mittlere Grauwert, der die Bildhelligkeit beschreibt, liegt bei maligne entarteten Lymphknoten statistisch signifikant unter dem der entzündlich veränderten Lymphknoten, das heißt, die Bildhelligkeit ist bei maligne entarteten Lymphknoten geringer (Abb. 1). Der Mittelwert des Parameters "mittlerer Gradient" liegt bei tumorinfiltrierten Lymphknoten ebenfalls niedriger (Abb. 2). Dieser Parameter nimmt auf das Mikrotexturmuster bezug. Er spricht dann an, wenn ein Ultraschallbild bei gleicher Bildhelligkeit den Eindruck von Unschärfe hinterläßt. Dementsprechend sind die vorliegenden Werte so zu deuten, daß maligne entartete Lymphknoten im in vitro Versuch ein kontrastärmeres und dunkleres Ultraschallbild aufweisen als entzündlich veränderte Lymphknoten.

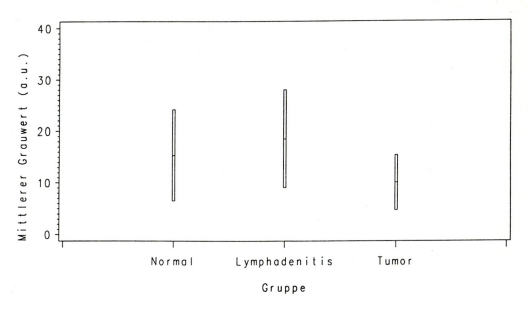

Abb. 1. Mittelwert und Standardabweichung des mittleren Grauwertes

Abbildung 3 zeigt unsere Ergebnisse aufgeschlüsselt nach den ROI's der 25 untersuchten Lymphknoten. Es fällt auf, daß die Streuung der Parameter sehr hoch ist mit einer deutlichen Tendenz der tumorinfiltrierten Lymphknoten zu einem niedrigeren mittleren Grauwert und Gradienten im Vergleich zu den entzündlichen Lymphknoten, die sich tendenziell eher im höheren Grauwert und Gradientenbereich wiederfinden.

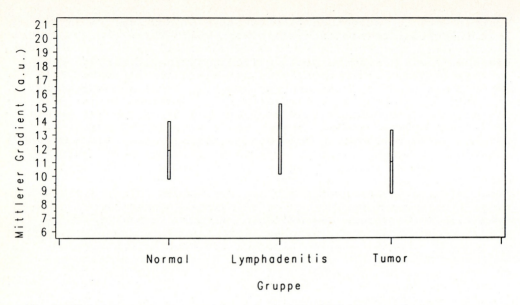

Abb. 2. Mittelwert und Standardabweichung des mittleren Gradienten

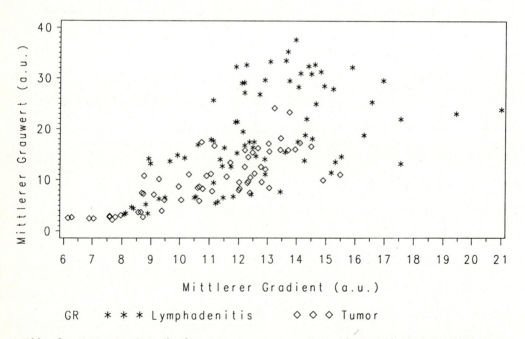

Abb. 3. Streuung des mittleren Grauwertes und Gradienten in den Lymphknotengruppen Lymphadenitis und Tumor

Diskussion

Die vorliegende in-vitro-Studie konnte mittels computerunterstützter B-Bildanalyse anhand der Parameter "mittlerer Grauwert" und "mittlerer Gradient" zeigen, daß unabhängig von Größe und

umgebenden Fettgewebe der sonographische Unterschied zwischen
entzündlichen und tumorinfiltrierten Lymphknoten hochsignifikant
ist. Tumorinfiltrierte Lymphknoten des Colons sind sonographisch
demnach tatsächlich echo- und kontrastarm, während entzündlich
veränderte Lymphknoten echo- und kontrastreich erscheinen. Die
Versuche zeigen allerdings auch, warum es im Einzelfalle schwierig ist, eine prospektive Klassifizierung der Lymphknoten vorzunehmen. Abbildung 3 zeigt die Streuung der ROI's mit starken
Überschneidungen der B-Bildparameter für tumorinfiltrierte und
entzündliche Lymphknoten im mittleren Grauwert und Gradientenbereich. Dieses experimentelle Ergebnis korreliert gut mit der
klinischen Erfahrung, daß nur vollständig echo- und kontrastarme bzw. echo- und kontrastreiche Lymphknoten prospektiv zu
klassifizieren sind. Größere Lymphknotenzahlen und in vivo-Studien werden notwendig sein, um eine bessere Trenngenauigkeit des
computerunterstützten Ultraschalls in dieser Fragestellung zu
erzielen.

Zusammenfassung

Von 19 Patienten mit entweder carcinomatösen oder entzündlichen
Erkrankungen des Colons wurden am Resektat insgesamt 27 Lymphknoten entnommen. An diesen wurden eine computerunterstützte
Ultraschallbildanalyse vorgenommen. Die Ultraschall-B-Bilder
wurden durch mathematisch-statistische Parameter beschrieben.
Im Anschluß an die Ultraschalluntersuchung wurden die Lymphknoten histologisch untersucht.

Ausgewertet werden konnten 227 ROI's aus 25 Lymphknoten. Unabhängig von Größe und Fettummantelung der Lymphknoten unterschieden sich tumorinfiltrierte von entzündlichen Lymphknoten sowohl
in ihrem mittleren Grauwert als auch im mittleren Gradienten
hoch signifikant ($p < 0,0001$). Tumorinfiltrierte Lymphknoten
sind hypodens und kontrastarm, entzündliche hyperdens und
kontrastreich.

Es konnte gezeigt werden, daß es sonographisch möglich ist, anhand der Echogenität und des Kontrastes tumorinfiltrierte und
entzündliche Lymphknoten zu differenzieren.

Summary

From 19 patients with either carcinogenic or inflammatory
diseases of the colon, 27 lymph node specimens were taken from
resected tissue. A computerized B-scan texture analysis was performed on them and conventional B-mode ultrasound image was
described using mathematical and statistical parameters. After
sonographic analysis all lymph nodes were examined histologically.
From 25 lymph nodes 227 regions of interest were analyzed by
computerized ultrasound.
There is a highly significant difference between inflamed and
enlarged and tumor-infiltrated lymph nodes in "mean gray level"
and "mean gradient" independent of size and thickness of fat
surrounding the lymph node. Tumor-infiltrated lymph nodes are

hypoechoic with low contrast, while inflamed and enlarged ones are hyperechoic with strong reflexes within the node.

With the help of this in vitro study we were able to show that it is possible to differentiate sonographically between inflamed and enlarged and tumor-infiltrated lymph nodes because of the different echo density and contrast of these two groups of lymph nodes.

Literatur

1. Byenon J, Mortensen NJ McC, Foy DMA, Channer JL, Righy H, Virgee J (1989) Preoperative assessment of mesorectal lymph node involvement in rectal cancer. Br J Surg 76:276-279
2. Feifel G, Hildebrandt U, Koch B, Alzin H (1984) The ultrasonic imaging of the rectum. In: Givel JC, Seagesser F (eds) Colonproctology. Springer, New York Berlin Heidelberg
3. Hildebrandt U, Feifel G, Scherr O (1987) Endosonographische Beurteilung von Lymphknoten beim Rektumkarzinom. In: Chirurgisches Forum '87 für experim. und klin. Forschung. Springer, Berlin Heidelberg New York London Paris Tokyo
4. Räth U, Schlaps D, Limberg B, Zuna J, Lorenz A, van Kaick G, Lorenz WJ, Ranerell B (1985) Diagnostic accuracy of computerized B-scan tecture analysis and conventional ultrasonography in diffuse parenchymal and malignant liver disease. J Clin Ultrasound 13,2:87-99

Dr. F. Glaser, Chirurgische Universitätsklinik Heidelberg, Im Neuenheimer Feld 110, D-6900 Heidelberg

52. Klinische und physikalische Parameter pararectaler Lymphknoten*

Clinical and Physical Parameters of Perirectal Lymph Nodes

H. P. Schwarz[1], U. Hildebrandt[2], T. Klein[1], G. Feifel[2], B. Koch[2] und G. Seitz[3]

[1]Fraunhofer Institut, Abteil. Medizintechnik, St. Ingbert
[2]Chirurgische Univ.-Klinik und
[3]Pathologisches Institut Homburg/Saar

Ohne Zweifel muß eine prätherapeutische Stagingmethode beim Rectumcarcinom neben der Penetrationstiefenbestimmung des Tumors Lymphknoten (LK) beurteilen können. Das gilt insbesondere, wenn eine lokale Excision (keine LK-Metastasen erkennbar) oder eine präoperative Strahlentherapie (LK-Metastasen nachweisbar) erwogen werden.

Mit der Frequenz von 7,5 MHz können LK endosonographisch erkannt und in 2 Hauptgruppen unterschieden werden: Echoreiche (stark schallschwächende) LK und echoarme (wenig schallschwächende) LK. In vivo wurde untersucht, ob die Kriterien der Schallschwächung für die Dignitätsbeurteilung von LK herangezogen werden können. In vitro wurde untersucht, ob physikalische Meßgrößen und Gesetze grundsätzlich die sonographische Unterscheidung von malignen und benignen LK erlauben.

Methoden

I. Klinisch (in vivo)

113 Patienten mit einem Rectumcarcinom wurden präoperativ mit 7,5 MHz endosonographisch untersucht. Basierend auf einer Pilotstudie, in der die Echogenität der LK in Korrelation zu den histologischen Ergebnissen gesetzt wurde, gilt diese Definition: Sonographisch stark schallschwächende LK repräsentieren eine unspezifische Entzündung. Wenig schallschwächende LK repräsentieLK-Metastasen. Die sonographische Vorhersage des Tumorstadiums uN0 oder uN1 wurde mit dem histologischen Ergebnis verglichen.

---

*Gefördert durch die DFG (Hi 385/1-1)

II. Physikalisch (in vitro)

Aus frischen OP-Präparaten wurden 55 LK entnommen und für die physikalische und histologische Untersuchung halbiert. Die physikalischen Untersuchungen wurden innerhalb einer Stunde nach Präparatgewinnung durchgeführt. Es wurde eine spezielle Meßanordnung konzipiert und aufgebaut. Folgende Parameter wurden bestimmt: Schallgeschwindigkeit, akustische Impedanz, Schallschwächungskoeffizient und Backscatter. Der experimentelle Aufbau ist in Abb. 1 dargestellt. In einem temperaturkonstanten Wasserbecken wurde auf einer optischen Bank ein Sender- und Empfängerpaar (Transducer I und II) justiert. Der Lymphknoten (LN) wurde zwischen Sender und Empfänger auf der akustischen Achse plaziert. Das elektrische Signal wird von einem Pulser ausgesendet und von einem Hochfrequenzwandler in ein akustisches Signal transformiert. Zwischen Sender und Empfänger wird der LK mittels eines Manipulators (3-D-Scanner) in 5 Mikrometerschritten bewegt. Der Manipulator wird über eine Steuereinheit (scanner driver) von einem Computer (Micro-Vax) kontrolliert. Das akustische Signal (Mittenfrequenz von 10 MHz, Bandbreite (6 dB) von 6,75 MHz) interagiert mit einem LK und wird von dem Transducer II aufgenommen. Die vom Empfänger registrierten Signale werden über einen Empfangsverstärker (receiver) von einem Oscilloskop digitalisiert (8 Bit Auflösung, 50 MHz Abtastrate) und zur weiteren Verarbeitung auf einen IBM-PC abgespeichert (Weg 1). Parallel zur digitalen Linie wurden die Signale analog verarbeitet (Weg 2). Nach Selektion über einen Signalfilter (time-gate) wurde das Schallspektrum analysiert (spectrum analyser). Auf einem dritten Weg wurde die akustische Impedanz bestimmt.

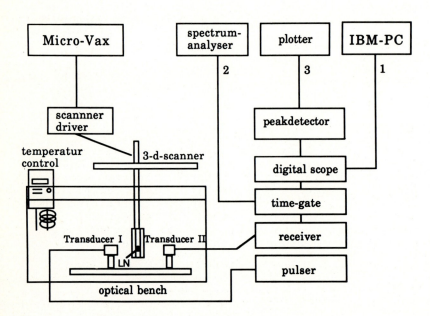

Abb. 1. Blockdiagramm des Versuchsaufbaus

Ergebnisse

I. Klinische Ergebnisse

Endosonographisch wurden bei 58 von 113 Patienten entweder keine oder ausschließlich stark schallschwächende LK diagnostiziert (N0). Bei 31 Patienten wurde aufgrund des Nachweises wenig schallschwächender LK das Tumorstadium N1 diagnostiziert. Bei 12 Patienten wurden LK-Metastasen nicht erkannt, bei weiteren 12 Patienten wurden LK-Metastasen endosonographisch vorausgesagt, aber histologisch nicht bestätigt. Die Spezifität (richtige Vorhersage entzündeter LK) beträgt 83%. Die Sensitivität (richtige Vorhersage von LK-Metastasen) beträgt 72%.

II. Physikalische Ergebnisse

Schallgeschwindigkeit: Bezüglich der Schallgeschwindigkeit besteht kein Unterschied zwischen LK-Metastasen und unspezifischer Entzündung. Der errechnete Mittelwert beträgt 1586 m/s für beide Gruppen.

Akustische Impedanz: Der Unterschied zwischen LK-Metastasen ($1,4 \cdot 10^6$ Pascal x s/ml) ist nicht signifikant.

Schallschwächung: Aufgrund der Schallschwächungsmessungen sind LK-Metastasen von entzündlichen LK grundsätzlich unterscheidbar. Der Mittelwert entzündeter LK (2,5 dB/MHz·cm) ist signifikant höher als der von Metastasen (1,3 dB/MHz·cm) (Abb. 2).

Backscatter: Das Backscattersignal (Empfangssignal nach Streuung, Reflexion und Absorption) ist unterschiedlich für entzündete LK und LK-Metastasen und ergibt sich aus der Schallschwächung (Abb. 3a,b).

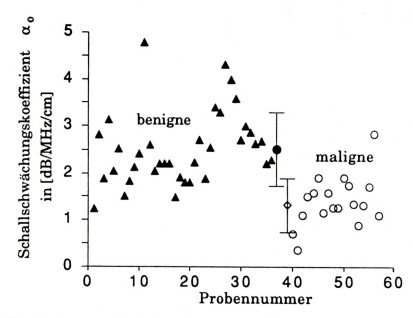

Abb. 2. Schallschwächungskoeffizient benigner und maligner LK

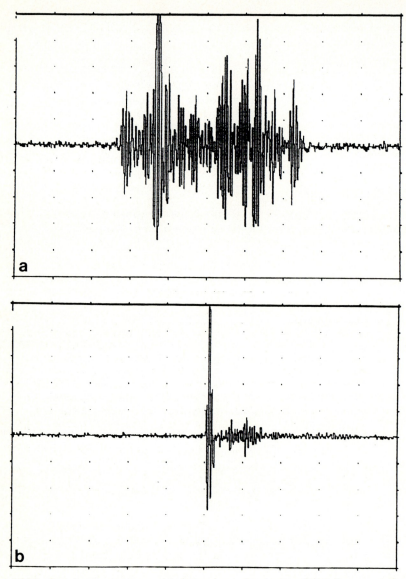

Abb. 3 a,b. Backscattersignal eines benignen (oben) und malignen (unten) LK

Diskussion

In vivo und in vitro können zwei charakteristische Gruppen von Lymphknoten grundsätzlich unterschieden werden:

Lymphknoten mit starker Schallschwächung (echoreich) und weniger starker Schallschwächung (echoarm). In vitro konnte gezeigt werden, daß der Schallschwächungskoeffizient für entzündete und metastasierte LK signifikant unterschiedlich ist. Neben ausschließlich entzündeten oder metastasierten LK existieren solche, die Mischformen aus beiden darstellen. Sie können derzeit weder in vitro noch in vivo eindeutig klassifiziert werden und erklären z.T. die Spezifität von 83% und die Sensitivität von 72%. Aus den physikalischen Untersuchungsergebnissen (Abb. 4) ergibt sich für die klinische Praxis folgendes Vorgehen:

1. Wenn LK sonographisch nicht erkennbar sind, ist die Wahrscheinlichkeit von LK-Metastasen gering.
2. Echoreiche LK entsprechen einer unspezifischen Entzündung.
3. Echoarme LK sind mit aller Wahrscheinlichkeit Metastasen.
4. LK, die weder echoarm noch echoreich sind, können nicht klassifiziert werden, sollten aber als Metastasen eingeschätzt werden.

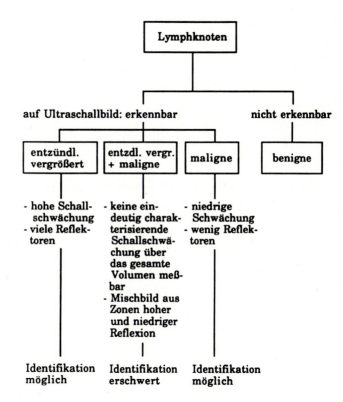

Abb. 4. Ableitung der physikalischen Ergebnisse für den klinischen Gebrauch

Zusammenfassung

113 Patienten mit einem Rectumcarcinom wurden mit dem Ziel endosonographiert, Lymphknotenmetastasen prätherapeutisch zu diagnostizieren. Mit 7,5 MHz können grundsätzlich 2 charakteristische Gruppen unterschieden werden: Stark schallschwächende (echoreiche) und weniger starl schallschwächende (echoarme) LK. Unspezifisch entzündete (echoreiche) LK werden mit einer Spezifität von 83%, LK-Metastasen (echoarm) mit einer Sensitivität von 72% diagnostiziert. Die physikalische Basis für die sonographische Unterscheidung von LK wurde in vitro untersucht. Der

Schallschwächungskoeffizient ist für benigne und maligne LK signifikant unterschiedlich. Daraus folgt, daß die endosonographische Unterscheidung grundsätzlich möglich ist.

Summary

Some 113 patients with carcinoma of the rectum were examined for lymph node metastases by endorectal ultrasound. Using 7.5 MHz and based on different echo pattern two main groups of lymph nodes can be differentiated: hypoechoic and hyperechoic nodes. Compared with pathological findings hypoechoic lymph nodes represent metastases, whereas hyperechoic lymph nodes are visualized due to unspecific inflammation. Lymph node metastases can be predicted with a sensitivity of 72%, inflammatory nodes with a specificity of 83%. The physical basis of the differentiation of lymph nodes was assessed in vitro by the determination of ultrasound parameters. The attenuation coefficient of benign lymph nodes is significantly higher than the mean value of lymph node metastases. The results demonstrate that involved nodes can principally be distinguished from non-involved nodes.

Literatur

Hildebrandt U, Feifel G, Dhom G (1988) The evaluation of the rectum by transrectal ultrasonography. Ultrasound Quarterly 6:167-179
Hildebrandt U, Feifel G, Ecker KW (1989) Rectal endosonography. Baillière's Clin Gastroenterol 3:531-541

H.P. Schwarz, Fraunhofer-Institut, Abteilung Medizintechnik, D-6670 St. Ingbert

VIII. Onkologie II

53. Photodynamische Lasertumortherapie am Patienten – Photosensibilisatorfluorescenz und photodynamisch induzierte Perfusionsänderungen*

Photodynamic Therapy – Photosensitizer Fluorescence and Photodynamically Induced Changes in Perfusion*

A. E. Goetz[1], J. Feyh[2], W. Müller[1], C. Fritsch[1], G. Kuhnle[1], E. Kastenbauer[2] und W. Brendel[1]

[1]Institut für Chirurgische Forschung (Direktor: Prof. Dr. Dr. h.c. W. Brendel)
[2]Klinik f. Hals-, Nasen- und Ohrenkranke (Prof. Dr. E. Kastenbauer), Ludwig-Maximilians-Universität München

Einleitung

Im Rahmen einer differenzierten chirurgischen Therapie von Oberflächentumoren gewinnt die Photodynamische Therapie (PDT) als alternatives Behandlungskonzept zunehmend an Interesse. Das gegenwärtige Vorgehen der photodynamischen Therapie von Tumoren beinhaltet die intravenöse Injektion einer photosensibilisierenden Substanz und die nachfolgende Bestrahlung des Tumors und seines umgebenden Gewebes mit Laserlicht einer geeigneten Wellenlänge zur Induktion des Tumortodes. Die beschriebene stärkere Aufnahme bzw. längere Verweildauer der photosensibilisierenden Substanzen in Tumoren und die Fluorescenz dieser Farbstoffe gaben Anlaß zur Annahme, die Photosensibilisatoren auch zum fluorometrischen Nachweis von Tumoren bzw. zur Tumordetektion verwenden zu können (1, 2, 5). Unterschiedliche experimentelle Untersuchungen belegen, daß es nach Laserbestrahlung des photosensibilisierten Gewebes zur Durchblutungsminderung im Tumor kommt (3, 7). Es schien daher möglich, diesen photodynamisch induzierten Effekt auf die Tumordurchblutung als frühzeitigen Indikator für die therapeutische Effektivität der PDT zu verwenden.

Ziel der vorliegenden Untersuchungen war deshalb, gleichzeitige Messungen der Photosensibilisatorfluorescenz und der Gewebeperfusion vor und nach PDT *am Patienten* durchzuführen.

---

*Mit Unterstützung des Bundesministeriums für Forschung und Technologie

Methoden

10 Patienten mit Hauttumoren im Kopfbereich (2 Plattenepithelcarcinome, 8 Basaliome) erhielten 2 mg/kg Körpergewicht des neuen Photosensibilisators Photosan 3 (Seelab; Wesselburenerkoog) intravenös verabreicht. Mit Videofluorescenzmakroskopie und digitaler Bildverarbeitung wurde die Photosan-3-Fluorescenz des Tumor- und Normalgewebes bis zu 72 h nach Farbstoffinjektion intermittierend dargestellt, die Videobilder digitalisiert und quantifiziert. Die Quantifizierung der Fluorescenz erfolgte anhand Messung der Grauwertsignale in vorher festgelegten Meßarealen der digitalisierten Videobilder. Dies war nur durch Verwendung von konstant fluorescierenden Referenzsignalen zum Ausgleich der Schwankungen der Beleuchtungsintensitäten, durch Anwendung der elektronischen Shading-Korrektur bei Inhomogenitäten innerhalb eines Bildes und durch den Einsatz der digitalen Bildsubtraktion nach vorhergehender interaktiver Bildpositionierung möglich.

48 h nach Injektion des Photosensibilisators erfolgte die PDT unter Verwendung eines Argon-gepumpten Farbstofflasersystems (Aesculap-Meditec, Heroldsberg b.Nürnberg). Bei der Wellenlänge von 630 nm wurden 100 J/cm^2 über eine Zeitdauer von 1000 s auf den Tumor und das umliegende Normalgewebe verabreicht. Vor, sowie 1 und 24 h nach Bestrahlung der Gewebeareale wurde dort die Na^+-Fluorescein-Fluxmetrie durchgeführt. Hierfür erfolgte die intravenöse Injektion von 2%igem Na^+-Fluorescein und eine engmaschige videomikroskopische Aufnahme und Digitalisierung der Na^+-Fluorescein-Fluorescenz des Tumor- und Normalgewebes bis 45 min nach Injektion. Die physiko-chemischen Eigenschaften des Na^+-Fluoresceins erlauben diese Substanz als groben Perfusionsparameter zu verwenden (6). Die Na^+-Fluorescein-Kinetik wurde ebenso densitometrisch ausgewertet.

Ergebnisse

Photosensibilisatorfluorescenz: Die *Photosan-3 Fluorescenz* des Tumor- und Normalgewebes stieg bis 48 h nach Farbstoffinjektion an, wobei in beiden Gewebearealen bereits 1 h nach Injektion 60% der Maximalfluorescenz erreicht war. Unmittelbar nach der Bestrahlung mit dem Laserlicht fiel die Photosan-3 Fluorescenz in Tumor- und Normalgewebe um etwa 30 ab. Das Verhältnis der Fluorescenz von Tumor- zu Normalgewebe lag zu jedem Meßzeitpunkt um 1. Nachdem 24 h nach der PDT die Fluorescenz im Tumor unverändert blieb, war im Normalgewebe wieder ein leichter Anstieg der Fluorescenz zu beobachten, so daß der Quotient zu diesem Zeitpunkt sogar unter 1 abfiel.

Na^+-Fluorescein-Fluxmetrie: Vor photodynamischer Therapie ergaben sich charekteristische Kurvenverläufe für die Fluorescenzintensitäten in Tumor- und Normalgewebe. Nach einem steilen Anstieg der Fluorescenz wurden die Maxima 5 min nach Injektion erreicht, wobei im Normalgewebe nahezu doppelt so hohe Fluorescenzintensitäten wie im Tumor gemessen wurden. Am Ende des 45minütigen Beobachtungszeitraumes waren die Grauwerte kontinuierlich auf etwa die Hälfte der Maxima abgefallen (Abb. 1).

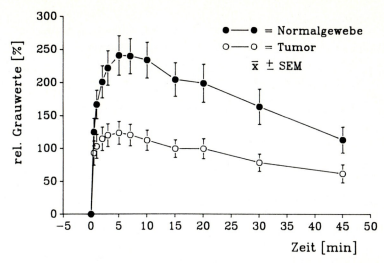

Abb. 1. Wiedergegeben ist die Na^+-Fluorescein-Fluorescenz in Tumor- und Normalgewebe vor photodynamischer Therapie bei 10 Patienten. Die Meßwerte sind in relativen Grauwerten in % des Referenz-Fluorescenzsignals als Mittelwerte ± mittlerer Fehler der Standardabweichung dargestellt. Zum Zeitpunkt 0 wurde Na^+-Fluorescein intravenös verabreicht. Vor photodynamischer Therapie werden höhere Fluorescenzintensitätsmaxima im umliegenden Normalgewebe erreicht. Die Maxima im Tumor- und Normalgewebe liegen bei 5 min

1 h nach photodynamischer Therapie wurden ein steiler Anstieg der Na^+-Fluorescein-Fluorescenz und höhere Fluorescenzintensitätsmaxima gemessen. Gleichzeitig war nachfolgend ein rascheres Absinken der Fluorescenzintensitäten sowohl im Tumor als auch im Normalgewebe zu beobachten (Abb. 2).

24 h später war eine hochsignifikant verminderte Fluorescenzintensität bzw. ein signifikant verzögerter Antransport von Na^+-Fluorescein im Tumor nachzuweisen. Demgegenüber waren im Normalgewebe die Kinetik und die Maxima der Fluorescenzintensitäten von Na^+-Fluorescein 24 h nach PDT nicht signifikant im Vergleich zu den Werten vor PDT verändert (Abb. 3).

Diskussion

Die computergestützte quantitative Videofluorescenzmakroskopie ermöglicht die selektive Darstellung und Quantifizierung der Gewebefluorescenz von injizierten fluorescierenden Farbstoffen nach Subtraktion der Autofluorescenz. Durch Digitalisierung und Addition der Bilder kann das Gewebe mit geringen Beleuchtungsintensitäten von weniger als 5 mW/cm^2 bestrahlt werden. Dadurch wird ein Ausbleichen ("photobleaching") der photosensibilisierenden Substanzen und des Perfusionsindikators Na^+-Fluorescein vermieden und auch die Induktion photodynamischer Effekte unterbunden. Eine Detektion der Photosensibilisatorfluorescenz und ein Nachweis der Effekte der photodynamischen Therapie auf die Tumordurchblutung, die bisher am Patienten nicht durchgeführt werden konnten, war deshalb durch den Einsatz dieses Systems möglich.

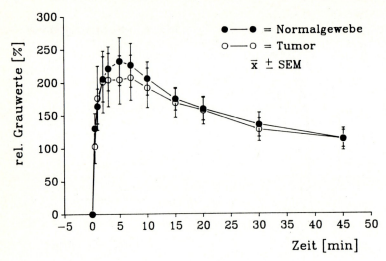

Abb. 2. Wiedergegeben ist die Na$^+$-Fluorescein-Fluorescenz in Tumor- und Normalgewebe 1 h nach photodynamischer Therapie. Die Meßwerte sind in relativen Grauwerten in % des Referenz-Fluorescenzsignals als Mittelwerte ± mittlerer Fehler der Standardabweichungen dargestellt. Zum Zeitpunkt 0 wurde Na$^+$-Fluorescein verabreicht. 1 h nach photodynamischer Therapie werden im Tumor ähnlich hohe Fluorescenzintensitätsmaxima wie im umliegenden Normalgewebe erreicht. Die Maxima im Tumor liegen zwischen der 3. und 7. Minute im umliegenden Normalgewebe bei 5 min

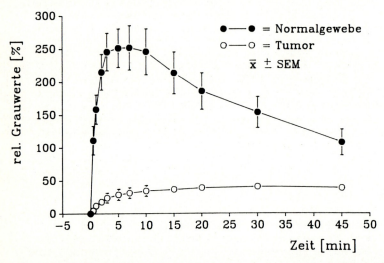

Abb. 3. Wiedergegeben ist die Na$^+$-Fluorescein-Fluorescenz im Tumor- und Normalgewebe 24 h nach photodynamischer Therapie. Die Meßwerte sind in relativen Grauwerten in % des Referenz-Fluorescenzsignals als Mittelwerte ± mittlerer Fehler der Standardabweichung dargestellt. 24 h nach photodynamischer Therapie werden ähnlich hohe Fluorescenzintensitäten im umliegenden Normalgewebe erzielt wie vor und eine Stunde nach photodynamischer Therapie. Im Tumor ist die Fluorescenzintensität deutlich erniedrigt. Es erfolgt nur ein langsamer Anstieg. Die Fluorescenzintensitäten verbleiben auf dem nach 15 min erzielten Niveau. Eine Verminderung der Fluorescenzintensität erfolgt bis zum Zeitraum 45 min nach Injektion nicht

Die erhobenen Befunde der Photosensibilisatorfluorescenz sind insofern überraschend, da die allgemein propagierte Anreicherung dieser Substanzen im Tumor im Vergleich zu deren Umgebung bei diesen Patienten nicht nachgewiesen werden konnte. Die Befunde könnten jedoch auch dadurch erklärt werden, daß neben Leber und Milz als Speicherorgan für Photosensibilisatoren gilt und deshalb keine tumorselektive Anreicherung nachzuweisen war. Andererseits liegen bisher keine klinischen prospektiv randomisierten Studien vor, die belegen würden, daß die Photosensibilisatoren sich in der Tat generell in allen Oberflächentumoren selektiv anreichern. Aufgrund dieser Unklarheiten sollten die vorliegenden Befunde auch nicht auf andere Organbereoche wie z.B. den Bronchialtrakt und den Gastrointestinaltrakt übertragen werden. An dieser Stelle darf auch darauf verwiesen werden, daß in den Untersuchungen zur Verteilung der Photosensibilisatoren häufig radioaktiv markierte Hämatoporphyrine verwendet wurden, deren Verteilung nicht mit der Verteilung der Fluorescenz dieser Substanzen übereinstimmen muß, da die Photosensibilisatoren in unterschiedlichen physiologischen Mileus verschiedene Fluorescenzquantenausbeuten zeigen können (5). Darüberhinaus ist in den meisten Untersuchungen zur Photosensibilisatorverteilung in Geweben kein direkter Vergleich des Tumors und seines umliegenden Gewebes durchgeführt worden, so daß auch aus derartigen Untersuchungen keine Schlußfolgerungen über eine potentielle Defektion der Tumoren durch die Photosensibilisatorfluorescenz ausgesagt werden kann. Aus diesen Untersuchungen läßt sich jedoch schlußfolgern, daß mit Hilfe der computergestützten quantitativen Videofluorescenzmakroskopie *keine tumorselektive Fluorescenz* von Photosan-3 nachgewiesen werden konnte. Damit ist die Möglichkeit der Tumordetektion von Hauttumoren im Kopfbereich mit dieser Anordnung und mit diesem Farbstoff weitgehend ausgeschlossen.

In experimentellen Untersuchungen wurde nachgewiesen, daß die photodynamische Therapie zu einer Verminderung der Tumordurchblutung führt (3, 7). Resultate an Patienten liegen hierzu nicht vor. Die Na^+-Fluorescein-Fluxmetrie wurde deshalb angewendet, da die Perfusion mit demselben Meßsystem beurteilt werden konnte wie die Photosensibilisatorfluorescenz, wobei lediglich eine andere Anregungswellenlänge und ein anderer Wellenlängendetektionsbereich gewählt werden mußte. Darüberhinaus wurde gezeigt, daß diese Methodik geeignet ist, annäherungsweise die Durchblutung zu messen, da die Ergebnisse gut mit den Durchblutungsmeßmethoden der Mikrosphären und des Rb^{86}-Cl korrelieren (6). Das gelbgrün fluorescierende Na^+-Fluorescein ist lipidunlöslich, wasserlöslich, ein negativ geladenes Molekül mit einem Molekulargewicht von 376 und hat einen Radius von 0,55 nm. Aufgrund dieser physico-chemischen Eigenschaften wird Na^+-Fluorescein nach intravasaler Injektion in die Capillaren transportiert, wo es mit Ausnahme des Gehirns rasch in den extravasculären Raum diffundiert (6). Die Na^+-Fluorescein-Fluxmetrie wird daher als Parameter für die nutritive Durchblutung interpretiert. Die Ergebnisse weisen darauf hin, daß die Durchblutung im tumorumliegenden Gewebe nach PDT offensichtlich keine Veränderungen erfährt, da die Kurven im tumorumliegenden Gewebe immer zum gleichen Zeitpunkt ihr Maximum erreichen und annähernd vergleichbare Fluorescenzintensitätsmaxima erzielt werden. Im Tumorgewebe werden 1 h nach photodynamischer Therapie höhere Fluorescenzintensitätswerte erzielt. In

Einzelfällen treten die Maxima frühzeitiger auf. Dies spricht für eine verstärkte Durchblutung in den Tumoren. Damit kann anhand der Na^+-Fluorescein-Fluxmetrie und aufgrund der erzielten Therapieergebnisse nachgewiesen werden, daß die *PDT selektiv im Tumorgewebe ihre Wirkung erzielt*, obwohl keine tumorselektive Fluorescenz des Photosensibilisators nachgewiesen werden kann. Aus diesem Grund scheint eine verstärkte Aufnahme von Photosan-3 keine Voraussetzung für einen selektiven photodynamischen Effekt im Tumor zu sein. Der initial steilere Anstieg und das höhere Maximum der Na^+-Fluorescein-Fluorescenz im Tumor 1 h nach PDT lassen sich als *initiale Hyperperfusion des Tumors* interpretieren. Der geringe und deutlich verzögerte Antransport von Na^+-Fluorescein 24 h nach PDT weisen auf die sekundäre Induktion *vasculärer Effekte nach* photodynamischer Therapie hin. Damit scheint die Durchblutungsverminderung in den Tumoren kein primär photodynamisch induzierter Effekt zu sein.

Zusammenfassung

Ziel der vorliegenden Untersuchungen war die Quantifizierung der Fluorescenzintensitäten des Photosensibilisators Photosan 3 im Tumor und im tumorumliegenden Gewebe und die Bestimmung der frühen photodynamisch induzierten Veränderungen der Tumordurchblutung mit Hilfe der Na^+-Fluorescein-Fluxmetrie in Patienten.

10 Patienten mit Tumoren im Kopfbereich erhielten intravenöse Injektionen des neuen Photosensibilisators Photosan 3 (Dosierung: 2 mg/kg KG). Die Fluorescenz der photosensibilisierenden Substanz wurde mit Hilfe eines Videomakroskops und eines digitalen Bildverarbeitungssystems aufgenommen und bis zu 3 Tagen nach Injektion gemessen. Die photodynamische Therapie wurde 48 h nach Injektion durchgeführt, wobei 100 mW/cm^2 bei 630 nm mit Hilfe eines Argon-gepumpten Farbstofflasers verabreicht wurden. Vor, 1 und 24 h nach photodynamischer Therapie wurde die Na^+-Fluorescein-Fluxmetrie durchgeführt, indem Na^+-Fluorescein intravenös verabreicht und die Gewebefluorescenz des Tumors und des umliegenden Normalgewebes mit Hilfe des o.g. Aufnahmesystems zu definierten Zeitpunkten bis zu 45 min nach Injektion gemessen wurde.

Die Photosan 3-Fluorescenz stieg bis zu 48 h nach Injektion im Tumor und im umliegenden Normalgewebe an, wobei jedoch keine Tumorselektivität nachgewiesen werden konnte. Die Na^+-Fluorescein-Fluxmetrie zeigte charakteristische Veränderungen der Tumorperfusion nach PDT: Zunächst war ein Anstieg der Na^+-Fluorescein-Fluorescenz 1 h nach PDT und ein Ausbleiben der Na^+-Fluorescein-Fluorescenz 24 h nach PDT nachweisbar. Im Vergleich hierzu blieben die Na^+-Fluorescein-Intensitäten und die Veränderungen der Kinetik im umliegenden Gewebe nach PDT unverändert.

Obwohl mit Hilfe der quantitativen Videofluorescenzmakroskopie keine spezifische Aufnahme von Photosan 3 im Tumor nachgewiesen werden konnte, zeigte sich anhand der Na^+-Fluorescein-Fluxmetrie und aufgrund des therapeutisch erzielten Erfolges die Selektivität der PDT für Tumore. Dies weist darauf hin, daß eine verstärkte Aufnahme von Photosan 3 im Tumor keine unabdingbare Voraussetzung für einen tumorselektiven photodynamischen Effekt ist.

Summary

The study was designed to quantify fluorescence intensities of Photosan 3 in tumor and adjacent tissue and to monitor the early photodynamically induced effects on tumor perfusion using Na^+-fluorescein flowmetry (NFF).
Ten patients suffering from epidermal cancer in regions of the head received i.v. injections of Photosan 3 (2 mg/kg b.w.). Fluorescence was detected and quantified up to 3 days after injection using fluorescence videomacroscopy and a digital image processing system. PDT was performed 48 h after injection at an irradiation intensity of 100 mW/cm^2 and a wavelength of 630 nm using an argon-pumped dye laser. Prior to 1, and 24 h after PDT we performed NFF, that is, i.v. injection of Na^+-fluorescein (NF) and fluorescence detection of the tumor and the adjacent tissue at predetermined intervals of up to 45 min. Photosan 3 fluorescence increased up to 48 h p.i. in tumor and adjacent tissue without tumor selectivity. NFF showed characteristic changes in tumor perfusion after PDT: an increase of NF fluorescence 1 h and a deficit of NF fluorescence 24 h after PDT was measured. In contrast NFF values in the surrounding tissue remained unchanged after PDT. Using quantitative videomacroscopy no preferential uptake of Photosan 3 in the tumor was found. However, NFF and the therapeutic result proved the selectivity of PDT for malignant tissue. This indicates that a higher uptake of Photosan 3 in tumors is not an indispensable prerequisite for a selective photodynamic effect.

Literatur

1. Baumgartner R, Feyh I, Goetz A, Jocham D, Schneckenburger H, Stepp H, Unsoeld E (1986) Experimental study on laser induced fluorescence of hematoporphyrine derivative (HpD) in tumor cells and animal tissue. Laser 2:4-9
2. Goetz A, Feyh J, Schneckenburger H, Conzen P, Jocham D, Unsoeld E (1985) Quantitative in-vivo measurements of Photofrin II in tumor and tumor-free tissue. In: Jori G, Perria C (eds) Photodynamic Therapy of Tumors and Other Diseases. Libreria Progetto Editore, Padova, pp 405-408
3. Goetz AE, Koenigsberger R, Feyh J, Conzen PF, Lumper W (1987) Breakdown of tumor microcirculation induced by shock waves or photodynamic therapy. In: Baethmann A, Meßmer K (eds) Surgical Research: Recent Concepts and Results. Springer, Berlin Heidelberg New York London Paris Tokyo, pp 83-93
4. Feyh J, Goetz A, Martin F, Lumper W, Müller W, Brendel W, Kastenbauer E (1989) Photodynamische Lasertumortherapie mit Hämatoporphrin-Derivat (HpD) eines Spinozellulären Karzinoms der Ohrmuschel. 68:563-565
5. Gomer CJ, Dougherty TJ (1979) Determination of [^{3}H] and [^{14}C] hematoporphrin derivative distribution in malignant and normal tissue. Cancer Res 39:146-151
6. Kumlien J, Perbeck L (1986) Blood flow measurements in rabbit sinus mucosa. A comparison between fluorescein flowmetry and blood flow measurements with microspheres and $Rb^{86}Cl$. Acta Otolaryngol 101:475-483
7. Star WM, Marijnissen HPA, van den Berg-Blok AE, Versteeg JAC, Franken KAP, Reinhold HS (1986) Destruction of rat mammary tumors and normal tissue microcirculation by hematoporphrin derivative photoradiation observed in vivo in sandwich observation chambers. Cancer Res 46: 2532-2539

Dr. A.E. Goetz, Institut für Chirurgische Forschung, Ludwig-Maximilians-Universität, Klinikum Großhadern, Marchioninistr. 15, D-8000 München 70

54. Autoradiographischer Nachweis der stoßwelleninduzierten Durchblutungsminderung in Tumoren*
Autoradiographic Evaluation of the Shock Wave-Induced Reduction of Tumor Blood Flow

A. E. Goetz, F. Gamarra, F. W. Spelsberg, W. Müller, L. Schürer und W. Brendel

Institut für Chirurgische Forschung (Direktor: Prof. Dr. Dr. h.c. W. Brendel), Ludwig-Maximilians-Universität München

Einleitung

Die stoßwelleninduzierten Effekte auf die Mikrozirkulation von Normal- und Tumorgewebe wurden am Modell der transparenten Rückenhautkammer des Syrischen Goldhamsters untersucht. Intravitalmikroskopisch konnten in den Arteriolen des Hautmuskels transiente Vasoconstriktionen, sowie in venulären Gefäßabschnitten petechiale Hämorrhagien und intravasale Thrombosierungen nachgewiesen werden (2). Die Vulnerabilität der Tumorgefäße des amelanotischen Hamstermelanoms A-MEL-3 war demgegenüber deutlich erhöht. Nach wenigen Stoßwellen war die Gefäßstruktur völlig zerstört und es imponierte ein hämorrhagisches, nicht mehr perfundiertes Gewebeareal (1). Kernspintomographische Untersuchungen an soliden Tumoren wiesen ebenso auf eine deutliche Perfusionsminderung in den stoßwellenbehandelten Tumoren hin (4). Ausmaß und Dauer eines Perfusionsdefektes nach Stoßwellenbehandlung waren jedoch unbekannt. Da dies im Hinblick auf eine therapeutische Anwendung der Stoßwellen zur Tumortherapie von Bedeutung sein könnte, haben wir versucht, mit der autoradiographischen Blutflußmeßmethode die zeitabhängigen Veränderungen der Tumordurchblutung am amelanotischen Melanom des Hamsters nach Stoßwellenapplikation im Vergleich zu unbehandelten Kontrolltumoren zu quantifizieren.

Methodik

19 Syrischen Goldhamstern mit einem mittleren Körpergewicht von 75 g wurden Zellen des amelanotischen Hamstermelanoms subcutan paravertebral jeweils in thorakaler und lumbaler Höhe implan-

---

*Mit Unterstützung der Kurt-Körber-Stiftung

tiert. Als die Tumore einen Durchmesser von ca. 8 mm erreicht
hatten, wurden die Tiere zufällig vier Gruppen zugeteilt. Während der Stoßwellenapplikation und der Blutflußmessung wurden
die Tiere mit Pentobarbital narkotisiert (Dosierung: 50 mg/kg
KG).

Mit dem experimentellen Lithotripter XL-1 (Dornier, Germering)
applizierten wir 200 Stoßwellen zentral auf jeweils *einen* Tumor.
Der zweite Tumor diente als intraindividuelle Kontrolle. Die
Stoßwellen wurden durch eine Unterwasserfunkenentladung erzeugt
und nach Reflexion an einem Halbellipsoid auf das Tumorzentrum
focussiert. Das Tumorzentrim wurde deshalb durch Zentrierung in
den Kreuzungspunkt von zwei Helium-Neon-Laserstrahlen in den
2. Focus des Halbellipsoids positioniert, d.h. in das Maximaldruckfeld der Stoßwelle. Die Applikationsfrequenz der Stoßwellen
betrug 2,33 Hz, die Kondensatorladung 90 nF und die Kondensatorspannung 15 kV. Bei den Tieren der Gruppen I - IV erfolgte die
Blutflußmessung 30 min (n = 4), 1 h (n = 4), 3 h (n = 6) bzw.
12 h (n = 5) nach Stoßwellenapplikation. Die Autoradiographie
wurde in Anlehnung an das Vorgehen von KETY und SCHMIDT ([5](_)) und
SAKURADA et al. ([6](_)) durchgeführt. Hierzu haben wir Katheter in
die Vena cava superior, die Arteria carotis und die Arteria
femoralis gelegt. Wir injizierten kontinuierlich über 30 s 40 µCi
der Indikatorsubstanz 4-Iodo-N-Methyl-^{14}C-Antipyrin (NEN, Dreieich) in die Vena cava. Arterielle Blutproben wurden von der
Arteria carotis kurz vor und ca. alle 3 s während der Injektion
abgenommen. Der arterielle Blutdruck wurde über den Femoraliskatheter aufgezeichnet.

30 s nach Injektionsbeginn wurden die Tumoren von der Haut abgetrennt und in flüssigem Stickstoff gefroren und bei -70°C gelagert. Die arteriellen Blutproben wurden mit Scintillationsflüssigkeit aufbereitet. Zur Berechnung des Anstiegs der arteriellen Indikatorkonzentration bestimmten wir die Aktivität der
Proben in einem ß-Zähler. Kryostatschnitte (20 µm) der Tumoren
wurden für 2 Wochen auf Röntgenfilm (NMC, Fa. Kodak) gelegt und
die belichteten Filme anschließend entwickelt. Jeder zweite
Schnitt wurde mit Hämatoxylin-Eosin gefärbt. In separaten Experimenten bestimmten wir den Blut/Gewebeverteilungskoeffizienten
für Jodantipyrin im Tumorgewebe.

Zur densitometrischen Auswertung der Röntgenfilme und Berechnung
der Blutflußwerte benutzten wir eine Schwarz-Weiß-CCD-Kamera
(SONY, München) und das Bildverarbeitungssystem IPS (Kontron,
Eching bei München). 30 Schnitte aus den verschiedenen Ebenen
jedes Tumors wurden zur Auswertung herangezogen. Wir bestimmten
den Blutfluß im gesamten Tumorgebiet außer in Nekrosezonen, die
mit Hilfe der korrespondierenden HE-gefärbten Schnitte ausgegrenzt wurden.

Ergebnisse

Während der Akutversuche konnte keine Änderung des arteriellen
Blutdrucks festgestellt werden. Die Mediane lagen bei 98 mm Hg
und unterschieden sich zwischen den vier Versuchsgruppen nicht.

Die gemessenen Blutflußwerte in den Kontrolltumoren lagen zwischen 1,0 und 84,9 ml/100g·min (Median = 27,4 ml/100g·min). In den stoßwellenbehandelten Tumoren der Gruppen I - II war die Durchblutung deutlich reduziert und fiel in mehr als 90% der Tumore auf Werte unter 4 ml/100g·min ab. 12 h nach Stoßwellenapplikation war die Durchblutung im Vergleich zu den jeweiligen Kontrollgruppen wieder deutlich erhöht und überstieg z.T. die Durchblutung der Kontrolltumore (Tabelle 1).

Tabelle 1. Wiedergegeben ist die Durchblutung in den stoßwellenbehandelten Tumoren in Absolutwerten und in % der intraindividuellen Kontrolltumore. Neben dem Wertebereich (r) sind die jeweiligen Mediane (m) angegeben, wobei die Absolutdurchblutungswerte in ml/100g·min berechnet wurden

	Perfusion nach Stoßwellen (ml/100g·min)		Perfusion in Prozent der entsprechenden Kontrollen	
Gruppe I:	r=0,5- 4,7	m=2,3	r%= 3,4- 17,7	m%= 6,6
Gruppe II:	r=0,0- 5,0	m=1,3	r%= 0,0- 18,4	m%= 3,8
Gruppe III:	r=0,0- 8,2	m=3,4	r%= 0,0- 53,5	m%=11,6
Gruppe IV:	r=4,7-46,3	m=6,5	r%=25,2-114,8	m%=87,7

Diskussion

Durch die Autoradiographie konnte der Blutfluß in unbehandelten und mit Stoßwellen behandelten Tumoren quantifiziert werden. Dabei wurden relativ große Unterschiede in den Blutflußwerten der Kontrolltumore gemessen, die auch innerhalb der einzelnen Gruppen (I - IV) vorhanden waren. Diese Schwankungen der Tumordurchblutung sind wahrscheinlich durch die starke Variation der Tumorperfusion per se bedingt, da der Blutdruck als die wesentliche Einflußgröße auf die Tumorgesamtdurchblutung konstant blieb. Weitere Faktoren wie die Narkosetiefe vermögen bei konstantem Perfusionsdruck die Zirkulation der Tumore nur in geringem Ausmaß zu beeinflussen. Eine durchblutungsrelevante Einwirkung der Stoßwellen auf den Kontrolltumor ist aufgrund der geringen Halbwertsbreite des Maximaldruckfeldes (Durchmesser: ca. 6 mm) und wegen des Mindestabstandes von 3 1/2 cm vom stoßwellenbehandelten Tumor nahezu völlig auszuschließen. Damit kann vom Stoßwellendruckfeld kein wesentlicher Einfluß auf die Tumorperfusion des Kontrolltumors ausgeübt werden. Im übrigen stimmen die Median- und Mittelwerte der Tumordurchblutung der Kontrolltumore mit früheren vitalmikroskopisch erhobenen Resultaten überein (3). Um dennoch möglicherweise vorhandene systematische Störfaktoren auf die Tumordurchblutung weitgehend zu eliminieren, wurden die Blutflußwerte der mit Stoßwellen behandelten Tumoren in Prozent der entsprechenden Kontrolltumoren, d.h. des nicht behandelten Tumors im jeweiligen Tier angegeben.

In den behandelten Tumoren zeigte sich 30 min, 1 h und 3 h nach Stoßwellenapplikation ein nahezu vollständiges Sistieren der Tumorperfusion. Diese initiale Durchblutungsminderung stimmt mit den intravitalmikroskopischen und kernspintomographischen Beobachtungen überein (1, 3). Dauer und Ausmaß der Einschränkung der Perfusion nach Stoßwellen konnten mit Hilfe der Autoradiographie jedoch erstmals quantitativ erfaßt werden. 12 h nach Stoßwellenapplikation wurden in den behandelten Tumoren deutlich höhere Perfusionswerte als in den Gruppen I - III gemessen. Diese Durchblutungswerte waren z.T. sogar höher als die der entsprechenden Kontrolltumore. Diese Befunde sind im Sinne einer Reperfusion zu interpretieren, wobei unklar ist, ob es sich um eine Durchblutung von vorhandenen obstruierten Gefäßen handelt oder um die erneute Tumorperfusion auf dem Boden einer Neovascularisation. Letzteres wäre bei diesen Tumoren mit Tumorvolumenverdoppelungszeiten von 2 - 3 Tagen durchaus möglich.

Eine Tumortherapie durch die Schädigung der Tumormikrozirkulation und Erzeugung einer Tumorischämie wurde bereits mehrfach postuliert, wobei unterschiedliche therapeutische Verfahren angewendet wurden (1, 7). Daher muß eine ischämieinduzierte Behandlung von Tumoren mit Stoßwellen den gesamten Tumor, einschließlich der Tumorperipherie erfassen, um eine langdauernde Tumorischämie zu induzieren. Da in den vorliegenden Untersuchungen nachgewiesen werden konnte, daß die Ischämie bereits mindestens 3 h andauert, muß zur Induktion einer langanhaltenden Stase im Tumor und im tumorumliegenden Gewebe neben einer multifocalen auch eine mehrfach wiederholte Stoßwellenapplikation erfolgen, die zumindest jeweils innerhalb eines Zeitraumes von 3 h durchgeführt wird. Der Behandlungserfolg kann dann durch autoradiographische Blutflußmessungen bzw. anhand von Tumorwachstumskurven nach Stoßwellentherapie überprüft werden.

Zusammenfassung

Videomikroskopische und kernspintomographische Untersuchungen von stoßwellenbehandelten Tumoren haben eine deutliche Perfusionsminderung gezeigt. Da Ausmaß und Dauer der Durchblutungseinschränkung nach Stoßwellen unbekannt waren, wurden autoradiographische Blutflußmessungen in stoßwellenbehandelten- und Kontrolltumoren mit der Methode nach KETY und SCHMIDT durchgeführt.

Syrische Goldhamster (Körpergewicht: 70 - 80 g) mit zwei subcutan paravertebral wachsenden amelanotischen Hamstermelanomen wurden randomisiert den Gruppen (I - IV) zugeteilt. 200 Stoßwellen wurden zentral auf jeweils einem Tumor mit dem Dornier Lithotripter XL-1 appliziert. Der zweite Tumor diente als intraindividuelle Kontrolle. 30 min (I), 1 h (II), 3 h (III) und 12 h (IV) nach Stoßwellenapplikation wurden autoradiographische Blutflußmessungen durchgeführt, wobei ^{14}C-Jodantipyrin als Indikatorsubstanz benutzt wurde.

Die Durchblutung der Kontrolltumore variierte zwischen 1,0 - 84,9 ml/100g·min (Median = 27,4 ml/100g·min). In den behandelten Tumoren der Gruppen I - III erzeugten die extracorporal applizierten Stoßwellen eine ausgeprägte Perfusionsminderung. Die Tumordurchblutung fiel auf Werte nahe Null ab und lag immer deutlich unter der der jeweiligen Kontrolltumore. 12 h nach der Behandlung wurden z.T. höhere Blutflußwerte als in der jeweiligen Kontrolle gemessen. Zur Induktion einer lange andauernden tumortherapeutisch relevanten Durchblutungsminderung muß daher eine mehrfache Wiederholung der Stoßwellenapplikation erfolgen, wobei als maximales Zeitintervall zwischen den Stoßwellenbehandlungen 3 h vorgegeben werden sollte.

Summary

Videomicroscopy and magnetic resonance imaging revealed a significant reduction in tumor blood flow following shock wave treatment. As the extent and duration of the reduction in tumor blood flow following shock waves was unknown, we adapted the autoradiography technique of KETY and SCHMIDT to measure this quantitatively.

Syrian Golden hamsters (body weight: 70 - 80 g) with two subcutaneous paravertebral tumors (diameter: 6 - 10 mm) were randomly assigned to groups I - IV. Using the Dornier lithotriptor XL-1 200 shock waves were given centrally on one tumor, whereas the second tumor served as intraindividual control. Autoradiography was performed 30 min (I), 1 h (II), 3 h (III), and 12 h (IV) after shock waves, respectively, using ^{14}C-iodo-antipyrine as tracer.

In control tumors blood flow varied between 1.0 and 84.9 ml/100g·min (median = 27.4 ml/100g·min). In the shock wave-treated tumors of groups I - III a significant reduction of tumor blood flow was induced. Tumor perfusion was reduced to values close to zero and always remained below the control. Twelve hours after shock waves, in part higher blood flow values were measured than in untreated controls. To induce a long-lasting and therapeutically relevant reduction of tumor blood flow, shock wave treatment has to be repeated several times, with a maximum interval of 3 h between treatments.

Literatur

1. Goetz AE, Koenigsberger R, Feyh J, Conzen PF, Lumper W (1987) Breakdown of tumor microcirculation induced by shock waves or photodynamic therapy. In: Baethmann/Meßmer (eds) Surgical Research: Recent Concepts and Results. Springer, Berlin Heidelberg New York London Paris Tokyo, S 83-93
2. Brendel W, Delius M, Goetz AE (1987) Effect of shock waves on the microvasculature. Progr Appl Microcirc 12:41-50
3. Endrich B, Hammersen F, Goetz A, Meßmer K (1982) Microcirculatory blood flow, capillary morphology and local oxygen pressure of the hamster amelanotic melanoma A-MEL-3. J Nat Cancer Inst 68:475-485
4. Naegele M, Goetz AE, Gamarra F, Lumper W, Conzen PF, Hahn D, Brendel W, Lissner J (1989) Gd-DTPA-gestützte kernspintomographische Perfusionskontrolle von stoßwellentherapierten Tumoren. Fortschr Röntgenstr 150:602-605
5. Kety SS, Schmidt CF (1948) The nitrous oxide method for the quantitative determination of cerebral blood flow in man: theory, procedure, and normal values. J Clin Invest 27:476-486
6. Sakurada O, Kennedy C, Jehle J, Brown JD, Carbin Gwen L, Sokoloff L (1978) Measurement of local cerebral blood flow with iodo(^{14}C)antipyrine. Am J Physiol 234:H59-H66

7. Denekamp J (1984) Vasculature as target for tumor therapy. Prof Appl Microcirc 4:28-38

Dr. A.E. Goetz, Institut für Chirurgische Forschung, Ludwig-Maximilians-Universität, Klinikum Großhadern, Marchioninistr. 15, D-8000 München 70

55. Wachstumsgeschwindigkeit, Angiogenese, Durchblutung und lokale Gewebsoxygenierung *ras*-Onkogen-induzierter Tumoren
Growth Rate, Angiogenesis, Perfusion, and Tissue Oxygenation of ras-Transformed Tumors

F. Kallinowski[1], R. Wilkerson[2], W. Strauss[2] und P. Vaupel[3]

[1] Chirurgische Universitätsklinik Heidelberg, Abt. 2.1. (Ärztl. Direktor: Prof. Dr. Ch. Herfarth)
[2] Department of Nuclear Medicine, Mass. General Hospital, Boston Massachusetts, USA (Dir.: Prof. Dr. W. Strauss)
[3] Bereich Pathophysiologie, Universität Mainz (Leiter: Prof. Dr. P. Vaupel)

Zielsetzung

Bösartiges Wachstum beruht auf der Aktivierung sog. Onkogene oder auf dem Verlust von Tumorsuppressor-Genen. Solche genetischen Veränderungen können direkt die Sensibilität der Tumorzellen für verschiedene Therapieformen modulieren. Weiterhin kann sich sekundär in Tumoren ein besonderes Mikromilieu ausprägen, das das biologische Verhalten der Tumorzellen beeinflußt. Da bislang nur spärliche Daten vorliegen, wurden mögliche Zusammenhänge zwischen einer Onkogen-Aktivierung, dem Wachstumsverhalten, der Durchblutung und der Oxygenierung maligner Tumoren an Onkogen-transformierten Rattenfibroblasten untersucht.

Material und Methoden

Ras- und *myc*-transformierte *Fibroblasten* wurden in die Untersuchung einbezogen (Rat1pEJ6.6 und REFpneoMYCCrasEpool, LAND et al 1983; VAN ROY et al 1986). Spontan immortalisierte Fibroblasten dienten als Kontroll-Zell-Linie (Rat1, LAND et al 1983). Die Zellen wurden in konventionellem Kulturmedium in viertägigen Abständen 1:40 passagiert (Dulbecco's minimal essential medium, Glucose 1 g/l, Penicillin 50 U/ml, Streptomycin 50 ng/ml, Neomycin 0,1 mg/ml, Sigma, St. Louis, USA; 10% FCS, JR Scientific, Woodland, USA; 5% CO_2 und Luft).

Zur Beurteilung der *Tumorangiogenese* wurde die Gefäßdichte nach intradermaler Tumorinoculation erfaßt (KREISLE und ERSHLER 1988). Die Tumorimplantation der drei Zell-Linien und von Kulturmedium als Kontrolle erfolgte in die Bauchhaut der Nacktmäuse. Dabei wurden die Implantationsstellen systematisch im Uhrzeigersinn rotiert und mit einem Farbstift markiert. Nach einer Beobachtungszeit von 5 Tagen wurde die Bauchhaut nach Tötung der Mäuse eröffnet. Die Gefäße, die sich in Richtung der Farbmarkierung erstreckten, konnten mit einem Operationsmikroskop ausgezählt werden. Das Tumorvolumen wurde nach Messung von zwei orthogonalen Durchmessern unter der Annahme eines Rotationsellipsoids errechnet.

Solide Tumoren wuchsen im Fußrücken der Hinterpfote von Nacktmäusen (NCr/Sed-nu/nu) nach s.c. Injektion von 10^6 Zellen. Das Tumorvolumen wurde unter der Annahme eines Ellipsoids nach Erfassung der drei orthogonalen Durchmesser berechnet. Nach mehrfacher wöchentlicher Messung konnten *Volumen-Wachstumskurven* erstellt werden.

Die *Durchblutung* der Tumoren wurde mit einer Thallium^{201}-Einwaschtechnik gemessen (SAPIRSTEIN 1958). Radioaktives Thalliumchlorid, gelöst in bis zu 150 µl 0,9%iger NaCl-Lösung, wurde innerhalb 11 - 14 s in die Jugularvene injiziert. Direkt nach dem Injektionsbeginn wurde eine arterielle Referenzprobe mit einer Rate von 1 µl/s gewonnen. Nach 90 s wurden die Tiere getötet und die Radioaktivität in der arteriellen Probe und in den Tumoren bestimmt. Aus diesen Daten und dem Tumorgewicht wurde wie angegeben die gewichtsbezogene Durchblutung berechnet.

Die *Oxygenierung* des Tumorgewebes wurde mit Sauerstoff-sensitiven Einstichelektroden beurteilt (KALLINOWSKI et al 1990). Die Sauerstoffelektroden bestanden aus einer 12 µm durchmessenden Goldspitze, die in eine Stahlnadel mit einem Durchmesser von 350 µm eingebracht und mit Teflon überzogen war. Die Elektroden waren mit einer Mikroprocessor-kontrollierten Verstärkungseinheit verbunden, die auch die Polarisationsspannung von -700 mV gegen eine Ag/AgCl-Referenzelektrode konstant hielt (KIMOC 6650, Eppendorf, Hamburg). Das Meßsystem wurde in 0,9%iger NaCl-Lösung kalibriert, die mit Raumluft oder Sauerstoff-freiem Stickstoffgas (pO_2 = 0 mm Hg) äquilibriert war. Nach der Kalibrierung wurde die pO_2-Elektrode in den Tumor eingestochen und in 1 mm Schritten vorgeschoben. Meßwerte wurden jeweils 1,4 s nach dem Vorschub erfaßt. Auf diese Weise konnten in jedem Tumor 2 - 6 Stichkanäle mit insgesamt 20 - 60 pO_2-Werten erfaßt werden. Alle Untersuchungen wurden an spontan atmenden Mäusen (art. pO_2-Werte: 102 $\pm$ 3 mm Hg) in Pentobarbital-Narkose (50 mg/kg i.p.) durchgeführt.

Ergebnisse

Die *ras*-Transformation beschleunigte das *Tumorwachstum* deutlich. Tumorvolumina von 200 - 300 µl wurden bei Rat1pEJ6.6 und REFpneoMYCrasEpool Zellen nach einer Wachstumsphase von zwei Wochen beobachtet. Vergleichbare Volumina konnten bei der Rat1-Linie erst nach Beobachtungszeiten von 3 Monaten gemessen werden (Abb. 1).

Die *Gefäßbildung* der *ras*-transformierten Zellen war initial wesentlich gesteigert, da die Angiogenese bei Rat1pEJ6.6 und

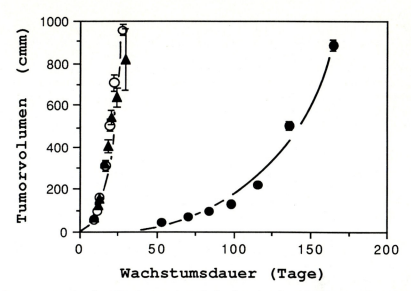

Abb. 1. *Volumina von Rat1- (Punkte), Rat1pEJ6.6- (Kreise) und REFpneoMY-CrasEpool-Tumoren (Dreiecke) zu verschiedenen Zeiten nach der Implantation. Die Symbole geben Mittelwerte ± SEM an*

REFpneoMYCrasEpool Tumoren bereits am 5. Tag nach der Implantation einsetzte. Zu diesem Zeitpunkt waren sowohl bei den mit Nährmedium injizierten als auch bei den mit Rat1-Zellen implantierten Hautarealen 3 ± 1 Gefäße zählbar. Bei Rat1pEJ6.6 Tumoren mit Volumina zwischen 5 und 10 µl traten 11 ± 2, bei REFpneoMYCrasEpool Tumoren vergleichbarer Größe 8 ± 1 Gefäße auf.

Die erhobenen *Perfusions- und Oxygenierungsdaten* zeigen jedoch, daß die Neubildung nutritiver Gefäße bei Rat1-Tumoren zwar verzögert einsetzte, aber für eine adäquate Versorgung ausreichte. Die gewichtsbezogene Durchblutung der Rat1-Tumoren mit Gewichten zwischen 250 und 300 mg betrug 680 ± 120 µl/g/min bei medianen Gewebe-pO_2-Werten um 14 mm Hg. Ähnliche Verhältnisse lagen bei Rat1pEJ6.6 Tumoren vor. Bei vergleichbarer Größe wurden Perfusionsraten von 550 ± 120 µl/g/min gemessen. Hier lagen die medianen pO_2-Werte im Tumorgewebe bei 12 mm Hg. Dagegen wurde bei der REFpneoMYCrasEpool-Linie eine deutlich verminderte Tumordurchblutung (320 ± 50 µl/g/min) und eine signifikant verschlechterte Gewebe-Oxygenierung (median: 3 mm Hg) beobachtet. Dies weist darauf hin, daß therapeutisch relevante Parameter des Tumormikromilieus unabhängig vom aktivierenden Onkogen ausgeprägt werden können.

Zusammenfassung

Eine *ras*-Transformation steigert die Proliferationsrate maligner Tumoren in situ. Therapeutisch-relevante Kenngrößen des Mikromilieus maligner Tumoren werden unabhängig von der *ras*-Aktivierung ausgeprägt. Es ist daher für die Festlegung einer individuellen therapeutischen Strategie notwendig, die Durchblutung und die Oxygenierung solider Tumoren in situ zu erfassen.

Summary

In situ, *ras* transformation increases the proliferation rate of malignant tumors. Therapeutically relevant parameters of the microenvironment of malignant tumors are independent of the *ras* activation. Hence it is necessary to measure perfusion and tissue oxygenation of solid tumors in situ in order to individualize a therapeutic regimen.

Literatur

Kallinowski F, Friis RR, Van Roy F, Vaupel P (1990) Oxygenation of tumors derived from ras transformed cells. Adv Exptl Med Biol (in press)
Kreisle RA, Ershler WB (1988) Investigation of tumor angiogenesis in an id mouse model: role of host-tumor interactions. J Natl Cancer Inst 80: 849-854
Land H, Parada LF, Weinberg RA (1983) Tumorigenic conversion of primary embryo fibroblasts requires at least two cooperating oncogenes. Nature 304:596-602
Sapirstein LA (1958) Regional blood flow by fractional distribution of indicators. Am J Physiol 193:161-168
Van Roy FM, Messiaen L, Liebaut GT, Gao J, Dragonetti CH, Fiers WC, Mareel M (1986) Invasiveness and metastatic capability of rat fibroblast-like cells before and after transfection with immortalizing and transforming genes. Cancer Res 46:4787-4795

Dr. F. Kallinowski, Chirurgische Universitätsklinik Heidelberg, Abt. 2.1., Im Neuenheimer Feld 110, D-6900 Heidelberg

56. Mikrometastasennachweis in der Leber beim Magencarcinom – Möglichkeiten und Grenzen einer neuen Methode
Micrometastatic Single Tumor Cell Detection in Gastric Cancer Patients – Probability of a New Method for Recognizing Liver Involvement

M. M. Heiss, I. Funke, D. Hempel, K. W. Jauch, F. W. Schildberg und G. Riethmüller

Chirurgische Klinik und Poliklinik, Klinikum Großhadern, Ludwig-Maximilians-Universität München (Direktor: Prof. Dr. F. W. Schildberg)
Institut für Immunologie, Lud.-Max.-Universität München (Dir.: Prof. Dr. G. Riethmüller)

Einleitung

In vorangehenden Arbeiten von SCHLIMOCK, FUNKE und RIETHMÜLLER konnte gezeigt werden, daß der Nachweis von Tumorzellen im Knochenmark von Patienten mit malignen epithelialen Tumoren immuncytochemisch möglich ist und beim Mammacarcinom eng mit einer schlechten Prognose korreliert (1).

Trotz aggressiver Indikationsstellung und systematischer Lymphknotendissektion gehört das Magencarcinom heute nach wie vor zu den Tumoren mit früher Generalisation und schlechter Prognose. Beim Magencarcinom steht besonders die Leber als vorgeschaltetes Capillarbett im Zentrum der Staging-Untersuchungen. Ziel dieser Arbeit war es, den Mikrometastasenstatus zum Zeitpunkt der Operation systematisch zu erfassen und mit einer immunhistochemischen Methode möglicherweise auch die Tumoreinzelzellinfiltration der Leber darzustellen. Durch dieses konsequente Screening auf Einzelzellebene soll ein besserer Einblick in das biologische Verhalten des Magencarcinoms gewonnen werden, um in Zukunft möglicherweise eine stadiengerechtere Therapieplanung vornehmen zu können.

Methodik

Intraoperativ und bei Operationseinleitung wurde bei 47 Patienten eine Knochenmarksaspirationsbiopsie am Sternum, als auch bei bisher 17 Patienten zusätzlich eine Punktion beider Beckenkämme vorgenommen. Die Biopsie der Leber wurde intraoperativ als Keilexcision durchgeführt. Nach Ficoll-Dichtegradientenzentrifugation des Knochenmarkaspirates wurden pro Patient mindestens $5 \cdot 10$ mononucleäre Zellen immuncytochemisch (APAAP-Technik) im Cytozentrifugenpräparat auf epitheliale Einzelzellinfiltrate untersucht. Der zum Nachweis verwendete monoklonale Antikörper (mAk) CK 2 (Böhringer, Mannheim) erkennt die intracytoplasmatische Cytokeratinkomponente Nr. 18, ein Antigen, das ausschließlich von einschichtigen Epithelien und daraus abgeleiteten Carcinomzellen exprimiert wird und normalerweise nicht im Knochenmark zu finden ist.

In der Leber ist dieser mAk nicht einsetzbar, da die Kreuzreaktivität mit Leberepithelien keine verwertbaren Ergebnisse zuläßt. Auf Gefrierschnitten der Leberbiopsien kamen daher nur mAk zum Einsatz, die keinerlei Kreuzreaktivität mit normalem Lebergewebe aufweisen. Bisher scheint der mAk CORA, der ein von vielen gastrointestinalen Carcinomen exprimiertes 40 kD Glykoprotein erkennt, geeignet. Der Nachteil von CORA ist seine Kreuzreaktivität mit Granulocyten und die damit verbundene Unspezifität in entzündlich verändertem Lebergewebe. Zum Ausschluß von falsch-positiven Ergebnissen durch leukocytäre Infiltrate ist eine Doppelmarkierung mit ^{125}-Jod markierte T-200 mAk möglich. Von diesen mAk werden alle leukocytären Zellen erkannt, so daß solche sowohl mit CORA als auch mit T-200 doppelmarkiert zur Darstellung kommen (Kombination von Immunhistochemie und Autoradiographie).

Eine bessere Spezifität gewährleistet die Verwendung des CEA-spezifischen mAk 6B10 (erkennt Epitop GOLD-3), da keinerlei Kreuzreaktivitäten mit NCA 55/95 der Granulocyten oder BGP 1 in der Leber zu befürchten sind (2). Ebenfalls zeigte sich der in unserer Arbeitsgruppe hergestellte mAk 12H8 gegen CEA als anwendbar, da gleichfalls bei hoher Affinität keinerlei Kreuzreaktivität in der Leber zu finden ist. Der immunhistochemsiche Nachweis dieser mAk erfolgt mit der APAAP- und der Immunperoxydase-Technik.

Ergebnisse

Bei bisher 47 Patienten einer konsekutiven Serie, die wegen eines Magencarcinoms operiert wurden, erfolgte die vollständige Auswertung der Knochenmarksaspirationsbiopsien. 28 von 47 Patienten (59%) hatten zum Zeitpunkt der Operation disseminierte Tumorzellen. Auffällig war, daß 3 der 7 Magenfrühcarcinome der Serie (T1N0) einen positiven Zellnachweis zeigten. Mit zunehmender Tumorgröße scheint eine zunehmende Rate an positiven Zellnachweisen einherzugehen (Tabelle 1). Ebenso ist mit einer histologisch gesicherten lymphatischen Tumorausbreitung, abhängig vom Ausbreitungsmaß, ein Anstieg der Nachweisrate zu erkennen (Tabelle 1). Auch das Grading scheint die Tumorzelldissemination zu beeinflussen. Es fand sich mit zunehmender Entdifferenzierung (G3 Tumore mit 63%) eine höhere Rate als bei G2 Tumoren mit 53%.

Das Simultan-Screening von Knochenmark und Leberbiopsie setzte voraus, daß die Expression der Epitope der Nachweisantikörper

Tabelle 1. Abhängigkeit des Tumorzellnachweises im Knochenmark vom Tumorstadium (pT), der lymphatischen Tumorausbreitung (pN) und der Tumordifferenzierung (Grading)

Klinischer Risikofaktor	Patienten mit Tumorzellen im Knochenmark (CK-2 positiv)
T 1	5/11 (45%)
T 2	12/18 (67%)
T 3	11/18 (61%)
N 0	7/15 (47%)
N 2	3/6 (50%)
N 3	17/26 (65%)
G 2	9/17 (53%)
G 3	17/27 (63%)

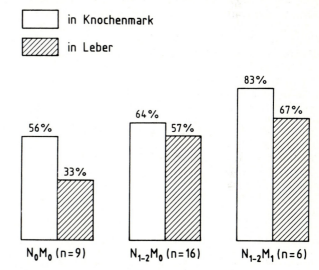

Abb. 1. Ergebnisse der simultanen Bestimmung von Tumoreinzelzellen in Knochenmark und Leber bei 31 Patienten (Tumor positiv für Nachweis-mAk) mit Magencarcinom

am Primärtumor im ausreichenden Umfang gegeben war. Bisher traf dies bei 31 Patienten zu und das Screening konnte sowohl an Knochenmarksaspiraten als auch an Leberbiopsien vorgenommen werden. Dabei fand sich eine gute Übereinstimmung in 80,7% (25/31). Bei zwei Patienten fanden sich nur in der Leber und bei sechs nur im Knochenmark Tumorzellen. Als positive Kontrollen wurden manifeste Metastasen (n = 6), als negative Kontrollen Biopsien von normalen (n = 7) und entzündlich veränderten Lebern (n = 4) mitgeführt.

Diskussion

Der Nachweis mikrometastatischer Tumorzellen im Knochenmark bei Patienten mit Magencarcinom ist bereits bei der Primäroperation in einem hohen Ausmaß (in dieser Serie bei 59%) positiv. Dies entspricht ca. der 2-3 fachen Nachweisrate bei Patientinnen mit Mammacarcinom und könnte damit gut die wesentlich schlechtere Prognose des Magencarcinoms widerspiegeln (3). Der Vergleich mit den klinischen Prognosefaktoren Tumorgröße und Lymphknotenbefall zeigt, daß im Trend fortgeschrittenere Tumorstadien mit einer höheren Nachweisrate einhergehen. Allerdings finden sich auch einige Diskrepanzen. So waren 34% der N2-Tumoren ohne Tumorzellnachweis im Knochenmark. Andererseits konnten bei 3 der 7 Frühcarcinome bereits positive Zellnachweise erhoben werden. Die klinische Relevanz dieser Befunde wird gegenwärtig durch engmaschige Kontrollen und ambulante Knochenmarkspunktionen überprüft.

Die Methodik des immunhistochemischen Tumorzellnachweises in der Leber wird durch deren Zusammenhang aus vielfältigen Gewebetypen (Hepatocyten, Gallengangsepithelien, Zellen des RHS, Lymphocyten und Mesenchym) erschwert und eingeschränkt. Zum Einsatz können nur Antikörper kommen, die keinerlei Kreuzreaktivität mit diesen Geweben aufweisen, andererseits aber in der Lage sind, in ausreichendem Maße an den Primärtumor zu binden. Die Kreuzreaktivität des am häufigsten eingesetzten mAk CORA mit Granulocyten fordert, daß positive Zellnachweise mit 131-J markiertem T-200 mAk kontrolliert werden. Da der mAk gegen T-200 alle Zellen leukocytären Ursprungs markiert, kann erst bei negativem Ausfall dieser Kontrolle in der Doppelmarkierung eine Aussage gemacht werden. Die Verwendung geeigneter mAk gegen CEA kann zwar das Problem der Spezifität lösen, wird aber in seiner Sensitivität begrenzt durch die teilweise sehr variable CEA-Expression des Primärtumors.

Bisher steht für die Leber ein ähnlich sensitiver und reliabler Tumorzellmarker, wie es Cytokeratin Nr. 18 für das Knochenmark darstellt, noch nicht zur Verfügung. Allerdings zeigen die guten Übereinstimmungen der auswertbaren Simultanbestimmungen von Knochenmark und Leber, daß diese Methode durchaus in der Lage ist, deutliche Aussagen zu treffen. So unterstützten diese Ergebnisse die Ausgangshypothese, daß dieser Tumorzellnachweis den Indikator einer Frühgeneralisation darstellt. Dennoch bedeutet eine disseminierte Tumorzelle noch lange nicht das Auswachsen eines klinisch relevanten Tumorrezidivs. Erst sorgfältige Langzeitbeobachtungen können die Relevanz dieses Befundes werten. Ohne aber für den klinischen Verlauf Vorhersagen machen zu wollen, könnte z.B. die Auswirkung einer adjuvanten Therapie auf diesen Tumorzellnachweis einen Anhalt für ihre Effektivität erbringen oder der Tumorzellnachweis als Indikation für eine adjuvante Maßnahme nach RO-Resektion dienen.

Zusammenfassung

Der Nachweis disseminierter mikrometastatischer Tumorzellen erfolgt im Knochenmark immuncytochemisch mit dem mAk CK2 gegen die Cytokeratinkomponente Nr. 18, ein Antigen, das im Kompartment Knochenmark normalerweise nicht zu finden ist. Bei einer Serie von 47 Patienten mit Magencarcinom fand sich in einem hohen Prozentsatz (59%) bereits zum Zeitpunkt der Primäroperation disseminierte Tumorzellen. Zur Überprüfung der Hypothese, daß dies Ausdruck einer Frühgeneralisation ist, wurde eine immunhistochemische Methode etabliert, um entsprechende Tumoreinzelzellinfiltrate der Leber darzustellen. Limitierend ist die Gewebekomposition der Leber aus Hepatocyten, Gallengangsepithelien, Zellen des RHS, Lymphocyten und Mesenchym, da die Voraussetzung eines einsetzbaren Tumorzellmarkers sein Fehlen in der Normalleber und eine gleichzeitig hohe Bindung auf dem Primärtumor ist. Die Aussagefähigkeit des mAk CORA wird begrenzt durch seine Kreuzreaktivität mit Granulocyten, der Einsatz von CEA-spezifischen mAk wird limitiert durch die teilweise sehr starke Variabilität der CEA-Expression des Primärtumors. Die Simultanbestimmung von disseminierten Tumorzellen im Knochenmark und in der Leber, nach Verifizierung der Bindung des Nachweis-mAk am Primärtumor, ergab eine hohe Übereinstimmung der Ergebnisse in 80,7%. Dies unterstützt die Ausgangshypothese, daß dieser Tumorzellnachweis den Indikator einer Frühgeneralisation darstellt.

Summary

Detection of disseminated tumor cells in the bone marrow is performed immunocytochemically by a monoclonal antibody (mab) recognizing cytokeratine component no. 18, an antigen normally not found in bone marrow. In a series of 47 bone marrow aspirations taken from patients with gastric cancer just before operation, tumor cells were found in 59%. To answer the question whether such disseminated single tumor cells are early indicators of tumor generalization, an immunohistochemical method was established for detecting liver infiltration by single tumor cells. Because the liver is composed of various tissues (e.g., hepatocytes, gallbladder epithelia, RHS, lymphocytes), this method is limited ; a suitable tumor marker without any liver cross-reactivity but still with high sensitivity for tumor cells is required. The utility of the most commonly used mab CORA was limited by the cross-reactivity with granulocytes and therefore false-positive reactions in inflamed livers. Better specificity is provided by the use of CEA-specific mabs. Sensitivity is restricted because of the large variability of CEA expression in the primary tumor. Only in suitable patients with high tumor marker expression could single tumor cells in bone marrow and liver be simultaneously detected. Of 31 patients corresponding results were obtained in 80.7%. This supports the hypothesis of single tumor cell detection as an indicator of early tumor spread.

Literatur

1. Schlimok G, Funke I, Holzmann B, Göttlinger G, Schmidt G, Häuser H, Swierkot S, Warnecke HH, Schneider B, Koprowski H, Riethmüller G (1987) Proc Natl Acad Sci USA 84:8672

2. Siebrecht M, Heiss MM, Lamerz R, Bader P, von Specht BU, Brendel W (1988) Chirurg Forum '88 für Klin Forschung, Schriefers KH (Hrsg). Springer, Berlin Heidelberg New York Tokyo, S 43
3. Funke I, Schlimok G, Bock B, Schweiberer B, Riethmüller G (1989) Human tumor antigens and specific tumor therapy. Alan R Liss Inc, p 199

Dr. M.M. Heiss, Chirurgische Klinik und Poliklinik, Klinikum Großhadern, Marchioninistr. 15, D-8000 München 70

57. Intraoperative Chemotherapie zur Bestimmung unterschiedlicher Cytotoxizität von 5-FU im Lebermetastasengewebe von Patienten mittels 19-F-Hochfeld MR-Spektroskopie

Detection of Cytotoxic Anabolism of 5-FU in Patients with Colorectal Liver Metastases Using F-19 High-Energy Spectroscopy Following Intraoperative Chemotherapy

P. Hohenberger[1], W. E. Hull[2] und P. Schlag[1]

[1] Chirurgsiche Universitätsklinik, Sektion Chirurgische Onkologie Heidelberg
[2] Zentrale Einheit Spektroskopie, Deutsches Krebsforschungszentrum, Heidelberg

Fragestellung

Nur 20% - 45% der Patienten mit Lebermetastasen colorectaler Carcinome sprechen auf eine systemische oder intraarterielle Chemotherapie mit 5-Fluorouracil (5-FU) an. Pharmakokinetische Analysen von Plasma und Urin erlauben eine Aussage über die Konzentration unmetabolisierter oder bereits abgebauter Substanzen (1), nicht jedoch über den zur Cytotoxizität führenden Anabolismus fluorierter Nucleotide (Abb. 1). Die Aufnahme von 5-FU in Metastasenareale ist mittels F-19 markierten 5-FUs durch Positronenemissionstomografie (PET) meßbar (2). Allerdings kann dabei nicht festgestellt werden, ob das in Metastasen aufgenommene 5-FU auch zu cytotoxischen Anaboliten verstoffwechselt oder lediglich zu unwirksamen Kataboliten abgebaut wird. Durch die nicht-invasive F-18 Spektroskopie können fluorierte Nucleoside und Nucleotide sowie unmetabolisiertes 5-FU und 5-FU-Kataboliten in Zellkulturen bestimmt werden (3). Durch F-19 Spektroskopie im Hochfeld bei mehr als 10 Tesla ist es möglich, an kleinvolumigen Gewebeproben hochauflösende Untersuchungen mit Trennung einzelner Komponenten des anabolen und katabolen Stoffwechselweges von 5-FU durchzuführen (4).

Ziel der Untersuchungen

Es sollte überprüft werden, ob die prä- und intraoperative Gabe von 5-FU bei Patienten mit colorectalen Lebermetastasen erlaubt, im excidierten Metastasengewebe den Anteil intracellulärer Anabolite zu messen. Ziel war es auch, den gebildeten Anteil von

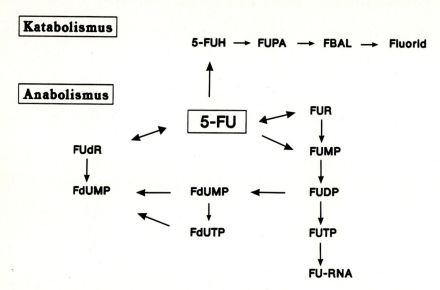

Abb. 1. Stoffwechselwege für 5-FU: (5FU = 5-Fluorouracil; FUR = Fluorouridin; FUdR = 5-Fluor-2-deoxyuridin; FUMP, EUDP, FUTP = 5-Fluorouridin-5'-mono-, di-, triphosphat; FdUMP, FdUDP, FdUTP = 5-Fluor-2'-deoxyuridin-5'-mono-, di-, triphosphat; 5-FUH = 5,6-dihydro-5-Fluorouracil; FUPA = alpha-Fluor-beta-ureidoproprionsäure; FBAL = alpha-Fluor-beta-alanin

Anaboliten und Kataboliten von systemischer oder intraarterieller Applikation zu vergleichen, um eine eventuell unterschiedliche Effektivität der Anwendung zu bestimmen.

Methodik

Bei 25 Patienten mit colorectalen Lebermetastasen wurde vor oder während einer Laparotomie 5-FU in die Art. hepatica (1 g/qm KOfl., n = 12) oder i.v. (750 mg/qm KOfl., n = 13) infundiert. Die Infusionsdauer wurde von 10 - 20 min bis zu 24 h gewählt.

Intraoperativ wurde Metastasen- und Lebergewebe zwischen 5 min und 3 h nach Beendigung einer Kurzzeitinfusion sowie 20 - 27 h nach Start einer Langzeitinfusion excidiert und in flüssigem Stickstoff asserviert. Der intracelluläre Gehalt an 5-FU, Gesamtkataboliten (Dihydro-fluorouracil (FUH, 2), Fluor-β-ureidoproprionsäure (FUPA), α-Fluor-β-Alanin (FBAL)), Gesamtanaboliten (Fluorouridin-triphosphat (FUTP), 5-Fluoro-2'-deoxyuridin-monophosphat (FdUMP)) sowie Nucleosiden (5-Fluorouridin (FUrD), 5-Fluoro-deoxyuridin (FdUrd) wurde durch Messung der F-19 Signalintensitäten in 0,5 - 1 g Gewebe am Hochfeld MR-Spektrometer (11,7 Tesla) bei 4°C errechnet.

Ergebnisse

Die Nachweisgrenze der spektroskopisch bestimmten Substanzen lag bei 3 nmol/g.

Nach systemischer Kurzzeitinfusion über 10 - 20 min liegt das intracellulär aufgenommene 5-FU fast ausschließlich in katabolisiertem Zustand vor, freies 5-FU ist bis ca. 60 min p.i. zu finden. Maximale intracelluläre Konzentrationen finden sich ca. 60 - 120 min p.i. Im Lebergewebe sind bis 2000 nmol/g, in Metastasen nur bis 800 nmol/g meßbar; das Verhältnis der Metabolite in Metastase und Leber (M:L-Ratio) liegt mit 0,05 - 0,37 niedrig. Anabolite waren im Metastasengewebe in geringer Menge bei 6/13 Patienten nachweisbar (Abb. 2a), 24 h p.i. jedoch nur noch Katabolite in geringer Konzentration (25 - 85 nmol/g).

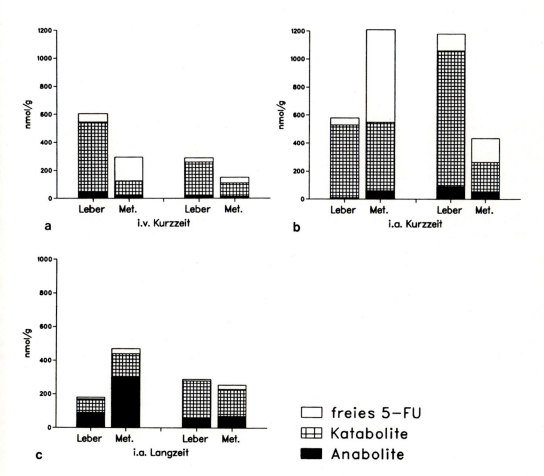

Abb. 2a-c. Exemplarische Darstellung des 5-FU Metabolitmusters für je zwei Patienten mit i.v. Kurzinfusion (a), i.a. Kurzinfusion (b), sowie i.a. Langzeitinfusion (c). Dargestellt ist jeweils das Metabolitmuster für Leber- und Metastasengewebe. Der Anteil intracellulär aufgenommenen 5-FUs ist nach i.a. Kurzinfusion am höchsten. Der relative Anteil an Anaboliten ist nach i.a. Langzeittherapie maximal. Nach i.v. Kurzzeitinfusion sind nur grenzwertige Mengen an Anaboliten nachweisbar, das aufgenommene 5-FU liegt im wesentlichen als katabol metabolisierte Substanz vor. Der hohe Anteil freien 5-FUs nach i.a. Kurzinfusion steht noch für eine anabol cytotoxische Verstoffwechselung zur Verfügung

Nach intraarterieller Kurzzeitgabe liegen 10 - 40 min p.i. hohe intracelluläre Konzentrationen an 5-FU vor. Die M:L-Ratio liegt mit 0,37 - 8,98 wesentlich höher, wobei im Lebergewebe annähernd gleiche Konzentrationen zu finden sind wie nach i.v. Gabe, Metastasengewebe jedoch stark erhöhte Spiegel aufweist, Abb. 2b. Anabolite waren bei 9/13 Patienten in deutlich höheren Konzentrationen nachweisbar. Nach intraarterieller Langzeitapplikation (24 h) konnte bei zwei von vier Patienten erhebliche Mengen an Anaboliten im Metastasengewebe nachgewiesen werden, auch noch 24 h p.i., wobei die maximalen Konzentrationen 300 bis 450 nmol/g betrugen, Abb. 2c.

Diskussion und Schlußfolgerungen

Die Analyse operativ gewonnenen Tumorgewebes von Patienten mit Lebermetastasen colorectaler Carcinome durch 19-F-Hochfeld MR-Spektroskopie ermöglicht Aussagen über den intracellulären Anteil cytotoxischer Anabolite nach 5-FU Chemotherapie in Metastasen- und Lebergewebe. Einschränkend für die Beurteilung sind vor allem die nach systemischer 5-FU Gabe auftretenden niedrigen intracellulären Spiegel an Anaboliten. Durch die Instabilität der cytotoxisch wirkenden Fluor-Nucleotide kann erneut freies 5-FU entstehen. Bei niedrigen Anabolitkonzentrationen sind lange Meßzeiten erforderlich, so daß fälschlich zu niedrige Spiegel gemessen werden können.

Die bei verschiedenen Patienten gemessenen Metabolitspiegel unterliegen einer großen Variabilität. Dies kann Ausdruck interindividueller Unterschiede, aber auch eines differenten cellulären Aufnahmemechanismus für 5-FU sein, mithin Ausdruck unterschiedlicher Cytostaticasensitivität.

Bei systemischer 5-FU Gabe ist von geringen Mengen an Anaboliten im Metastasengewebe auszugehen. Der überwiegende Anteil 5-FU wird durch Lebergewebe aufgenommen und katabolisiert.

Nach intraarterieller Gabe werden im Metastasengewebe höhere Konzentrationen an 5-FU erreicht; immerhin sind noch 25 h p.i. für eine cytotoxische Wirkung notwendige Anabolite nachweisbar. Das Metabolitmuster im Lebergewebe zeigt keine wesentliche Änderung gegenüber i.v. Gabe. Die höhere Konzentration cytotoxischer Anabolite (vorwiegend RNA gebundenes FUTP) kann Folge der höheren infundierten 5-FU Menge sein. Tierexperimentell läßt sich eine Dosisabhängigkeit der RNA-Inkorporation an 5-FU nachweisen (5).

Das Metabolisierungsmuster von 5-FU im Tumorgewebe läßt somit Vorteile einer intraarteriellen gegenüber einer systemischen 5-FU Chemotherapie erwarten.

Summary

19-F MR spectroscopy is able to detect intracellular compounds of 5-fluorouracil metabolism with a resolution of 3 nmol/g tissue. Biopsies taken intraoperatively from patients with colorectal liver metastases after pretreatment either by systemic or by intraarterial administration of 5-FU were investigated for the amount of cytotoxic anabolites and noncytotoxic catabolites. Following i.v. short-term administration no significant amount of fluorinated nucleotides was found. However, after intraarterial infusion up to 450 nmol/g anabolites was detected, with the highest concentrations following long-term intraarterial infusion for 24 h. The noninvasive method of 19-F MR spectroscopy can provide useful information on the ability of colorectal liver metastatic cells to form cytotoxic anabolites following i.v. or i.a. 5-FU chemotherapy.

Literatur

1. Hohenberger P, Buhl K, Sinn H, Schlag P (1986) Klinische und pharmakokinetische Ergebnisse der lokoregionalen 5-FU-Chemotherapie bei Lebermetastasen kolorektaler Karzinome. Z Gastroenterol 24(9):456
2. Schlag P, Dimitrakopoulou A, Lehner B, Hohenberger P, Strauß LG, Herfarth Ch (1989) Positron Emission Tomography (PET) is a useful diagnostic tool to monitor 5-Fluorouracil(5-FU) chemotherapy in colorectal liver metastases. Proc ASCO 8:106
3. Malet-Martino MC, Faure F, Vialaneix JP, Palevody C, Hollande E, Martino R (1986) Noninvasive fluorine-19 NMR studies of fluoropyrimidine metabolism in cell cultures of human pancreatic and colon adenocarcinoma. Cancer Chemother Pharmacol 18:5-10
4. Hull WE, Port RE, Herrmann R, Britsch B, Kunz W (1988) Metabolites of 5-fluorouracil (FU) in plasma and urine, as monitored by 19F-NMR spectroscopy, for patients receiving a 10 min infusion of FU, with or without methotrexate. Cancer Res 48:1680-1688
5. Erichsen C, Christensson PI, Jacobsson B, Jönsson PE, Stenram U (1988) Effects of dosage and infusion tome on the incorporation of 5-fluorouracil into DNA and RNA of normal tissues and an adenocarcinoma transplanted to rat liver. J Surg Oncol 38:155-159

Dr. P. Hohenberger, Chirurgische Universitätsklinik, Sektion Chirurgische Onkologie, Im Neuenheimer Feld 110, D-6900 Heidelberg

58. Spezifische Elimination humaner Neuroblastomzellen durch die Anwendung von monoklonalen Antikörper-Cobra Venom Faktor Conjugaten: Ein Modell zur Tumor-Therapie

Specific Elimination of Human Neuroblastoma Cells by Monoclonal Antibody-Cobra Venom Factor Conjugates: A Tumor Therapy Model

H. Juhl[1], E. C. Petrella[2], N.-K. V. Cheung[3], R. Bredehorst[2] und C.-W. Vogel[2]

[1] Chirurgische Klinik des Universitäts-Krankenhauses Eppendorf, Hamburg
[2] Depts. of Biochemistry and Molecular Biology, Medicine, and V.T. Lombardi Cancer Center, Georgetown University, Washington, D.C.
[3] Dept. of Pediatrics, Memorial Sloan Kettering Cancer Center, New York, NY

Einleitung

Die chirurgische Therapie zahlreicher Malignome bleibt in vielen Fällen durch das Vorliegen von Metastasen oder nicht resezierbaren Resttumorgewebes limitiert. Auch die Entwicklung neuer chemo- und strahlentherapeutischer Schemata hat an der grundsätzlich unbefriedigenden Therapie fortgeschrittener Malignome wenig geändert, so daß der Bedarf an neuen Therapieformen unverändert besteht. Durch die Entwicklung der Hydridomatechnik von KÖHLER und MILSTEIN 1975 und die damit verbundene Herstellung monoklonaler Antikörper (mAk) wurde es erstmals möglich, in praktisch unbegrenzter Zahl mAk zu produzieren, die gute Bindungseigenschaften gegenüber Tumorzellen aufweisen und so die Aussicht auf eine spezifische Tumortherapie bieten. Voraussetzung für den therapeutischen Einsatz von mAk ist, neben guter Bindungseigenschaften, deren Fähigkeit zur Komplementaktivierung bzw. der Vermittlung einer Antikörper-abhängigen zellulären Cytotoxizität (ADCC = antibody dependent cellular cytotoxicity).

Inzwischen wurden zahlreiche mAk hergestellt, die über gute Bindungseigenschaften an verschiedene Malignome verfügen. Einige von ihnen wurden auch schon in klinischen Studien auf ihre Wirksamkeit zur Tumortherapie überprüft. Insgesamt sind die klinischen Erfolge in der Tumortherapie mit mAk jedoch gering. Ein wesentlicher Grund dabei ist, daß die meisten mAk zwar über gute Tumorbindungseigenschaften verfügen, jedoch keine biologischen Effektor-Funktionen besitzen. Für die bisher durchgeführten Monotherapien mit mAk ergibt sich ein weiteres Problem aus dem polyklonalen Aufbau und damit heterogenen Antigenmuster solider Tumore, wodurch bei Applikation eines mAk in der Regel nicht sämtliche Tumorzellen erreicht werden (4). Schließlich wirkt eine zu geringe Zielantigendichte limitierend für eine tumoricide Wirkung des mAk (1).

Diese Limitation bisheriger Therapiekonzepte könnte überwunden werden, wenn es gelingt, verschiedene mAk (einen sogn. Cocktail) gegen einen Tumor zur Verfügung zu haben. Bei der begrenzten Anzahl von mAk mit guten Bindungseigenschaften und biologischer Effektor-Funktion, wie z.B. Komplementaktivierung, ist dies z.Zt. nur in geringem Umfang realistisch.

In dieser Situation wäre es außerordentlich wünschenswert, Antikörper, die gute Tumorbindungseigenschaften aufzeigen, mit Effektorfunktionen zu versehen, die diese per se nicht besitzen. Durch die Conjugation mit Cobra Venom Faktor (CVF) ist dies prinzipiell möglich.

CVF ist ein untoxisches Glykoprotein aus dem Gift der Cobra, das strukturelle und funktionelle Homologie zur humanen Komplementkomponente C3b zeigt. In Analogie zu C3b aktiviert CVF den alternative pathway von Komplement im Serum, ist jedoch im Unterschied zu C3b resistent gegenüber Regulationsfaktoren und führt deshalb zu einer permanenten Komplementaktivierung. Wird CVF an einen Antikörper gekoppelt, der an eine Tumorzelle bindet, richtet sich die Komplement-Attacke gegen die Zielzelle. So gelang es, durch Kopplung von CVF an nicht-cytotoxische mAk humane Melanomzellen (7) und Leukämiezellen (3) über eine Komplementvermittelte Lyse zu eliminieren.

Wir entwickelten ein in-vitro Therapiemodell zur Elimination humaner Malignomzellen unter Verwendung von mAk-CVF Conjugaten und humaner Neuroblastomzellinien Lan1 und Lan5. Neuroblastome stellen den zweithäufigsten soliden, malignen Tumor im Kindesalter dar. Bei Diagnosestellung liegt in 2/3 der Fälle bereits ein fortgeschrittenes Tumorstadium vor, das chirurgisch meist nicht kurativ behandelbar ist. In der überwiegenden Anzahl dieser Kinder hat die Chemo- und/oder Strahlentherapie nur palliativen Charakter. So liegt die 2-Jahres-Überlebensrate bei dem Stadium IV, das die meisten Patienten bei Diagnosestellung aufweisen, unter 10% (6). Da ein großer Teil der Rezidive auf nicht eliminierte Knochenmarkmikrometastasen zurückzuführen ist, bietet das bei der akuten lymphatischen Leukämie erfolgreiche Konzept des Knochenmark-purging mittels Antikörperbehandlung vor einer autologen Transplantation, bei zuvor maximal bestrahlten Patienten (5), einen möglichen Ansatzpunkt für eine Behandlung mit mAk-CVF Conjugaten.

Es wurde in vitro untersucht, ob Neuroblastome diesem neuen Therapieverfahren zugänglich sind, wobei insbesondere geprüft wurde, inwieweit der Einsatz eines Cocktails verschiedener mAk-CVF Conjugate die Effizienz einer Antikörpertherapie von Malignomen steigert.

Zur Kopplung mit CVF wurden die nicht-cytotoxischen, murinen mAk 3E7 (IgG1), 8H9 (IgG2a), sowie das nicht-cytotoxische F(ab')$_2$-Fragment des cytotoxischen mAk 3F8 (IgG3) verwendet.

Methoden und Ergebnisse

Die monoklonalen Antikörper 3E7, 8H9 und das F(ab')$_2$ Fragment des monoklonalen Antikörpers 3F8 wurden in einem Kompetitionsbindungstest ausgetestet. Es zeigt sich, daß alle drei Antikörper am Lan1 und Lan5 binden, sich in ihrer Bindung jedoch nicht gegenseitig inhibieren und somit unterschiedliche Antigene oder zumindest Epitope erkennen. Anschließend erfolgte die Kopplung der mAk mit CVF unter Verwendung von N-succinimidyl-2-(2-pyridyldithio)propionat (SPDP). Die Aufreinigung der Conjugate erfolgte über eine AcA22 Ultrogel Chromatographiesäule, der Conjugat-Nachweis wurde über eine 3 - 13% SDS-PAGE Elektrophorese erbracht.

3E7-CVF, 8H9-CVF und 3F8 F(ab')$_2$-CVF wurden in einem Hämolysetest auf ihre CVF-Aktivität überprüft und mit freiem CVF verglichen. Dabei zeigte sich, daß die Conjugate über CVF-Aktivität verfügen, die ca. 30% unter der von freiem CVF liegt. Alle drei Conjugate exprimieren dabei, bezogen auf den molaren CVF-Anteil, ungefähr die gleiche CVF-Aktivität (Abb. 1).

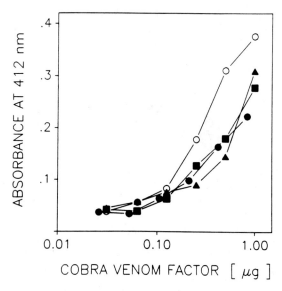

Abb. 1. Hämolyse-Assay zur Bestimmung der CVF-Aktivität. Meerschweinchen-Erythrocyten wurden mit 3E7-CVF (■——■), 8H9-CVF (▲——▲), 3F8 F(ab')$_2$-CVF Conjugat (●——●) bzw. freiem CVF (o——o) und Meerschweinchen-Serum 20 min inkubiert, die Erythrocyten abzentrifugiert und im Überstand photometrisch der Hämoglobingehalt als Indikator für Komplement-vermittelte Zellyse und damit der CVF-Aktivität gemessen. Als negative Kontrolle (in der Abbildung nicht gezeigt) wurde unconjugierter Antikörper hinzugegeben, der keinerlei Lyseaktivität zeigte

Die Austestung in einem ^{51}Cr-release Cytotoxizitätsassay zeigte, daß alle drei Conjugate zwar über Komplement-vermittelte Cytotoxizität gegen Neuroblastomzellen verfügen, dies jedoch in sehr unterschiedlichem Ausmaß. 3E7-CVF Conjugat konnte maximal ca. 20% der Lan1 Zellen töten, 8H9-CVF hingegen ca. 50%, während 3F8 F(ab')$_2$-CVF 80% maximale Zellyse erzielte (Abb. 2).

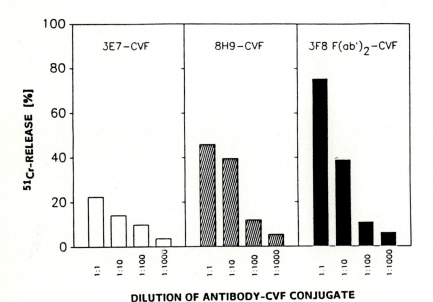

Abb. 2. ^{51}Cr-release Cytotoxizitätstest. ^{51}Cr-markierte Lan1 Zellen wurden mit verschiedenen Verdünnungen von 3E7-CVF (1:1 = 9 µg), 8H9-CVF (1:1 = 9 µg) und 3F8 F(ab')$_2$-CVF (1:1 = 6 µg/ml) behandelt, anschließend mit humanem Serum 5 h inkubiert. Die im Zellüberstand gemessene, aus den Zellen freigesetzte Menge an ^{51}Cr ist Maß für die Zellyse. Als Kontrollen wurden unconjugierter Antikörper und freies CVF verwendet, die über keine signifikante Cytotoxizität verfügen (nicht gezeigt)

Keinen Unterschied zeigen die Conjugate in der Kinetik Komplement-vermittelter Zellyse. Nach ca. 5 - 7 h erzielen 3E7-CVF, 8H9-CVF und 3F8 F(ab')$_2$-CVF ein maximales killing. Bei Verwendung von Lan5 Zellen ergab sich ein ähnliches Bild.
Eine mögliche Erklärung der unterschiedlichen Cytotoxizitäten ist die Differenz in der Bindung des Antikörpers. In einem Bindungstest entsprechend dem ELISA Verfahren wurden die 3 Conjugate vergleichend getestet. So bindet das 3E7-CVF Conjugat am schwächsten, das 8H9-CVF Conjugat nimmt eine Mittelstellung ein und das 3F8 F(ab')$_2$-CVF Conjugat bindet am stärksten an Lan1 Zellen.

Von großem Interesse ist schließlich die Frage, inwieweit eine Kombination der Antikörper-Conjugate die Effizienz einer Therapie beeinflußt. Aus diesem Grunde wurden Neuroblastomzellen mit Kombinationen von 3E7-CVF/8H9-CVF, 3E7-CVF/3F8 F(ab')$_2$-CVF und 8H9-CVF/3F8 F(ab')$_2$-CVF, sowie ein Cocktail von allen drei Conjugaten in einem Cytotoxizitätstest eingesetzt. Hierbei zeigte sich, daß in allen Kombinationen ein additiver Effekt auftritt.

Dieser additive Effekt ergab für den Cocktail aller 3 Conjugate sogar ein 100%iges Zell-killing, was in Conjugat-Einzelgaben nicht zu erzielen war (Abb. 3).

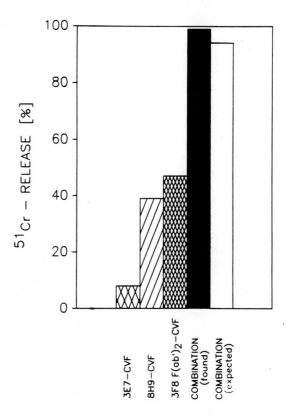

Abb. 3. ^{51}Cr-release Cytotoxizitätsassay: Lan1 Zellen wurden mit einer Kombination von 3 Antikörper-CVF Conjugaten behandelt und anschließend für 5 h mit humanem Serum inkubiert. Dargestellt sind die Toxizität der Conjugate bei Einzelgabe, bei Kombination im 3er Cocktail, sowie der theoretische Toxizitätswert, der sich aus der Addition der Einzeltoxizitäten ergibt. Im Cocktail enthalten sind dabei 3E7-CVF (6 µg), 8H9-CVE (1,6 µg) und 3F8 F(ab')$_2$-CVF (0,4 µg)

Diskussion

Es konnte gezeigt werden, daß humane Neuroblastomzellen unter Verwendung von mAk-CVF Conjugaten, über die Aktivierung von Komplement, eliminiert werden können.

Dabei verfügen verschiedene Antikörper-Conjugate über unterschiedliche Fähigkeit, eine Komplement-vermittelte Zellyse herbeizuführen. Die Bindungseigenschaften der Antikörper sind vermutlich der Hauptgrund dieser Beobachtung, wie die Korrelation von Antikörperbindung und Toxizität zeigte.

Die Effektivität einer Conjugattherapie kann wesentlich durch den Einsatz einer Kombination von mAk-CVF Conjugaten gesteigert werden. Die Kombination von 2 Conjugaten resultierte in einem additiven lytischen Effekt. Der Einsatz von 3 verschiedenen Conjugaten zeigte ebenfalls einen additiven Effekt, der zu einer 100% Tumorzellelimination führte, was weder durch Conjugat-Einzelgabe noch eine 2er Kombination erreicht werden konnte.

Aus diesen in vitro Versuchen, die auch Modellcharakter für andere Tumore haben könnten, ergeben sich neue Ansatzmöglichkeiten zur Behandlung von Neuroblastomen. Eine baldige klinische Anwendung dieses Therapiekonzeptes könnte insbesondere im sogn. Knochenmarkpurging liegen.
Grundlage dieses Konzeptes ist dabei die Tumorzellelimination aus Knochenmark ex-vivo. Durch dieses Verfahren soll es möglich werden, eine hochdosierte Chemo-/Strahlentherapie durchzuführen. Das vor dieser Behandlung entnommene und durch Antikörper-CVF gereinigte Knochenmark dient als autologes Transplantat zum Ersatz des durch die radikale Tumortherapie zerstörten Knochenmarks.

Besonders wertvoll wären mAK-CVF Conjugate vom theoretischen Ansatz zur systemischen in-vivo Anwendung. Durch die Komplementaktivierung im Tumor wird lokal eine Entzündungsreaktion mit den Folgen der vermehrten Vascularisierung (die evtl. eine zusätzliche Chemotherapie effektiver gestaltet), sowie - über die Freisetzung chemotaktischer Substanzen wie Anaphylatoxin - der Anlockung von Abwehrzellen wie Granulocyten, Makrophagen und Lymphocyten herbeigeführt. Es ist zu erwarten, daß die an die Tumorzellen gelockten Abwehrzellen auch Tumorzellen angreifen, die das mAk-CVF Conjugat nicht gebunden haben. Hierdurch sollten also nicht nur die Conjugat-Targetzellen über den gebildeten Membran Attack Komplex (MAK) eliminiert werden, sondern auch Zellen angegriffen werden, die sich einer alleinigen Antikörperbehandlung wegen fehlender Antigenpositivität entzogen haben.

Aus diesem Grund werden die mAk-CVF Conjugate jetzt in einem in-vivo Modell unter Verwendung von Nacktratten auf ihre Effektivität überprüft.

Für eine klinische Anwendung sind jedoch noch Probleme der Immunogenität der verwendeten Conjugate zu lösen, da es sich sowohl bei den Maus-Antikörpern, als auch bei CVF um Fremdproteine handelt, die eine Antikörperbildung im Patienten hervorrufen würden.

Durch gentechnologische Verfahren ist es bereits möglich, Maus-Antikörper zu "humanisieren", d.h. die Antikörperbindungsstellen vom restlichen Antikörper zu trennen und mit einem humanen Antikörper zu fusionieren (2).

Die Herstellung nicht-immunogenen CVF stellt ein größeres Problem dar, wobei sich auch hier eine gentechnologische Lösung, z.B. durch Manipulation der Gene für humanes C3 in der Form, daß dieses ebenso wie CVF durch Regulationsfaktoren nicht inhibierbar ist, abzeichnet.

Zusammenfassung

Durch die Entwicklung von mAk mit Tumorbindungseigenschaften ist es prinzipiell möglich geworden, Tumorzellen selektiv zu eliminieren. Wir entwickelten ein in vitro Modell zur Elimination humaner Neuroblastomzellen unter Verwendung von mAk, die mit CVF angekoppelt wurden. CVF, ein untoxisches Protein aus dem Gift der Cobra, aktiviert Komplement und führt so an der Zielzelle des Antikörpers zur Zellyse. Auf diese Weise ließen sich humane Neuroblastomzellen (Lan1 und Lan5) eliminieren, wobei drei verschiedene, nicht-cytotoxische Antikörper (3E7, 8H9, und das $F(ab')_2$-Fragment des mAk 3F8) nach Conjugation von CVF getestet wurden. Die Conjugate 3E7-CVF, 8H9-CVF und 3F8 $F(ab')_2$-CVF besitzen unterschiedliche Toxizitäten (20%, 50% bzw. 80% maximaler cytotoxischer Effekt) in Korrelation zum Bindungsverhalten. Eine Kombination der Conjugate resultierte in einem additiven cytotoxischen Effekt, der Einsatz aller drei Conjugate in einem Cocktail führte zu 100% Tumorzellelimination.

Summary

The development of monoclonal antibodies (mab) offers the possibility of a selective elimination of tumor cells. We developed an in vitro therapy model for human neuroblastoma cells using CVF conjugated mab. The nontoxic protein CVF, which is derived from cobra venom, activates complement and leads to cell lysis of the antibody target cell. We were able to kill human neuroblastoma cells (Lan1 and Lan5) using three different mabs (3E7, 8H9, and the $F(ab')_2$ fragment of 3F8) conjugated with CVF. The conjugates 3E7-CVF, 8H9-CVF, and 3F8 $F(ab')_2$-CVF express different cytotoxicities (20%, 50%, and 80% respectively, maximal cytotoxic effect) correlating to the binding activity. Combination of the conjugates shows an additive effect, the use of all three conjugates in a cocktail leads to 100% tumor cell destruction.

Literatur

1. Capone P, Papsidero LD, Chu TM (1984) Relationship between antigen density and immunotherapeutic effects elicited by monoclonal antibodies against solid tumors. J Natl Cancer Inst 72:673
2. Horwitz AH, Chang CP, Better M, Hellstrom KE, Robinson RR (1988) Secretion of functional antibody and Fab fragment from yeast cells. Proc Natl Acad Sci USA 85:8678
3. Müller B, Müller-Ruchholtz W (1987) Covalent conjugates of monoclonal antibody and cobra venom factor mediate specific cytotoxicity via alternative pathway of human complement activation. Leukemia Res 11:461
4. Oldham RU (1987) Therapeutic monoclonal antibodies: effects of tumor cell heterogeneity. In: Nagel GA, Sauer R, Schreiber HW (Hrsg) Aktuelle Onkologie. Zuckschwerdt Verlag, S 93-111
5. Saarinen UM, Coccia P, Gerson S, Pelley R, Donovan D, Cheung N-KV (1985) Eradication of neuroblastoma cells in vitro by monoclonal antibody and complement: method for purging autologous bone marrow. Cancer Res 45:5969
6. Siegel SE (1982) Neuroblastoma: clinical perspectives, monoclonal antibodies, and retinoic acid. Ann Int Med 97:873
7. Vogel CW, Müller-Eberhard HJ (1981) Induction of immune cytolysis: tumor-cell killing by complement is initiated by covalent complex of monoclonal antibody and stable C3/C5 convertase. Proc Natl Acad Sci USA 78:7707

Dr. H. Juhl, Chirurgische Klinik des Universitäts-Krankenhauses Eppendorf, Martinistr. 52, D-2000 Hamburg 20

59. Chemoimmuntherapie mit niedrig dosiertem Cyclophosphamid, Thymostimulin und Echinacin bei Patienten mit fortgeschrittenen gastrointestinalen Tumoren

Chemoimmunotherapy with Low Doses of Cyclophosphamide, Thymostimulin, and Echinacea purpurea Extract in Patients with Advanced Gastrointestinal Malignancies

C. Lersch, M. Zeuner, A. Bauer, R. Hart, U. Fink und M. Classen

II. Medizinische und Chirurgische Klinik und Poliklinik der Technischen Universität München, Klinikum rechts der Isar

Einleitung

Die Ergebnisse der palliativen Chemo- und/oder Radiotherapie bei Patienten mit inoperablen fortgeschrittenen gastrointestinalen Tumoren sind unbefriedigend. Die Überlebenszeiten und -raten der Patienten können meist nicht wesentlich verlängert werden. Die Patienten leiden unter den zum Teil erheblichen Nebenwirkungen. Zusätzlich sind oft lange stationäre Aufenthalte notwendig. Immuntherapien mit Interleukin 2 und/oder Lymphokin-Aktivierten-Killerzellen (LAK) bieten neue Therapieansätze ([1]), sind aber nur in spezialisierten Behandlungszentren durchführbar.

Deshalb wurde in der gegenwärtigen Studie zusammen mit den Hausärzten der Patienten eine palliative Chemoimmuntherapie mit niedrigen Dosen von Cyclophosphamid (NCy), die die Suppressorzellaktivität vermindern können ([2]), Thymostimulin - einem Thymushormon, das Interleukin 2 und Interferon freisetzen kann ([3]) - und Echinacea purpurea Extrakt - Echinacin, das phagocytierende Zellen stimuliert ([4]) - bei 34 Patienten mit inoperablen gastrointestinalen Tumoren erprobt.

Patienten und Methoden

Alle Patienten mit progredienten Carcinomen des Colon/Rectums (n = 15), des Ösophagus (n = 6), der Leber (n = 5) oder des Pankreas (n = 8) hatten zuvor eine Operation, Radio- und/oder Chemotherapie. Alle Patienten erhielten am Tag 1 NCy - 300 mg/m^2 i.v. -, von Tag 3 - 10 Thymostimulin - 30 mg/m^2 i.m. - und Echinacin - 60 mg/m^2 i.m. Die Gabe von NCy wurde alle 28 Tage wiederholt, Thymostimulin und Echinacin wurden kontinuierlich 2x pro Woche gegeben.

Für ein immunologisches Monitoring wurde den Patienten vor und 1, 3, 5, 7, 14, 21 und 28 Tage nach NCy Blut abgenommen. Die absoluten Zellzahlen der CD 4+ (Helfer/Inducer - T -), CD 8 + (Suppressor/cytotoxische - T -) und CD 57 + (Natürliche Killer (NK) - und T - Zellen) Subpopulationen wurden bestimmt. Die Aktivitäten der NK- und LAK-Zellen wurden mit einem ^{51}Cr-Release Assay bei K 562- bzw. Daudy-Zellen gemessen. Die cutane Hautreaktion der Patienten wurde durch wiederholte Applikation von Recall-Antigenen verfolgt. Signifikante Unterschiede zwischen den erhobenen Werten wurden durch den χ^2-, t- oder Wilcoxon-Test geprüft.

Ergebnisse

Die Therapie wurde von allen Patienten ohne Nebenwirkungen gut vertragen. Der Karnofsky Index stieg bei 75% der Patienten um > 10% deutlich an. Die mediane Überlebenszeit nach Therapiebeginn war für die Patienten mit colorectalen Tumoren 4 Monate, für die mit Ösophaguscarcinomen 3,5 Monate, für die mit hepatocellulären Carcinomen 2,5 Monate und für die mit Pankreascarcinomen 2 Monate. Zwei Patienten mit Colon- und jeweils einer mit hepatocellulärem, Ösophagus- oder Pancreascarcinomen überlebten mehr als 7 Monate. Bei 7 von 15 Patienten mit colorectalen, bei 3 von 6 mit Ösophagus-, bei 2 von 5 mit Leber- und bei 1 von 8 mit Pankreascarcinomen wurde eine Stabilisierung des Tumorwachstums durch bildgebende Verfahren und/oder den Verlauf der Tumormarker im Serum festgestellt.

Die Hautreaktion auf Recallantigene verdoppelte sich 4 Wochen nach Therapiebeginn. Die CD 4 + Zellen nahmen meist schon 1 Tag nach NCy im peripheren Blut signifikant um durchschnittlich 39% zu, die CD 8 + um 10% ab. Die CD 57 + NK-Zellen stiegen um im Mittel 31% an, deren Aktivität um 101%. Die LAK-Zellaktivität nahm innerhalb von 14 Tagen um 169% zu (Tabelle 1).

Tabelle 1. Prozentuale Zu-/Abnahme der CD 4 +, CD 8 +, CD 57 + Zellen und der NK- bzw. LAK-Aktivitäten bei Patienten mit colorectalen (kore, n = 15), Ösophagus- (ös, n = 6), hepatocellulären (hep, n = 5) oder Pankreas- (pan, n = 8) Carcinomen unter palliativer Chemoimmunotherapie. Ausgangswert vor Therapie: 100%.
* ($p < 0,05$), ** ($p < 0,02$), n.s. = nicht signifikant

Carcinome	kore	ös	hep	pan
CD 4 + Zellen (%)	+ 27*	+ 27**	+ 12*	+ 13*
CD 8 + Zellen (%)	- 15**	- 10*	- 7**	n.s.
CD 57 + Zellen (%)	+ 29**	+ 39**	+ 24*	n.s.
NK-Aktivität (%)	+117*	+115*	+ 90*	+ 82*
LAK-Aktivität (%)	+195*	+189*	+180*	+112*

Schlußfolgerung

Durch die palliative Chemoimmunotherapie mit NYc, Thymostimulin und Echinacin wird das Immunsystem von Patienten mit fortgeschrittenen gastrointestinalen Tumoren unspezifisch signifikant gesteigert. Gleichzeitig kommt es bei einigen Patienten zu einem Wachstumsstillstand der zuvor progredienten Tumoren. Der Karnofsky Index der Patienten nimmt deutlich zu. Eine rein ambulante Betreuung und Behandlung durch die Hausärzte ist im Gegensatz zu den bisherigen palliativen Chemo- und/oder Radiotherapien möglich. Unklar ist allerdings auf Grund der geringen Zahl der Patienten und einer fehlenden Randomisierung - dies wird nur durch eine Multicenter-Studie möglich werden - der Einfluß der Therapie auf die Überlebenszeit und -rate der Patienten. Dennoch sollte die Chemoimmunotherapie bei Patienten, die auf Grund von fortgeschrittenen Tumoren nur noch palliativ behandelt werden können, in jedem Fall erwogen werden. Die Lebensqualität der Patienten wird dadurch sicher deutlich gesteigert.

Zusammenfassung

Bei vorbehandelten Patienten mit progredienten inoperablen Carcinomen des Colons/Rectums (n = 15), des Ösophagus (n = 6), des Pankreas (n = 8) und der Leber (n = 5) wurde eine palliative Chemoimmunotherapie mit niedrigen Dosen von Cyclophosphamid (NCy) - 300 mg/m^2 i.v., alle 28 Tage -, Thymostimulin - 30 mg/m^2 i.m. Tag 3 - 10 nach NCy täglich, dann fortlaufend 2x pro Woche - und Echinacin - 60 mg/m^2 i.m., gleichzeitig mit Thymostimulin in Zusammenarbeit mit den Hausärzten durchgeführt. Bei 7 von 15 Patienten mit colorectalen - mittlere Überlebenszeit (MÜZ) nach Therapiebeginn 4 Monate -, bei 3 von 6 mit Ösophagus- - MÜZ 3,5 Monate -, bei 2 von 5 mit Leber- - MÜZ 2,5 MOnate - und bei 1 von 8 mit Pankreascarcinomen wurde eine Stabilisierung des Tumorwachstums durch bildgebende Verfahren und den Verlauf der Tumormarker beobachtet. Die CD 4 + Zellen im peripheren Blut der Patienten stiegen unter Therapie signifikant um im Mittel 39%, die CD 57 + um 31%, die NK-Aktivität um 101% und die LAK-Aktivität um 169% an, während die CD 8 + Zellen um 10% abfielen. Die Lebensqualität der Patienten konnte durch diese palliative Chemoimmunotherapie deutlich gesteigert werden.

Summary

Outpatients with progressive and inoperable colorectal (N = 15), esophageal (N = 6), hepatocellular (N = 5), or pancreatic (N = 8) carcinomas were treated by a palliative chemoimmunotherapy consisting of low doses of cyclophosphamide (300 mg/m^2 i.v. every 28 days), thymostimulin (30 mg/m^2 i.m. day 3-10, then twice a week), and *echinacea purpurea* extract (60 mg/m^2, simultaneously with thymostimulin) in collaboration with their family doctor. Stabilization of tumor growth as monitored by chest roentgenography, abdominal ultrasonography, and registration of tumor markers in patient sera was seen in 7 of 15 patients with colorectal carcinoma (mean survival time, MST, 4 months), in 3 of 6 with esophageal carcinoma (MST 3.5 months), in 2 of 5 with hepatocellular carcinoma (MST 2.5 months), and in 1 of 8 with pancreatic carcinomas (MST 2 months). CD 4 + cells significantly increased by 39% (median), CD 57 + cells by 31%, NK cell activity by 101% and LAK cell activity by 169% in patients' peripheral blood 1 - 7 days after the start of therapy. CD 8 + cells significantly decreased by 10% (median). Cutaneous reaction to recall antigens doubled within 4 weeks. Patients' quality of life was most obviously improved by this palliative chemoimmunotherapy.

Literatur

1. Rosenberg SA (1988) Immunotherapy of cancer using interleukin 2: current status and future prospects. Immunology Today 9,2:58
2. Berd D, Mastrangelo MJ (1988) Effect of low dose cyclophosphamide on the immune system of cancer patients: Depletion of CD 4 +, d H 4 + suppressor-induced T-cells. Cancer Research 48:1671
3. Serrate SA, Schulof RS, Leondaridis L, Goldstein AL, Sztein MB (1987) Modulation of human natural killer cell cytotoxic activity, lymphokine production, and interleukin 2 receptor expression by thymic hormones. J Immunology 139,7:2338
4. Luettig B, Steinmüller C, Gifford GE, Wagner H, Lohmann-Matthes ML (1989) Macrophage activation by thr polysaccharide arabinogalactan isolated from plant cell cultures of Echinacea purpurea. J Natl Cancer Inst 81:669

Dr. C. Lersch, II. Medizinische Klinik der Technischen Universität München, Klinikum rechts der Isar, Ismaninger Str. 22, D-8000 München 80

IX. Kandidaten-Vorlesung zum „FORUMPREIS"

60. Prävalenz und Wertigkeit der jodinduzierten Hyperthyreose nach Kontrastmitteluntersuchungen: Ergebnisse einer prospektiven, kontrollierten klinischen Studie

Prevalence and Clinical Role of Iodine-Induced Hyperthyroidism Following Administration of Radiographic Contrast Agents: Results of a Prospective Controlled Clinical Study

M. Schwarz, M. Büchler, J. Rank, J. Friedrich und H. G. Beger

Klinik für Allgemeinchirurgie (Ärztl. Direktor: Prof. Dr. H.G. Beger) und Radiologie der Universität Ulm

Einleitung

Die Gefahr einer Hyperthyreose nach Anwendung jodhaltiger Röntgenkontrastmittel ist seit langem bekannt. STEIDLE (1) konnte durch eine Untersuchung an 663 hyperthyreoten Patienten nachweisen, daß bei 15% der Fälle die Hyperthyreose nach Applikation jodhaltiger Kontrastmittel auftrat. Da Kontrastmitteluntersuchungen in der präoperativen Diagnsotik eine zunehmende Bedeutung gewinnen, nimmt die Zahl der Patienten mit Schilddrüsenüberfunktion ständig zu. Im chirurgischen Alltag bedeutet die Diagnose einer jodinduzierten Hyperthyreose (JIH) eine langdauernde präoperative thyreostatische Therapie mit Verzögerung der Operation und unter Umständen einer Verschlechterung der Prognose bei onkologischen Patienten.

Ziel der Untersuchung

Ziel dieser prospektiven Untersuchung war es, die Häufigkeit der JIH im chirurgischen Patientengut festzustellen und die Relevanz der JIH für die Operationsfähigkeit der Patienten aufzuzeigen.

Patienten und Methode

Von Februar bis Juni 1989 wurden alle Patienten mit Kontrastmitteluntersuchungen (n = 106, 53 männl., 53 weibl.) zweier allgemeinchirurgischer Stationen hinsichtlich der Entwicklung einer JIH prospektiv untersucht. Vor Kontrastmittelapplikation wurde der Funktionszustand der Schilddrüse mittels TRH-Test (Antepan,

Henning, Berlin) und Serum-T_4, -FT_4, -T_3 und -FT_3 (Amerlite TT4 und T3U Assay, Amersham Bucher, Braunschweig) geprüft und danach wöchentlich bis zur 10. Woche die Parameter Serum-T_4, -FT_4, -T_3 und -FT_3 bestimmt. Eingangsbedingung war eine euthyreote Stoffwechsellage zum Zeitpunkt der Aufnahme in die Studie. Zur Erfassung einer klinischen Hyperthyreose-Symptomatik wurden die Kriterien Ruhetachykardie (obligates Kriterium), Gewichtsabnahme, Fingertremor, Wärmeintoleranz, Schweißneigung und Nervosität herangezogen. Bei Auftreten einer Hyperthyreose (Klinik und/oder Labor) wurden ein Schilddrüsensono- und ein Szintigramm durchgeführt.

Ergebnisse

Von den 106 Patienten wiesen 42 (40%) innerhalb von 10 Wochen nach Kontrastmittelapplikation erhöhte periphere Schilddrüsenhormonkonzentrationen im Serum auf. Bei 37 Patienten (35%) fanden wir Serum-T_4, -FT_4 und -T_3 im pathologischen Bereich und bei 5 Patienten (5%) fiel ein erhöhter Serum-T_3- und -FT_3-Wert auf.

6 Patienten (6%) wurden als klinisch hyperthyreot bewertet, da sie mindestens zwei der 6 klinischen Zeichen einer Hyperthyreose zeigten (Ruhetachykardie und ein weiteres Symptom).

Die Zeitspanne zwischen Kontrastmittel-Applikation und maximalem Anstieg der Schilddrüsenhormonwerte betrug im Median 2 Wochen (Q1 = 2 Wo, Q3 = 3 Wo.).

Die morphologische Untersuchung der Schilddrüse bei Patienten, die eine laborchemische Hyperthyreose entwickelten, erbrachte in 36% Normalbefunde, in 43% eine Schilddrüsenvergrößerung mit inhomogenem Speichermuster und in 13% eine Vergrößerung der Schilddrüse mit homogenem Speichermuster. In 7% fand sich ein autonomes Adenom.

Beide Patienten mit autonomem Adenom wurden klinisch hyperthyreot. Zwei weitere Patienten mit klinischer Hyperthyreose hatten einen schilddrüsenmorphologischen Normalbefund und ein Patient eine Struma I mit diffuser Autonomie.

Die mittlere Kontrastmittelmenge betrug bei den euthyreoten Patienten 48 ± 29 g und bei den hyperthyreoten Patienten 51 ± 49 g. Eine Korrelation zwischen verabreichter Kontrastmittelmenge und Klinik oder Labor ließ sich nicht nachweisen. Es bestand kein Zusammenhang zwischen einer Erhöhung der Schilddrüsenhormonspiegel im peripheren Blut und der klinischen Symptomatik.

10 Wochen nach Verabreichung des Kontrastmittels kam es bei allen Patienten zu einer Normalisierung der Schilddrüsenwerte.

Diskussion

Die Problematik der jodinduzierten Hyperthyreose liegt in der Einschränkung der Operabilität und Narkosefähigkeit von Patienten, die aufgrund ihrer Grunderkrankung einer rechtzeitigen Operation zugeführt werden sollten.

Nach Maßgabe der Literatur setzt das Auftreten einer JIH eine vorbestehende, meist latente Erkrankung der Schilddrüse voraus. Hierzu gehören die immunogene Basedow-Struma, das autonome Adenom sowie die diffuse Autonomie, die gehäuft in jodmangelversorgten Regionen auftritt (2).

Zur Klassifikation einer JIH gehört neben den erhöhten peripheren Schilddrüsenwerten und einem supprimierten TRH-Test auch die klinische Symptomatik.

Nach unseren Ergebnissen entwickeln 40% (42 von 106) der chirurgischen Patienten in der Folge einer Kontrastmitteluntersuchung laborchemische Hinweise für eine Hyperthyreose. Dagegen fanden sich nur 6% (6 von 106) mit dem Vollbild (Klinik und Labor) einer JIH. Diese Prävalenz entspricht dem Auftreten einer JIH in einem jüngst publizierten radiologischen Patientenkollektiv (1).

3 der 6 Patienten (50%) mit dem Vollbild einer JIH zeigten eine morphologische Prädisposition in Form einer Autonomie (lokal oder diffus) im Szintigramm, so daß hierin eine echte Risikogruppe besteht.

Folgerungen

40% der chirurgischen Patienten nach Kontrastmitteluntersuchungen entwickeln laborchemische Zeichen einer Hyperthyreose, jedoch nur 6% eine therapiepflichtige JIH mit der Konsequenz einer Einschränkung oder Verzögerung der Operabilität. Eine echte Risikogruppe bilden Patienten mit Autonomie. Es erscheint sinnvoll, diese Patienten vor Kontrastmitteluntersuchungen herauszufiltern. Bei klinischem Nachweis einer knotigen Struma sollte ein Szintigramm erfolgen, um bei nachgewiesener Autonomie eine Perchloratblockade vor der Kontrastmittelapplikation vorzunehmen.

Zusammenfassung

Bei 106 Patienten wurde in einer prospektiven Untersuchung die Bedeutung der jodinduzierten Hyperthyreose nach Kontrastmittelapplikation evaluiert. Unter Berücksichtigung von Serum-T_4, -FT_4, -T_3 und -FT_3 und Klinik entwickelten 42 Patienten (40%) laborchemische Zeichen einer Hyperthyreose, jedoch nur 6 Patienten (6%) das Vollbild einer JIH. Diese Patienten mit laborchemischen und klinischen Zeichen einer Hyperthyreose müssen präoperativ therapiert werden. Patienten mit Autonomien sind Risikopatienten und sollten präoperativ herausgefiltert werden.

Summary

In a prospective clinical trial in 106 typical patients the clinical role of iodine-induced hyperthyroidism following administration of radiologic contrast agents was analyzed. Forty-two patients (40%) developed laboratory signs (T_4, FT_4, T_3, FT_3) of hyperthyroidism, whereas six patients (6%) showed clinical and laboratory signs. Patients with clinical and laboratory signs of hyperthyroidism need to be treated preoperatively. These patients at high risk show autonomous regions at scintigraphy and should be screened for.

Literatur

1. Steidle BD (1987) Die jodinduzierte Hyperthyreose nach Röntgenkontrastmitteln. Thieme, Stuttgart New York
2. Usadel KH (1985) Zur Problematik der jodinduzierten Hyperthyreose. Langenbecks Arch Chir 365:75-78

Dr. M. Schwarz, Klinik für Allgemeinchirurgie, Universität Ulm, Steinhövelstr. 9, D-7900 Ulm

61. Effekt der proximal gastrischen Vagotomie auf die Campylobacter pylori Besiedelung des Magens

Effect of Proximal Gastric Vagotomy on Gastric Colonization of Campylobacter pylori

A.H. Hölscher[1], E. Bollschweiler[1], G. Petkaneschkov[1], J. Dittler[1] und K. Becker[2]

[1]Chirurgische Klinik und Poliklinik (Direktor: Prof. Dr. J.R. Siewert)
[2]Pathologisches Institut (Direktor: Prof. Dr. H. Höfler) der Technischen Universität München

Die Besiedelung der Magenschleimhaut mit Campylobacter pylori (C.p.) ist eng verbunden mit der peptischen Ulcuskrankheit. Dieses ist insbesondere beim Ulcus duodeni der Fall, bei dem sich in 90 - 100% der Patienten C.p. in antralen Mucosabiopsien nachweisen läßt (1, 4, 5). Normalpersonen mit unauffälliger Antrumschleimhaut weisen dagegen nur in 10 - 15% einen C.p. Befall auf (1). Die Veränderung der C.p. Flora durch die nicht resezierende Ulcuschirurgie ist bisher kaum untersucht worden (5). Ziel der vorliegenden Studie war es, den Effekt der proximal gastrischen Vagotomie (PGV) und der damit verbundenen Säurereduktion auf die C.p. Besiedelung und die assoziierte antrale Gastritis zu erfassen.

Material und Methode

Untersucht wurden insgesamt 71 Patienten mit Ulcus duodeni Krankheit, die in 3 verschiedene Gruppen unterteilt wurden (Tabelle 1). Bei allen Patienten erfolgte eine Ösophagogastroduodenoskopie nach zwölfstündiger Nüchternperiode. Im Rahmen der Endoskopie wurden bei jedem Patienten eine Antrum- und eine Corpusbiopsie entnommen und direkt auf den Agar eines Campylobacter-Urease (CU)- Testes (Temmler, Marburg) aufgebracht. Die Rotfärbung des gelben Agars innerhalb der folgenden 24 h wurde als positiver C.p.-Nachweis gewertet (7). Sechs bis acht weitere Antrum/Corpusbiopsien wurden für die histologische Untersuchung asserviert und jeweils eine HE-Färbung sowie eine Versilberung nach Warthin-Starry vorgenommen. An den Mucosabiopsien erfolgte eine Gastritis-Klassifikation entsprechend der Mitteilung der Arbeitsgemeinschaft Gastroenterologische Pathologie (3). Bei Patienten mit unbehandelten Ulcera duodeni wurde im Rahmen der

Tabelle 1. Charakteristika der drei untersuchten Patientengruppen

	n	medianes (Bereich) Alter (Jahre)	m:w	mediane (Bereich) Dauer seit OP (J.)
unbehandelte Ulcera duodeni	25	39,3 (23 - 69)	18:7	-
PGV	32	44,1 (27 - 79)	24:8	4,6 (3,1 - 7,4)
PGV + Pyloropl.	14	42,3 (25 - 71)	10:4	3,8 (2,5 - 5,1)

Erstdiagnostik des Ulcus biopsiert, bei Patienten nach PGV bzw. PGV mit Pyloroplastik (PP) (nach Heinecke-Mikulicz bzw. Finney) im Rahmen einer der regelmäßig vorgenommenen Nachuntersuchungen (Tabelle 1). Dabei wurden insgesamt 5 Rezidivulcera erfaßt. Von allen 32 Patienten nach PGV lagen Magensekretionsanalysen und intragastrale 24-h-pH-Metrien vom Zeitpunkt der Nachuntersuchung vor.

Statistische Methoden: Differenzen zwischen den Gruppen hinsichtlich der Prävalenz von C.p. wurden mit dem Chi-Quadrat-Test (Fisher exact test) berechnet. Unterschiede der Sekretions- und Aciditätswerte wurden nach dem Wilcoxon-Test analysiert. Das Signifikanzniveau wurde mit $p < 0,05$ angesetzt.

Ergebnisse

Der CU-Test und der histologische C.p. Nachweis zeigten in 94,3% eine Übereinstimmung; nur bei 4 Patienten fand sich ein Abweichen des CU-Testes von der als Goldstandard gewerteten Histologie mit Warthin-Starry-Färbung. Nach PGV war der Prozentsatz der Besiedelung des Magens mit C.p. nicht signifikant unterschiedlich im Vergleich zum floriden unbehandelten Ulcus duodeni (Tabelle 2). Die Häufigkeit der C.p. Besiedelung war zwischen vagotomierten Mägen mit und ohne Pyloroplastik ebenfalls ohne signifikante Differenz. Alle Patienten nach PGV (mit und ohne PP) hatten eine Gastritis, die überwiegend (81% bzw. 64%) als mittelgradig eingestuft wurde. Eine Korrelation zwischen der Prävalenz von C.p. und dem Auftreten bzw. dem Ausmaß der chronischen Gastritis konnte nach PGV nicht nachgewiesen werden. Die Säuresekretion und die intragastrale 24-h-Acidität zeigten zwischen der C.p. positiven bzw. C.p. negativen Gruppe nach PGV im wesentlichen keine signifikanten Differenzen (Tabelle 3). Der Prozentsatz der gastralen C.p. Besiedelung war bei Patienten mit bzw. ohne Rezidivulcera nach PGV gleich hoch (80%).

Diskussion

Für die Entstehung einer Gastritis wird C.p. derzeit als direkte Ursache angesehen; für gastroduodenale Ulcera stellt dieser Keim lediglich eine begünstigende Bedingung dar (1). Die klinische Bedeutung des C.p. ist dementsprechend ein kontrovers diskutiertes Thema. Die eigenen Ergebnisse zeigen in Übereinstimmung

Tabelle 2. Nachweis von C.p. durch CU-Test bzw. histologische Untersuchung. Keine signifikanten Differenzen zwischen den drei Gruppen

		Nachweis von C.p.	
	n	CU-Test	Histologie
unbehandelte Ulcera duodeni	25	80%	84%
PGV	32	87,5%	87,5%
PVG + Pyloropl.	14	71,4%	64,3%

Tabelle 3. Säuresekretion bzw. intragastrale Acidität in Abhängigkeit vom C.p. Nachweis in der Gruppe mit PGV (Medianwerte, *p < 0,05)

	n	BAO	PAO$_{SF}$	PAO$_{PG}$	pH		
					Gesamt phase	Nüchtern phase	Schlaf phase
C.p. pos.	28	1,2	2,3	22,8	1,9	2,4	1,9
C.p. neg.	4	0,6	0,5	15,8*	4,6	5,0	4,6

mit den Untersuchungen von O'Connor, daß die bei Ulcus duodeni Patienten in hohem Prozentsatz bestehende C.p. Besiedelung des Magens durch alleinige PGV nicht verändert wird (5). Nach konservativer Behandlung mit H2-Blockern wurde trotz Ulcusabheilung ebenfalls eine unveränderte Erregerprävalenz gefunden (4, 7). Nach PGV mit Pyloroplastik wäre aufgrund des vermehrten duodenogastralen Refluxes eine Reduktion des C.p. Befalles zu erwarten, da Galle die schützende gastrale Mucusschicht über dem epithelständigen, säureempfindlichen Keim zerstört. Entsprechend fand O'Connor nach truncularer Vagotomie und GE sowie nach Magenresektion nach Billroth I und II eine signifikante C.p. Verminderung, während eine Roux-Y-Rekonstruktion zu einem Erholen der C.p. Flora führte (5, 6). Die im eigenen Krankengut etwas, wenngleich nicht signifikant geringere C.p. Prävalenz nach PGV und Pyloroplastik im Vergleich zu alleiniger PGV ist wahrscheinlich mit dem gleichen Mechanismus zu erklären.

Voraussetzungen für die Elimination eines gastralen C.p. Befalles lassen sich weder durch Säuremessungen noch durch Analyse des klinischen Verlaufes erkennen. Die nicht signifikant unterschiedliche Acidität der C.p. positiven gegenüber den C.p. negativen Mägen zeigt in Übereinstimmung mit BRADY, daß das Vorhandensein des säureempfindlichen Keims nicht direkt von dem intraluminalen pH-Milieu abhängt (2). Da sich die Prävalenz von C.p. durch PGV nicht verändert und da sie nicht mit dem Auftreten von Rezidivulcera nach PGV korreliert, hat die Bestimmung dieses Erregers aus chirurgischer Sicht keine Relevanz.

Zusammenfassung

Die Campylobacter pylori Besiedelung des Magens wurde bei 71 Patienten mit Ulcus duodeni Krankheit erfaßt und ein Vergleich vorgenommen zwischen Patienten mit unbehandelten Ulcera duodeni bzw. PGV mit oder ohne Pyloroplastik. Durch PGV wurde die bei Ulcus duodeni Patienten in hohem Prozentsatz vorhandene gastrale C.p. Flora nicht signifikant verändert. Patienten mit oder ohne Pyloroplastik zeigten keine Unterschiede der C.p. Besiedelung. Die Prävalenz von C.p. korrelierte nach PGV nicht mit der Magensekretion, der intragastralen 24-h-Acidität oder dem Auftreten von Rezidivulcera.

Summary

The gastric colonization of *Campylobacter pylori* was investigated in 71 patients with duodenal ulcer, and a comparison was made between untreated patients and those treated by PGV or PGV with pyloroplasty. The high percentage of C.p. in duodenal ulcer patients remained unchanged after PGV. Patients with or without pyloroplasty showed no significant difference of C.p. colonization. The prevalence of C.p. after PGV did not correlate with gastric secretion, intragastric 24-h acidity, or the occurrence of ulcer relapse.

Literatur

1. Börsch G, Schmidt G (1987) Chronische Gastritis als Infektion und Wegbereiter der peptischen Ulcuskrankheit? Dtsch Med Wochenschr 112:1847-1848
2. Brady III CE, Hadfield TL, Hyatt JR, Utts SJ (1988) Acid secretion and serum gastrin levels in individuals with campylobacter pylori. Gastroenterol 94:923-927
3. Heilmann KL, Stolte M, Borchard F et al (1989) Gastritis - Graduierung und Klassifikation. Pathologe 10:194-196
4. Hui Wai-Mo, Lam Shiu-Kum, Chau Pat-Yim et al (1987) Persistence of campylobacter pyloridis despite healing of duodenal ulcer and improvement of accompanying duodenitis and gastritis. Dig Dis Sci 32:11, 1255-1260
5. O'Connor HJ, Dixon MF, Wyatt JI, Axon ATR, Ward DC, Dewar EP (1986) Effect of duodenal ulcer surgery and enterogastric reflux on campylobacter pyloridis. Lancet 1178
6. O'Connor HJ, Newbold KM, Alexander-Williams J, Thompson H, Drumm J, Donovan IA (1985) Effect of roux-en-Y biliary diversion on campylobacter pylori. Gastroenterol 97:958-64
7. Schmidt G, Börsch G, Wegener M, Ricken D (1987) Campylobacter pylori. Neuer Aspekt bei Gastritis und Ulcuskrankheit. Dtsch Med Wochenschr 112: 48, 1875-1878

Priv.-Doz. Dr. med. A.H. Hölscher, Chirurgische Klinik und Poliklinik der Technischen Universität München, Klinikum rechts der Isar, Ismaninger Str. 22, D-8000 München 80

62. Total parenterale Ernährung beeinträchtigt die Darmschleimhautbarriere gegen luminale Mikroorganismen
Total Parenteral Nutrition Impairs the Gut Mucosal Barrier Against Luminal Microorganisms

G. Späth[1], E. Deitch[2], R. Berg[3] und B. Specian[4]

[1]Chirurgische Universitätsklinik Tübingen, Abtl. für Allgem. Chirurgie
Departments of [2]Surgery, [3]Microbiology & Immunology, and [4]Anatomy, Louisiane State University Medical Center, Shreveport, USA

Einleitung

In einem hohen Prozentsatz der Sepsiszustände bei Patienten auf Intensivstationen läßt sich eine Eintrittspforte der Erreger nicht nachweisen. Der Gastrointestinaltrakt als Reservoir dieser überwiegend gramnegativen Septitiden tritt zunehmend in klinisches Interesse (5). Der Funktionsverlust der Darmschleimhautbarriere wird geradezu als "Motor" des septischen Multiorganversagens angesehen (2). Tierexperimentell wird der Prozeß des Übertretens von luminalen Keimen in die mesenterialen Lymphknoten (MLK) und weiter in systemische Organe als bakterielle Translokation bezeichnet (1). Dieser Prozeß wird normalerweise durch die Schleimhautbarriere verhindert. Da eine total parenterale Ernährung (TPN) Struktur und Funktion des Gastrointestinaltraktes beeinträchtigt (4), untersuchten wir, ob TPN per se zu bakterieller Translokation führt.

Material und Methoden

20 männliche 250 - 300 g schwere Sprague-Dawley-Ratten wurden unter Beachtung des US-amerikanischen "Guide for the Care and Use of Laboratory Animals" verwendet. In Pentobarbitalanaesthesie (50 mg/kg KG i.p.) wurden zentrale Venenkatheter aus Silikon (0,5 mm Innendurchmesser) über die rechtsseitige V. jugularis eingebracht und nach subcutaner Tunnelung zum Rücken distal der Scapulae ausgeleitet. Die Katheter wurden durch bewegliche Spiralfedern geschützt. Die Bewegungsfreiheit der Tiere wird bei einer derartigen Versuchsanordnung nicht beeinträchtigt.

Je 10 Tiere wurden entweder total parenteral oder in der Kontrollgruppe mit Standardrattendiät in Pelletform und Wasser ad libitum ernährt. Bei den Kontrolltieren wurde der Katheter mittels Ligatur occludiert. Nach 7 Tagen wurden in Ketamin-/Rompumnarkose (i.m.) Thorax und Abdomen unter sterilen Kautelen eröffnet. Zur Dokumentation aseptischer Verhältnisse von Seiten des Cavakatheters wurden Mediastinalabstriche gewonnen, durch Herzpunktion 0,5 ml Blut aspiriert und die Katheterspitze zusammen mit dem umgebenden Cavasegment excidiert; diese Proben wurden in je 5 ml steriler Herz-Hirn-Bouillon bei 37°C bebrütet und auf Bakterienwachstum untersucht.

Der mesenteriale Lymphknotenkomplex und Teile von Leber, Milz und Coecum wurden nach aseptischer Entnahme gewogen und mit Teflonhomogenisatoren ausgeschlossen. Das MLK-Homogenisat wurde je zur Hälfte auf Blut- und McConkeyagar aerob für 48 h bei 37°C inkubiert, um translocierende Bakterien zu erfassen. Ebenso wurde mit Aliquoten von Leber und Milz verfahren. Lymphknoten wurden als positiv angesehen, wenn sie mehr als 10 koloniebildende Einheiten aufwiesen. Vom Coecumhomogenisat wurden Aliquote einer Verdünnungsreihe kultiviert, um die Populationsdichte aller aerob anzüchtbaren Keime (auf Blutagar) und der gramnegativen Enterobakterien (auf McConkeyagar) zu bestimmen. Der Dünndarm wurde von der Flexura duodeno-jejunalis bis zur Mündung ins Coecum entnommen und in zwei gleichlange Abschnitte (im weiteren als Jejunum und Ileum) bezeichnet) geteilt. Vom jeweils distalen Ende dieser Hälften wurden Segmente zur histologischen Untersuchung entnommen. Jejunum und Ileum wurden sodann mit eiskaltem PBS gespült, der Länge nach aufgeschlitzt und die Mucosa mit einem Objektträger abpräpariert. Sie wurde in je 40 ml PBS homogenisiert und dann mit Hilfe der Coomassieblaumethode photometrisch bei 595 nm ihr Proteingehalt gemessen.

Translokationsincidenzen wurden mit dem χ^2-Test mit Yates-Korrektur verglichen, Bakterienpopulationen und Proteingehalt mit dem t-Test für unverbundene Stichproben. Unterschiede wurden für signifikant angesehen, wenn der p-Wert kleiner als 0,05 war.

Ergebnisse

Total parenterale Ernährung führt zu bakterieller Translokation (Tabelle 1): 60% positive MLK gegenüber 0% in der Kontrollgruppe ($p < 0,05$). Im Coecum kommt es zu bakterieller Überwucherung mit Zunahme gramnegativer Enterobakterien um 2,1 $\log_{10}$ ($p < 0,005$). Die Dünndarmschleimhaut atrophiert (Tabelle 2), wobei dies im distalen Dünndarm noch ausgeprägter der Fall ist als im Jejunum (Proteingehalt auf 35% der Kontrollgruppe reduziert). Histologisch zeigt sich ein geringgradiges subepitheliales Ödem sowie eine gewisse Verplumpung der Zellkerne, was auf eine reduzierte Vitalität der Enterocyten an der Villusspitze schließen läßt.

Diskussion

Alle experimentellen Bedingungen, die zu bakterieller Translokation aus dem Gastrointestinaltrakt führen, können auf einen oder eine Kombination folgender drei Mechanismen zurückgeführt wer-

Tabelle 1. Incidenz bakterieller Translokation (BT) in die MLK und coecale Populationsdichte aerob anzüchtbarer Bakterien nach 7tägiger total parenteraler Ernährung und oraler Kontrolldiät

	Incidenz BT in MLK	$\log_{10}$ KBE $\pm$ S.D./g Coecum	
		Gramneg. Enterobakt.	Aerobier gesamt
Pelletdiät	0%	6,3 $\pm$ 0,4	7,2 $\pm$ 0,5
TPN	60%[a]	8,4 $\pm$ 0,6[b]	8,7 $\pm$ 0,4[b]

KBE: Koloniebildende Einheiten
[a] $p < 0,05$ mittels χ^2-Test; [b] $p < 0,005$ mittels t-Test

Tabelle 2. Proteingehalt der Dünndarmschleimhaut nach 7tägiger total parenteraler Ernährung und oraler Kontrolldiät

	Schleimhautprotein in mg/cm Darmlänge $\pm$ S.D.	
	Jejunum	Ileum
Pelletdiät	0,94 $\pm$ 0,20	0,88 $\pm$ 0,18
TPN	0,43 $\pm$ 0,13[a]	0,31 $\pm$ 0,19[a]

[a] $p < 0,001$ mittels t-Test

den: Störung der intestinalen Mikroflora mit Überwuchern der gramnegativen Enterobakterien, Schädigung der Darmschleimhaut, Beeinträchtigung der Immunabwehr (3). Als Erklärung für die von uns gezeigte TPN-induzierte bakterielle Translokation kommen somit sowohl die ausgeprägte Schleimhautatrophie als auch das Überwuchern gramnegativer Bakterien in Betracht. DEITCH (3) hat gezeigt, daß diese beiden Mechanismen jedoch lediglich zu einer auf die MLK begrenzten "regionalen" Translokation führen: erst eine gleichzeitige Beeinträchtigung der Immunabwehr führt zur enterogenen Sepsis. Eine beeinträchtigte Immunabwehr liegt bei vielen Intensivstationpatienten vor. Im Hinblick auf eine optimale Prophylaxe des septischen Multiorganversagens (2) muß daher alles unternommen werden, um gerade bei diesem Patientenkollektiv die Integrität der Darmschleimhaut zu erhalten. Ein wichtiger, wenn auch gerade bei postoperativen Patienten nicht immer gangbarer Schritt ist hierbei, eine parenterale Ernährung nach Möglichkeit zu vermeiden bzw. so früh wie möglich durch eine enterale Nahrungszufuhr zu ersetzen.

Zusammenfassung

Nach siebentägiger total parenteraler Ernährung kommt es bei Ratten mit einer Incidenz von 60% zu bakterieller Translokation in die mesenterialen Lymphknoten ($p < 0,05$ gegen Kontrollen). Als Ursachen kommen die Störung der intestinalen Mikroflora mit Überwuchern der gramnegativen Enterobakterien im Coecum, die Atrophie der Mucosa (Proteingehalt der distalen Dünndarmmucosa auf 35% der Kontrollgruppe reduziert), sowie deren Strukturänderungen in Betracht. Die Bedeutung dieser Ergennisse für die enterogene Sepsis bei Intensivpatienten wird diskutiert.

Summary

Total parenteral nutrition for 7 days causes bacterial translocation to the mesenteric lymph nodes in 60% of patients ($P < 0.05$ versus controls). Possible causes are the disruption of the intestinal microflora with an overgrowth of gram-negative enterobacteria in the cecum, atrophy of the mucosa (mucosal protein content of the distal small intestine reduced to 35% of controls), or changes in mucosal structure. The significance of these results with respect to gut-derived sepsis in intensive care patients is discussed.

Literatur

1. Berg RD, Garlington AW (1979) Translocation of certain indigenous bacteria from the gastrointestinal tract of the mesenteric lymph nodes and other organs in a gnotobiotic mouse model. Infect Immun 29:403
2. Carrico CJ, Meakins JL, Marshall JC, Fry D, Maier RV (1986) Multiple-organ-failure syndrome. Arch Surg 121:196
3. Deitch EA (1988) Does the gut protect or injure patients in the ICU? Perspectives in Critical Care 1:1
4. Hughes CA, Dowling RH (1980) Speed of onset of adaptive mucosal hypoplasia and hypofunction in the intestine of parenterally fed rats. Clin Sci 59:317
5. Wilmore DW, Smith RJ, O'Dwyer ST, Jacobs DO, Ziegler TR, Wang XD (1988) The gut: A central organ after surgical stress. Surgery 104:917

Dr. G. Späth, Chirurgische Universitätsklinik Tübingen, Abteilung für Allgemeine Chirurgie, Calwer Str. 7, D-7400 Tübingen

63. Die Bedeutung der PMN-Leukocyten bei Dünndarmischämie – Neue Ansätze zur Therapie

The Significance of PMN Leukocytes in Ischemia of the Small Intestine – New Treatment Concepts

M. H. Schoenberg, B. Poch, K. Baczako, A. Schwarz, M. Younes und H. G. Beger

Universitätsklinik Ulm, Abteilung Allgemeine Chirurgie

Einleitung

Postischämische Schäden nach zeitlich begrenzter Ischämie gewinnen zunehmend an klinischer Bedeutung. Bislang wurde angenommen, daß diese Veränderungen hypoxisch bedingt sind. Es konnte jedoch in den letzten Jahren an verschiedenen Organen gezeigt werden, daß ein Großteil der Schäden durch "Sauerstoffradikale" (OR) entstehen, die nach Reperfusion vermehrt freigesetzt werden. Ausgangspunkt der vermehrten Freisetzung ist vermutlich das Hypoxanthin-Xanthinoxidase System. OR reagieren zunächst mit mehrfach ungesättigten Fettsäuren (PUFA) in den Zellmembranen im Sinne einer Lipidperoxidation und können damit zu irreversiblen Zellveränderungen, speziell an den Endothelien führen. *Indirekt* induzieren OR eine vermehrte Akkumulation von PMN-Leukocyten. Diese PMN-Leukocyten bleiben an den Capillarendothelien kleben und setzen nach Aktivierung Proteasen, Prostaglandine und ebenfalls Sauerstoffradikale frei. Durch die PMN-Leukocyten wird somit ein Circulus vitiosus initiiert, der zu zusätzlichen Gewebsschäden führt. Ziel dieser Studie war es festzustellen, inwieweit die postischämischen Schäden nach Dünndarmischämie direkt durch OR oder indirekt durch die Akkumulation und Aktivierung von PMN-Leukocyten verursacht werden und hieraus therapeutische Konsequenzen abzuleiten. Hierfür verwendeten wir einen monoklonalen Antikörper (IB4), der durch Besetzung spezifischer Membranreceptoren die Adhäsion der Leukocyten an den Endothelien verhindert ([1]).

Methodik

An 14 kontrolliert beatmeten Katzen wurde ein Dünndarmsegment, das ausschließlich von der A. mesenterica sup. (SMA) perfundiert wurde, isoliert ([4]). Durch Stenose der SMA induzierten wir eine

2stündige lokale Hypotension (20 - 30 mm Hg) im Dünndarm. Nach Wiedereröffnung der Stenose wurden die Tiere 1 h nachbeobachtet. Vor und nach 2 h Hypotension, sowie 10 min und 1 h nach Stenoseeröffnung wurde Dünndarmgewebe entnommen. Dieses wurde zum einen histologisch untersucht und die Schäden anhand eines Graduierungsschemas nach CHIU et al. (3) eingeteilt, zum anderen wurden folgende Gewebemessungen durchgeführt: die Konzentration der conjugierten Diene (CD) (2) als Maß für die radikalisch bedingte Lipidperoxidation und die Myeloperoxidase (MPO) (5) als Ausdruck der Leukocytenakkumulation. Im venösen Blut wurde gleichzeitig die Leukocytenzahl bestimmt. Zusätzlich wurde kontinuierlich über einen Katheter in der A. femoralis und einen Katheter in der A. ileocoecalis der systemische (MAP) und der poststenotische Druck gemessen.

Therapie: 7 Katzen erhielten 10' vor Eröffnung der Gefäßklemme IB4 (1 mg/kg KG) i.v. verabreicht.

Ergebnisse

Während des Versuchszeitraumes zeigten sich in beiden Versuchsgruppen keine Änderungen der Leukocytenzahlen.

Unbehandelte Tiere

MAP und CD-Werte blieben während der intestinalen Ischämie stabil. Ebenso stiegen die MPO-Konzentrationen nicht an. Nach Reperfusion kam es zu einem signifikanten Blutdruckabfall, welcher sich bei einem Ausgangswert von 127 $\pm$ 25 mm Hg nach einer Stunde mit 84 $\pm$ 14 mm Hg noch nicht stabilisiert hatte. 10' nach Reperfusion zeigte sich eine signifikante Erhöhung der CD-Werte. Ebenso stiegen die MPO Werte von 2,1 $\pm$ 1,1 U/g auf 4,6 $\pm$ 2,3 U/g an. 1 h nach Reperfusion waren die CD-Konzentrationen im Gewebe mit 2,8 $\pm$ 0,6 U/g wieder im Bereich der Kontrollwerte, während die MPO-Werte weiter signifikant auf 7,2 $\pm$ 0,6 U/g angestiegen waren (Abb. 1). Histologisch zeigten sich geringe Schäden nach Ischämie. Unmittelbar nach der Reperfusion entwickelte sich ein Ödem und 1 h später zeigten sich schwere Schäden mit Verlust der Zotten und hämorrhagischen Ulcerationen (Abb. 2).

IB4 behandelte Tiere

Während der Reperfusion kam es zu *keinem* signifikanten Blutdruckabfall. Während die Lipidperoxidationsprodukte signifikant anstiegen (CD-Konzentrationsanstieg von 3,1 $\pm$ 1,5 auf 4,2 $\pm$ 1,9 innerhalb der ersten 10' nach Reperfusion), zeigten die MPO-Konzentrationen keine signifikante Änderung. Der Kontrollwert betrug 2,1 $\pm$ 1,2 U/g und 1 h nach Reperfusion 2,6 $\pm$ 0,6 U/g (Abb. 1). Histologisch verminderte die Therapie mit monoklonalen Antikörpern die schweren *Reperfusions*schäden (Abb. 2). Es kam zwar zu einer geringen Zunahme der Mucosaveränderungen, die Dünndarmzotten sind jedoch auch 1 h nach Reperfusion noch nahezu vollständig intakt und die hämorrhagischen Ulcerationen fehlen völlig (Abb. 2).

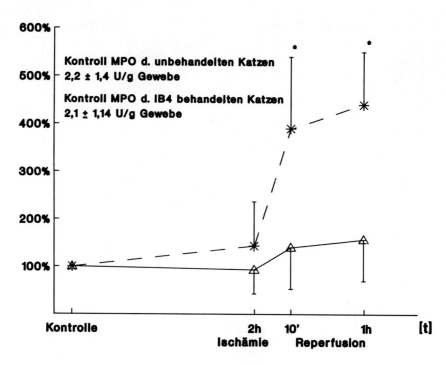

Abb. 1. Die Abbildung zeigt in Abhängigkeit von der Zeit die prozentuale Änderung der Gewebsaktivität der Myeloperoxidase, ausgehend vom Kontrollwert (= 100%). (*) signifikanter Unterschied bei p < 0,02

Diskussion

Wie bereits in anderen Organen nachgewiesen, kommt es auch im Dünndarm in der Reperfusionsphase nach einer inkompletten Ischämie zu einer deutlichen Verstärkung der ischämischen Schäden mit einem Anstieg der Lipidperoxidationsprodukte und einer Aktivierung von PMN-Leukocyten. Die durch den monoklonalen Antikörper verhinderte Adhäsion der PMN-Leukocyten während der Reperfusionsphase führt, als Hinweis auf die verhinderte Aggregation und Aktivierung der Leukocyten, zu einer deutlich geringeren Zunahme der MPO-Konzentration und zu einer signifikanten Abnahme der Reperfusionsschäden. Somit sind die PMN-Leukocyten für einen Großteil der Reperfusionsschäden verantwortlich. Die vermehrte Freisetzung von OR über das Hypoxanthin-Xanthinoxidase System wird durch IB4 nicht beeinflußt. Der unverändert hohe Anstieg der Lipidperoxidationsprodukte zeigt, daß ein geringer Teil der Reperfusionsschäden auf die *direkte* Wirkung der OR auf die Zellmembran zurückzuführen ist. Dadurch, daß die Wirkung der O_2-Radikale auf PMN-Leukocyten durch IB4 abgefangen wird, kann jedoch die *indirekte* Wirkung der OR auf diese und die Ausbildung eines Circulus vitiosus verhindert werden. Von entscheidender, praktischer Bedeutung ist, daß diese Therapie, selbst wenn sie in der Ischämiephase und erst unmittelbar vor der Reperfusion begonnen wird, effektiv ist.

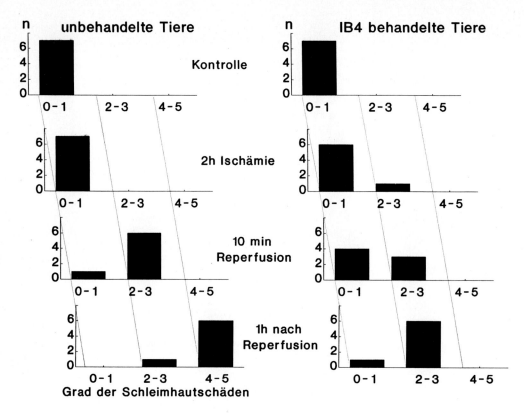

Abb. 2. Die Abbildung zeigt die Schwere der Schleimhautschäden entsprechend der Einteilung nach CHIU (3) bei unbehandelten und mit IB4 behandelten Katzen während der Ischämie und nach Reperfusion

Zusammenfassung

Am Modell der intestinalen Ischämie und Reperfusion konnte nachgewiesen werden, daß an der Ausbildung des Reperfusionsschadens PMN-Leukocyten auch am Dünndarm wesentlich beteiligt sind. Die Verhinderung der Leukocytenaktivierung mit Hilfe eines gegen die Glykoproteine der PMN-Leukocyten gerichteten monoklonalen Antikörpers führt zu einer deutlichen Verminderung der schweren Reperfusionsschäden. Es konnte nachgewiesen werden, daß die Behandlung auch dann erfolgreich ist, wenn sie erst unmittelbar vor der Reperfusion begonnen wird.

Summary

This study elucidates the involvement of PMN leukocytes in *post*-ischemic lesions of the small intestine, secondary to oxygen radical generation. We used monoclonal antibodies (IB4) against the membrane glycoproteins of the leukocytes. It was shown that IB4 therapy did not prevent increase in lipid peroxidation products; however, it did prevent activation and accumulation of PMN leukocytes and aggravation of intestinal lesions which normally occur after reperfusion. It therefore seems that PMN leukocytes are responsible for most intestinal damage after reperfusion. Treatment with monoclonal antibodies prevents this damage even if treatments starts after onset of ischemia, and is a new and promising concept.

Literatur

1. Beatty PG et al (1983) Definition of a common leukocyte cell surface antigen associated with diverse cell-mediated immune functions. J Immunol 131: 2913-2918
2. Buege JA, Aust SD (1978) Microsomal lipid peroxidation. Methods Enzymol 52:941-948
3. Chiu CJ, et al (1970) Intestinal mucosal lesion in low flow states. Arch Surg 101:478
4. Schoenberg MH et al (1984) Posthypotensive generation of superoxide free radicals - possible role in the pathogenesis of intestinal mucosal damage. Acta Chir Scand 150:301-309
5. Suzuki KH et al (1983) Assay method for myeloperoxidase in human polymorph nuclear leukocytes. Ana Biochem 132:345-352

Dr. H.M. Schoenberg, Universitätsklinik, Abteilung für Allgemeine Chirurgie, Steinhövelstr. 9, D-7900 Ulm

64. Erfolgreiche Behandlung einer subakuten Abstoßungsepisode von Dünndarmtransplantaten mit dem immunsuppressiven Makrolid FK 506*

Successful Reversal of Rejection Episodes in Small Bowel Transplantation Using FK 506

J. M. Langrehr[1], K. K. W. Lee[1], M. J. Stangl[1], B. Banner[2], T. E. Starzl[1] und W. H. Schraut**

University of Pittsburgh, School of Medicine - Pittsburgh, Pa. 15261, [1]Department of Surgery and [2]Department of Pathology

Einleitung

Die Einführung und der erfolgreiche Einsatz von Cyclosporin A (CsA) in der Transplantationsmedizin vor etwa 10 Jahren brachte erneutes Interesse an der Dünndarmtransplantation. Eine Vielzahl von tierexperimentellen Studien dokumentierte die Wirksamkeit von CsA, die Abstoßung von Dünndarmtransplantaten zu verhindern oder zu verzögern. Eigene Untersuchungen mittels eines vollallogenen Rattenmodells der orthotopen Dünndarmtransplantation zeigten, daß kurzzeitige Cyclosporintherapie (15 mg/kg Körpergewicht für 7 Tage) eine Transplantatabstoßung verzögerte, wohingegen eine 28tägige Therapie ohne Ausnahme zu uneingeschränktem funktionellen Überleben des Transplantates und somit des Empfängers führte (1). In anderen Tiermodellen (Hund, Schwein) konnte ein solcher Erfolg nicht verzeichnet werden (2). Es kam zu chronischer Abstoßung trotz fortgeführter Therapie mit CsA und zusätzlich Corticosteroiden, Azathioprin und Antilymphocytenserum.

Die Realität der klinischen Dünndarmtransplantation erfordert langzeitige ununterbrochene immunsuppressive Kombinationstherapie mit Therapieschemen für eventuelle Abstoßungskrisen, wie sie z.B. aus der Nierentransplantation bekannt sind. Tierexperimentelle Studien zur Entwicklung effektiver Stoßtherapie, um Abstoßungsepisoden von Dünndarmtransplantaten zu kupieren, wurden bisher nicht durchgeführt. Die begrenzte klinische Erfahrung mit der Dünndarmtransplantation gibt keinen Aufschluß in dieser Hinsicht und langzeitige Erfolge stehen noch aus (3). Selbst die

---

*Unterstützt durch die Deutsche Forschungsgemeinschaft (LA 621/2-1)
**Corresponding Author

Behandlung von Abstoßungsepisoden anderer Organtransplantate mit multimodaler Therapie ist oftmals nicht erfolgreich und Neuentwicklungen sind vonnöten.

In den letzten Jahren wurde das Makrolid FK 506 als ein hochwirksames Immunsuppressivum bekannt, das sich sowohl zur chronischen primären Behandlung als auch zur Stoßtherapie zu eignen scheint (4).

Eigene Erfahrung mit FK 506 bestätigt dessen Wirksamkeit zur primären Immunsuppression nach experimenteller Dünndarmtransplantation (5). Die vorliegende Studie wurde durchgeführt, um zu untersuchen, ob eine Stoßtherapie mit FK 506 geeignet ist, eine (sub)akute Abstoßungsepisode von Dünndarmtransplantaten zu behandeln.

Ergebnisse

Ratten mit syngenem Transplantat hatten einen normalen postoperativen Verlauf mit Gewichtszunahme. Ratten mit allogenem Dünndarmtransplantat ohne CsA Therapie verstarben nach 10,8 ($\pm$ 1,4) Tagen an akuter Abstoßung. CsA Therapie verzögerte die Transplantatabstoßung bis zum 16,5 ($\pm$ 2,3) postoperativen Tag. Eine Dünndarmbiopsie am 12. postoperativen Tag zeigte eine variable lympho/leukocytäre Infiltration der Darmwand, sporadischen Mucosaverlust und Architekturverlust mit Lymphopenie der Peyerschen Plaques und mesenterialer Lymphknoten (Abb. 1). Die Maltoseabsorption war signifikant verringert. Klinisch erfolgte ein deutlicher Gewichtsverlust und eine Veränderung des normal geformten Stuhlgangs zur Diarrhoe.

Tiere, die am 14., 16. und 18. postoperativen Tag FK 506 erhielten, zeigten eine deutliche Besserung ihres Allgemeinzustandes mit gesteigerter Nahrungsaufnahme, gefolgt von Gewichtszunahme und begleitet von normalem Stuhlgang. Im weiteren Verlauf blieben diese Tiere gesund bei normalem Ernährungszustand und Wachstum. Klinische Anzeichen einer Transplantatabstoßung oder einer Graft-versus-Host Erkrankung wurden nicht beobachtet. Relaparotomie und Transplantatbiopsie bestätigten die klinischen Beobachtungen. Pathohistologische Anzeichen einer subakuten oder chronischen Abstoßung waren nicht zu sehen (Abb. 1). Alle Ratten, die FK 506 Stoßtherapie erhielten, sind gesund und in gutem Allgemeinzustand 3 Monate nach der letzten Dosis.

Diskussion

Die vorliegende Studie zeigt sehr deutlich, daß kurzzeitige immunsuppressive Therapie mit FK 506 eine voll angelaufene Abstoßungsreaktion von Dünndarmtransplantaten erfolgreich zu unterdrücken vermag. In unserer bisherigen Erfahrung mit CsA und Antilymphocytenserum zur immunsuppressiven Stoßtherapie unter ähnlichen Bedingungen haben diese Immunsuppressiva keine entsprechende Wirksamkeit gezeigt, was den Wert von FK 506 besonders für die Dünndarmtransplantation unterstreicht.

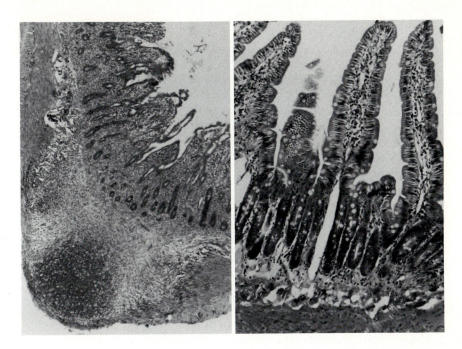

Abb. 1. Links: Der histologische Schnitt (Vergr. x 16) einer Transplantatbiopsie am 12. postoperativen Tag (Gruppe 4) zeigt verringerte Villushöhe, Ablösung der Mucosa, celluläre Infiltrate und Architekturverlust eines Peyerschen Plaques. Rechts: Die Transplantatbiopsie etwa 3 Monate nach Stoßtherapie mit FK 506 ist histologisch normal und ohne Anzeichen einer Abstossung (Vergr. x 40)

Bisher war nicht bekannt, ob die histologischen Schäden und die funktionelle Beeinträchtigung einer schweren Abstoßungsreaktion, trotz erfolgreicher Kontrolle des immunologischen Abstoßungsprozesses, zur submucösen Fibrose mit eventuellem Darmverschluß, Villusatrophie und letztlich zum funktionellen Verlust des Dünndarmtransplantates führen würde. Die Resultate unserer Untersuchungen vermindern solche Befürchtungen; eine restitutio ad integrum kann durch FK 506 Therapie erreicht werden, zumindest temporär. Weitere Verlaufskontrollen und zusätzliche Experimente müssen verdeutlichen, ob langzeitige und/oder permanente Transplantatakzeptierung erzielt werden kann, und ob wiederholte Stoßtherapien, wie sie wohl im klinischen Bereich zu erwarten und vonnöten sein werden, gleicherweise erfolgreich sind.

Zusammenfassung

Stoßtherapie (3 Tage) mit dem immunsuppressiven Makrolid FK 506 erlaubt die erfolgreiche Kontrolle (sub)akuter Abstoßungsepisoden von Dünndarmtransplantaten, deren Primärtherapie mit Cyclosporin A erfolgte. Abstoßungsbedingte histologische und funktionelle Transplantatschäden kommen zur Reversion, wodurch langzeitiges Überleben des Transplantatempfängers ermöglicht wird.

Summary

Following primary immunosuppressive therapy with cyclosporin A, orthotopic small bowel allografts (BN-LEW rat strain combination) are subject to (sub)acute rejection. A short-term course (three doses) with the immunosuppressive macrolide FK 506 controlled rejection with reversal of morphologic and functional impairment and allowed prolonged recipient survival in normal nutritional balance.

Literatur

1. Lee KKW, Schraut WH (1986) Structure and function of orthotopic small bowel allografts in rats with cyclosporin A. Am J Surg 151:55-60
2. Schraut WH (1988) Current status of small bowel transplantation. Gastroenterol 94:525-538
3. Grant D, Wall W, Zhong , Mimeault R, Ghent C, Duff , Stiller C: Experimental clinical intestinal transplantation, initial experience of a Canadian centre. Trans Proc (in press)
4. Starzl TE, Todo S, Fung J, Venkataramanan R, Demetris AJ, Jain A (1989) FK 506 for liver, kidney, and pancreas transplantation. The Lancet (Oct 28):1000-1004
5. Lee KKW, Stangl MJ, Todo S, Langrehr JM, Hoffman A, Starzl TE, Schraut WL Comparison of short-term immunosuppressive therapy with CsA and FK 506 in small bowel transplantation. Trans Proc (in press)

W.H. Schraut, M.D., University of Pittsburgh, School of Medicine, Department of Surgery, Pittsburgh, Pa. 15261, USA

65. Spezifische Toleranzinduktion nach allogener Dünndarmtransplantation mit dem Immunsuppressivum FK 506

Specific Tolerance Induction with FK 506 After Allogeneic Small Bowel Transplantation

M. J. Stangl[1], K. K. W. Lee[2], T. Starzl[2], W. Land[1] und W. H. Schraut[2]

[1]Abteilung für Transplantationschirurgie in der Chirurgischen Klinik und Poliklinik der Universität München, Klinikum Großhadern (Direktor: Prof. Dr. F. Schildberg)
[2]Department of Surgery, University of Pittsburgh

Einleitung

Die Abstoßungsreaktion nach allogener Dünndarmtransplantation stellt eines der Hauptprobleme für eine erfolgreiche klinische Dünndarmtransplantation dar. Die in der Herz-, Leber- und Nierentransplantation erfolgreich eingesetzten Immunsuppressiva Cyclosporin A, Cortison und Azathioprin (bzw. entsprechende Kombinationen, "triple drug") scheinen nach den bisherigen klinischen Erfahrungen zur Unterdrückung der Immunantwort nach Dünndarmtransplantation nur bedingt geeignet zu sein.

Das neue Immunsuppressivum FK 506 hat sich in verschiedenen Tiermodellen der Leber-, Herz- und Nierentransplantation bewährt. FK 506 ist ein aus dem Pilz Streptomyces tsukubaensis gewonnenes neutrales Macrolid-Antibioticum mit einem Molekulargewicht von 822. FK 506 hemmt in vitro die Immunantwort in gemischten Lymphocytenkulturen (MLR), die Freisetzung von T-Zell-abhängigen Lymphokinen wie Interleukin 2, Interleukin 3 und γ-Interferon, und unterdrückt die cytotoxische T-Zell-Antwort. Der Wirkungsmechanismus von FK 506 scheint somit dem von Cyclosporin A (CyA) ähnlich zu sein. Die Nebenwirkungen von FK 506 unterscheiden sich in den einzelnen Tiermodellen; bedeutend ist hier die diabetogene Wirkung (Ratten- und Primatenmodell) und die Vasculitis (Hundemodell). Als entscheidender Vorteil gegenüber dem Cyclosporin A ist jedoch anzusehen, daß FK 506 weder nephrotoxisch noch hepatotoxisch zu sein scheint.

Wir haben in unseren Experimenten die Wirksamkeit von FK 506 gegenüber CyA in der vollallogenen Dünndarmtransplantation am Rattenmodell untersucht.

Material und Methoden

Als Spendertiere dienten in allen Gruppen Ratten des BN (RT 1^n)-Stammes, als Empfänger LEW (RT 1^l)-Ratten. Spender und Empfängertiere unterscheiden sich somit auf allen MHC-Loci. Bei den Spendertieren wurde der gesamte Dünndarm an seinem Gefäßstiel bestehend aus der Arteria mesenterica superior und der Vena portae isoliert und explantiert. Die Anastomosierung der Gefäße erfolgte mit der Aorta abdominalis und der Vena cava inferior des Empfängers. Der native Dünndarm des Empfängers wurde vom Treitzschen Ligament bis ca. 0,5 cm vor der Ileocoecalklappe entfernt und das Transplantat mit 2 End-zu-End Anastomosen in gastrointestinale Kontinuität gebracht. Die orthotope Position des Transplantates erlaubt somit einen exakten Endpunkt des Experimentes. Die Empfängertiere wurden in 4 Gruppen aufgeteilt:

Gruppe 1: keine Immunsuppression
Gruppe 2: 10 mg/kg KG CyA für 5 Tage i.m.
Gruppe 3: 15 mg/kg KG CyA für 5 Tage i.m.
Gruppe 4: 2 mg/kg KG FK 506 für 5 Tage i.m.

Ergebnisse

Alle Tiere in der Kontrollgruppe stießen das Transplantat nach durchschnittlich 10,8 Tagen ab. Wie aus Tabelle 1 ersichtlich, haben alle Empfänger, die mit CyA behandelt wurden, das Transplantat verzögert abgestoßen. Im klinischen Verlauf hatten die Tiere initial an Gewicht zugenommen, beginnend mit dem 12. postoperativen Tag in Gruppe 2 und dem 17. postoperativen Tag in Gruppe 3 setzte bis zum Ende des Experimentes ein stetiger Gewichtsverlust ein.

Tabelle 1. Überlebensrate nach orthotoper allogener Dünndarmtransplantation mit verschiedenen immunsuppressiven Protokollen

Experimentelle Gruppen			Überlebenszeit	$x \pm s$
Gruppe I	(n = 6)	Kontrolle	10,8	$\pm$ 1,4
Gruppe II	(n = 5)	10 mg CyA	16,2	$\pm$ 0,9
Gruppe III	(n = 11)	15 mg CyA	24,3	$\pm$ 3,9
Gruppe IV	(n = 5)	2 mg FK 506	> 270	

Alle mit FK 506 behandelten Tiere sind 270 Tage nach Transplantation am Leben. Sie zeigten gegenüber naiven Kontrolltieren ein normales Wachstum mit normaler Gewichtszunahme. Serologische Untersuchungen ergaben Normalwerte für Gesamteiweiß, Albumin, Cholesterin, Triglyceride, Aspartataminotransferase und Kreatinin.

Die histologischen Untersuchungen in Gruppe 1 zeigten das Bild einer akuten Abstoßung mit excessiver lymphocytärer Infiltration in Mucosa und Submucosa. Die Transplantate in den Gruppen 2 und 3 hingegen zeigten makroskopisch eine deutliche Vergrößerung der mesenterialen Lymphknoten, sowie abwechselnd stenotische oder dilatierte Darmsegmente. Die histologische Untersuchung ergab einen völligen Verlust der Mucosa, eine deutliche Fibrose der Submucosa und eine Verdickung der gesamten Darmwand. Die reguläre Architektur der mesenterialen Lymphknoten und der Peyerschen Plaques war aufgehoben und das Bild abwechselnd von lymphocytären Infiltraten und cellulärer Depletion bestimmt. Die Befunde in Gruppe 2 und 3 sind als chronische Abstoßung zu interpretieren.

Biopsien der mit FK 506 behandelten Tiere 90 Tage nach Transplantation ergaben keinerlei Hinweise für ein celluläres Infiltrat oder eine Veränderung der Architektur von Villi, Peyerschen Plaques oder mesenterialen Lymphknoten.

Diskussion

Unsere Versuche haben gezeigt, daß mit dem neuen Immunsuppressivum FK 506 in einem Rattentransplantationsmodell selbst mit einer zeitlich begrenzten Medikation eine Toleranz gegenüber dem Transplantat zu erzielen ist. Da ein solches Phänomen mit kurzzeitig begrenzter CyA Therapie nicht erreicht werden kann, muß auf eine weit stärkere immunsuppressive Wirkung von FK 506 im Vergleich zu CyA geschlossen werden.

Jedoch war in den bisher durchgeführten Experimenten diese Toleranz transplantatspezifisch und ließ sich in den gemischten Lymphocytenkulturen nur teilweise nachweisen. Dies bedeutet, daß es nicht zu einem kompletten Verlust der Alloreaktivität des Empfängers gekommen ist, was sich mit einem unvollständigen Chimerismus erklären läßt. Auch Serumtransferexperimente, in denen ein MLR bestehend aus naiven Zellen des Spender-Empfänger-Stammes mit dem Serum toleranter Empfängertiere inkubiert wurde, führten nicht zur Suppression der Immunantwort. Dies bedeutet, daß es nicht zur Ausbildung anti-idiotypischer Antikörper gekommen ist. Möglicherweise bedarf es zum Erlangen einer allgemeinen Toleranz (d.h. auch gegenüber einer erneuten Stimulation mit Zellen oder Organtransplantaten) einer bestimmten Latenzphase nach Transplantation. Zum jetzigen Zeitpunkt sollte man daher von einer immunologischen Nicht-Reaktivität ("unresponsiveness") sprechen. Humorale und celluläre Mechanismen für dieses Phänomen müssen noch näher untersucht werden.

Zusammenfassend haben unsere Experimente gezeigt, daß FK 506 ein überaus potentes Immunsuppressivum für die allogene Dünndarmtransplantation im Rattenmodell darstellt.

Zusammenfassung

Mit einer zeitlich befristeten Gabe des Immunsuppressivums FK 506 kann eine spezifische Toleranz gegenüber allogenen Dünndarmtransplantaten im Rattenmodell erzielt werden. Es treten dabei keine toxischen Nebenwirkungen auf und alle Empfängertiere zeigen ein normales Größenwachstum.

Summary

Short-term immunosuppressive therapy with FK 506 can achieve unresponsiveness to allogeneic small bowel grafts in the rat. All recipients show normal growth and no toxic side effects were observed.

Literatur

Grant D (1989) Intestinal transplantation: current status. Transpl Proc Vol 21,No 1:2869-2871
Goto T, Kino T, Hatanaka H, Nishiyama M, Okuhara M, Kohsaka M, Aoki H, Imanaka H (1987) Discovery of FK 506, a novel immunosuppressant isolated from Streptomyces tsukubaensis. Transpl Proc Vol XIX, No 5:4-8
Stephen M, Woo J, Hasan NU, Whiting PH, Thomson AW (1989) Immunosuppressive activity, lymphocyte subset analysis and acute toxicity of FK 506 in the rat. Transplantation 47:60-65
White DJG, Lim SML (1989) The induction of tolerance by cyclosporin. Transplantation 46:118S-121S
Hall BM (1984) Mechanisms of specific unresponsiveness to allografts. Transpl Proc Vol 16,No 4:938-943

Dr. M.J. Stangl, Chirurgische Klinik und Poliklinik, Klinikum Großhadern, Abteilung für Transplantationschirurgie, Ludwig-Maximilians-Universität München, Marchioninistr. 15, D-8000 München 70

66. Experimentelle adoptive Therapie von Lebermetastasen: systematische und locoregionäre Administration im Vergleich
Experimental Adoptive Therapy of Hepatic Metastases: A Comparison of Systemic and Locoregional Administration

R.E. Schwarz und J.C. Hiserodt

Department of Surgery (R.E.S.) and Department of Pathology (J.C.H.), University of Pittsburgh School of Medicine, und Pittsburgh Cancer Institute, Pittsburgh

Einleitung

Celluläre (oder adoptive) Immuntherapie von malignen Tumoren hat bislang unterschiedliche Ergebnisse erbracht. Die Verwendung von mit herkömmlichen Methoden in vitro in Interleukin-2 (IL2) kultivierten Lymphokin-aktivierten Killerzellen (LAK Zellen) zum Beispiel hat experimentell wie auch klinisch zu erfolgversprechenden Resultaten bei Vorliegen gewisser Tumoren geführt (1). Der bei weitem überwiegende Anteil der in vitro LAK Antitumorcytotoxizität wird durch IL2-aktivierte Natürliche Killerzellen (NK Zellen) vermittelt. Unser Labor hat eine Methodik zur Isolierung dieser plastikadhärenten IL2-aktivierten NK Zellen (= ALAK Zellen) entwickelt, und vorausgegangene Experimente haben gezeigt, daß ALAK Zellen herkömmlichen LAK Zellen sowohl bezüglich Tumorcytotoxizität in vitro als auch hinsichtlich antimetastatischer Aktivität in vivo vielfach überlegen sind (2). Der vorgestellte Versuch untersucht die Auswirkungen von ALAK/IL2-Immuntherapie von Lebermetastasen mit systemisch oder locoregionär/intraportal verabreichten Zellen auf Tumorreduktion und Gesamtüberleben am Rattenmodell.

Material und Methodik

Versuchstiere: Für den beschriebenen Versuch wurden von Taconic Farms (Germantown, NY) bezogene und pathogenfrei am Pittsburgh Cancer Institute gehaltene Fischer 344 Ratten mit einem Gewicht von 200 - 250 g verwendet.

Kulturmedium und Tumorzellen: Standardkulturmedium bestand aus RPMI 1640 (Gibco, Grand Island, NY) versehen mit 10% fetalem Kalbsserum, Antibiotica (Streptomycin, Penicillin) und L-Glutamin. ALAK Kulturmedium war darüberhinaus mit 5×10^{-5} m 2-Mercaptoethanol und 500 Einheiten rIL2 per ml (Cetus, Emeryville, CA) angereichert. Für den Versuch wurden NK resistente, syngene Mammaadenocarcinomzellen der MADB106 Zellinie verwendet.

ALAK Zellen: Zur Immuntherapie wurden ALAK Zellen verwendet, die nach dem früher beschriebenen Verfahren (2) von IL2-aktivierten Milzzellen mittels Plastikadhärenz separiert und über insgesamt 5 Tage in IL2 kultiviert worden waren. ALAK Zellen bestanden zu mehr als 95% aus aktivierten NK Zellen, kontrolliert per Durchflußcytometrie (2).

Metastaseninduktion: 48 Ratten wurden unter Allgemeininhalationsanaesthesie mit Fluothan (Halothan) median laparotomiert und 2×10^6 MADB106 Tumorzellen in einem Gesamtvolumen von 1 ml Medium intraportal injiziert. Wundverschluß erfolgte mittels Klammernaht.

Gruppierung und Immuntherapie: Drei Tage nach Tumorzellinjektion erfolgte die Aufteilung in vier verschiedene Behandlungsgruppen mit je 12 Tieren. Alle Operationen wurden wiederum unter Inhalationsanaesthesie ausgeführt, und der Wundverschluß erfolgte erneut mit chirurgischen Klammern. Gruppe 1 wurde nur scheinreoperiert und diente als Kontrollgruppe. Tiere in Gruppe 2 wurden scheinreoperiert und erhielten 5×10^5 Einheiten IL2 i.p. pro kg und Tag über 5 Tage. Die Injektion von 10^7 ALAK Zellen in 1 ml Medium pro Tier erfolgte i.v. in eine Schwanzvene (Gruppe 3) oder wiederum intraportal (Gruppe 4). Ratten dieser beiden Gruppen erhielten außerdem IL2 über 5 Tage in derselben Dosierung.

Auswertung: Sechs Tiere aus jeder Gruppe wurden nach drei Wochen zum Zählen von Metastasen der Leberoberfläche durch Kohlenmonoxid-Asphyxie geopfert. Zu diesem Zweck erfolgten intrakardiale Injektion von India-ink Tusche, Präparation der Lebern sowie Bleichen in Fekete Lösung. Die verbleibenden sechs Tiere einer jeden Gruppe dienten dem Ermessen des Gesamtüberlebens in Tagen. Statistische Analyse der Signifikanz von Unterschieden zwischen einzelnen Behandlungsgruppen und der Kontrollgruppe erfolgte mit dem Mann-Whitney-U-Test, und $p < 0,05$ wurde als signifikant angesehen.

Ergebnisse

Alle 48 Ratten in dem beschriebenen Experiment gelangten komplikationsfrei zur Auswertung, und die Auswahl der Tiere zum Zeitpunkt der Erhebung der Metastasenzahl erfolgte randomisiert. Eine Übersicht der Anzahl von Tumorknoten der Leberoberfläche ist in Tabelle 1 wiedergegeben. Es ist offensichtlich, daß die Behandlung mit Interleukin-2 allein zu keiner signifikanten Beeinflussung der Metastasenzahl führt. Demgegenüber induziert die Verabreichung von ALAK Zellen in den Gruppen 3 und 4 eine signifikante Reduktion in der Zahl von Tumorknoten der Leber ($p < 0,005$ für beide Gruppen, s. Tabelle 1). Ein Unterschied bedingt durch die verschiedene Verabreichungstechnik der ALAK Zellen ist hinsichtlich der Metastasenzahl nicht ersichtlich ($p > 0,09$).

Tabelle 1

Gruppe	Metastasenzahl	Mittel $\pm$ S.A.	Signifikanz
1	217,286,312,341, 354,379	315 $\pm$ 58	
2	203,254,314,317, 363,403	309 $\pm$ 72	n.s.
3	22,41,51,57,63, 178	70 $\pm$ 59	p = 0,0011
4	42,63,82,97,112, 123	87 $\pm$ 30	p = 0,0011

S.A. = Standardabweichung; n.s. = nicht signifikant

Ein ähnliches Bild spiegelt sich in der Analyse des Überlebens wieder. In dem durchgeführten Versuch liegt das Spontanüberleben von Ratten nach der Gabe von 2×10^6 intraportalen MADB106 Tumorzellen bei ca. 24 Tagen. Zwischen Kontrolltieren und der Behandlungsgruppe mit IL2 allein besteht kein signifikanter Unterschied (p > 0,09, s. Tabelle 2). Beide celluläre Behandlungsgruppen weisen eine Überlebensverlängerung auf, die im Mittel mit 16 Tagen pro Tier für Gruppe 3 (p < 0,002) und mit 10 Tagen pro Tier in Gruppe 4 (p < 0,003) signifikant ausfällt. Obwohl die mittlere Überlebenszeit in nahezu 6 Tagen Verlängerung zugunsten der systemischen Verabreichung von ALAK Zellen (Gruppe 3) gegenüber einer locoregionalen resultiert, ist dieser Unterschied nicht signifikant (p) 0,12).

Tabelle 2

Gruppe	Überlebenszeit (d)	Mittel $\pm$ S.A.	Signifikanz
1	22,23,23,24,25,29	24,3 $\pm$ 2,5	
2	24,24,24,27,29,31	26,5 $\pm$ 3,0	p = 0,092
3	32,33,37,41,44,53	40,0 $\pm$ 7,8	p = 0,0011
4	27,30,30,36,40,45	34,7 $\pm$ 6,9	p = 0,0022

Diskussion

In vorausgegangenen Versuchen hat sich die Immuntherapie mit Interleukin2-aktivierten NK Zellen (ALAK Zellen) in Kombination mit IL2 der Verwendung von herkömmlichen LAK Zellen plus IL2 bei der Behandlung von experimentellen Lungen- und Lebermetastasen als mehrfach überlegen erwiesen (2). Diese Einsicht und die Tatsache, daß LAK Zellen generell (3) wie auch ALAK Zellen (4) in der Regel gut von mononucleären Zellen aus peripherem Blut von Patienten mit primären oder metastatischen Lebermalignomen kultiviert werden können, machen die celluläre Immuntherapie mit ALAK Zellen zu einem interessanten adjuvanten peri- oder postoperativen Behandlungsverfahren bei Vorliegen von Krebserkran-

kungen der Leber. Sowohl systemische Applikation von LAK Zellen
(1) als auch locoregionäre Verabreichung in die A. hepatica (5)
sind zu diesem Zweck bereits klinisch angewandt worden und haben
teilweise respektable Behandlungsergebnisse bei weit fortgeschrittenen Tumorstadien gezeigt. Die vorliegende Arbeit sollte aufzeigen, ob die Resultate einer adoptiven Immunbehandlung von
Lebermikrometastasen in einem von uns entwickelten Tiermodell
einen unterschiedlichen Behandlungseffekt abhängig von der Art
der Verabreichung der ALAK Zellen aufzeigen. Sowohl hinsichtlich
der numerischen Tumorreduktion sowie auch einer Verlängerung des
Gesamtüberlebens muß diese Fragestellung negativ beantwortet
werden. Systemische wie auch locoregionäre Verabreichung der Zellen zu einem frühen Zeitpunkt führt zu keinem ersichtlichen Unterschied in dem erzielten Antitumoreffekt. Die Gründe hierfür
sind spekulativ und hängen von der Migration und Distribution
der aktivierten Zellen sowie von deren Wirkmechanismus in vivo
ab. Beide Fragestellungen werden zur Zeit in unserem Labor untersucht und deuten an, daß die Leber zu den Organen einer bevorzugten in vivo Verteilung von ALAK Zellen gehört, und daß diese
Zellen in vivo zahlreiche, zum Teil sekundäre Immundefekte mit
einer denkbaren indirekt vermittelten Tumorreduktion hervorrufen.
Das Ausbleiben eines verbesserten Therapieeffekts durch locoregionale Zelladministration in dem beschriebenen Lebermetastasenmodell läßt diese Theorien plausibel erscheinen. Eine klinische Behandlungsstudie von Lebermalignomen mit aktivierten
Killerzellen ist derzeit an unserem Institut in Vorbereitung.

Zusammenfassung

Natürliche Killerzellen (NK Zellen) vermitteln nicht-MHC-restriktive, d.h. unspezifische Cytotoxizität gegenüber verschiedenen
Tumorzellen. In vitro kultivierte und mit dem Cytokin Interleukin-2 aktivierte NK Zellen (= plastikadhärente Lymphokin-aktivierte Killerzellen, ALAK Zellen) sind in der Lage, nahezu jede
kultivierte oder frisch isolierte Tumorzelle abzutöten. Unsere
vorausgegangenen Experimente haben zeigen können, daß auch in
vivo systemisch verabreichte ALAK-Zellen zusammen mit Interleukin-2 einen signifikanten antimetastatischen Effekt vermitteln.
Der hier vorgestellte Versuch belegt nunmehr, daß eine locoregionäre Verabreichung vonALAK Zellen in der Immuntherapie von
experimentellen Lebermetastasen im Rattenmodell zwar eine signifikante Tumorreduktion induziert, aber bezüglich Tumorreduktion
und Überlebensverlängerung keinen ersichtlichen Vorteil der systemischen Verabreichung gegenüber erbringt.

Summary

In vitro cultured and interleukin-2 activated natural killer cells
(adherent LAK cells, A-LAK cells) mediate strong non-MHC-restricted cytotoxicity against tumor cells. A-LAK cells in our previous
experiments also have proven useful for the adoptive immunotherapy of experimental pulmonary and hepatic metastases in a F344
rat model. The experiments presented here demonstrate that locoregional/intraportal administration of A-LAK cells induces a
significant tumor reduction, but compared to systemic injection
does not enhance in vivo antitumor efficacy of A-LAK cells/IL2
in the treatment of liver micrometastases.

Literatur

1. Rosenberg SA, Lotze MT, Yang JC, Abersold PM, Linehan WM, Seipp CA, White DE (1989) Experience with the use of high-dose IL-2 in the treatment of 652 cancer patients. Ann Surg 208 (4):474-485
2. Schwarz RE, Vujanovic NL, Hiserodt JC (1989) Enhanced antimetastatic activity of lymphokine-activated killer cells purified and expanded by their adherence to plastic. Cancer Res 49:1441-1446
3. Schwarz RE, Iwatsuki S, Herberman RB, Whiteside TL (1989) Lymphokine-activated killer cell activity in patients with primary and metastatic malignant liver tumors. Hepatology 10 (2=:221-227
4. Schwarz RE, Iwatsuki S, Herberman RB, Whiteside TL (1990) Unimpaired ability to generate adherent lymphokine-activated killer (A-LAK) cells in patients with primary or metastatic liver tumors. Cancer Immunol Immunother (im Druck)
5. Ichida T, Higuchi K, Arakawa K, Ohta H, Sugiyama K, Miyagiwa M, Nohzawa A, Satoh T, Sasaki H, Ichida F (1989) Treatment of hepatocellular carcinoma utilizing lymphokine-activated killer cells and interleukin-2. Cancer Chemother Pharmacol [Suppl] 23:45-48

Dr. med. R.E. Schwarz, Department of Surgery, University of Pittsburgh, School of Medicine, 497 Scaife Hall, Pittsburgh, PA 15260, USA

67. Zur Pathogenese Tourniquet-induzierter Ischämie-Reperfusionsschäden beim Menschen*

Appearance of Xanthine Oxidase Activity in a Human Model of Ischemia-Reperfusion Injury

H. P. Friedl[1,3], G. O. Till[1], D. J. Smith[2], P. D. Thomson[2], O. Trentz[3] und P. A. Ward[1]

[1]Department of Pathology, University of Michigan Medical School, Ann Arbor, Michigan
[2]Department of Surgery, University of Michigan Medical School, Ann Arbor, Michigan
[3]Abt. Unfallchirurgie, Chirurgische Universitätsklinik, Homburg-Saar

Fragestellung

Die pathogenetische Bedeutung toxischer Sauerstoffradikale am mikrovasculären Permeabilitätsschaden von Gefäßendothelien im Rahmen des Ischämie-Reperfusionssyndroms ist in einer Reihe von Tiermodellen belegt (1, 2). Die Erweiterung und Übertragung der bislang verfügbaren Erkenntnisse auf den Menschen ist aus chirurgischer Sicht von besonderem Interesse, da zahlreiche operative Eingriffe (Rourniquet-Chirurgie, gefäßchirurgische Eingriffe, Organtransplantation) aus rechnischen Gründen eine Ischämie-Reperfusionssituation bedingen. Der unter Tourniquet-Bedingungen durchgeführte chirurgische Eingriff an Extremitäten wird im Rahmen der vorliegenden Arbeit als Modellsituation für Ischämie-Reperfusionsereignisse am Menschen betrachtet.

Methodik

Standardisierte Gewinnung von venösen Plasmaproben bei 12 Patienten mit chirurgisch-rekonstruktiven Eingriffen an der oberen Extremität (Operationsdauer 60 - 120 min) vor und 1, 3, 5, 10, 20, 30, 60 und 120 min nach Öffnung der Blutsperre. Spektrophotometrische Bestimmung der plasmatischen Xanthindehydrogenase

---

*Mit freundlicher Unterstützung durch die National Institutes of Health (NIH) - Projekte GM-28499, 29509, 39397 - und der Deutschen Forschungsgemeinschaft (DFG) - Projekt FR 744/1-1.

(XD)/Xanthinoxidase(XO)-Aktivität, der Histamin-Spiegel und der Spiegel an fluorescierenden Lipid-Peroxidationsprodukten. Follow-up der plasmatischen Komplementaktivierung durch Messung der hämolytischen Komplementaktivierung (CH50), Bestimmung der intravasculären Hämolyse.

Xanthindehydrogenase/Xanthinoxidase-Aktivität: Bestimmung der XD- und XO-Aktivität durch spektrophotometrische Messung der Harnsäure-Generation bei 293 nm in Gegenwart und Abwesenheit von NAD^+ bei 37°C wie bereits beschrieben ([2]).

Histamin-Bestimmung: Quantitative Bestimmung der plasmatischen Histamin-Konzentration durch kommerziell erhältlichen Radioimmunoassay der Fa. Amak Inc., Westbrook, Maine, U.S.A.

Hämoglobin-Bestimmung: Spektrophotometrische Bestimmung der plasmatischen Hämoglobin-Konzentration bei 412 nm nach Verdünnung der Plasmaproben mit 2,4 nM Kaliumphosphat-/150 nM Natriumchlorid-Lösung bei pH 7,35.

Harnsäure-Bestimmung: Spektrophotometrische Bestimmung plasmatischer Harnsäure-Spiegel bei 293 nm. Darstellung der gemessenen Werte in (µM) bei einem molaren Extinktionskoeffizienten von $7,59\ cm^{-1}\ nM^{-1}$ für Harnsäure ([2]).

Fluorescenzprodukte: Fluorescenzspektrophotometrische Bestimmung bei Excitations- und Absorptionswellenlängen von 360 und 430 nm wie beschrieben ([3]).

Komplement-Assays: Messung der hämolytischen Komplementaktivität (CH50) durch gekreuzte Immunelektrophorese nach dem Standardverfahren.

Statistik: Darstellung der Ergebnisse in den verschiedenen Versuchsgruppen als Mittelwerte ± Standardfehler (x ± SEM). Signifikanzberechnungen mit gepaartem t-Test. Statistische Signifikanz wurde als $p < 0,05$ definiert.

Ergebnisse

Unmittelbar nach Öffnen der Blutsperre fand sich eine statistisch signifikante (n = 12, $p < 0,05$), progressive Zunahme der plasmatischen XO-Aktivität in der ipsilateralen Extremität mit Aktivitätsspitzen zum Zeitpunkt t = 3 bei 4facher Erhöhung im Vergleich zum kontralateralen Arm. Die plasmatischen XD-Spiegel fanden sich sowohl im ipsilateralen - wie kontralateralen Arm unverändert, so daß eine XD/XO-Konversion im Plasma als Ursache für die beobachteten Anstiege der XO-Aktivität ausgeschlossen werden konnten ([5]). Die XO-abhängige, enzymatische Bildung von Harnsäure erfolgt aus den natürlichen Substraten Hypoxanthin und Xanthin, die während des Ischämieintervalles aus der Degradation energiereicher Phosphate (ATP...) anfallen ([4]). Die Bestimmung plasmatischer Harnsäurespiegel ergab in der ipsilateralen Extremität einen signifikanten Anstieg (n = 12, $p < 0,05$) zum Zeitpunkt t = 5 min im Vergleich zur kontralateralen Extremität. Wegen des beschriebenen modulativen Einflusses des Histamins auf die katalytischen Eigenschaften der Xanthinoxidase (2) wurden in dem beschriebenen set-up die plasmatischen Histamin-Spiegel radioimmunochemisch gemessen. Zum Zeitpunkt t = 3/5 min fand sich ein statistisch hochsignifikanter Seitenunterschied zu Gunsten der ipsilateralen Extremität (n = 12, p < 0,01) mit Spitzenwerten um 1200 nM. In allen Fällen fand sich eine signifikante intravasculäre Komplementaktivierung und Hämolyse (n = 12, p < 0,01).

Schlußfolgerungen

Vor dem Hintergrund früherer tierexperimenteller Befunde (Am J Path (1989), 135:195-202, Faseb J (1989) 3: in press, Am J Path (1989) 135:203-217) folgern wir aus unseren Ergebnissen, daß die Kombination von Tourniquet-Behandlung (Ischämie-Reperfusion) und operativem Trauma *beim Menschen* über die Anaphylatoxin-getriggerte Freisetzung von Histamin zu einem funktionellen Enhyncement XO-abhängiger Mechanismen führt und über die Generierung toxischer Sauerstoffradikale konsekutiv die morphologisch nachgewiesenen Endothelzellschäden wie die intravasculäre Hämolyse bedingt.

Zusammenfassung

In tierexperimentellen Untersuchungen konnte in der Vergangenheit gezeigt werden, daß die Xanthinoxidase-vermittelte Bildung toxischer Sauerstoffradikale aus den Abbauprodukten energiereicher Phosphate beim Ischämie-Reperfusionssyndrom in pathogenetischem Zusammenhang zu den beobachteten mikrovasculären Permeabilitätsschäden steht. Der unter Tourniquet-Bedingungen durchgeführte chirurgische Eingriff an Extremitäten wurde in diesem Zusammenhang als Modellsituation für Ischämie-Reperfusionsereignisse am Menschen untersucht. Unmittelbar nach Beendigung des chirurgischen Eingriffs und mit Öffnen der Blutsperre fanden sich - jeweils im Vergleich zur unbehandelten kontralateralen Extremität - statistisch signifikante Anstiege der plasmatischen Xanthinoxidase-Aktivität, der Harnsäurespiegel und der radioimmunochemisch nachweisbaren Histaminspiegel. Xanthindehydrogenase-Aktivität konnte bei keinem Patienten weder an der ipsilateralen - noch kontralateralen Extremität nachgewiesen werden. Im Plasma der reperfundierten ipsilateralen Extremität gelang ferner der Nachweis von Fluorescenzprodukten und Hämoglobin, die als Marker für eine Sauerstoffradikalen-abhängige Hämolyse und Lipidperoxidation angesehen werden. Unsere Ergebnisse zeigen erstmalig, daß Ischämie-Reperfusionsschäden *beim Menschen* in der Initialphase nach Einsetzen der Reperfusion Sauerstoffradikalen-abhängig sind und vermutlich in engem pathogenetischen Kontext zu einem Histamin-induzierten funktionellen Enhancement plasmatischer Xanthinoxidase-Aktivität stehen. Die therapeutischen Konsequenzen aus dieser pathogenetischen Erkenntnis werden gegenwärtig weiter untersucht.

Summary

Ischemia-reperfusion events have been postulated to be associated with activation of xanthine oxidase and generation of oxygen-derived free radicals. In the current studies we evaluated effluent blood from extremities of human patients undergoing reconstructive surgical treatment which is routinely accompanied by upper extremity exsanguination and application of a tourniquet, resulting in total interruption of arterial blood flow to one upper extremity. Following tourniquet release (reperfusion), there were immediate increases in the plasma levels of xanthine oxidase activity, uric acid, and histamine in the ipsilateral limb and much smaller increases, if any, in levels of the same materials in plasma obtained from the contralateral extremity. There was no detectable xanthine oxidase activity in plasma from either limb. Plasma also contained evidence of products consistent with the formation of oxygen-derived free radicals, namely, the appearance predominantly in the reperfusated limb of hemoglobin and fluorescent compounds. These data indicate for the first time in humans that ischemia-reperfusion events are associated with the appearance of xanthine oxidase activity and its products in the plasma effluent.

Literatur

1. Granger ND (1988) Role of xanthine oxidase and granulocytes in ischemia-reperfusion injury. Am J Physiol 255:H1269-H1275
2. Friedl HP, Till GO, Trentz O, Ward PA (1989) Roles of histamine, complement, and xanthine oxidase in thermal injury of skin. Am J Path 135:203-217
3. Ward PA, Till GO, Hatherill JR, Annesly TM, Kunkel R (1985) Systemic complement activation, lung injury and products of lipid peroxidation. J Clin Invest 70:517-527
4. Achterberg PW, Nieukoop AS, Schoutsen B, de Jong JW (1988) Different ATP-catabolism in reperfused adult and newborn rat hearts. Am J Physiol 254: H1091-H1098
5. Friedl HP, Rill GO, Ryan US, Ward PA (1989) Mediator-induced activation of xanthine oxidase in endothelial cells. Faseb J 3 (in press)

Dr. H.P. Friedl, Dept. of Pathology, University of Michigan Medical School, Ann Arbor, Michigan 48105, USA

68. Eine neue Methode zur Messung der Skelettmuskeldurchblutung bei der arteriellen Verschlußkrankheit
A New Method of Measuring the Blood Flow Through Skeletal Muscle in Patients with Peripheral Arterial Disease

K. Nagel[1], G. Zocholl[2], M. Jugenheimer[1], K. Hahn[2] und S. Fischer[2]

[1] Klinik und Poliklinik für Allgemein- und Abdominalchirurgie der Johannes Gutenberg-Universität Mainz (Leiter: Prof. Dr. med. Th. Junginger)
[2] Abteilung für Nuklearmedizin der Johannes Gutenberg-Universität Mainz (Leiter: Prof. Dr. med. K. Hahn)

Zielsetzung

Mit dem neu für die Myokard-Szintigraphie eingeführten Radiopharmakon "Cardiolite" sind jetzt auch nichtinvasive Messungen der Durchblutung der Skelettmuskulatur mit geringer Strahlenbelastung möglich. In einer vom BGA zugelassenen Pilot-Studie überprüften wir die klinische Brauchbarkeit dieser theoretisch bestechenden Methode.

Methodik

Bei 10 Patienten (9 m., 1 w.) mit arteriellen Verschlußkrankheiten der Stadien IIb, III und IV nach FONTAINE erfolgten an 15 unteren Extremitäten mit 3 Etagen- (1 Fall), 2 Etagen- (9 Fälle), 1 Etagen-Verschlüssen (5 Fälle) arterielle Rekonstruktionen jeweils einer Etage, gegebenenfalls mit Profundaerweiterungsplastik (8 Fälle).

Als Erfolgsparameter dienten prä- und postoperativ unter standardisierten Bedingungen gemessene Gehstrecken, Dopplerverschlußdrücke und die Muskeldurchblutung. Zur Bestimmung der Muskeldurchblutung wurden 1 - 1,5 h nach intravenöser Injektion von 10 - 12 mCi 99m-Technetium-RP-30 (Cardiolite), die Ober- und Unterschenkel in je 32 Querschnitten mit SPECT (single photon emission computed tomography) untersucht und je ein Querschnitt in ROI-Technik (region of interest) ausgewertet.

Ergebnisse

Bei allen Patienten waren die Rekonstruktionen erfolgreich. Sechs Patienten (9 Beine) erreichten postoperativ unbegrenzte, zwei (3 Beine) verdoppelte und weitere zwei (3 Beine) verbesserte Gehstrecken. Die Messungen der Dopplersonographie und der Szintigraphie ergaben an neun Beinen eine deutliche Verbesserung der Dopplerindices (delta $\bar{x}$ = 0,56 mm Hg) und der Durchblutung der Unterschenkelmuskulatur (delta $\bar{x}$ = 69%). Vier Beine wiesen postoperativ unveränderte Werte sowohl bei der Dopplermessung (delta $\bar{x}$ = 0,06 mm Hg) als auch bei der Muskeldurchblutung (delta $\bar{x}$ = 11%) auf. Bei weiteren zwei Patienten (4 Beine) mit klinischer Verbesserung des Krankheitsbildes (Gehstrecke verdoppelt, bzw. unbegrenzt) wichen die Ergebnisse der Doppleruntersuchung und der Szintigraphie durch jeweils zwei falsch-negative Messungen voneinander ab (delta $\bar{x}$ = -0,14 mm Hg, delta $\bar{x}$ = +68% bzw. delta $\bar{x}$ = +0,42 mm Hg, delta $\bar{x}$ = +4%).

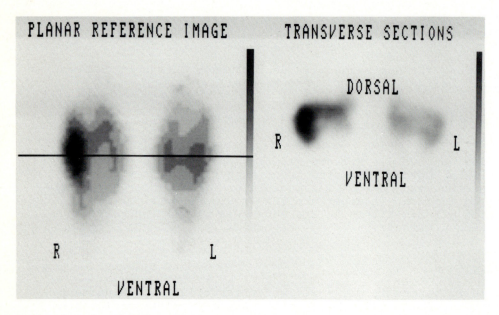

Abb. 1. Cardiolite-SPECT der Unterschenkel (rechte Bildseite) mit planarem Referenzbereich (linke Bildseite): Pat. J.K.: Beckentyp links, Oberschenkeltyp rechts, präoperativ. R = rechter Unterschenkel; L = linker Unterschenkel

Diskussion und Schlußfolgerungen

Bisherige quantitative Messungen der Muskeldurchblutung mit Xenon 133 oder Thallium 201 weisen die Nachteile der Invasivität oder einer vergleichsweise hohen Strahlenbelastung auf (1, 2, 3). Das neue, bisher ausschließlich für die Myokard-Szintigraphie angewandte Cardiolite hat diese Mängel nicht.

Der erstmalige Einsatz der Substanz zur Bestimmung der Durchblutung der Skelettmuskulatur vor und nach arterieller Rekonstruktion bei der AVK der unteren Extremität ergab eine gute Korrelation der Ergebnisse der Gehstrecke, der Doppler-Verschlußdruckmessung und der Szintigraphie. Somit gelang der Nachweis, daß die semiquantitative Methode auch zur Messung der Durchblutung der Skelettmuskulatur geeignet ist.

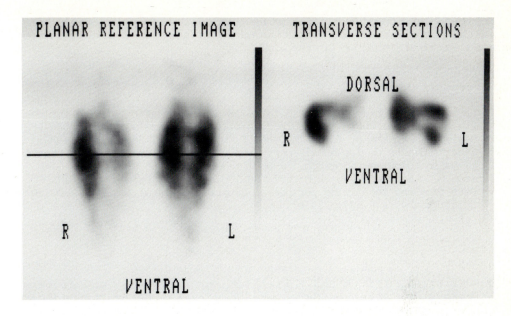

Abb. 2. Cardiolite-SPECT der Unterschenkel (rechte Bildseite) mit planarem Referenzbereich (linke Bildseite): Pat. J.K.: Zustand nach rechts femorolinks femoralem crossover Bypass. Steigerung der Muskeldurchblutung des linlen Unterschenkels um 67%

Für die Zukunft sind vergleichende Untersuchungen nach verschiedenen arteriellen Rekonstruktionen, Erfolgsbeurteilungen nach Sympathektomie und Untersuchungen zur präoperativen Festlegung von Amputationshöhen möglich und vorgesehen.

Zusammenfassung

Bei 10 Patienten mit arterieller Verschlußkrankheit der Stadien IIb, III und IV nach FONTAINE erfolgten an 15 unteren Extremitäten arterielle Rekonstruktionen jeweils einer Etage. Unter standardisierten Bedingungen prä- und postoperativ gemessene schmerzfreie Gehstrecken, Dopplerverschlußdrücke und nach intravenöser Injektion des Radiopharmakons Cardiolite mit SPECT ermittelte Werte der Muskeldurchblutung, korrelierten gut miteinander. Das bisher ausschließlich für die Myokard-Szintigraphie angewandte, nicht invasive und gering strahlenbelastende Verfahren ist somit auch zur semiquantitativen Messung der Durchblutung der Skelettmuskulatur geeignet.

Summary

Arterial reconstructions were performed on 15 lower extremities of 10 patients with peripheral arterial disease. Muscle perfusion, quantified with Cardiolite single photon emission computed tomography (SPECT), compared well with pre- and postoperative values of clinical tests and ankle systolic pressure indices. We conclude that the new radionuclide Cardiolite, developed for myocardial scintigraphy, is also suitable for examining skeletal muscle perfusion.

Literatur

1. Lassen NA, Lindberg J, Munck O (1964) Measurement of blood-flow through skeletal muscle by intramuscular injection of Xenon-133. Lancet 686-689
2. Oshima M, Akanabe H, Sakuma S, Yano T, Nishikima N, Shionoya S (1989) Quantification of leg muscle perfusion using Thallium-201 single photon emission computed tomography. J Nucl Med 30:458-465
3. Seder JS, Botvinick EH, Rahitoola SH, Goldstone J, Price DC (1981) Detecting and localizing peripheral arterial disease: assessment of 201 Tc-Scintigraphy. AJR 137:373-380

Dr. K. Nagel, Klinik und Poliklinik für Allgemein- und Abdominalchirurgie der Johannes Gutenberg-Universität Mainz, Langenbeckstr. 1, D-6500 Mainz 1

69. Erste Ergebnisse einer klinischen Studie mit in vitro endothelialisierten PTFE-Prothesen. 9 Monate nach Implantation

Preliminary Results of a Prospective Clinical Study with In Vitro Endothelialized PTFE Grafts. 9 Months After Implantation

M. Kadletz, H. Magometschnigg, M. Grabenwöger, G. König und E. Wolner

II. Chirurgische Universitätsklinik, Wien

Einleitung

Vor etwa 40 Jahren begann man, Kunststoffprothesen in der peripheren Gefäßchirurgie zu verwenden und seit damals versucht man, die Oberfläche derartiger Kunststoffgefäße zu verbessern, um die Offenheitsrate zu steigern. Erste Versuche, solche Prothesen mit Endothelzellen auszukleiden, wurden vor einem Jahrzehnt unternommen und von HERRING 1978 (1) erstmals publiziert. Bei diesem Verfahren werden die intraoperativ gewonnenen AEC auf die Prothese aufgebracht und diese sofort implantiert.

Auch wir haben diese Methode an unserer Klinik durchgeführt, konnten aber keine wesentliche Verbesserung der Durchgängigkeit derartig behandelter Prothesen erkennen. Daher haben wir an der Entwicklung eines zweizeitigen Verfahrens gearbeitet und dieses vor einem Jahr erstmals klinisch angewendet. Bei dieser Methode ist es uns möglich, durch Kultivation der gewonnenen autologen Endothelzellen diese zu vermehren und so dem Patienten eine komplett mit autologen Endothelzellen ausgekleidete Prothese zu implantieren.

Material und Methode

Bei 8 Patienten im Alter zwischen 65 und 79 Jahren mit peripherer arterieller Verschlußkrankheit wurde in Lokalanaesthesie ein subcutanes Venenstück entnommen (bei 3 Patienten im Bereich des distalen Unterschenkels und bei 5 Patienten im distalen Armbereich). Bei sieben der Patienten war die Vena saphena wegen vorangegangener Operationen nicht mehr vorhanden. Bei einer Patientin konnte die V. saphena wegen sehr ausgeprägter varicöser Veränderungen als arterieller Gefäßersatz nicht verwendet werden.

Zellgewinnung: Nach standardisierten Zellkultivationstechniken (2) wurden AEC mittels Dispase gewonnen und in einem 10 cm^2, Fibronektin beschichteten Kulturgefäß ausgesät. Nach einer Kultivationsperiode von 7 ($\pm$ 2) Tagen waren die Zellen zu einem Monolayer zusammengewachsen und wurden mit Trypsin abgelöst und in 2x150 cm^2 Kulturflaschen weiterkultiviert. Vor der Zell-Aussaat auf die Kunststoffprothese wurde eine Faktor VIII-Antigen-Färbung durchgeführt.

Graftvorbeschichtung: Die Fibrinogenkomponente eines handelsüblichen Fibrinklebers (5 ml) wurde in 30 ml Aprotinin gelöst und durch die Poren der Prothese gepreßt. Die in den Maschen verbleibende Menge an Fibrinogen wurde anschließend mittels Thrombin in Fibrin übergeführt (2, 3).

Graftendothelialisierung: Diese vorbeschichteten Kunststoffprothesen wurden mit der Zellsuspension gefüllt, an beiden Enden verschlossen und unter sterilen Bedingungen in einem eigens dafür konstruierten Rotationsgefäß bei 37°C mit 4 Umdrehungen/h für 3 h um ihre Längsachse rotiert.

Anschließend folgte eine Kultivationsperiode von 7 Tagen. In dieser Zeit können die Zellen einen festen Kontakt zu der ihnen angebotenen Unterlage ausbilden und ausreichend Extracellularmatrix bilden (4, 5). Regelmäßige Kontrollen mittels Rasterelektronenmikroskopie (REM) erlaubten uns, eine Aussage über den Endothelialisierungsgrad der Prothese zu treffen. Während dieser Periode wurden zur Kontrolle der Sterilität bakteriologische Nachweise durchgeführt.

Patientenkontrollen: Digitale Subtraktionsangiographie, Ultraschallkontrolle, Indium markierte Thrombocyten: Patienteneigene Thrombocyten wurden mit Indium 111 radioaktiv markiert und den Patienten reinfundiert. 48 h später wurde unter einer Gamma-Kamera die Zahl adhärenter Thrombocyten an der Protheseninnenfläche szintigraphisch bestimmt.

Ergebnisse

Daten der AEC-Kultur: Aus jeder der explantierten Venen wurden nach der oben beschriebenen Methode Endothelzellen gewonnen und kultiviert. Bei einer dieser Kulturen konnte kein Wachstum erzielt werden. Hier erreichten wir zwar bei der Gewinnung der Endothelzellen eine Zellzahl von 28 000 Zellen/cm^2 Veneninnenfläche, doch zeigten die Zellen keine Tendenz anzuwachsen und so ihre physiologische Form anzunehmen. Bei der Zellkultur eines anderen Patienten wurde schon in der Primärkultur eine Kontamination mit Fibroblasten-ähnlichen Zellen gefunden. Diese Zellen wurden daher für eine Graft-Besiedelung nicht verwendet.

Bei allen anderen Patienten gelang es uns in einem Zeitraum von 28 ($\pm$ 4) Tagen, durch die Kultur der autologen Endothelzellen von primär 270 000 ($\pm$ 30 000) Zellen eine Zellzahl von 5,2 ($\pm$ 0,4) Mill. Zellen zu erreichen. Eine Faktor VIII-Antigen-Färbung war in allen Fällen positiv und zeigte so die Reinheit der Endothelzellkultur. Die regelmäßigen REM Kontrollen ergaben direkt nach der Zellaussaat das Bild eines präkonfluenten Monolayer. Der Abstand zwischen den einzelnen Zellen war nicht größer als max. drei Zellbreiten. Zum Zeitpunkt der Implantation wurde auf jeder der Prothesen ein geschlossener Monolayer nachgewiesen.

Klinische Daten: Den beiden Patienten, bei denen eine Endothelzellkultur nicht möglich war, wurde eine wie bisher übliche native PTFE-Prothese in femorocruraler Position implantiert. Bei einem der beiden kam es 10 Tage nach Implantation zu einem akuten Verschluß, der revidiert werden mußte. Die Prothese des anderen Patienten funktioniert bisher einwandfrei.

Bei der anderen Patientengruppe mit in vitro endothelialisierten PTFE-Prothesen ergab die Angiographie in 5 Fällen jeweils einen einwandfrei funktionierenden Graft. Auch 6 bzw. 9 Monate nach Implantation waren keine Veränderungen nachzuweisen. Die Klinik und die Ultraschalluntersuchungen bestätigten diese Ergebnisse.

Bei einem Patienten kam es 3 Wochen nach Implantation zum Verschluß des in vitro endothelialisierten Grafts.

Die mittels radioaktiv markierter Thrombocyten durchgeführte Untersuchung war bei 2 der 5 Patienten unmittelbar nach Implantation im Bereich des Kniegelenkes schwach positiv. Das bedeutet eine nicht komplette Endothelialisierung in diesem Gebiet, wodurch radioaktiv markierte Thrombocyten haften. Auch 6 und 9 Monate nach der Implantation findet sich ein ähnliches Ergebnis. Es kommt also auch nach Monaten zu keiner Konfluenz der vereinzelten AEC. Bei 3 Patienten war der Befund von Anfang an negativ und hat sich auch mit der Dauer der Implantation nicht verändert. Dies läßt auf eine komplette Endothelialisierung der Protheseninnenwand schließen, die auch unter Scherkraftbedingungen haften bleibt.

Trotz des kleinen Patientenkollektivs und der relativ kurzen Implantationszeit scheinen die ersten Ergebnisse sehr vielversprechend, jedoch ist eine Aussage über langfristige Verbesserung der Erfolge sicher noch nicht möglich.

Zusammenfassung

Um die Thrombogenität von Kunststoffprothesen herabzusetzen, scheint die in vitro-Endothelialisierung mit autologen Zellen ein vielversprechender Weg zu sein. Vorangegangene Studien haben gezeigt, daß autologe Endothelzellen (AEC) auch nach Kultivationsbedingungen ihre antithrombogenen Eigenschaften nicht verlieren.

In dieser klinischen Studie wurde 8 Patienten 4 Wochen vor der geplanten Bypassoperation ein etwa 8 cm langes subcutanes Venenstück entnommen; aus diesem wurden enzymatisch die AEC herausgelöst und in Fibronektin beschichtete Kulturflaschen ausgesät. Die primär aus der Hautvene gewonnenen ca. 250 000 AEC vermehrten sich innerhalb von 4 Wochen auf etwa 5 Mio. Zellen. Bei dieser Zellzahl sind etwa 300 cm^2 Kultivationsfläche mit einem konfluenten Monolayer bedeckt. Genau diese Zellzahl ist erforderlich, um eine 60 cm lange 6 mm PTFE-Prothese komplett mit AEC zu besiedeln.

Da die Anhaftung, Vermehrung und Scherkraftresistenz der Zellen für den Erfolg der Endothelialisierung einen wesentlichen Faktor darstellt, welcher auf dem reinen Kunststoff nicht optimal gegeben ist, muß die Prothese mit einer biologischen Trägersubstanz vorbeschichtet werden. Daß die Beschichtung von PTFE-Grafts mit Fibrinkleber und Fibronektin eine feste Verankerung der Zellen ermöglicht, konnte transmissionselektronenmikroskopisch nachgewiesen werden.

Im Rahmen dieser Studie wurden bei 6 der 8 Patienten in-vitro endothelialisierte PTFE Grafts in femorocruraler Position implantiert. Die Durchgängigkeit der Prothesen wurde eine Woche nach Implantation und in 3monatigen Abständen mittels Ultraschall und digitaler Subtraktionsangiographie kontrolliert. Als Parameter einer antithrombogenen Prothesenoberfläche wurde die Adhärenz radioaktiv markierter Thrombocyten untersucht.

Summary

Endothelialization seems to be a promising approach to reducing thrombogenicity of artificial vascular prostheses. From preliminary research it is well known that AECs cultivated in vitro completely maintain their antithrombogenic capacity.
In eight patients a piece of subcutaneous vein was explanted 4 weeks before bypass operation. AECs were harvested enzymatically and seeded in a fibronectin precoated cultivation flask. After a period of 4 weeks the primary cell count of approximately 250 000 cells increased to approximately 5 million. This number of cells is necessary to endothelialize a 60 cm long, 6 mm PTFE prosthesis in vitro. To improve adherence, growth, and shear stress resistance of seeded cells, a precoating of the graft surface with a biological material is necessary. Transmission electron microscopy investigations revealed that fibrin glue and fibronectin produced satisfactory results.
In six of eight patients, we were finally able to implant a complete endothelialized graft in femorocrural position. Patency of bypasses was proven 1 week as well as every 3 months after implantation by doppler ultrasound and angiographic examination. As a parameter for an antithrombogenic graft surface indium-labeled platelets were used.

Literatur

1. Herring MB, Gardner AL, Glover JA (1987) A single stage technique for seeding vascular grafts with autogenous endothelium. Surgery 84:498-504
2. Zilla P, Fasol R, Preiss P, Kadletz M, Deutsch M, Schima H, Tsangaris S, Groscurth P (1989) Use of fibrin glue as a substrate for in vitro endothelialisation of PTFE vascular grafts. Surgery 105:515-22
3. Dejana E, Collela S, Languino LR, Balconi G, Corbascio GC, Marchisio PC (1987) Fibrinogen induces adhesion, spreading, and microfilament organisation of human endothelial cells in vitro. J Cell Biol 104:1403-11

4. Wong MKK, Gotlieb AI (1986) Endothelial cell monolayer integrity: characterization of dense peripheral band of microfilaments. Arteriosklerosis 6:212-9

Dr. Margit Kadletz, II. Chirurg. Univ.-Klinik, Spitalgasse 23, A-1090 Wien

X. Transplantation III (Niere und Leber)

70. Denervierung als mögliche Ursache reduzierter glomerulärer Filtrationsreserve von Nierentransplantaten – Untersuchungen am Autotransplantationsmodell der Ratte

P. Vogt, B. Peuschel, S. Menzel, K. H. Neumann und R. Pichlmayr, Hannover

(Manuskript nicht eingegangen)

71. RS-61443: Ein neues potentes Immunsuppressivum
RS-61443: A New Potent Immunsuppressive Compound

K. P. Platz[1], D. Eckhoff[1], D. A. Hullett[1], H. W. Sollinger[1], E. M. Eugui[2] und A. C. Allison[2]

[1]Department of Surgery, University of Wisconsin-Madison, H4/310 Clinical Science Center, Madison, Wisconsin
[2]Syntex Research, Palo Alto, California

Einleitung

RS-61443 ist ein halbsynthetischer Morpholinoethylester der Mycophenol-Säure (MPA), der nach oraler Aufnahme rasch hydrolysiert wird und seine Muttersubstanz MPA freisetzt (1). Diese blockiert selektiv, nicht-kompetitiv und reversibel eines der Schlüssel-Enzyme der Purin-de-novo-Synthese: Inosin-Monophosphat-Dehydrogenase (2, 3). Die Hemmung dieses Enzyms reduziert den cellulären Guanosin-Triphosphat-Spiegel um etwa 70%, was einen Stop der DNA-Synthese und Mitose nach sich zieht. Der ATP-Spiegel sowie die RNA-Synthese bleiben unbeeinflußt (4, 5). Im Gegensatz zu anderen Zellen hängt der Guanosin-Stoffwechsel der T- und B-Lymphocyten entscheidend von der de-novo-Synthese ab, da ihnen ein Enzym-Muster zur Regeneration von Guanosin-Nucleotiden (Salvage pathway) fehlt. Diese Abhängigkeit macht die Purin-de-novo-Synthese zum bevorzugten Angriffspunkt weiterer Immunsuppressiva wie Azaserin und 6-Mercaptopurin (6). Daß auch MPA eine immunsuppressive Wirkung hat, zeigte eine klinische Studie zur Therapie der Psoriasis (7, 8). Diese zunächst als negativ eingestufte Nebenwirkung wurde systematisch untersucht und durch Veränderung der Struktur ist RS-61443 entstanden, ein Mycophenol-Derivat mit erhöhter Lipophilie und Bioverfügbarkeit, dessen immunsuppressive Aktivität nach allogener Nieren-Transplantation am Hund getestet wurde.

Material und Methoden

Weibliche Mischlingshunde (18 - 26 kg) wurden ohne Prämedikation mit 25 mg/kg Pentobarbital narkotisiert und intubiert. Die Anaesthesie wurde mit einem Halothan/N_2O-Gemisch aufrechterhalten. Nach Eröffnung der Peritonealhöhle über einen Medianschnitt wurde die Spenderniere in typischer Weise exstirpiert, mit 200 ml eiskalter, heparinisierter 0,9% Kochsalz-Lösung gespült und an die Iliacalgefäße des Empfängers angeschlossen. Nach der Ureteroneocystostomie wurde den Empfängern die kontralaterale Niere entfernt. Die Ischämiezeit betrug etwa 30 min. Postoperativ wurden täglich Harnstoff, Kreatinin, Differentialblutbild sowie die Leberenzyme bestimmt. Serum-Kreatininwerte über 8 mg/dl wurden als Transplantat-Abstoßung definiert. Immunsuppressiva wurden einem Dosierungsschema entsprechend (Tabelle 1) am ersten postoperativen Tag oral verabreicht.

Tabelle 1. Medikations- und Dosierungsschema der einzelnen Gruppen sowie die daraus resultierende Transplantat-Überlebensrate. Die Triple-Therapie mit RS-61443 20 mg/kg war jeder weiteren Kombinationsbehandlung deutlich überlegen

Gruppe	Medikation	Anzahl	Überlebenszeit (Tage)	Mittel
1	Keine	5	6,8,8,9,9	8,0± 1,2
2	RS-61443 40 mg/kg	6	26,49,40,29,38,34	36,0± 8,3
3	CsA 5 mg/kg Pred 0,1 mg/kg	6	7,8,9,11,11,9	9,0± 2,5
4	RS-51443 20 mg/kg CsA 5 mg/kg Pred 0,1 mg/kg	6	22,91,93,93,95,171	94,2±47,2
5	RS-61443 20 mg/kg CsA 5 mg/kg Pred 0,1 mg/kg (CsA-Stop nach 20 Tagen)	6	21,24,29,64,46,113	49,5±35,0
6	RS-61443 20 mg/kg Pred 0,1 mg/kg	6	64,55,54,38,53,18	47,0±16,5
7	RS-61443 2·10 mg/kg CsA 5 mg/kg Pred 0,1 mg/kg	6	7,11,16,38,20,7	16,5±11,5

Ergebnisse

RS-61443 20 mg/kg in Kombination mit einer low dose-Gabe von Cyclosporin A (CsA) 5 mg/kg und Methylprednisolon 0,1 mg/kg zeigte eine signifikante Verlängerung der Transplantat-Überlebensrate ($p < 0,002$) im Vergleich zur Kontrollgruppe. Ein Stop der CsA-Medikation nach 20 Tagen sowie der vollständige Verzicht auf CsA zeigte gleichfalls eine deutliche Verlängerung der Transplantatüberlebenszeit, war jedoch der Triple-Therapie mit einer CsA-Erhaltungsdosis deutlich unterlegen. Die präoperative Vorbehandlung mit RS-61443 stelltekeinen therapeutischen Vorteil dar. Eine Dosis-Reduktion von RS-61443 auf 15 mg/kg in der hier verwandten Kombinationstherapie führte regelmäßig zur Transplantat-Abstoßung. Damit scheint der untere Dosis-Bereich von RS-61443 in diesem Kombinationsschema zur wirkungsvollen Immunsuppression im Hundemodell bei 20 mg/kg zu liegen. Die Blutserumspiegel dieser Dosierung erreichten Werte von 2 - 5 mcg/ml, die sehr gut mit der Proliferationshemmung von Lymphomzellen in vitro korrelieren (9). Hämato-, nephro- oder hepatotoxische Nebenwirkungen traten nicht auf. Gastrointestinale Probleme in Verbindung mit einem moderaten Körpergewichts-Verlust konnten durch eine hochcalorische Ernährung überwunden werden.

Zusammenfassung und Diskussion

Die gegenwärtige Untersuchung zeigt, daß RS-61443 ein potentes Immunsuppressivum zur Verhinderung der allogenen Nieren-Abstossungsreaktion am Hund ist. Es blockiert die Proliferation von T- und B-Lymphocyten (5, 9) ebenso wie die Generation von cytotoxischen T-Zellen (7, 10). Verschiedene Dosierungs-Schemata von RS-61443 unter Einschluß von Cyclosporin A (5 mg/kg) und Methylprednisolon (0,1 mg/kg) wurden auf ihre immunsuppressive Wirkung und Nebenwirkung hin untersucht. Eine Triple-Therapie mit RS-61443 20 mg/kg scheint die beste Transplantat-Überlebensrate zu sichern. Diese Ergebnisse ermutigen zu weiteren Untersuchungen mit RS-61443 im Hinblick auf seine klinische Anwendung.

Summary and Discussion

The present investigation indicates that RS-61443 is a potent immunosuppressive compound in preventing rejection in canine allogenic kidney transplantation. The drug blocks proliferative responses of T and B lymphocytes as well as antibody formation and the generation of cytotoxic T cells (7, 10). Different treatment schedules of RS-61443 in combination with low-dose cyclosporin A (5 mg/kg) and methylprednisolone (0.1 mg/kg) have been attempted in order to find find out which regimen best prevents kidney allograft rejection in dogs without major adverse effects. Triple therapy with RS-61443 20 mg/kg seems to be the most promising in prolonging graft survival. These results encourage further experiments with RS-61443 with the ultimate goal of clinical application.

Literatur

1. Eugui EM, Almquist SJ, Allison AC: Abstract, Seventh International Congress of Immunology, Berlin 1989
2. Sweeney MJ, Hoffman DH, Esterman MA (1972) Cancer Research 32:1803
3. Hodges SD, Fung E, McKay DJ, Renaux BS, Snyder FF (1989) J Biol Chem 264: 18137
4. Lowe JK, Brox L, Henderson JF (1977) Cancer Research 37:736
5. Cohen MB, Maybaum J, Sadee W (1981) J Biol Chem 256:8713
6. Allison AC, Hovi T, Watts RWE, Webster ADB (1975) Lancet 2:1179
7. Ohsugi Y, Suzuki S, Tagagaki Y (1976) Cancer Res 36:2923
8. Lynch WS, Roenigk HH (1977) Arch Dermatol 113:1203
9. Lowe JK, Henderson JF (1977) Biochem Pharmacol 26:1533
10. Mitsui A, Suzuki S (1969) J Antibiotics 22:358

Dr. K.P. Platz, Department of Surgery, University of Wisconsin, H4/310 Clinical Science Center, 600 Highland Avenue, Madison, Wisconsin 53792, USA

72. Untersuchungen zur Spontantoleranz nach orthotoper Rattenlebertransplantation*

Investigations on Spontaneous Tolerance After Orthotopic Rat Liver Transplantation

M. Knoop, J. R. Pratt, M. P. Pether und I. V. Hutchinson

Immunology Group, University of Manchester

Die derzeit übliche Immunsuppression nach klinischer Organtransplantation mit einer Kombination mehrerer Substanzen wirkt nicht spezifisch gegen die Organabstoßung, sondern sie beeinflußt das Immunsystem generell. Ein erhöhtes Infektionsrisiko und unerwünschte Nebenwirkungen sind die Folge. Die Entwicklung von Methoden, eine spenderspezifische Transplantationstoleranz im Empfänger zu erzielen, bleibt ein Ziel der immunologischen Transplantationsforschung. Im Modell der orthotopen Rattenlebertransplantation (ORLT) läßt sich in bestimmten Inzuchtstammkombinationen das Phänomen der spontanen Transplantatakzeptanz und einer sich konsekutiv entwickelnden spenderspezifischen Transplantattoleranz beobachten ([1]). In der voll allogenen DA-PVG Stammkombination untersuchten wir, ob T-Suppressorzellen, der Mechanismus der klonalen Deletion oder Serumfaktoren an der Induktion und Erhaltung der Spontantoleranz in dieser Kombination beteiligt sind.

Material und Methoden

Mikrochirurgische Operationen

DA ($RT1^a$) Lebertransplantate wurden PGV ($RT1^c$) Empfängern ohne Rekonstruktion der A. hepatica orthotop in Ätherinhalationsnarkose implantiert (n = 30). Heterotope Herz-, orthotope Nieren-, Haut- und pankreaticoduodenale Transplantate wurden in mikrochirurgischer Standardtechnik durchgeführt.

---

*Mit Unterstützung der Deutschen Forschungsgemeinschaft (Kn 258/1-1)

Adoptive Transfer Versuche

Aus Milzzellsuspensionen unbehandelter, langzeitüberlebender PVG Empfänger von DA Lebern (> 100 Tage) wurden T-Zellen immunomagnetisch (Dynabeads^{TM}) mit dem monoklonalen Antikörper Ox 12 separiert. Die T-Zellpopulation (CD5$^+$) wies mittels cytofluorographischer Analyse (FACS) eine Reinheit von mehr als 95% mit einer Kontamination unter 1% auf. 1×10^7 T-Zellen lebertransplantierter PVG Ratten wurden syngenen PVG Ratten i.v. injiziert, die am Tag zuvor subletal bestrahlt worden waren (300 rad für Herz- und Nierenempfänger; 600 rad für Hautempfänger). Am folgenden Tage erhielten die so vorbehandelten PVG Ratten DA Haut-, Herz- und Nierentransplantate sowie AO (RT1^u) Drittstammtransplantate (pro Gruppe n = 5). Die Funktionszeit der transplantierten Testorgane wurde protokolliert.

Poplitealer Lymphknotenversuch

Splenocyten langzeitüberlebender PVG Leberempfänger (> 100 Tage) und normaler PVG Ratten wurden (DA × PVG)F$_1$-Empfängern in die rechte oder linke Hinterpfote injiziert (1×10^7 Zellen). Die andere Hinterpfote erhielt keine Zellen und diente als Kontrolle. Die poplitealen Lymphknoten dieser Ratten wurden eine Woche später präpariert und gewogen.

Seruminjektionen und passives Enhancement

Seren orthotoper Leberempfänger wurden 8 - 14 Wochen nach Transplantation durch Herzpunktion oder wiederholte Blutentnahmen im Abstand von 2 Wochen gewonnen und gepoolt. PVG Empfänger von DA und AO Haut-, Herz-, Nieren- und pankreaticoduodenalen Transplantaten sowie (DA × PVG)F$_1$ Herzen erhielten 1 ml ORLT Serum oder AO Drittstammserum i.v. am Tage der Operation oder später.

Ergebnisse

Lebertransplantation

Alle PVG Empfänger von DA Lebertransplantaten überlebten ohne immunsuppressive Therapie mehr als 100 Tage.

Adoptive Zellübertragung

Adoptiv übertragene T-Zellen vermochten nicht, die Abstoßung von DA und AO Hauttransplantaten im Vergleich mit nur bestrahlten Kontrolltieren zu unterdrücken (Tabelle 1). Injizierte T-Zellen supprimierten die Abstoßung von DA Nieren- und Herztransplantaten, die mehr als 100 Tage funktionierten. Drittstamm AO Herztransplantate wurden nach ca. 19 Tagen abgestoßen, während AO Nierentransplantatempfänger ihr Transplantat für mehr als 100 Tage akzeptierten.

Tabelle 1. Überlebenszeiten von Haut-, Nieren- und Herztransplantaten im adoptiven Übertragungsversuch (Mittel ± Standardabweichung)

Adoptive Transfer Versuche				
Organ	Kombination	Zellen	Überlebenszeit	$\bar{X}$ ± SD
Haut	DA - PVG	–	10,11,12,12	11 ± 0,9
	DA - PVG	1×10^7	11,12,12,12	11 ± 0,5
	AO - PVG	1×10^7	10,10,10,11	10 ± 0,5
Niere	DA - PVG	–	14,17,17,18	16 ± 1,7
	DA - PVG	1×10^7	5x > 100 d	5x > 100 d
	AO - PVG	1×10^7	5x > 100 d	5x > 100 d
Herz	DA - PVG	–	12,13,15,16	14 ± 1,8
	DA - PVG	1×10^7	5x > 100 d	5x > 100 d
	AO - PVG	1×10^7	15,15,18,20	17 ± 2,4

Poplitealer Lymphknotenversuch

Die poplitealen Lymphknoten der (DA × PVG)F$_1$ Hybridratten wiesen auf der zellinjizierten Seite gegenüber der Kontrollseite einen ca. fünffachen Gewichtszuwachs auf, unabhängig davon, ob PVG oder ORLT Milzzellen injiziert wurden. Das proliferative Potential beider Zelltypen war damit identisch.

Seruminjektionen

Hauttransplantate zeigten kein passives Enhancement, während DA - PVG Nierentransplantate nach einmaliger Injektion von 1 ml ORLT Serum zu 80% mehr als 100 Tage funktionierten (Tabelle 2). Drittstamm AO Nierentransplantate überlebten ebenfalls länger als 100 Tage. Voll allogene DA - PVG Herztransplantate waren durch einmalige Serumgabe nicht vor Abstoßung zu schützen. (DA × PVG)F$_1$ Herztransplantate, am Tag der Operation und einen Tag später mit jeweils 1 ml ORLT Serum behandelt, wiesen eine verlängerte Transplantatfunktion auf. Passives Enhancement war in pankreaticoduodenalen Transplantaten nicht nachweisbar, nach ca. 13 Tagen kam es erneut zu einer hyperglykämischen Stoffwechsellage (Tabelle 2).

Diskussion

Die immunologischen Mechanismen der spontanen Toleranzinduktion und -erhaltung nach Rattenlebertransplantation sind noch nicht voll aufgedeckt. In adoptive transfer Versuchen konnte eine spenderspezifische Suppression in der BN - LEW Stammkombination durch T-Zellen (CD5[+]) lebertransplantierter Ratten nachgewiesen werden (2). Die Injektion von CD4[+] (T-Helferzellen) oder CD8[+]

Tabelle 2. Überlebenszeiten verschiedener Testorgane nach einmaliger (d+0) oder zweifacher (d+1 oder d+2) Seruminjektion (Mittel ± Standardabweichung)

Passives Enhancement				
Organ	Kombination	Serum	Überlebenszeit	$\bar{X} \pm SD$
Haut	DA - PVG	-	8,8,9,10,12	9,4 ± 1,7
	DA - PVG	1ml ORLT	8,8,9,10	8,8 ± 0,8
	DA - PVG	1ml AO	8,8,8,9,9	8,6 ± 0,5
	AO - PVG	1ml ORLT	8,8,8,8,8	8,0 ± 0
Niere	DA - PVG	-	10,10,10,10,12	10,2 ± 0,4
	DA - PVG	1ml ORLT	25, 4x > 100	25, 4x > 100
	DA - PVG	1ml AO	11,11,11,11,11	11,0 ± 0
	AO - PVG	1ml ORLT	5x > 100	5x > 100
Herz	DA - PVG	-	10,10,10,10,11	10,2 ± 0,4
	DA - PVG	1ml ORLT	9(6x),10(6x),11	9,6 ± 0,6
	DA - PVG	", d+2	8,8,9,9,9	8,6 ± 0,5
	DA - PVG	1ml AO	9,9,9,9,9	9,0 ± 0
	AO - PVG	1ml ORLT	10,10,10,11	10,4 ± 0,8
	DA - PVG	", d+1	10(3x),11,11,12	10,6 ± 0,8
	(DA×PVG)F$_1$ - PVG	", d+1	25,28,31,> 35(3x)	25,28,31,> 35(3x)
Pankr.-Duod.	DA - PVG	-	9,9,10,11,12,13,13	11,0 ± 1,6
	DA - PVG	1ml ORLT	10,12,14,14,17	13,4 ± 2,6
	DA - PVG	1ml AO	10,11,11,11,11	10,8 ± 0,4

(T-Cytotox/Suppressorzellen) T-Zellsubpopulationen allein zeigte keinen bzw. nur einen partiellen, die Kombination beider Subtypen dagegen einen den unfraktionierten T-Zellen entsprechenden Effekt. Die Injektion von T-Zellen in der DA - PVG Stammkombination führt in unseren Versuchen zu einem spenderspezifischen Überleben der Herz- und zu einem unspezifischen der Nierentransplantate. Damit ist auch in der DA - PVG Kombination die Existenz von T-Suppressorzellen wahrscheinlich. Das Phänomen der Spontantoleranz nach DA - PVG Lebertransplantation ist bislang nicht auf die Wirkung von T-Suppressorzellen, sondern auf eine klonale Deletion alloreaktiver Lymphocyten zurückgeführt worden (3). Im Falle der systemischen Toleranz, wie sie bei PVG Empfängern von DA Lebern vorliegt, wäre eine Hyporeaktivität der Milzzellen von Leberempfängern zu erwarten, was sich nicht bestätigte.

Die physiologische Rearterialisierung des Lebertransplantates, in der BN - LEW Kombination eine conditio sine qua non für ein

spontanes Langzeitüberleben, ist in der DA - PVG Kombination
für das Überleben und die Generation von in vivo wirksamen T-
Suppressorzellen nicht obligat. Generell ist jedoch die Rekonstruktion der A. hepatica aufgrund der im Vergleich mit dem rein
venösen Modell erwiesenen Vorteile wie z.B. eine geringere Incidenz von Spendergallengangsnekrosen anzustreben (4).

Die Injektion spenderspezifischer Alloantikörper zur Zeit der
Organtransplantation vermag Allotransplantate vor der Abstoßung
zu schützen. Die Antikörperbildung nach DA - PVG Lebertransplantation kann in eine initiale Phase mit einer starken Reaktion
gegen DA Klasse I - Antigene nach 2 Wochen und in eine zweite
Phase (8 - 14 Wochen post OP) mit hohen Titern gegen DA Klasse
II-Antigene geteilt werden. In Parallele zu den adoptive transfer Versuchen findet sich auch hier eine spenderunspezifische
Wirkung auf AO Nierentransplantate, deren Ursache in gemeinsamen
Antigenstrukturen zwischen DA und AO Nierentransplantaten liegen
könnte. Das beschriebene passive Enhancement von allogenen DA -
PVG Herztransplantaten nach einmaliger Injektion von 1 ml ORLT
Serum war nicht reproduzierbar (1). Mögliche Mechanismen des
passiven Enhancements auf Seiten des Transplantates sind Maskierung von Transplantationantigenen, die Bildung immunsuppressiver Komplexe mit Transplantationsantigenen und die Opsonisation
von Klasse II-positiven interstitiellen dendritischen Zellen
(sog. "passenger leucocytes"). Denkbar ist auch die Opsonisation
von antigen-reaktiven Zellen im Organempfänger (ARCO-Phänomen)
(5).

Zusammenfassung

Orthotope Rattenlebertransplantate in der DA - PVG Stammkombination werden spontan akzeptiert und induzieren eine spenderspezifische, systemische Transplantationstoleranz. In adoptive
transfer Versuchen wurden immunomagnetisch und mit dem monoclonalen Antikörper Ox 12 separierte T-Milzzellen (CD5$^+$) von Leberempfängern (> 100 Tage) bestrahlten, syngenen PVG Empfängern injiziert. Die Abstoßung von Herz- und Nierentransplantaten wurde
langfristig supprimiert. Passives Enhancement war bei allogenen
DA - PVC Nieren-, jedoch nicht bei DA - PVG Herztransplantaten
nachweisbar. Die experimentellen Befunde deuten eher auf eine
cellulär vermittelte Form der Toleranz (T-Suppressorzellen),
evtl. in Kombination mit löslichen Faktoren, als auf den Mechanismus der clonalen Deletion hin.

Summary

Orthotopic rat liver transplants in the fully allogeneic DA - PVG
rat strain combination are spontaneously accepted and induce a
state of systemic, donor-specific transplantation tolerance. In
adoptive transfer assays T splenocytes (CD5$^+$) from liver recipients (> 100 days) were separated using Ox 12 monoclonal antibody and immunomagnetic beads and injected into irradiated syngeneic recipients. The rejection of heart and kidney grafts was
suppressed for a long period of time. Passive enhancement after
single injection of liver recipient serum (1 ml) was detectable

in allogeneic DA - PVG kidney grafts, but not in DA - PVG hearts. The experimental results favour a cellular-mediated mechanism of transplantation tolerance (T suppressor cells), possibly in combination with soluble factors, rather than the mechanism of clonal deletion.

Literatur

1. Kamada N, Shinomiya T, Tamaki T, Ishiguro K (1986) Immunosuppressive activity of serum from liver grafted rats. Transplantation 42:581-587
2. Gassel HJ, Hutchinson IV, Tellides G, Knoop M, Hackmann J, Engemann R, Morris PJ (1989) Phenotypic characterization of T-suppressor lymphocytes induced by orthotopic rat liver transplantation. Transplant Proc 21:429-430
3. Kamada N, Teramoto K, Baguerizo A, Ishikawa M, Sumimoto R, Ohkouchi Y (1988) Cellular basis of transplantation tolerance induced by liver grafting in the rat. Transplantation 46:165-167
4. Steffen R, Ferguson DM, Krom RAF (1989) A new method for orthotopic rat liver transplantation with arterial cuff anastomosis to the recipient common hepatic artery. Transplantation 47:166-168
5. Hutchinson IV (1980) Antigen-reactive cell opsonization and its role in antibody-mediated immune suppression. Immunol Rev 49:167

Dr. med. M. Knoop, Universitätsklinikum Rudolf Virchow, Standort Charlottenburg, Chirurgische Klinik, Spandauer Damm 130, D-1000 Berlin 19

73. Hepatocytentransplantation in die Lunge zur Überbrückung eines akuten Leberversagens bei der Ratte

Hepatocyte Transplantation Into the Lung for Treatment of Acute Hepatic Failure in the Rat

P. Sandbichler[1], P. Then[1], R. Erhart[1], O. Dietze[3], W. Vogel[2] und R. Margreiter[1]

[1]Abteilung für Transplantationschirurgie, I. Univ.-Klinik für Chirurgie
[2]Univ.-Klinik für Innere Medizin
[3]Pathologisches Institut der Universität Innsbruck

Einleitung

Die Hepatocytentransplantation (HTX) zur Überbrückung eines toxisch oder chirurgisch induzierten akuten Leberversagens wurde vor allem im Rattenmodell vielfach untersucht. Leberzellen wurden in verschiedenste Organe, Gewebe und Körperhöhlen implantiert, wobei sich die Milz als geeignetstes Empfängerorgan erwies (1). Da mit diesen Methoden bei größeren Tieren nur wenig Erfolg erzielt werden konnte und andererseits die Lunge als Bett für transplantierte Zellen kaum untersucht ist (4), sollte geprüft werden, ob eine chirurgisch induzierte Leberinsuffizienz durch in die Lunge transplantierte Hepatocyten überbrückt werden kann.

Material und Methoden

Als Spender- und Empfängertiere dienten männliche Lewis-Ratten mit einem Körpergewicht von 180 - 240 g. Die Hepatocyten wurden nach in-situ Perfusion der Leber mit Kollagenase gewonnen (3). Die Vitalitätsprüfung der so präparierten Hepatocyten erfolgte mittels Trypanblau. Für die Transplantation wurden nur Hepatocytensuspensionen mit einer Vitalität von mindestens 70% verwendet. Ein akutes Leberversagen wurde zweizeitig durch Anlage eines portocavalen Seit-Seit Shunts (PCS) gefolgt von einer 80% Leberresektion (LR) erzeugt. Die Operationen erfolgten in Ätherinhalationsnarkose, die postoperative Analgesie mit Buprenorphin 0,5 mg/kg KG subcutan.

Die Tiere wurden in sechs Gruppen unterteilt. Bei den Tieren der Gruppe I (n = 10) wurde lediglich ein PCS angelegt und die LR durchgeführt. In Gruppe II (n = 12) wurden Hepatocyten transcutan in einen Lungenlappen injiziert. In Gruppe III (n = 12) erfolgte die HTX durch Injektion über die V. jugularis. In Gruppe IV (n = 10) wurde der zellfreie Überstand nach Zentrifugieren der Zellsuspension in einen Lungenlappen injiziert. Die Tiere der Gruppen II, II und IV waren nicht voroperiert. PCS, LR und transcutane HTX wurde in Gruppe V an 15 Ratten durchgeführt. In Gruppe VI wurden die Hepatocyten über die V. jugularis bei 10 Tieren mit PCS und LR implantiert.

Die transcutanen Injektionen direkt in die Lunge erfolgten unter Bildwandlerkontrolle.

Über die V. jugularis wurden jeweils 10×10^6 Leberzellen in 1 ml Hanks-Lösung, transcutan $5-7 \times 10^7$ in 1-1,3 ml desselben Mediums injiziert.

Die Leberfunktionsparameter (Bilirubin, SGOT, SGPT, alkalische Phosphatase (AP) und LDH) wurden nach 12 h, 3 Tagen, 2 Wochen sowie nach 3 und 6 Monaten bestimmt.

Histologische Untersuchungen erfolgten 2 Tage, 2 Wochen, sowie 1, 3 und 6 Monate nach HTX.

Ergebnisse

In Gruppe I starben neun von zehn Tieren innerhalb von 48 h an einem akuten Leberversagen. Die HTX in einen Lungenlappen wurde in den Gruppen II und V von allen Tieren toleriert, ebenso die Injektion des zellfreien Überstandes. Bei der intravenösen HTX über die V. jugularis in den Gruppen III und VI konnten nur 10×10^6 Zellen appliziert werden, eine Erhöhung der Zellzahl führte zu tödlichen Lungenarterienembolien. Die Tiere in der Gruppe VI überlebten nur 24 - 48 h. In der Gruppe V verstarben nur zwei von 15 Tieren innerhalb von 48 h nach der Leberresektion, bei allen anderen kam es im Verlauf von 2 Wochen zur Normalisierung der Leberfunktionsproben, lediglich die AP blieb über drei Monate deitlich erhöht. Erst nach sechs Monaten sank auch diese auf den Normalwert.

Diese Erhöhung der AP fand sich auch bei den nicht leberinsuffizienten Tieren der Gruppe II, allerdings nur über 2 - 3 Wochen.

Bei den Gruppen III (intravenöse Injektion) und IV (Injektion des zellfreien Überstandes) konnten keine signifikanten Änderungen der Leberfunktionsparameter nachgewiesen werden.

Histologisch kam es bei den Tieren der Gruppe II innerhalb von drei Wochen zu einem Leberzelluntergang und zur Ausbildung von Granulomen, ein Phänomen, das bei den Tieren mit PCS und LR nicht gefunden werden konnte. In Gruppe IV fanden sich pneumonische Infiltrate im Bereich der Injektionsstelle, welche nach drei Wochen nicht mehr nachweisbar waren.

Bei den Tieren der Gruppe III konnten nach drei Monaten keine Leberzellen mehr gefunden werden.

In der Gruppe V, den Tieren mit HTX, PCS und LR, kam es bereits nach 24 h zur Bildung von organoiden Strukturen mit Rosettenformationen, vor allem im Randgebiet des Leberzellbolus, während im Zentrum bereits untergegangene Hepatocyten zu sehen waren. Um den Bolus bildete sich eine focale Pneumonie aus. Nach drei Monaten waren noch zwischen 20 und 40% der verbliebenen Zellen vital, während nach sechs Monaten nur noch vereinzelt intakte Hepatocyten gefunden werden konnten. Vom ehemaligen Zellbolus blieb nur noch eine diskrete Narbe nachweisbar.

Diskussion

Das am besten untersuchte Empfängerorgan für transplantierte Hepatocyten ist die Milz. Die Anwendung dieses Modells bei größeren Tieren führte nur in Einzelfällen zum Erfolg (5), da es auf Grund der großen Sinusoide zum Verlust der Hepatocyten als Folge eines starken Auswascheffekts kam.

Die Lunge wurde von uns wegen des ausgeprägten Capillarbettes mit hohem Sauerstoffangebot und wegen der leichten Zugänglichkeit als Empfängerorgan gewählt.

Die Injektion von Hepatocytensuspensionen über die V. jugularis wurde bereits beschrieben (4), jedoch nicht unter Leberinsuffizienzbedingungen. Im Rahmen unserer Versuche verstarben alle Tiere der Gruppe VI innerhalb von zwei Tagen. Offenbar war die Zahl der injizierten Hepatocyten zu gering oder führte bei entsprechender Erhöhung zu einer hämodynamisch wirksamen Verlegung des Lungenstrombettes. Dazu kam, daß sich die Hepatocyten, in tolerierbarer Anzahl injiziert (Gruppe III), über die ganze Lunge verteilten und so möglicherweise keine entsprechende Wirkung erzielen konnten. Bereits nach drei Monaten waren bei diesen Tieren keine Leberzellen mehr nachweisbar.

Nach direkter Injektion der Hepatocytensuspension in die Lunge ohne vorherige Induktion einer Leberinsuffizienz wurden die Zellen innerhalb von drei Wochen fast zur Gänze abgeräumt. Eine Erhöhung der AP korrelierte mit der Präsenz vitaler Hepatocyten.

Bei leberinsuffizienten Tieren hingegen kam es zur Ausbildung organoider Strukturen, der Abräumungsvorgang vollzog sich wesentlich langsamer und dauerte bis zu sechs Monate. Eine Erklärung hierfür mögen hepatotrophe Faktoren sein, die nach PCS und LR freigesetzt werden und einen stimulierenden Einfluß auf die transplantierten Hepatocyten haben sollten (2).

Im Gegensatz zur Milz wurden in der Lunge keine Regenerate beobachtet. Die Zellen bleiben möglicherweise nur so lange vital, als die Eigenleber noch nicht entsprechend regeneriert ist und hepatotrophe Faktoren produziert werden. Histologisch zeigten diese Lebern nach 14 Tagen normale Architektur, das Gewicht war nahezu auf das Ausgangsgewicht zurückgekehrt. Auch die Leberfunktionsparameter waren zu diesem Zeitpunkt im Normbereich. Erhöht blieb lediglich die AP, was als Ausdruck vorhandener intakter Leberzellen in der Lunge interpretiert wurde.

Nach Injektion des zellfreien Überstandes kam es zu keinen meßbaren Veränderungen der erhobenen Laborparameter; ob sich unter Leberinsuffizienzbedingungen ein Effekt ergibt, wird noch untersucht.

Gezeigt werden konnte, daß durch direkte Injektion einer entsprechenden Leberzellzahl in die Lunge ein akutes Leberversagen überbrückt werden kann und die Lunge als Matrix für Hepatocyten im Rattenmodell durchaus geeignet ist. Ob dieses Vorgehen auch bei chronischen Lebererkrankungen zielführend und auf Großtiere übertragbar ist, muß Ziel weiterer Untersuchungen sein.

Zusammenfassung

Im Rattenmodell wurde die Lunge als Empfängerorgan für transplantierte Hepatocyten untersucht. Ein chirurgisch induziertes Leberversagen konnte durch Injektion von $5-7 \times 10^7$ Hepatocyten in einen Lungenlappen in 86% überbrückt werden. Nach Injektion der Zellen in die Lunge über die V. jugularis überlebte hingegen kein Tier. Für das Angehen der Hepatocyten in der Lunge erwies sich die Leberinsuffizienz als Voraussetzung. Nach Regeneration der eigenen Leber wurden die Hepatocyten im Verlauf eines halben Jahres nahezu zur Gänze abgeräumt.

Summary

The lung was tested as a matrix for hepatocytes in the rat. Transcutaneous injection of $5-7 \times 10^7$ hepatocytes into the pulmonary parenchyma was associated with 86% survival in surgically induced liver failure. Transvenous implantation, however, turned out to be ineffective. Liver failure seems to be a prerequisite for the survival of hepatocytes in the lung. After regeneration of the recipient liver, hepatocytes were cleared from the lung within 6 months.

Literatur

1. Fuller BJ (1988) Transplantation of isolated hepatocytes. A review of current ideas. J Hepatol 7:368-376
2. Jirtle RL (1982) Effects of partial hepatectomy on transplanted hepatocytes. Cancer Res 42:3000-3004
3. Seglen PO (1973) Preparation of rat liver cells. Enzymatic requirements for tissue dispersion. Exptl Cell Res 82:391-398
4. Selden C, Gupta S, Johnstone R, Hodgson HJF (1984) The pulmonary vascular bed as a site for implantation of isolated liver cells in inbred rats. Transplantation 38,No 1:81-83
5. Sommer BJ, Sutherland DER, Simmons RL, Najarian JS (1979) Hepatocellular transplantation for experimental acute liver failure in dogs. Surg Forum 30:279-281

Dr. P. Sandbichler, Abteilung für Transplantationschirurgie, I. Univ.-Klinik für Chirurgie, Anichstr. 35, A-6020 Innsbruck

74. Lebertransplantation bei Hepatitis B
Liver Transplantation in Hepatitis B
G. Blumhardt[1], P. Neuhaus[1], W. O. Bechstein, U. Hopf[2] und Andrea Müller[1]

[1]Chirurgische Klinik und Poliklinik und
[2]Medizinische Klinik, Universitätsklinikum Rudolf Virchow,
Standort Charlottenburg, Berlin

Die orthotope Lebertransplantation ist bei Patienten mit Hepatitis B assoziierter Grunderkrankung und Persistenz des Hepatitis B surface-Antigens (HBsAg) durch eine erhöhte Morbidität und Mortalität belastet. IWATSUKI et al. (1) berichten über eine Serie von 36 Transplantationen wegen Hepatitis B, in welcher die 1- und 3-Jahresüberlebensraten 57% und 40% betragen. Im Vergleich dazu wird diese bei HBsAg negativen Empfängern mit 78% und 74% mitgeteilt. Die hauptsächlichen Risikofaktoren sind die Reinfektion des Transplantates mit Hepatitis B und vermehrte septische Komplikationen. Aus diesem Grund wird HBsAg Positivität, insbesondere im Stadium der replikativen Virusinfektion mit Expression des Hepatitis B-e-Antigens (HBeAg) teilweise als Kontraindikation zur Lebertransplantation angesehen. Eine potentielle Maßnahme zur Prophylaxe der Transplantatreinfektion ist die perioperative Gabe von Hepatitis B Hyperimmunglobulin (HBH).

Patienten und Methoden

Von September 1988 bis Dezember 1989 wurden 58 Transplantationen bei 55 Patienten durchgeführt. 16 Patienten (29%) waren HBsAg positiv, davon 4 mit Hepatitis Delta Virus (HDV) Superinfektion.

Die Indikationen zur Transplantation sind in Tabelle 1 dargestellt. Es handelt sich bei 36 Patienten um postnekrotische Cirrhosen, 6 Transplantationen bei cholestatischen Erkrankungen, 2 Fälle von Stoffwechseldefekten, 4 Lebertumoren und 3 Fälle von Budd-Chiari Syndrom. Sieben Patienten wurden im akuten Leberversagen transplantiert, davon waren 2 Patienten an einer fulminanten Hepatitis B erkrankt, 2 Patienten hatten ein akutes Leberversagen auf dem Boden einer Hepatitis Non-A-Non-B. 3 Retransplantationen wurden bei 2 Patienten wegen Reinfektion des Transplantats mit Hepatitis B Virus (HBV) und konsekutivem Transplantatversagen notwendig.

Tabelle 1. Verteilung der Indikationen zur Lebertransplantation am Universitätsklinikum Rudolf Virchow, Berlin

Postnekrotische Lebercirrhosen	36
Hepatitis B (mit Delta Superinfektion n=4)	14
Non-A-Non-B-Hepatitis	13
Alkoholtoxische Cirrhose	9
Cholestatische Erkrankungen	6
primär biliäre Cirrhose (PBC)	3
primär sklerosierende Cholangitis (PSC)	3
Stoffwechselerkrankungen	2
Alpha I Antitrypsinmangel	1
Erythrohepatische Protoporphyrie	1
Lebertumore	4
Hepatocell. Carcinom	1
Hepatocell. Carcinom in Cirrhose	2
zentrales Gallengangscarcinom	1
Akutes Leberversagen	7
Hepatitis B	2
Non-A-Non-B-Hepatitis	2
Hepatitis B Reinfektion nach Transplantation (= Retransplantation)	3
Verschiedenes (Budd Chiari n=3)	3
Gesamt	58

Zur passiven Immunisierung erhielten alle HBsAg positiven Empfänger in der anhepatischen Phase 10 000 IU anti-Hepatitis B Hyperimmunglobulin (Hepatect, Biotest Pharma, Frankfurt). Die Immunprophylaxe mit anti-Hepatitis B Hyperimmunglobulin (HBH) wurde während der ersten postoperativen Woche mit einer täglichen Dosis von 1000 bis 2000 IU fortgesetzt. In der Folge sind wir dazu übergegangen, die Immunprophylaxe auszudehnen. HBH wird während des ersten Jahres verabreicht, sobald der Antikörpertiter unter 100 IU/l fällt. Die Immunsuppression besteht routinemäßig aus Antithymocytenglobulin, Cyclosporin A, Azathioprin und Steroiden. Es wird über den Verlauf von 14 Patienten mit einem Beobachtungszeitraum von mindestens 3 Monaten berichtet.

Ergebnisse

Gegenwärtig leben 14 von 16 HBsAg positiven Empfängern (87,5%). In der Gruppe der HBsAg negativen Patienten mit postnekrotischer Cirrhose oder akutem Leberversagen leben 23 von 24 Patienten (96%), eine Patientin verstarb an einer systemischen Mucormykose. Von 5 Patienten mit Expression von HBeAG sind derzeit 5 Empfänger am Leben (100%). Im Vergleich dazu sind von 9 HBeAg negativen Patienten noch 7 Empfänger am Leben (78%), 2 Patienten (K.B., L.N.) verstarben nach 7 und 8 Monaten. Infektion des Transplantats hatte zum Leberversagen geführt und zur Retransplantation Anlaß gegeben.

Zur Zeit haben 6 von 14 Patienten (43%) unter passiver Immunprophylaxe das HBsAg eliminiert. Die prä- und postoperativen serologischen Befunde mit dem aktuellen klinischen Status sind in Tabelle 2 zusammengefaßt. Alle Patienten befinden sich postoperativ in exzellentem Allgemeinzustand. Patientin S.A. hat lediglich die perioperative Immunisierung innerhalb der ersten Woche erhalten, wobei während dieser Zeit HBsAg nachweisbar blieb und signifikante Antikörpertiter nicht meßbar waren. Unter Therapie mit Alpha-Interferon ist es zur Antigenelimination nach 2 Monaten gekommen. Bei den übrigen Patienten dieser Gruppe wird eine langfristige Immunprophylaxe durchgeführt. Patienten Z.W. und W.G. waren präoperativ HBeAg positiv, Z.W. hat postoperativ HBeAg eliminiert, Anti-HBeAG ist derzeit grenzwertig positiv. Die übrigen 4 Pat. waren HBeAg negativ.

Tabelle 2. Serologische Befunde und Verlauf der Patienten mit Elimination von HBsAg nach Lebertransplantation

Dauerhafte Elimination von HBsAg (6 von 14 Pat. (43%))						
Pat.	HBeAG		Anti-HBeAG		Anti-HBs	HDV	Verlauf und
	prä-	postop.	prä-	postop.	postop.		klinischer Zustand
U.B.	-	-	+	+	über 100 IU	-	7 Monate, exzellenter AZ
S.C.	-	-	+/-	+	über 100 IU	-	7 Monate, exzellenter AZ
Z.W.	+	-	-	(+)	über 100 IU	-	7 Monate, exzellenter AZ
S.A.	-	-	+	+	negativ	pos.	6 Monate, exzellenter AZ
R.K.	-	-	+	+	über 100 IU	pos.	6 Monate, exzellenter AZ
W.G.	+	n.b.	-	-	über 100 IU	-	3 Monate, exzellenter AZ

In einer weiteren Gruppe von 5 Patienten (36%) ist es unter perioperativer Immunprophylaxe zur vorübergehenden Antigenelimination für einen Zeitraum von 3 bis 9 Monaten gekommen (Tabelle 3). Antikörperspiegel waren dabei für 2 Wochen bis 4 Monate im Serum nachweisbar. Zum Zeitpunkt des Wiederauftretens von HBsAg lag kein anti-HBs im Serum mehr vor. Die Intervalle zwischen Verschwinden des Antikörpers und Rekonversion zu HBsAg Positivität betrugen bis zu 6 Monate. Bei 2 Patienten dieser Gruppe (K.B., L.N.) wurden drei Retransplantationen durchgeführt. Rein-

Tabelle 3. Serologische Befunde und Verlauf der Patienten mit vorübergehender Elimination und HBsAg nach Lebertransplantation; 5 von 14 Pat. (36%)

Pat.	HBeAg prä-	HBeAg postop.	Anti-HBeAg prä-	Anti-HBeAg postop.	Anti-HBs postop.	HDV	Verlauf und klinischer Zustand
J.S.	+	+	+	–	4 Monate	–	15 Monate, Reinfektion nach 9 Monaten, exzellenter AZ
N.S.	+	+	–	–	1,5 Monate	–	14 Monate, Reinfektion nach 8 Monaten, exzellenter AZ
E.M.	–	–	+/–	+	2 Wochen	pos.	10 Monate, Reinfektion nach 3 Monaten, milde Hepatitis, exzellenter AZ
K.B.	–	–	+	(+)	1 Monat	–	Reinfektion nach 3 Monaten, Retransplant. nach 6 Monaten, 4 Wochen nach Retranspl. verstorben
L.N.	–	–	+	–	3 Monate	–	Reinfektion nach 3 Monaten, Retransplant. nach 5 Monaten, 6 Wochen später bei zweiter Retransplant. verstorben

fektion mit HBV hatte nach 5, bzw. 6 Monaten zum akuten Leberversagen geführt. Bei L.N. wurde der Versuch einer zweiten Retransplantation unternommen, nachdem es wegen HBV Reinfektion 6 Wochen nach der ersten Retransplantation zum erneuten Transplantatversagen gekommen war. Nach der ersten Retransplantation hatte HBsAg persistiert, trotz Immunprophylaxe waren keine anti-HBs Titer nachweisbar. Auch bei K.B. konnte nach Retransplantation HBsAg nicht mehr eliminiert werden. Nach hoher Dosierung von HBH kam es zum simultanen Auftreten von HBsAg und adäquat hohen Antikörpertitern. In beiden Fällen muß von der sofortigen Reinfektion des Transplantats ausgegangen werden. Unter den Patienten mit vorübergehender Antigenelimination befinden sich sowohl Träger von HBeAg als auch HBeAg negative Empfänger. Ein ungünstigerer Verlauf der HBeAg positiven Patienten läßt sich an diesen Daten noch nicht erkennen.

Eine Gruppe von 3 Patienten (Tabelle 4) hat trotz Immunisierung HBsAg postoperativ kontinuierlich weiter exprimiert. Die perioperative Immunprophylaxe war in unserer Regeldosierung bisher primär bei 3 von 16 Patienten (W.S., H.S., S.A.) ineffektiv. Zu keinem Zeitpunkt konnte anti-HBs nach Transplantation nachgewiesen werden. Patientin S.A. hat HBsAg unter Interferontherapie eliminiert. Die Konzentration von HBsAg im Serum dieser Patienten lag relativ höher (Positiv/Negativ Ratio über 150) als in den meisten übrigen Patienten mit langfristig nachweisbaren Antikörpertitern (Positiv/Negativ Ratio unter 150). W.S. zeigt

Tabelle 4. Serologische Befunde und Verlauf der Patienten mit Persistenz von HBsAg nach Lebertransplantation; 3 von 14 Pat. (21%)

Pat.	HBeAg prä-	postop.	Anti-HBeAg prä-	postop.	Anti-HBs postop.	HDV	Verlauf und klinsicher Zustand
M.M.	-	-	+/-	+	(+) 1Woche	pos.	13 Monate, milde Hepatitis, exzellenter AZ
W.S.	+	+	-	-	neg.	-	10 Monate, akute Hepatitis, guter AZ
H.S.	-	+	-	-	neg.	-	7 Monate, milde Hepatitis, exzellenter AZ

derzeit eine aktive Hepatitis mit klinisch leichtem Verlauf, bei M.M. und H.S. liegen lediglich diskrete serologische und histologische Zeichen der Hepatitis vor.

Bei allen vier Patienten mit HDV Superinfektion gibt es derzeit keinen Hinweis auf Reinfektion durch das Delta Virus.

Die Incidenz chirurgischer und septischer Komplikationen zeigt keinen signifikanten Unterschied zwischen Antigenträgern und HBsAg negativen Empfängern. Auffällig ist, daß bei 39% der Antigen negativen Patienten während des ersten Monats nach Transplantation eine akute Abstoßung auftritt, bei HBsAg positiven Patienten ist dies in nur 14% der Fall.

Diskussion

Bezüglich des Beobachtungszeitraumes müssen unsere Daten als präliminär bewertet werden. Es kann jedoch festgestellt werden, daß die Immunprophylaxe mit anti-HBs Hyperimmunglobulin zumindest für den Zeitraum der Immunisierung eine Reinfektion verhindern kann. Wie von LAUCHART et al (2) vorgeschlagen, scheint eine Langzeitprophylaxe notwendig zu sein. Ein relevanter Faktor für die Effektivität der Immunisierung dürfte der Titer des zirkulierenden Antigens sein. Wir werden deshalb die Dosierung für die Immunisierung in der anhepatischen Phase am Titer des HBsAg orientieren. Möglicherweise überschreiten hohe HBsAg Konzentrationen die Bindungsfähigkeit des Hyperimmunglobulins, so daß trotz passiver Immunisierung weiter frei zirkulierendes Antigen vorliegt. Mortalität und Morbidität unserer HBsAg positiven Empfänger war im Vergleich zur Antigen negativen Gruppe erhöht, so war Transplantatversagen infolge Reinfektion mit HBV die einzige Indikation zur Retransplantation und nur bei HBsAg positiven Patienten erforderlich. In unserer begrenzten Erfahrung mit Retransplantationen bei Organversagen wegen HBV Reinfektion ist die Prognose fraglich. Selbst höchstdosierte Gaben von HBH waren nicht in der Lage, eine Antigenelimination zu bewirken. Die erneute Reinfektion ist deshalb vorgezeichnet und tritt in einer deutlich akzelerierten Verlaufsform in Erscheinung.

HBsAg positive Empfänger zeigen mit 14% eine deutlich niedrigere Incidenz von akuten Abstoßungsreaktionen verglichen mit 39% bei HBsAg negativen Patienten. Ob hier ursächlich ein immunmodulierender Effekt der Grunderkrankung für eine bessere Immuntoleranz sorgt, ist unklar.

Mit akzeptablen Patientenüberlebensraten sehen wir es weiterhin als gerechtfertigt an, HBsAg positiven Patienten die Lebertransplantation anzubieten. Da HBeAg positive Patienten nach unseren Erfahrungen keine schlechtere Prognose haben, werden wir diese in die Indikationen zur Lebertransplantation miteinbeziehen. Die Perspektive einer adjuvanten Therapie mit Alpha-Interferon oder Verfügbarkeit eines menschlichen monoklonalen Antikörpers gegen Hepatitis B Virus bietet potentiell die Möglichkeit, die Langzeitergebnisse für diese Empfängergruppe zu verbessern.

Literatur

1. Iwatsuki S, Starzl TE, Todo S, Gordon RD, Esquivel CO, Tzakis AG, Makokawa L, Marsh JW, Koneru B, Stieber A, Klintmalm G, Husberg B (1988) Experience in 1000 liver transplants under cyclosporine-steroid therapy: A survival report. Transplant Proc 19:498-504
2. Lauchart W, Müller R, Pichlmayr R (1987) Long-term immunoprophylaxis of hepatitis B virus reinfection in recipients of human liver allografts. Transplant Proc 19:4051-4053

Dr. G. Blumhardt, Chirurgische Klinik und Poliklinik, Universitätsklinikum Rudolf Virchow, Standort Charlottenburg, D-1000 Berlin 19

75. Mikrozirkulation – limitierender Faktor der Organkonservierung nach Lebertransplantation

Microcirculation – Limiting Factor of Liver Preservation After Transplantation

M. Manner[1], N. Senninger[1], S. Post[1], W. Hofmann[2] und G. Otto[1]

[1]Chirurg. Univ. Klinik Heidelberg, Abt. 2.1. (Ärztl. Direktor: Prof. Dr. med. Ch. Herfarth)
[2]Pathologisches Institut der Univ. Heidelberg (Direktor: Prof. Dr. H. Otto)

Einleitung und Fragestellung

Der Konservierungsschaden nach Lebertransplantation (LTX) stellt neben immunologischen Problemen die Hauptursache für ein nicht funktionierendes Transplantat dar. Pathogenetisch bedeutsam ist hierbei sowohl die Dauer der kalten Ischämie als auch die Zusammensetzung der Perfusionslösung. Die Schädigung durch die Organkonservierung betrifft primär die Endothelien (3), als deren Folge eine Mikrozirkulationsstörung der Leber mit konsekutiver hypotoxischer Schädigung der Hepatocyten angenommen wird. Ziel der vorliegenden Arbeit war es zunächst, diese Mikrozirkulationsstörung nachzuweisen und mit dem Transplantatüberleben und weiteren Schädigungsparametern (Transaminasen, elektronenmikroskopische Veränderungen) zu korrelieren. Zusätzlich sollten die genannten Parameter im Verhältnis zur Konservierungsdauer und unterschiedlichen Perfusionslösungen untersucht werden.

Material und Methode

Bei 15 deutschen Hausschweinen mit einem Körpergewicht zwischen 18 kg und 22 kg wurde eine orthotope LTX vorgenommen. Die Operation erfolgte in Neuroleptanalgesie mit Fentanyl und DHB. Nach Freipräparation der Leber beim Spenderschwein erfolgte die Organperfusion aortal und portal mit je 1 l HTK-Lösung nach BRETSCHNEIDER (1), daraufhin wurde die Leber entnommen und bei 4°C gelagert. 3 Gruppen wurden unterschieden: *Gruppe I:* Konservierungsdauer 18 h (HTK). *Gruppe II:* Konservierungsdauer 9 h (HTK). *Gruppe III:* Konservierungsdauer 9 h (HTK mit Zusatz von 50 µmol Indometacin/l und 100 µg Iloprost/l) (4). Beim Empfängerschwein wurde während der anhepatischen Phase ein portojugularer Shunt verwendet. Die obere und untere Cavaanastomose sowie die A. hepatica wurden End-zu-End mit fortlaufender Prolenenaht (4/0 bzw. 7/0) genäht, die Pfortaderanastomose wurde zur Verkürzung der Ischämiezeit in Cuff-Technik hergestellt. Die Gallengangsanastomose erfolgte End-zu-End. Vor LTX und eine halbe Stunde nach Freigabe der Arteriennaht wurden Blutproben zur Bestimmung von GOT, GPT und LDH entnommen, Leberbiopsien zur elektronenmikroskopischen Aufarbeitung durchgeführt und die Mikrozirkulation mit Hilfe der Wasserstoff-Clearance (5) gemessen (Überprüfung auf signifikante Unterschiede mit t-Test für ungepaarte Beobachtungen). Die Messungen der Wasserstoff-Clearance erfolgten mit jeweils 4 Platinstichelektroden in je 3 aufeinanderfolgenden Cyclen an verschiedenen Stellen der Leber. Postoperativ erhielten die Tiere noch für 24 h Infusionstherapie, dann nahmen sie wieder Nahrung auf. Bei Verschlechterung des Befindens, spätestens jedoch nach 4 Wochen wurden die Tiere getötet und obduziert.

Ergebnisse

Die Mikrozirkulation der Leber betrug vor der LTX an der gesunden Leber 99 ± 23 ml/min/100 g Gewebe. Nach LTX war in Gruppe I und II ein signifikanter Rückgang der Gewebsdurchblutung zu verzeichnen: In Gruppe I fand sich eine Durchblutung von 47 ± 4 ($p < 0,001$), in Gruppe II von 58 ± 10 ($p < 0,01$) und in Gruppe III von 81 ± 8 ml/min/100 g Gewebe (n.s.). Die Unterschiede zwischen den 3 Gruppen waren ebenso signifikant (Gruppe I/II: $p < 0,05$, Gruppe II/III: $p < 0,01$, Gruppe I/III: $p < 0,001$).

Alle Tiere der Gruppe I und II verstarben innerhalb von 4 Tagen, die durchschnittliche Überlebenszeit in Gruppe I betrug 7 h (5 - 7 h), in Gruppe II 39 h (2 - 96 h). Todesursache war immer ein akutes Leberversagen. Demgegenüber überlebten alle Tiere der Gruppe III mehr als 1 Woche (8 - 30 Tage).

Die Transaminasen stiegen in allen 3 Gruppen nach der Operation signifikant an (s. Tabelle 1). Die einzelnen Gruppen unterschieden sich hinsichtlich der Transaminasenspiegel im Blut nicht signifikant.

Tabelle 1. Meßwerte direkt nach LTX

	Mikrozirkulation (ml/min/100 g)	Laborwerte (U/l)		
		GOT	GPT	LDH
Gruppe I	47 ± 4	1186 ±1193	78 ±95	561 ± 200
Gruppe II	58 ± 10	232 ± 151	28 ±13	1028 ± 606
Gruppe III	81 ± 8	226 ± 127	39 ± 9	1135 ± 255

Die Biopsien der Versuchstiere aus Gruppe I und II zeigten bereits lichtmikroskopisch am Semidünnschnitt eine deutliche Dilatation der Sinusoide mit Hyperämie. Elektronenmikroskopisch war eine Schwellung der Endothelien mit Zunahme des Kernvolumens auffällig. Stellenweise fehlte die Auskleidung der Sinusoide mit Uferzellen vollständig und die Erythrocyten hatten direkten Kontakt zu den Mikrovilli der Hepatocyten. Demgegenüber zeigten die Biopsien der Gruppe III deutlich geringere Veränderungen der Sinusuferzellen ohne qualitativ erfaßbare Schwellung und ohne Endothelverlust.

Folgerungen

Die Schädigung der Sinusuferzellen während Konservierung und Reperfusion ist für die Vitalität des Transplantates entscheidend. Die mit dieser Schädigung verbundene Beeinträchtigung der Mikrozirkulation ließ sich mit Hilfe der H_2-Clearance-Methode exakt bestimmen. Während nach eigenen Messungen der Konservierungsschaden der Leber nach LTX nur zu einer geringfügigen Einschränkung der Flußwerte in den großen Gefäßen führt, zeigt sich eine deutliche Herabsetzung der Mikrozirkulation. Als morphologischer Ausdruck für diese Schädigung ergab sich eine elektronenmikroskopisch nachweisbare Destruktion der Sinusuferzellen in den Gruppen mit beeinträchtigter Mikrozirkulation. Bei der Bewertung des vorgestellten Verfahrens ist die Korrelation mit dem entscheidenden Vitalitätskriterium eines konservierten Organs, dem Überleben der Tiere nach Transplantation, hervorzuheben.

Wie auch durch andere Autoren (2) gezeigt, ließen laborchemische Parameter (Transaminasen) keine Beurteilung des Ausmaßes der Transplantatschädigung zu. Die H_2-Clearance ermöglicht eine verläßliche Einschätzung des Konservierungsschadens, woraus sich Konsequenzen für den Einsatz bei der klinischen Organtransplantation ergeben könnten.

Zusammenfassung

Bei 3 Gruppen von je 5 Schweinen wurde nach unterschiedlicher Konservierung (Gruppe I: HTK-Lösung, 18 h. Gruppe II: HTK-Lösung, 9 h. Gruppe III: HTK-Lösung + Indometacin + Iloprost, 9 h) eine Lebertransplantation vorgenommen. Direkt nach Wiederdurchblutung erfolgte eine Messung der Mikrozirkulaiton mittels Wasserstoff-Clearance. Bei einem Vergleichswert der gesunden Leber von 99 ± 23 zeigte sich in Gruppe I nach der Transplantation ein Wert von 47 ± 4, in Gruppe II von 58 ± 10 und in Gruppe III von 81 ± 8 ml/min/100 g Gewebe. Entsprechend der signifikanten Unterschiede in den einzelnen Gruppen war das Transplantatüberleben signifikant different (7 h, 39 h, 21 Tage). Elektronenmikroskopische Untersuchungen zeigten in den verschiedenen Gruppen unterschiedliche Schädigungsgrade der Endothelien und Hepatocyten. Die Transaminasen waren in den 3 Gruppen nicht signifikant unterschiedlich. Allein die Mikrozirkulationsmessung korrelierte gut mit dem Ausmaß des Konservierungsschadens und somit dem Transplantatüberleben.

Summary

In three groups of five pigs each, an orthotopic liver transplantation was performed using three different perfusion and preser-

vation modalities (I: HTK, 18 h, II: HTK, 9 h, III: HTK + indomethacin + Iloprost, 9 h).
Immediately after reperfusion, the hepatic microcirculation was determined by the H_2 clearance technique. While the control value in the original liver before LTX was 99 ± 23 ml/min per 100 grams, there was a reduction of flow in all groups after reperfusion (I: 47 ± 4, II: 58 ± 10, III: 81 ± 8 ml/min per 100 grams). This corresponded with different survival times (I: 7 h, II: 39 h, III: 21 days). Electron-microscopic examinations revealed different degrees of cellular damage of endothelial and parenchymal cells. The transaminases did not show any differences among the groups. The only parameter corresponding well to the degree of preservation damage and transplant survival was microcirculation.

Literatur

1. Bretschneider HJ, Helmchen U, Kehrer G (1988) Nierenprotektion. Klin Wochenschr 66:817-827
2. Forster J, Greig PB, Glynn MFX et al (1989) Prediction of graft function following liver transplantation. Transplant Proc 21:3356-3357
3. Otto G, Wolff H, David H (1984) Preservation damage in liver transplantation, electronmicroscopic findings. Transplant Proc 16:1247-1248
4. Post S, Goerig M, Otto G, Manner M, Senninger N, Herfarth Ch: Prostanoid release in experimental liver transplantation. Transplantation (im Druck)
5. Senninger N, Runkel N, Machens HG, von Kummer R (1987) Intestinalisierung von Pankreasfragmenten bei Hunden - ein neues Modell zur nicht-invasiven Durchblutungsmessung am Pankreas. Langenbecks Arch Chir [Suppl] Chir Forum. Springer, Berlin Heidelberg New York Tokyo, S 339-342

Dr. M. Manner, Chirurgische Universitäts-Klinik, Abt. 2.1.,
Im Neuenheimer Feld 110, D-6900 Heidelberg

76. Intravitalmikroskopische Untersuchungen zur Granulocytenadhärenz und Mikrozirkulation an der orthotop transplantierten Rattenleber*

In Vivo Microscopic Studies on Adherence of Granulocytes and Microcirculation Following Orthotopic Rat Liver Transplantation

I. Marzi[1], J. Knee[1], M. Menger[2], V. Bühren[1], G. Harbauer[3] und O. Trentz[1]

[1] Abteilung für Unfallchirurgie (Direktor: Prof. Dr. O. Trentz),
[2] Abteilung für Allgemeine und Abdominalchirurgie (Direktor: Prof. Dr. G. Feifel)
[3] Abteilung für Klinisch-experimentelle Chirurgie (Direktor: Prof. Dr. G. Harbauer) der Chirurgischen Universitätsklinik Homburg/Saar

Die Primäre Nichtfunktion (PNF) nach Lebertransplantation bleibt auch nach Einführung moderner Konservierungsmedien, wie z.B. der UW-Solution, eine lebensbedrohliche Komplikation, die eine sofortige Retransplantation erfordert. Als Ursache für die PNF wie auch für protrahierte postoperative Funktionsstörungen werden unter anderem Reperfusionsschäden und Mikrozirkulationsstörungen diskutiert. Die nichtparenchymalen Leberzellen sind in diesem Zusammenhang besonders bedeutsam, da die sinusoidalen Endothelzellen während der Reperfusion frühzeitig geschädigt werden, während die Kupfferschen Sternzellen primär aktiviert werden (1). Pathogenetisch werden hier unter anderem Membranschäden durch freie Sauerstoffradikale verantwortlich gemacht (4). Die zeitliche Sequenz von Endothelschäden, Kupfferzellaktivierung und Überlebensrate nach Transplantation im Tiermodell zeigt, daß *in vivo* zusätzliche pathogene Faktoren eine Rolle spielen, die *ex vivo* ausgeschaltet sind (1). Um darüber weitere Erkenntnisse zu gewinnen, wurden transplantierte Rattenlebern postoperativ intravitalmikroskopisch untersucht. Dabei sollte einerseits die Frage geklärt werden, ob eine vermehrte Granulocyten-Endothelzelladhärenz nach Transplantation auftritt. Andererseits sollte die Hypothese überprüft werden, daß freie Sauerstoffradikale an der Entstehung des Reperfusionsschadens der Endothelzellen nach Lebertransplantation beteiligt sind. Dazu wurde der Scavenger Superoxiddismutase (rh-SOD) während der

---

*Mit Unterstützung der DFG (Ma 1119/2-1)

Reperfusionsphase unter der Vorstellung appliziert, radikalbedingte Endothelschäden zu reduzieren und damit Granulocytenadhärenz und Mikrozirkulationsstörungen zu beeinflussen.

Methodik

Transplantation. Orthotope Lebertransplantationen wurden an weiblichen Lewis-Ratten (200 - 230 g) in Äthernarkose durchgeführt. Die Spenderlebern wurden für 1 bzw. 8 h in Euro-Collins Lösung (0 - 4°C) konserviert. Bei der Transplantation wurde die suprahepatische V. cava fortlaufend anastomosiert, Pfortader und infrahepatische V. cava mittels zuvor angebrachter Cuffs konnektiert und der Gallengang über einen intraluminalen Splint anastomosiert (2).

Intravitalmikroskopie. Eine Stunde postoperativ wurden die Tiere wiederum anaesthesiert (30 mg Pentobarbital/kg i.p.) und der linke Leberlappen in Seitenlage upside down unter dem Objektiv eines Intravitalmikroskopes (Fa. Leitz; Fluotar 10 X) exponiert, ohne die Durchblutung des Leberlappens zu beeinträchtigen. Austrocknung und Unterkühlung wurden durch eine feuchte Kammer verhindert. Das Intravitalmikroskop wurde über eine low-light CCD Kamera an ein U-matic Videosystem zur Aufzeichnung und späteren Auswertung angeschlossen. Nach i.v. Injektion von Acridine Orange (2 µmol/kg), einem fluorescierenden Granulocytenmarker, wurden die markierten Leukocyten pro Versuch in 8 Leberläppchen für je 30 s beobachtet. Ausgewertet wurden: Prozentsatz der perfundierten Sinusoide (Perfusionsrate), mittlere Flußgeschwindigkeit nichtadhärenter Granulocyten in geradstreckigen Sinusoiden vor Einmündung in eine Zentralvene und der Prozentsatz dauerhaft adhärenter Granulocyten.

Versuchsgruppen. 5 Versuchsgruppen (jeweils n = 6) wurden intravitalmikroskopisch untersucht (s.a. Tabelle 1), wobei in der Kontrollgruppe (Gr. A) die A. hepatica zur Vergleichbarkeit ligiert wurde. Die Konservierungszeiten 1 und 8 h wurden als repräsentative Zeiten für Überlebens- und Nichtüberlebensbedingungen ausgewählt (1). Den Tieren der Therapiegruppen wurde 20 mg/kg rekombinante humane rh-SOD (in 1 ml NaCl 0,9%) eine Minute vor Öffnen der Pfortaderklemme als Bolus und 20 mg/kg in den ersten

Tabelle 1. Prozentsatz perfundierter Sinusoide und Granulocytenflußgeschwindigkeit eine Stunde nach orthotoper Lebertransplantation an der Ratte

Gruppe	A	B	C	D	E
Ischämiezeit	0	1 h	1 h	8 h	8 h
Therapie (i.v.)	NaCl	NaCl	SOD	NaCl	SOD
Perfusionsrate (%)	98,5	84	91	49	68
PMNL-Flow (µm/s)	417$\pm$7	314$\pm$6	427$\pm$6	266$\pm$7	351$\pm$23

$\bar{x} \pm S_{\bar{x}}$; $p < 0,01$: Gr. A vs. Gr. B,D,E; Gr. B vs. C; Gr. D vs. E

30 min kontinuierlich nach Declamping intravenös verabreicht, während die Vergleichsgruppen das gleiche Volumen 0,9% NaCl Lösung erhielten.

Ergebnisse

Im Vergleich zur Kontrollgruppe wurde nach Lebertransplantation bei einstündiger Konservierung eine erhebliche Störung der Mikrozirkulation und der Flußgeschwindigkeit der Granulocyten beobachtet (Tabelle 1). Der Anteil perfundierter Sinusoide sank nach 8stündiger Konservierung auf knapp 50% ab, einhergehend mit einer weiteren Abnahme der Granulocytenflußgeschwindigkeit. Der Prozentsatz dauerhaft adhärenter Granulocyten, in der Kontrollgruppe lediglich 3%, stieg nach 1stündiger Konservierung auf 33% und nach 8 h auf 43% an (Abb. 1).

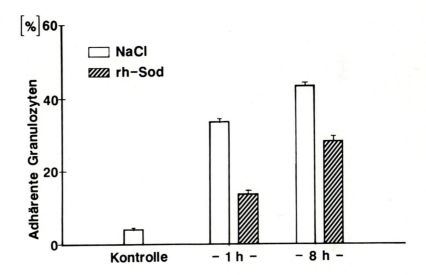

Abb. 1. *Prozentsatz permanent adhärenter Granulocyten nach orthotoper Lebertransplantation und Organkonservierung für 1 und 8 h in Euro-Collins Lösung. rh-SOD wurde intravenös als Bolus (20 mg/kg) und kontinuierlich über 30 min (20 mg/kg) während der Reperfusionsphase nach Transplantation verabreicht*

In den Therapiegruppen mit i.v. Applikation von rh-SOD wurden signifikante Verbesserungen aller Untersuchungsparameter festgestellt: Perfusionsrate und Flow normalisierten sich nach 1stündiger Konservierung vollständig und der Anteil wandadhärenter Granulocyten sank auf 13% ab. Auch nach 8stündiger Konservierung wurden signifikant bessere Ergebnisse hinsichtlich Mikrozirkulation und Granulocytenadhärenz registriert (Tabelle 1 und Abb. 1).

Diskussion

Durch kombinierte Anwendung von orthotoper Lebertransplantation und intravenöser Fluorescenzmikroskopie steht ein Modell zur

Verfügung, das eine visualisierbare und quantifizierbare Analyse der hepatischen Mikrozirkulation und der Granulocyten-Endothelzell-Interaktionen erlaubt. Die Ergebnisse zeigen, daß frühzeitig nach Leberkonservierung und -transplantation erhebliche Mikrozirkulationsstörungen auftreten und ein Anstieg der Granulocytenadhärenz beobachtet werden kann. Dies bestätigt experimentelle Untersuchungen, die einen Reperfusionsschaden der Endothelzellen nach Konservierung bzw. Transplantation zeigten (1, 3). Die eindeutige Reduktion der Granulocytenadhärenz durch Applikation des Scavengers rh-SOD während der Reperfusion läßt annehmen, daß freie Sauerstoffradikale wesentlich zum Endothelschaden beitragen (4), der hier indirekt über die Granulocytenadhärenz erfaßt wurde.

Die beobachteten Mikrozirkulationsstörungen können durch die verletzte sinusoidale Endothelauskleidung erklärt werden, wobei diese Endotheldestruktion möglicherweise durch lokale Freisetzung von Proteasen und Sauerstoffradikalen aus adhärenten, aktivierten Granulocyten zusätzlich verstärkt wird (5).

Bemerkenswert ist die Tatsache, daß bereits unter Konservierungsbedingungen, die nicht zu einem Transplantatversagen führen (1 h Konservierung), bereits ausgeprägte pathologische Veränderungen auf der Ebene der Mikrozirkulation beobachtet werden. Diese radikalbedingten Reperfusionsschäden könnten somit ursächlich an der Entwicklung eines Primärversagens oder an protrahierten postoperativen Funktionsstörungen beteiligt sein.

Zusammenfassung

Intravitalmikroskopische Untersuchungen mit Verabreichung des Granulocytenmarkers Acridine Orange nach Lebertransplantation an der Ratte zeigten, daß bereits 1 h nach Transplantation ausgeprägte Mikrozirkulationsstörungen und ein signifikanter Anstieg der Granulocytenadhärenz auftreten. Durch i.v. Applikation des Radikalscavengers Superoxiddismutase (rh-SOD) konnten Mikrozirkulationsstörungen und Granulocytenadhärenz nach 1stündiger Konservierung in Euro-Collins Lösung wieder normalisiert und nach 8stündiger Konservierung signifikant verbessert werden. Die Ergebnisse sprechen dafür, daß freie Sauerstoffradikale bereits frühzeitig nach Transplantation an der Entstehung sinusoidaler Endothelschäden mit konsekutiven Mikrozirkulationsstörungen beteiligt sind.

Summary

In vivo microscopic studies following rat liver transplantation using acridine orange as a marker of granulocytes demonstrated that significant microcirculatory disturbances and increased adherence of granulocytes occurred already 1 h after transplantation. Microcirculatory disturbances and granulocyte adherence could virtually be normalized after 1 h and improved after 8 h preservation by i.v. injection of superoxide dismutase (rh-SOD), an oxygen radical scavenger. The results suggest that free radicals are involved early after liver transplantation in the development of endothelial cell injury and consecutive microcirculatory disturbances.

Literatur

1. Marzi I, Zhong Z, Lemasters JJ, Thurman RG (1989) Evidence that graft survival is not related to parenchymal cell viability in rat liver transplantation: The importance of nonparenchymal cells. Transplantation 48:463
2. Zimmermann FA, Butcher GW, Davies HFFS, Brons G, Kamada N, Trel O (1975) Techniques of orthotopic liver transplantation in the rat and some studies of the immunologic response to fully allogeneic liver grafts. Transplant Proc XI(1):571
3. McKeown CMB, Edward V, Philips MJ, Harvey PRC, Petrunka CN, Strasberg SM (1988) Sinusoidal lining cell damage: The critical injury in cold preservation of liver allografts in the rat. Transplantation 46:178
4. Parks DA, Granger DN (1988) Ischemia-reperfusion injury: a radical view. Hepatology 8:680
5. Vedder NB, Fouty BW, Winn RK, Harlan JM, Rice CL (1989) Role of neutrophils in generalized reperfusion injury associated with resuscitation from shock. Surgery 106:509

Dr. I. Marzi, Abteilung für Unfallchirurgie, Chirurgische Universitätsklinik, D-6650 Homburg/Saar

77. Nachweis von Gamma/Delta T-Zellreceptor positiven T Zellen in Leberbiopsaten nach Lebertransplantation

Presence of π/δ T Cell Receptor Expressing T Cells in Liver Biopsies Following Liver Transplantation

G. Schürmann[1], M. da Silva Lobo[2], W. Hofmann[3], G. Otto[1], C. Herfarth und D. Kabelitz[1]

[1]Chirurgische Klinik, [2]Immunologisches Institut und [3]Pathologisches Institut der Universität Heidelberg

T-Zellen erkennen Fremdantigene über den T-Zellreceptor (TZR), der bei den weitaus meisten T-Zellen aus einem α/β-Heterodimer besteht, das nicht-kovalent mit dem CD3-Molekül verbunden ist (CD3+α/β+). Kürzlich wurde ein zweiter TZR-Typus identifiziert, der anstelle des α/β-Heterodimers ein τ/δ-Heterodimer und CD3 besitzt (CD3+α/β-, später CD3+τ/δ+). Zwischen 1 - 15% menschlicher peripherer Blut-T-Zellen sind τ/δ+ (1). Unter den wenigen gesicherten Erkenntnissen über Entwicklung und physiologische Bedeutung dieser T-Zellsubpopulation sind es die nicht-MHC-restringierte Cytotoxicität und die in Einzelfällen nachgewiesene Antigen-spezifische Reaktivität, die eine Rolle τ/δ+ T-Zellen in der Abstoßungsreaktion nach Organtransplantation vermuten lassen (2). Kürzlich nachgewiesene erhöhte Fraktionen τ/δ+ T-Zellen im Venenblut von Patienten nach lange vorangegangener Nierentransplantation unterstützen diese Sicht (3). In der vorliegenden Studie wurde untersucht, ob τ/δ+ T-Zellen in Biopsaten transplantierter Lebern präsent sind und ob ihr Vorkommen mit dem histologischen Grad der Abstoßung korreliert.

Methode

Bei 7 Patienten wurde zu unterschiedlichen Zeitpunkten nach orthotoper Lebertransplantation aus klinischer Indikation, meist unter dem Verdacht auf eine Rejektionsepisode, eine percutane Leberbiopsie vorgenommen. Von einem Teil des Biopsates wurden in 24-Loch-Platten (Fa. Nunc, Roskilde, Dänemark) Kulturen angelegt. Zur Wachstumsstimulation dienten mit 6000 rad bestrahlte Feederzellen (allogene mononucleäre Zellen und allogene Epstein-Barr-Virus transformierte B Zellen in definierter Konzentration), Phythämagglutinin-P (Fa. Wellcome, Burgwedel, BRD) und rekombinantes menschliches Interleukin-2 (EuroCetus, Amsterdam, Niederlande). Das Kulturmedium war RPMI 1640 (Biochrom AG, Berlin, BRD), angereichert mit Antibiotica, 2 mM L-Glutamin, 10 mM HEPES und 10% Hitze-inaktiviertem fetalen Kälberserum. Nach 5 - 10tägiger Inkubation bei 37°C wurden die gewachsenen T-Zellen mit monoklonalen Antikörpern gefärbt, die entweder mit Fluorisothiocyanat (FITC)- oder Phycoerythrin(PE) konjugiert waren. Nach zweimaligem Waschvorgang wurden die Zellen in Paraformaldehyd resuspendiert und mit einem FACScan Cytofluometer (Becton und Dickinson, Heidelberg, BRD) analysiert. Die verwendeten Antikörper waren Leu4 (CD3), Leu2a (CD8; beide Becton und Dickinson); OKT4 (Ortho Diagnostics, Neckargemünd, BRD), BMA031 (α/β TZR, Behringwerke, Marburg, BRD); TCR-δ1 (τ/δ TZR, T-Cell Sciences, Cambridge, USA). Der andere Teil des Leberbiopsates wurde zur (diagnostischen) histologischen Begutachtung aufgearbeitet. An Hämatoxilin-Eosin gefärbten Schnitten erfolgte die Rejektionsdiagnostik nach den Kriterien von KEMNITZ et al. (4).

Ergebnisse

Die weitaus meisten T-Zellen, die aus Biopsaten transplantierter Lebern in vitro expandiert worden waren, exprimierten den $\alpha/\beta+$ TCR (x = 80,5% $\pm$ 3,1 SEM; Tabelle 1). Daneben fanden wir in allen Biopsaten ebenfalls $\tau/\delta+$ Zellen in durchschnittlich 5 - 8% der expandierten T-Zellen (x = 7,5% $\pm$ 1,8 SEM) mit einem Höchstwert von 26,7% (Probe 6). Durchschnittlich 16,8% der T-Zellen waren OKT4+ und 43,8 - 88,6% der T-Zellen exprimierten OKT8 (x = 70,2% $\pm$ 3,7 SEM).

Durch cytofluometrische Analyse nach Doppelfärbung konnte gezeigt werden, daß $\tau/\delta+$ Biopsat-T-Zellen das CD3 (Leu4+)-Molekül koexprimieren. Doppelfärbungen gegen den $\alpha/\beta+$ TZR (BMA031) und den $\tau/\delta+$ TZR (TCR-δ1) ordneten nahezu alle expandierten T-Zellen exklusiv einem TZR-Typus zu. Histologisch wurden 5 Biopsate als "milde akute Rejektionen" (Probe 3, 5, 9, 10, 12) und 5 Biopsate als "keine Rejektion" befundet (Proben 1, 2, 6, 7, 8). Eine strenge Korrelation zwischen histologischen Zeichen der Abstossung und dem prozentualen Anteil $\tau/\delta+$ Zellen aus dem Biopsat bestand im Einzelfall nicht; auch innerhalb der histologisch identischen Gruppen schwankten die $\tau/\delta+$ T-Zellfraktionen erheblich (zwischen 5,7 und 26,7% in Biopsaten ohne Abstoßungszeichen). Allerdings lag der durchschnittliche Anteil $\tau/\delta+$ Zellen in Biopsaten ohne Rejektionszeichen mit 11,8% um Faktor 2,8 höher als bei "milder akuter Rejektion" (4,2% $\pm$ 0,8 SEM). Der niedrigste prozentuale $\tau/\delta+$ T-Zellanteil in der histologisch unauffälligen Gruppe (Probe 2) war höher als der höchste Wert in der Rejektionsgruppe (Probe 3).

Diskussion

Unsere Ergebnisse bestätigen die Existenz des erst kürzlich identifizierten zweiten Types von T-Zellreceptor, der statt des α/β- ein τ/δ- Heterodimer trägt bei identischem CD3-Molekül (1). $\tau/\delta+$ T-Zellen sind möglicherweise eine entwicklungsgeschichtlich ältere T-Zellpopulation, die auch bei immundefizitären Erwachsenen gefunden wurde (Übersicht bei VOLK 1989 (3)). Erhöhte Frak-

Tabelle 1. Oberflächenmerkmale in vitro expandierter T-Zellen aus Biopsaten allogener Lebertransplantate

Pat./Probe	Wochen nach TX	Histologische Diagnose[a]	Anteil positiver Zellen[b] (%)			
			CD3+α/β+	CD3+τ/δ+	CD4+	CD8+
BE/ 1	5	keine Rejektion	77,0	6,9	10,3	69,7
BE/ 2	6	keine Rejektionen	78,4	5,7	20,1	61,9
BE/ 3	10	milde akute Rejektion	84,6	5,6	6,2	80,7
ST/ 4	8	vereinbar mit R.	95,2	3,2	9,1	88,6
ST/ 5	10	milde akute Rejektion	86,6	5,3	7,3	86,9
ST/ 6	11	keine Rejektion	49,6	26,7	11,1	72,5
ST/ 7	12	keine Rejektion	76,3	11,5	16,6	73,6
WI/ 8	1	keine Rejektion	85,5	8,6	n.d.[b]	n.d.
PU/ 9	3	milde akute Rejektion	89,0	1,3	25,3	68,9
RO/10	4	milde akute Rejektion	73,2	5,1	4,9	78,1
RO/11	10	milde chronische R.	79,2	11,1	18,6	64,1
HO/12	3	milde akute Rejektion	84,6	3,7	49,4	43,8
BA/13	3	vereinbar mit R.	86,7	3,2	22,6	53,8

[a]Histologisches Rejektions-Grading nach KEMNITZ et al (4);
[b]n.d. = nicht durchgeführt.

tionen im Blut nierentransplantierter Patienten (3) lassen eine Funktion τ/δ+ T-Zellen in der immunologischen Transplantationsreaktion vermuten. Das Vorkommen τ/δ+ T-Zellen in bis zu 25% der expandierten T-Zellen aus Biopsien transplantierter Lebern (Tabelle 1) unterstreicht diese These, wenngleich in unserem Kollektiv in Analogie zu den Ergebnissen anderer Untersucher (3) keine strenge Korrelation zwischen Rejektion und relativem Anteil τ/δ+ Zellen gefunden wurde. Das Repertoire der TZR-Diversifizierung τ/δ+ Zellen ist auf Grund der eingeschränkten Zahl TZR-kodierender Gene wahrscheinlich geringer als das des α/β+ TZR (5). Ob hieraus eine reduzierte immunologische Kompetenz z.B. in der Rejektion allogener Transplantate abgeleitet werden kann, ist spekulativ. Allerdings ist der gefundene deutlich höhere Anteil τ/δ+ Zellen in Biopsaten ohne Abstoßungszeichen ein möglicher Hinweis hierauf. Der Anteil τ/δ+ T-Zellen geht in Fällen histologisch gesicherter Rejektion zu Gunsten eines noch stärkeren Überwiegens α/β+ Zellen zurück. Weitere Untersuchungen zu Funktion und Spezifität Transplantat-infiltrierender T-Zellen werden derzeit in unserem Labor durchgeführt.

Zusammenfassung

Ein zweiter Typ von T-Zellreceptor besitzt statt des alpha/beta- ein gamma/delta-Heterodimer neben dem CD3-Molekül. In der vorliegenden Studie konnte an in vitro expandierten T-Zellen aus Biopsaten allogener Lebertransplantate gezeigt werden, daß durchschnittlich 7,5% $\pm$ 1,8 SEM der Transplantat-infiltrierenden T-Zellen τ/δ-positiv sind (13 Biopsate bei 7 Patienten, 1 - 12 Wochen nach Lebertransplantation). Der Anteil τ/δ positiver T-Zellen korreliert im Einzelfall nicht mit dem histologischen Grad der Rejektion, er liegt jedoch in Biopsaten ohne Rejektionszeichen durchschnittlich um Faktor 2,8 höher als in Biopsaten mit "milder akuter Rejektion". Damit bilden τ/δ positive Zellen eine quantitativ wichtige Fraktion unter den infiltrierenden T-Zellen nach allogener Lebertransplantation; ihre funktionelle Bedeutung bleibt derzeit offen.

Summary

A second type of T cell receptor (TCR) has been identified recently expressing a gamma/delta TCR heterodimer instead of the α/β TCR. In the present study τ/δ-positive T cells were detected on an average of 7,5% $\pm$ 1,8 SEM in 13 samples of liver biopsy T cells expanded in vitro from 7 patients, taken between 1 and 12 weeks after allogenic liver transplantation. There was no obvious correlation between the percentage of τ/δ positive T cells in a given biopsy and the histopathological diagnosis of rejection. However, the relative number of δ/τ positive T cells in biopsies without signs of rejection was found to be 2,8 times higher than samples with "mild acute rejection". Thus, τ/δ-positive T cells are a small, but constant population among graft-infiltrating T cells, whose function remains unclear at the present time.

Literatur

1. Brenner MB, McLean J, Dialynas DP, Strominger IL, Smith JA, Owen FL et al (1986) Identification of a putative second T cell receptor. Nature 322:124
2. Rivas A, Koide J, Cleary ML, Engleman EC (1989) Evidence for involvement of the τ/δ T cell antigen receptor in cytotoxicity mediated by human alloantigen-specific T cell clones. J Immunol 142:1840
3. Volk HD, Reinke P, Neuhaus K, Fiebig H, Baehr RV (1989) Expansion of a CD3+4-8- TCRα/β- T lymphocyte population in renal allograft recipients. Transplantation 47:556
4. Kemnitz J, Ringe B, Cohnert TR, Gubernatis G, Choritz H, Georgii A (1989) Bile duct injury as a part of diagnostic criteria for liver allograft rejection. Human Pathol 20:132-143
5. Asarnow DM, Kuziel WA, Bonyhadi M, Tigelaar RE, Tucker PR, Allison JP (1988) Limited diversity of τ/δ antigen receptor genes of Thy-1+ dendritic epidermal cells. Cell 55:837

Wir danken Frau Susanne Schondelmaier für technische Assistenz und Herrn Dr. Thomas Kraus für beste organisatorische Hilfeleistung.

Dr. G. Schürmann, Chirurgische Universitätsklinik Heidelberg, Kirschnerstr. 1, D-6900 Heidelberg

78. Morphologische Befunde nach partieller orthotoper Lebertransplantation im "small-for-size"-Modell an der Ratte
Morphological Studies After Partial Orthotopic Liver Transplantation Under "Small-for-Size" Conditions in Rats

F. Köckerling[1], F. Steinbauer[1], C. Födra[1], H. Ernst[2], D. Kranz[3] und C. Schneider[1]

[1]Chirurgische Universitätsklinik Erlangen
[2]Medizinische Klinik I der Universität Erlangen-Nürnberg
[3]Institut für Pathologische Anatomie, Charité, Berlin

Der Erwachsenenteil, der von PICHLMAYR (1988) eingeführten "Splitting-Transplantation" stellt nach Abspaltung der Segmente II und III für den kindlichen Empfänger eine "small-for-size"-Transplantation dar, d.h., daß bei gleichschwerem erwachsenen Empfänger und Spender das Resttransplantat relativ zu klein ist. Aufgrund der Lebergefäßanatomie muß eventuell eine weitere Reduzierung um das Segment IV stattfinden. Auch bei der möglichen Aufteilung eines Transplantates auf zwei erwachsene Empfänger verbleibt ein relativ zu kleines Transplantat für den einzelnen Empfänger.

Hierbei stellt sich dann die Frage, mit wie wenig transplantiertem Lebergewebe ein Empfänger auskommen kann, wo der Grenzbereich für ein reduziertes Transplantat beim erwachsenen Empfänger liegt, wie sich das reduzierte Transplantat unter "small-for-size"-Bedingungen durch Regeneration an den Empfänger anpaßt und wie die Morphologie des regenerierten partiellen Transplantates aussieht.

Methodik

In einem genehmigten Tierversuch nach den Bedingungen des Tierschutzgesetzes entwickelten wir an der Ratte ein physiologisches orthotopes Transplantationsmodell mit Rekonstruktion der Leberarterie und unter Verwendung eines 70%- und 30%-Transplantates. Als Kontrollgruppe dienten 32 orthotope Ganzlebertransplantationen in einer von LEE (1975) und ENGEMANN (1989) beschriebenen Technik mit Rearterialisation des Transplantates (Abb. 1).

Aufgrund der Ergebnisse von Voruntersuchungen zur Segmenteinteilung der Rattenleber entspricht der linke laterale Leberlappen

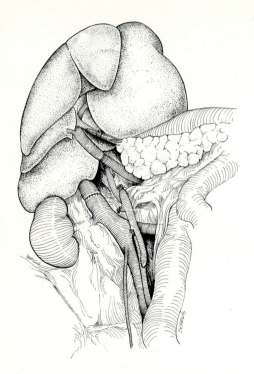

Abb. 1. Situs nach abgeschlossener orthotoper Lebertransplantation mit Darstellung der End-zu-End-Anastomosen der infrahepatischen Vena cava inferior, der Pfortader und des Gallenganges über den Teflonsplint sowie der End-zu-Seit-Anastomose des Spenderaortensegmentes mit der Empfängeraorta

mit einem Gewichtsanteil von 30% den Segmenten II und III der menschlichen Leber und der mediane Leberlappen der Rattenleber mit einem Gewichtsanteil von etwa 40% den Segmenten IV, V und VIII der menschlichen Leber (KÖCKERLING et al 1989). Die Entnahme des linken lateralen Leberlappens (Segmente II, III) mit den dazugehörigen Hilusstrukturen und der linken Lebervene entspricht damit dem Vorgehen bei der "Splitting-Transplantation" und es verbleibt für ein gleichschweres Empfängertier ein 70%-partielles ("small-for-size") orthotop einzubringendes Transplantat. Durch zusätzliche Entnahme des medianen Leberlappens der Ratte (Segmente IV, V und VIII) erhält man ein reduziertes, 30%-partielles Lebertransplantat. Die 18 partiellen orthotopen Lebertransplantate mit einem 70%-Transplantat und 14 partiellen orthotopen Transplantationen mit einem 30%-partiellen Transplantat wurden im physiologischen Modell mit Rearterialisation des Transplantates vorgenommen (Abb. 2, 3).

Die histologische Aufarbeitung der Transplantate erfolgte nach einem Beobachtungszeitraum von 42 Tagen unter Verwendung der H.E.-, Eisen-, Goldner- und Fouché-Färbung. Zur qualitativen elektronenmikroskopischen Untersuchung wurden die Leberpräparate bei der Entnahme über die Vena portae mit 25%igem Glutaraldehyd perfusionsfixiert. Die Nachfixation der Leberblöcke erfolgte in Osmiumsäure und die Einbettung in der üblichen Art und Weise

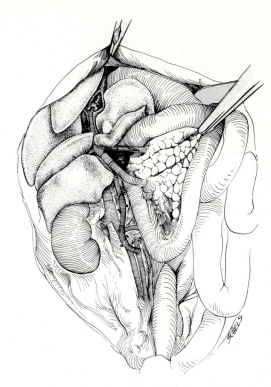

Abb. 2. Situs nach 70%-partieller ("small-for-size") orthotoper Rattenlebertransplantation mit Arterialisation. Die Resektionsfläche mit der Absetzungsstelle für die portalen Gefäßstrukturen für die Segmente II, III ist erkennbar

in Epon. Die Schnitte für die Elektronenmikroskopie wurden mit einem Mikrotom (Om U $_3$, Firma Reichert) hergestellt, mit Bleicitrat und Uranylacetat behandelt und unter dem Elektronenmikroskop (Elmikop 101) untersucht.

Ergebnisse

Die Berechnung der Überlebensrate erfolgte in der von ENGEMANN (1989) angegebenen Weise, unter Berücksichtigung der Tiere, die länger als 5 Tage nach Lebertransplantation lebten. Sie ergab für die orthotope Ganzlebertransplantation am 42. Tag 89%, bei den 70%-partiellen orthotopen Transplantationen 77% und bei den 30%-partiellen orthotopen Transplantationen 56%.

Die reduzierten Lebertransplantate im "small-for-size"-Modell zeigten alle bei der Entnahme eine Hypertrophie/Hyperplasie der transplantierten Leberlappen. In der Gruppe der 70%-partiellen orthotopen Transplantationen mit Arterialisation betrug das Gewicht des regenerierten Transplantates, bestimmt in Prozent des Gewichtes der hepatektomierten Empfängerleber, zwischen 138 und 183% (n = 5). Nach der 30%-partiellen orthotopen Rattenlebertransplantation mit Arterialisation lag das Gewicht der Regeneratle-

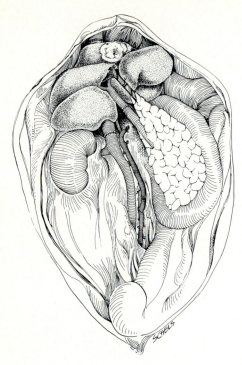

Abb. 3. Situs nach 30%-partieller ("small-for-size") orthotoper Rattenlebertransplantation mit Arterialisation durch die Arteria hepatica mit dem Spenderaortensegment. Durch die Reduktion des Transplantats wird auch die fortlaufende Naht der suprahepatischen Anastomose der Vena cava inferior sichtbar

ber, bestimmt in Prozent des Gewichtes der hepatektomierten Empfängerleber, zwischen 135 und 175% (n = 4).

Die histologischen Befunde nach orthotoper Ganzlebertransplantation mit Arterialisation (n = 6) zeigen eine Leberkapsel mit herdförmiger fibröser Verbreiterung und lockerer rundzelliger Infiltration als Zustand nach abgelaufener Perihepatitis. In einzelnen leicht bindegewebig verbreiterten Portalfeldern befinden sich dichte lymphocytär plasmacelluläre Infiltrate als Ausdruck einer unspezifischen reaktiven Hepatitis geringen bis mittleren Grades aufgrund einer Stallinfektion der Inzuchttiere. Ebenso läßt sich eine diffuse Aktivierung der Kupfferschen Sternzellen nachweisen. Ansonsten findet sich normales Lebergewebe, vor allem sind keine Gallengangsproliferationen nachweisbar.

Nach 70%-partieller orthotoper Lebertransplantation (n = 6) und 30%-partieller orthotoper Lebertransplantation (n = 2) jeweils mit Arterialisation im "small-for-size"-Modell findet sich je nach Ausmaß der Transplantatreduktion eine mehr oder weniger starke Ektasie der Zentralvene und der angrenzenden Sinusoide. Die Leberzellkerne sind geschwollen und enthalten eine oder mehrere vergrößerte Nucleolen. Daneben besteht eine ausgeprägte Hypertrophie der Mitochondrien.

Die elektronenmikroskopische Untersuchung der orthotopen Ganzlebertransplantate und der 70%- und 30%-partiellen orthotopen Lebertransplantate mit Arterialisation bestätigen die völlige Erhaltung der Integrität der Hepatocyten, Sinusendothelzellen und Kupfferschen Sternzellen sowie aller Zellorganellen.

Schlußfolgerung

Obwohl anhand der vorliegenden Untersuchungen gezeigt werden konnte, daß ein langfristiges Überleben mit einem arterialisierten, 30%-partiellen orthotopen Transplantat im "small-for-size"-Modell, d.h. bei gleichschwerem Spender und Empfänger, möglich ist, scheint die Reduktionshepatektomie zu einer Zunahme der Transplantatkomplikation zu führen. Diese können jedoch möglicherweise durch zunehmende Erfahrung weiter reduziert werden.

Das partielle orthotope Transplantat paßt sich durch Regeneration an das Gewicht des Empfängers an. Es ist also der Empfängerorganismus, der die Transplantatgröße bestimmt (KAM et al. 1987). Die vorliegenden Untersuchungen lassen auch beim erwachsenen Menschen ein langfristiges Überleben mit einem 30%-partiellen Transplantat für möglich erscheinen. Somit dürfte auch die weitere Reduzierung des Erwachsenentransplantates bei der "Splitting-Transplantation" durch Nachresektion des Segmentes IV oder die Verwendung einer Leber für zwei erwachsene Empfänger durch Teilung der Leber in der Hauptgrenzspalte unproblematisch sein.

Die Ergebnisse dieser experimentellen Untersuchungen unterstützen die von PICHLMAYR (1988) eröffneten Möglichkeiten der Verwendung von reduzierten oder partiellen Lebertransplantaten nicht nur bei Kindern, sondern auch bei Erwachsenen. Dies könnte ein ganz entscheidender Ansatz zur Bewältigung des immer noch bestehenden Problems des Organspendermangels sein.

Zusammenfassung

Auf der Basis des physiologischen Transplantationsmodells erfolgte die Entwicklung einer 70%- und 30%-partiellen orthotopen Transplantationstechnik. Obwohl die Reduktionshepatektomie zu einer Zunahme der Transplantatkomplikationen führt, ist ein langfristiges Überleben mit einem 30%-partiellen orthotopen Transplantat mit Arterialisation im "small-for-size"-Modell möglich. Das partielle orthotope Transplantat paßt sich dabei durch Regeneration an das Gewicht des Empfängers an, es ist also der Empfängerorganismus, der die Transplantatgröße bestimmt. Die histologischen Befunde der Regenerattransplantate ergeben je nach Ausmaß der Reduktionshepatektomie eine mehr oder weniger starke Ektasie der Zentralvenen und angrenzenden Sinusoide. Die vorliegenden experimentellen Untersuchungen unterstützen die Verwendung von reduzierten Lebertransplantaten auch beim Erwachsenen.

Summary

On the basis of the physiological liver transplant model in rats, 70% and 30% partial orthotopic transplantation techniques were developed. Although reducing the transplant leads to an increase in complications, long-term survival with a 30% partial orthotopic liver transplant with reanastomosis of the hepatic artery under small-for-size conditions is possible. The partial orthotopic liver transplant adapts to the recipient's weight by regeneration. Consequently, recipient size determines the size of the liver graft. Histological examination of the regenerated transplants shows, depending on the extent of graft reduction, a more or less pronounced extasia of the sinusoids and central veins. The present results support the application of partial liver transplant even in adults.

Literatur

Engemann R (1989) Die orthotope Lebertransplantation - Funktionelle, morphologische und immunologische Untersuchungen zur Toleranz allogener Rattenlebertransplantate. Thieme, Stuttgart New York

Kam I, Lynch S, Svanas G, Todo S, Polimeno L, Francavilla A, Pankrot JR, Takaja S, Ericzon BG, Starzel TE, Van Thiel DH (1987) Evidence that host size determined liver size: studies in dogs receiving orthotopic liver transplants. Hepatology 7:362-366

Köckerling F, Födra C, Steinbauer F, Gall FP (1989) Gefäßanatomische Grundlagen der Zweitresektion an der Leber nach Regeneration. In: Hamelmann H (Hrsg) Chirurgsiches Forum 89 für experimentelle und klinische Forschung. Springer, Berlin Heidelberg New York London Paris Tokyo

Lee S, Charters AC, Orloff MJ (1975) Simplified technique for orthotopic liver transplantation in the rat. Am J Surg 130:38-40

Pichlmayr R, Ringe B, Gubernatis G, Hauss J, Bunzendahl H (1988) Transplantation einer Spenderleber auf zwei Empfänger (Splitting-Transplantation) - Eine neue Methode in der Weiterentwicklung der Lebersegmenttransplantation. Langenbecks Arch Chir 373:127-130

Dr. F. Köckerling, Chirurgische Universitätsklinik, Krankenhausstr. 12, D-8520 Erlangen

79. Synchrone Serum Analyse von löslichen IL-2 Receptoren, T8/CD8 Antigen, TNF-alpha, INF-γ, IL-1 und IL-2 im postoperativen Verlauf nach orthotoper Lebertransplantation

Synchronous Determination of Soluble IL-2 Receptors, T8/CD8 Antigen, TNF-alpha, INF-γ, IL-1, and IL-2 in the Postoperative Course After Orthotopic Liver Transplantation

Th. W. Kraus[1], I. L. Noronha[2], G. Otto[1], D. Mathias[1], W. Hoffmann[2] und Ch. Herfarth[1]

[1]Chirurgische Klinik und [2]Pathologisches Institut der Universität Heidelberg

Einleitung

Die klinische Diagnose einer Rejektion nach orthotoper Lebertransplantation (LTX) stellt nach wie vor ohne die invasive Transplantatbiopsie eine schwierige differentialdiagnostische Erwägung dar. Eine Vielzahl kausal völlig differenter postoperativer Komplikationen wie Konservierungs- oder Ischämieschäden des Transplantates, Cyclosporintoxizität oder systemische als auch lokal-hepatische Infektionen können ein ähnliches klinisches Bild bedingen bzw. auch gleichartige pathologische Veränderungen im konventionellen Laborprofil bewirken. Die Interpretation der Transplantatbiopsie erweist sich darüberhinaus bei simultanem Vorliegen von unterschiedlichen Pathomechanismen oftmals als problematisch. Weitere sensitive und möglichst spezifische Laborparameter zur Differenzierung dieser Komplikationen wären von großem Wert. Die Serumanalyse von immunmodulatorisch auch bei diesen Zuständen wirksamen Cytokinen, deren löslicher Receptoren oder von T-Zell-Aktivierungsmarkern erscheint als ein plausibler theoretischer Lösungsansatz (1, 2, 3, 4).

Patienten und Methode

Longitudinale Serumanalysen der löslichen Interleukin 2-Receptoren (IL-2R), des T8/CD8 Antigens, des Interleukin 1 und 2 (IL-1/IL-2), Tumor-Nekrose Faktor alpha (TNF) und von Gamma-Interferon (IFN-γ) wurden synchron bei 11 immunsupprimierten Patienten (Alter 24 bis 59 Jahre, Median 42 J.) im postoperativen Verlauf nach orthotoper LTX über einen Zeitraum von maximal 111 Tagen (Median 58 Tage) durchgeführt. Sämtliche Seren wurden unmittelbar nach der Abnahme in Alliquots bei Minus 30 Grad Celsius bis zur definitiven Analyse tiefgefroren gelagert. Insgesamt erfolgten 165 zeitlich synchrone Bestimmungen des obigen Cytokin-Spektrums in einem durchschnittlichen Zeitintervall von 5 Tagen (Median 4 Tage). Ein Teil der Analysen erfolgte als Doppelbestimmung.

Transplantationsindikationen waren im untersuchten Kollektiv:
Budd Chiari Syndrom: 1   Cholangiocell. Ca.:   1
Non A Non B Cirrhose: 4   Alkoholtox. Cirrhose: 2
Hepatocell. Ca.:   1   Primär biliäre Cirrh.:   2

Immunsuppression: Alle Patienten erhielten Cortison, Azathioprin und Cyclosporin als Kombinationstherapie. Cyclosporinspiegelkontrollen erfolgten mittels polyklonalem RIA. Angestrebt wurden Serumspiegel von 300 - 500 ng/ml. Werte > 700 ng/ml wurden als potentiell toxisch gewertet.

Rejektionsdiagnostik und Therapie: Transplantatrejektionen und Remissionen wurden bei klinischem Verdacht grundsätzlich histologisch durch Biopsie verifiziert und zunächst mittels Cortison-Bolustherapie (1 g Hydrocortison iv/die über 3 Tage) therapiert. Bei Cortisonrefraktärität erfolgte dann eine OKT3-Therapie über 10 Tage (5 mg OKT3/die i.v.).

Infektionsdiagnostik: Bakteriologische Abstriche, Kulturen und serologische Virus- und Pilztiteranalysen erfolgten in regelmäßigen Abständen sowie bei klinischem Infektverdacht. Pneumocystis carinii wurde mittels Vitalmikroskopie in bronchoalveolärem Lavagat nachgewiesen.

Komplikationen: Die Ergebnisse der Cytokin-Serumanalysen wurden retrospektiv mit klinischen Ereignissen und dem konventionellen Laborprofil korreliert. Klinisch erfaßt und dokumentiert wurden im Kollektiv 12 histologisch gesicherte Transplantatrejektionen (12 Cortisonbolustherapien; 4 OKT3 Therapien), 6 infektiöse Komplikationen (Wundinfekt 1, Retrohepat. Abseß 1, Peritonitis 2, Pneumocystis carinii Pneumonie 2) und 3 Episoden mit potentieller Cyclosporintoxizität. Bei den unter "Rejektion" aufgeführten Cytokinspiegeln handelt es sich in allen Fällen um prätherapeutische Werte bei Diagnosestellung.

Normalwerte: Cytokinwerte in Phasen mit normalen oder weitgehend unauffälligen Leberschädigungsparametern und Lebersynthesefunktion, unauffälliger Leberhistologie, Ausschluß infektiöser Komplikationen, laborchemischer Dokumentation therapeutischer Cyclosporinspiegel und einer minimalen Latenz von > 15 Tagen zu einer abgelaufenen Rejektion oder Infektion wurden als Normalwerte ("Stable Graft") aufgefaßt.

Assays: Die Bestimmung der löslichen IL-2R sowie des T8/CD8 erfolgte mittels Sandwich Enzymimmunoassay (EIA/T-Cell-Sciences Inc., USA), die Bestimmung der IL-1 und IL-2 Serumspiegel mittels Radioimmunoassay (IL-1-, IL-2-RIA; Medgenix), die von TNF und INF-γ mittels Immunoradiometrischem Assay (INF-γ-, TNF-IRMA, Medgenix, Belgien).

Statistische Analyse: Die Darstellung der Werte erfolgte als Minimal-, Maximal-, Mittelwert und Standardabweichung (SEM). Die

Mittelwerte der multiplen, beim einzelnen Patienten während einer definierten klinischen Phase ("Stable", Rejektion, Infektion etc.) gemessenen Cytokinspiegel gingen in die summarische Analyse (Tabelle 1) ein. Der Kruskal-Wallis H-Test diente zum statistischen Vergleich der Gruppen.

Tabelle 1. Maximal-, Minimal-, Mittelwerte und Standardabweichung der Cytokinspiegel und des T8/CD8 Antigens während verschiedenen klinisch definierten Phasen. n = Gesamtanzahl aller bei den 11 Patienten analysierten Episoden. Der Gesamtstatistik liegen die Mittelwerte der während einer bestimmten Phase beim einzelnen Patienten gemessenen Cytokin-Spiegel zugrunde.
[a]Unterschied statistisch signifikant; $p < 0,05$ für TNF und $p < 0,025$ für IL-2R (Kruskal Wallis H-Test). Wegen der niedrigen Fallzahl wurde in den Gruppen "Cyclo-Tox." und "OKT3" kein Signifikanzniveau berechnet

		IL-1 (ng/ml)			IL-2 (ng/ml)		
Stable	8	0	0,15	0,01 ± 0,5	0	0,6	0,1 ± 0,2
Rejekt	12	0	1,6	0,3 ± 0,4	0	2,6	0,7 ± 0,9
Infekt	6	0	0,5	0,1 ± 0,2	0	3,6	0,9 ± 1,5
Cy-Tox	3	0	0,2	0,6 ± 0,1	0	2,1	1,2 ± 1,0
OKT3	4	0	0,5	0,04 ± 0,05	0	1,3	0,5 ± 0,6
		IL-2R (U/ml)			TNF (pg/ml)		
Stable	8	1279	3146	2221 ± 735	4,0	27,0	12,4 ± 7,0
Rejekt	12	1335	15540	7973[a] ± 5073	8,0	113,0	47,7[a] ± 29,0
Infekt	6	5160	10118	6959[a] ± 1946	4,0	56,0	26,2[a] ± 18,0
Cy-Tox	3	1274	2020	1638 ± 373	7,0	17,0	12,6 ± 5,1
OKT3	4	3580	9790	6772 ± 3108	10,4	23,0	16,4 ± 6,3
		CD8/T8 (U/ml)			INF-γ (U/ml)		
Stable	8	707	2485	1451 ± 577	0	0,3	0,07 ± 0,1
Rejekt	12	833	3200	1359 ± 669	0	4,8	0,5 ± 1,3
Infekt	6	888	2967	1926 ± 855	0	1,9	0,7 ± 0,8
Cy-Tox	3	696	1527	1012 ± 449	0	0	0
OKT3	4	448	1452	848 ± 532	0	0,3	0,1 ± 0,2
	n	Min	Max	x ± SD	Min	Max	x ± SD

Ergebnisse und Diskussion

IL-1, IL-2- und INF-γ Spiegel waren im Verlauf bei allen Patienten unter der angewandten Immunsuppression sehr niedrig oder nicht meßbar und zeigten nur eine geringe Variabilität. Gehäuft während Rejektionen oder Infektionen, aber auch in der unkomplizierten klinischen Situation wurden einzelne sprunghafte Spiegelerhöhungen dieser Cytokine gemessen. Die gegenüber den "Stable-

Graft-Werten" leicht erhöhten Mittelwerte von IL-1, IL-2 und IFN-γ bei Rejektionen und Infektionen dokumentieren einen Trend. Ein statistisch signifikanter Unterschied wurde jedoch nicht nachgewiesen.

Der T8/CD8 Antigen-Spiegel lag, von den analysierten klinischen Komplikationen nicht erkennbar beeinflußt, mit relativ geringer Spannbreite zwischen 450 und 3200 U/ml. Statistisch signifikante Unterschiede zwischen den einzelnen Gruppen bestanden gleichfalls nicht. Die mittleren Serumspiegel von IL-2R und TNF während Rejektion und Infektion unterschieden sich signifikant von den mittleren Spiegeln während der "Stable-Graft-Situation". Werte oberhalb 3200 U/ml für IL-2R bzw. größer 27 pg/ml für TNF traten in der unkomplizierten Situation nicht auf und wiesen auf das Vorliegen einer Infektion oder Transplantat-Rejektion hin. Während Rejektionen wurden bis zur Remission anhaltend erhöhte IL-2-Receptorwerte bis über 15000 U/ml, bzw. bis maximal 10000 U/ml bei Infektion gemessen. Die maximalen TNF-Spiegel lagen bei 110 pg/ml. Dabei zeigten die Werte im Gegensatz zu den IL-2-Receptoren eine größere Fluktuation innerhalb eines umschriebenen Zeitraumes. Signifikante Unterschiede der TNF oder IL-2R-Spiegel zwischen Infektion und Rejektion lagen nicht vor. Eine Differenzierung beider Zustände anhand dieser Parameter erscheint aufgrund der niedrigen Spezifität somit nicht möglich. Die diagnostische Sensitivität für das Vorliegen einer manifesten oder latenten Rejektionskrise oder Infektion war für IL-2R beachtlich. 75% der Rejektionen und 100% der Infektionen gingen im Verlauf mit IL-2R Spiegeln größer 3700 U/ml einher (Werte außerhalb der doppelten Standardabweichung der IL-2R-Spiegel in der "Stable-Graft Gruppe").

In Anbetracht der niedrigen Fallzahl lassen sich die folgenden Beobachtungen nur deskriptiv darstellen und nicht statistisch sichern: In 3 Fällen wurde eine Vorzeitigkeit der IL-2R-Spiegelerhöhungen gegenüber der klinischen Rejektionsdiagnose um ca. 24 h beobachtet. Erfolgreich therapierte Rejektionen und Infektionen zeigten unter der Therapie im Verlauf rasch abfallende IL-2-Receptor- und zumeist auch TNF-Werte. Unter OKT3-Therapie wurde in der Mehrzahl der Fälle (n = 3) zunächst ein kurzfristiges Ansteigen der IL-2R- und TNF-Werte mit konsekutivem Abfall unter der weiteren Therapie festgestellt. Cyclosporinwerte größer 700 ng/ml über wenige Tagen führten zu keinem relevanten Cytokin-Anstieg im Serum.

Die Bestimmung besonders der löslichen IL-2 Receptoren im Serum kann damit als eine effektive Screeningbestimmung für Infektion und Rejektion auch bei immunsupprimierten Patienten nach LTX angesehen werden. Der Wert einer TNF-Bestimmung ist vergleichsweise als geringer anzusehen. Die Bestimmung von IL-1, IL-2, INF-γ und T8/CD8 erscheint für diese klinische Fragestellung ohne wesentliche Bedeutung.

Zusammenfassung und Schlußfolgerung

Serumspiegel von IL-1, IL-2, löslichen IL-2 Receptoren, TNF, T8/CD8 und INF-γ wurden im postoperativen Verlauf nach Lebertransplantation synchron bestimmt und mit der klinischen Situa-

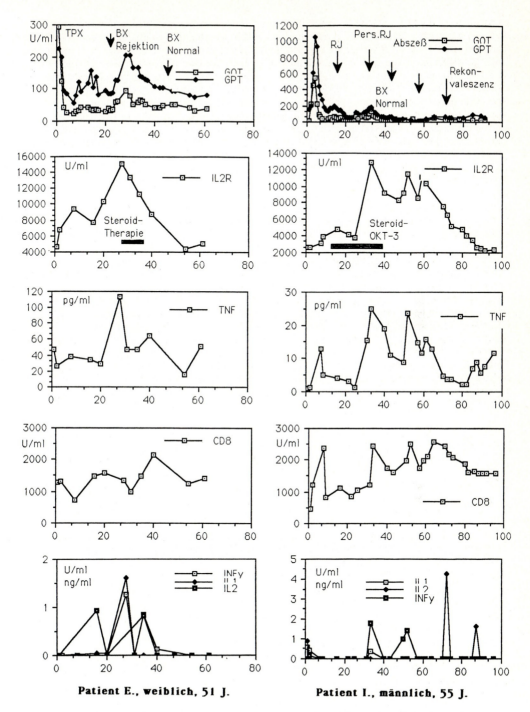

Abb. 1. Serumtransaminasen GOT und GPT sowie Cytokin-Spiegel bei zwei Patienten im Verlauf nach LTX. Ordinaten: Spezifische Einheiten. Abscissen: Tage post.op. (RJ = Rejektion; BX = Biopsie). Zeitpunkt der Rejektionstherapien und Dauer durch Querbalken dargestellt

tion korreliert. Unter der Immunsuppression erwiesen sich nur die mittleren Spiegel von IL-2R und TNF-alpha während Rejektion und Infektion als signifikant erhöht gegenüber Werten bei normaler Transplantatfunktion. Eine Differenzierung war aufgrund der niedrigen Spezifität mit keinem der untersuchten Parameter möglich. Für das klinische Rejektionsscreening oder die Verlaufskontrolle unter Therapue kann besonders die Bestimmung der IL-2R empfohlen werden. Niedrige Spiegel unter 3700 U/ml dokumentieren ein "ruhiges Transplantat", fallende Werte unter Therapie deuten auf therapeutische Wirksamkeit, ansteigende oder persistierend hohe Spiegel müssen zu früherer bzw. aggressiverer Diagnostik Anlaß geben.

Summary and Conclusion

Serum levels of IL-1, IL-2, soluble IL-2 receptors, TNF, T8/CD8, and INF-γ were synchronously determined in the postoperative course after liver transplantation and correlated with the clinical situation, evaluating the diagnostic efficiency for different complications. Under immunosuppression only the mean values of IL-2R and TNF were significantly elevated during episodes of rejection and infection. Due to a low specifity no further differentiation was possible with the parameters investigated. For clinical rejection screening or therapy monitoring, the determination of IL-2R can be advocated. Low levels less than 3700 U/ml document a stable graft, falling values under therapy point to therapeutic efficiency, rising or persisting elevated levels must precipitate early and more aggressive diagnostic efforts.

Literatur

1. Adams DH, Wang L, Hubscher SG, Elias E, Neuberger JM (1989) Soluble IL-2 receptors in serum and bile of liver transplant recipients. Lancet 4: 469-471
2. Rubin LA, Kurmann CC, Fritz ME et al (1985) Soluble IL-2R are released from activated human lymphoid cells in vitro. J Immunol 135:3172-3177
3. Colvin RB, Fuller TC, MacKeen L, Kung P, Ip S, Cosimi A (1987) Plasma IL-2R levels in renal allograft recipients. Clin Immunol Immunopathol 43:273-76
4. Maury CP, Teppo AM (1987) Raised serum levels of cachectin/tumor necrosis factor in renal allograft rejection. J Exp Med 166:1132-1137

Dr. med. Th.W. Kraus, Chirurgische Universitätsklinik Heidelberg, Im Neuenheimer Feld 110, D-6900 Heidelberg

XI. Leber – Galle – Pankreas

80. Ergebnisse der experimentellen laparoskopischen Cholecystotomie
Results of Experimental Laparoscopic Cholecystotomy

B. Mentges, G. Bueß, A. Melzer und H.D. Becker

Klinik für Allgemeine Chirurgie und Poliklinik der Eberhard-Karls-Universität Tübingen (Leiter: Prof. Dr. H.D. Becker)

Einleitung

Im letzten Jahrzehnt wurden verschiedene Verfahren geringer Invasivität zur Entfernung von Gallensteinen unter Erhaltung der funktionsfähigen Gallenblase entwickelt. Gemeinsames Ziel ist die Vermeidung einer Operation und Vollnarkose unter Inkaufnahme der Gefahr einer Rezidivsteinbildung. Die Anwendung der extracorporalen Stoßwellenlithotripsie (ESWL) ist auf Gallensteine bestimmter Anzahl, Größe und Zusammensetzung beschränkt, die Steinpartikel können Komplikationen hervorrufen. Die percutane transhepatische Litholyse mit MTBE kann ebenfalls nur an kalkfreien Steinen durchgeführt werden, beide Verfahren sind mit einer hohen Rate an frühen Rezidivsteinen belastet. Bei der percutanen Cholecystolithotomie nach WICKHAM ist wegen fehlender Verschlußmöglichkeit der Gallenblase die Einlage einer Drainage für 7 – 10 Tage erforderlich. Wir haben eine eigene Methode der laparoskopischen Cholecystotomie von einem Zugang aus entwickelt, die geringe Invasivität mit hoher Effektivität verbindet und u.a. auch an Patienten Anwendung finden soll, die nicht in den Indikationsbereich der o.g. Verfahren fallen.

Material und Methode

1. Instrumententechnologie

Neben dem handelsüblichen Laparoskopieinstrumentarium wurden folgende Instrumente neu konzipiert: verschiedene Prototypen (Cholecystoskope) mit Greifvorrichtungen, Punktionskanüle mit Dilatationsballon, Spreizinstrument zur Dehnung der Punktionsöffnung, Clipzange, Clips.
Weiterhin zur Anwendung kamen folgende bereits im Handel befindliche Geräte und Instrumente: Laparoskopieoptik (abgewinkelt, 4 mm Arbeitskanal), Dilatationsoptik (gerader Ausblick), Gallen-

stein-Faßzange, CO$_2$-Insufflationsgerät, Absaug/Spülvorrichtung, Lichtquelle, Ultraschall-Lithotripter, Pelvitrainer nach Semm, Martinarm.

Die experimentellen Manipulationen wurden über ein Videosystem mit Ein-Chip-Kamera verfolgt und aufgezeichnet.

2. Operatives Vorgehen

Bei den Phantomversuchen wurden frische Schweinegallenblasen in einen Pelvitrainer nach Semm eingebracht, das Cholecystoskop in das artifizielle Laparoskopieostium vorgeschoben und außen durch einen Martinarm fixiert. Im Falle der Tierversuche wurde das Gerät über eine Minilaparotomie von 1,5 cm direkt oberhalb des Nabels eingeführt und die weiteren Manipulationen unter CO$_2$-Insufflation vorgenommen. Unter Kontrolle durch eine Winkeloptik wurde der Fundus der Gallenblase durch 4 in das Cholecystoskop integrierte Greifinstrumente erfaßt und punktiert. Nach dem Spül- und Saugvorgang erfolgte die Dilatation mit einem unterhalb der Spitze der Punktionskanüle angebrachten Ballon. Mit Hilfe der Greifer wurden die Ränder der dilatierten Punktionsöffnung über den proximalen Teil des sanduhrförmig gestalteten Ballons gezogen, der direkt mit dem Cholecystoskop fluchtet, so daß ein stufenloses Überziehen über die Olive an der Spitze desselben möglich ist. Alternativ wurde die Dilatation mit einem Spreizinstrument durchgeführt und die Gallenblase nach Einbringen einer geraden Optik mit konischer Spitze ebenfalls stufenlos auf das Gerät gezogen. Nun wurde die Winkeloptik in die Gallenblase vorgeschoben, kleine Steine wurden durch den Arbeitskanal mittels Faßzange extrahiert und größere Steine mit einem Ultraschall-Lithotripter zerkleinert und durch Spül/Saugung entfernt. Nach Abstreifen der Gallenblase vom Gerät wurde die Öffnung mit einem Clip dicht verschlossen.

Ergebnisse

1. Phantomversuche

Zur Entwicklung des Instrumentariums wurden 50 Phantomversuche an Schweinegallenblasen durchgeführt. Nach Standardisierung der Vorgehensweise gelang ein dichter Verschluß der Gallenblase, der selbst hohen artifiziellen Drücken standhält. Der Spül/Saugvorgang konnte ohne Austreten von Galle durchgeführt werden.

2. Tierexperimente

Bisher wurden 10 Versuche an Schweinen (Gewicht 25-35 kg) vorgenommen, die Eingriffe wurden in Stressnil-Hypnodil-Narkose durchgeführt. Wesentliche intraoperative Komplikationen traten nicht auf. Postoperativ wurden die Tiere 2 Wochen lang beobachtet. Das Freßverhalten normalisierte sich rasch und die Tiere verhielten sich unauffällig. Bei der Relaparotomie 14 Tage später fanden sich keine Spuren ausgetretener Galle oder Zeichen einer manifesten oder abgelaufenen Peritonitis. In 6 Fällen ließ sich

der Clip unter einem bindegewebigen Schleier am Fundus der
Gallenblase tasten, in 4 Fällen lag er frei sichtbar und war von
einem bindegewebigen Saum umgeben. Die Gallenblase wies an der
Innenseite eine faltige Ausziehung auf, die mit Schleimhaut aus-
gekleidet war. Von den spitzen Zähnchen der Clips war auf der
Innenseite nichts zu erkennen.

Diskussion

Erklärtes Ziel der wenig invasiven Verfahren, die in den letzten
Jahren in Konkurrenz zur konventionellen Cholecystektomie in der
Behandlung der komplikationslosen Cholelithiasis getreten sind,
ist die Entfernung der Gallensteine unter Erhaltung einer funk-
tionstüchtigen Gallenblase. Die geringe Invasivität wird mit dem
Nachteil einer möglichen Rezidivsteinbildung erkauft. Im Vergleich zur konventionellen Cholecystektomie müssen die Methoden
daher erhebliche Vorteile einbringen und an verschiedenen Kriterien der Invasivität und Effektivität gemessen werden, wobei die
Effektivität mit der Invasivität steigt.

Die orale Litholyse (OL), die extracorporale Stoßwellenlithotripsie (ESWL) und die percutane transhepatische Litholyse (PTL)
mit MTBE sind nur bei Cholesterinsteinen anwendbar, wobei bei den
beiden zuerst genannten Verfahren die Indikation weiter eingeschränkt wird durch die begrenzte Anzahl und Größe der Steine.
Die beiden letztgenannten Methoden erfordern wegen der in der
Gallenblase verbleibenden Steintrümmer bzw. des Sludges eine
medikamentöse Nachbehandlung. Die Rate der steinfreien Patienten
nach OL beträgt 30 - 70% (nach 1 - 2 Jahren), nach ESWL bis 80%
(nach einem Jahr) und nach PTL 48% (nach 6 Monaten). Die Frühre-
zidivsteinrate wird mit bis 50% nach 5 Jahren angegeben (2, 4,
5, 6). Bei der percutanen Cholecystolithotomie (3) wird wegen
fehlender Verschlußmöglichkeit für 7 - 10 Tage ein Foley-Kathe-
ter in die Gallenblase eingelegt, was für eine Methode so geringer Invasivität eine unnötig lange Hospitalisierung bedeutet.
Von chirurgischer Seite erscheint das Offenlassen der Gallenblase
trotz Drainage nicht akzeptabel.

Die 1979 von FRIMBERGER (1) mit 2 Zugängen vorgestellte und von
uns mit einem Zugang durchgeführte und technisch modifizierte
laparoskopische Cholecystotomie vereint die Vorteile des breiten
Indikationsbereiches und der sofortigen Steinfreiheit mit einer
zu erwartenden kurzen Hospitalisierungszeit. Nach klinischer
Etablierung der Methode ist eine ambulante Behandlung in Lokalanaesthesie denkbar. Zur Verhinderung der Rezidivsteinbildung
erscheint eine diätetische Einstellung (Cholesterin- und calo-
rienarme, faserreiche Kost) und eventuell eine niedrigdosierte
medikamentöse Therapie empfehlenswert.

Nach einer Sammelstatistik von 23 Publikationen über einen
Zeitraum bis 36 Jahren mit einer Nachbeobachtung von bis zu 19
Jahren nach chirurgischer Cholecystotomie an 2053 Patienten
wird eine durchschnittliche Rezidivsteinrate von 35% mit Höchst-
werten über 80% angegeben (DEMPSEY J; zit. n. 3). Hierzu muß
angemerkt werden, daß zu dieser Zeit mit diesem Verfahren auch
funktionslose Gallenblasen ohne Kontraktionsfähigkeit mit er-

höhter Tendenz zur Steinbildung operiert wurden. Weiterhin fehlten die ernährungsphysiologischen und pharmakologischen Kenntnisse zur Herabsetzung der Lithogenität der Gallenflüssigkeit, so daß anzunehmen ist, daß allein die Selektion von Patienten mit funktionstüchtiger Gallenblase und eine diätetische Einstellung die Steinrezidivrate erheblich senken. Die Erfahrungen der letzten Jahre haben gezeigt, daß die chirurgische Cholecystektomie bei der komplikationslosen Cholecystolithiasis einem interdisziplinären Behandlungskonzept weichen wird. Daher ist es an der Zeit, mit klinischen Studien zu beginnen, um in einigen Jahren mit Zahlen aufzuwarten, die die Invasivität und Effektivität der einzelnen Verfahren quantifizieren. Da keine der konkurrierenden Methoden ohne Komplikationen durchführbar ist, die eventuell eine chirurgische Cholecystektomie erfordern, ist die Rolle der Chirurgie in diesem Forschungsbereich zu betonen.

Zusammenfassung

An 50 Phantomversuchen mit Schweinegallenblasen wurde das Instrumentarium der laparoskopischen Cholecystotomie entwickelt und in 10 Tierexperimenten von einem Zugang aus erprobt. Komplikationen wurden nicht beobachtet. Nach Etablierung der Methode am Menschen erscheint ein ambulanter Eingriff in Lokalanaesthesie möglich. Zur Verhinderung einer Rezidivsteinbildung ist eine diätetische Einstellung und eventuell eine niedrig dosierte medikamentöse Therapie möglich. Die Wiederholung des endoskopischen Eingriffes im Rezidivfalle erscheint auf Grund der geringen Invasivität vertretbar.

Summary

The instrumentation for laparoscopic cholecystotomy by one access was developed in 50 phantom tests with pig gallbladders and tested in 10 experiments on animals. No complications were observed. After establishing the method's clinical application outpatient treatment under local anesthesia seems to be possible. To avoid development of recurrent stones diet and low-dose drug therapy have to be taken into consideration. Because it is not highly invasive, a repetition of the laparoscopic procedure in case of stone recurrence seems to be justified.

Literatur

1. Frimberger E, Kühner W, Ottenjann R (1979) Bauchdeckenaufhängung für die Laparoskopie und laparoskopischer Wundverschluß durch Naht - neue operative Möglichkeiten. In: Demling L, Rösch W (Hrsg) Operative Endoskopie. Acron Verlag, Kiel
2. Hellstern A, Leuschner M, Fischer H, Lazarovici D, Güldütuna S, Kurtz W, Leuschner U (1988) Perkutan-transhepatische Lyse von Gallenblasensteinen mit Methyl-tert-butyl-äther. DMW 113:506
3. Kellett MJ, Wickham JEA, Russell RCG (1988) Percutaneous cholecystolithotomy. Br Med J 296:453
4. Leuschner U (1989) Aktuelle Strategie zur Therapie bei Gallenblasensteinen. DMW 114:1121

5. Paumgartner G, Sauerbruch T (1988) Heutiger Stand von Litholyse und Lithotripsie von Gallensteinen. Chirurg 59:190
6. Thistle JL, May GR, Bender CE, Williams HJ, LeRoy AJ, Nelson PE, Peine CJ, Petersen BT, McCullough JE (1989) Dissolution of cholesterol gallbladder stones by methyl tert-butyl ether administered by percutaneous transheaptic catheter. N Engl J Med 320:633

Dr. B. Mentges, Klinik für Allgemeine Chirurgie und Poliklinik, Hoppe-Seyler-Str. 3, D-7400 Tübingen

81. Definierte Steinfragmentation zur Standardisierung an unterschiedlichen Lithotriptoren

Standardized Efficacy Measurements of Different Lithotripters

W. Saß[1], O. Zoephel[1], J. Zimmermann[1], K. Weichert-Jacobsen[2] und J. Seifert[1]

[1]Experimentelle Chirurgie der Abt. Allgemeine Chirurgie und
[2]Urologische Klinik der Universität Kiel

Einleitung

Trotz einer Vielzahl heute erhältlicher Lithotriptoren finden derzeit nur drei grundlegende Prinzipien zur Stoßwellenerzeugung in der Medizin Anwendung: 1. das ursprüngliche Unterwasser-Funkenentladungsprinzip, 2. das piezokeramische Verfahren, bei dem eine hohe elektrische Potentialdifferenz an piezokeramischen Elementen simultan entladen wird und 3. neuerdings auch ein elektromagnetisches Prinzip, bei dem die Stoßwelle über eine akustische Linie focussiert wird.

Nun macht die Existenz zahlreicher, ganz unterschiedlich konstruierter und noch dazu verschieden ausgeführter Lithotriptoren einen standardisierten Leistungs- und Effizienzvergleich nicht eben einfacher. Die bislang zur Leistungsdefinition herangezogenen und meist von den Herstellern selbst ermittelten sog. Focusdruckwerte sind nur ein unzureichendes Charakteristicum eines "lithotriptischen" Leistungsspektrums (1). Zudem scheinen die physikalisch ermittelten Druckwerte in ihrem Ergebnis stark von der Art der verwendeten Hydrophone abhängig zu sein (2).

Wir haben deswegen eine einfache Methode entwickelt, die einen standardisierten Leistungsvergleich auch ganz unterschiedlich konstruierter Lithotriptoren erlaubt und zugleich eine individuelle Leistungsüberwachung jedes einzelnen Gerätes gestattet.

Material und Methoden

Grundvoraussetzung unserer Versuche war ein qualitativ immer gleichbleibend reproduzierbares, wasserunlösliches Fragmentationsmaterial, das leicht und einfach zu handhaben sein mußte. Standardisierte Gipsquader von 3 x 3 x 1,5 cm, denen in einem stets gleichbleibenden Verhältnis luftgefüllte Glas-Microspheres von 100 μ Durchmesser beigemengt wurden, erfüllten ideal diese Bedingungen. Eine maschinelle Produktion dieser Normquader (HMT, Oberaach, Schweiz) mit einem einheitlichen Gewicht von 11,78 $\pm$ 0,006 g (n = 100) sicherte eine stets gleichbleibende, identische Vermengung, die zudem durch Dünnschliffe mikroskopisch überprüft wurde.

Vor Versuchsbeginn wurden die Normsteine vermessen, in entgastem Wasser vorbereitet und sodann in einem Wasserbad mit entgastem, destilliertem Wasser bei gleichbleibender Temperatur den Stoßwellen ausgesetzt. Der Stoßwellen-Focuspunkt wurde zusätzlich zur gerätetypischen Positionierung mit Ultraschall oder Röntgenortung einheitlich mit Hilfe eines feinmechanischen Steinhalters exakt 7,5 mm von der Steinoberfläche entfernt in die Mitte der Gipsquader positioniert. In jeder Versuchsreihe wurden je 6 Normsteine mit jeweils - willkürlich gewählten - 550 Stoßwellen unter identischen Bedingungen untersucht.

Unterschiedliche Stoßwellenfrequenzen und Variationen in der Stoßwellenintensität konnten so auf ihre Fragmentationseffizienz hin standardisiert untersucht werden. Durch die stets gleichbleibenden Versuchsbedingungen war auch ein Effizienzvergleich ganz unterschiedlich konstruierter Lithotriptoren möglich. Verglichen wurde ein elektromagnetisch arbeitendes Gerät (Lithostar Plus, Siemens) mit einem nach dem piezokeramischen Prinzip funktionierenden Lithotripter (Piezolith 2300, Wolf). Bei beiden Geräten handelte es sich um normale Seriengeräte ohne technische Veränderungen. Lediglich bei dem elektromagnetisch arbeitenden Lithotripter wurde am sog. Obertischmodul ein Relais entfernt, das die Stoßwellenauslösung von einem bestimmten Ankoppelungsdruck abhängig macht, da anders die hier dargestellten Versuche nicht durchführbar gewesen wären.

Die Stoßwellen bildeten in den Normsteinen jeweils einen glatt begrenzten Krater, der sowohl in seiner Tiefe als auch in seinem Durchmesser von der Stoßwellenintensität abhängig war. Diese Krater wurden mit feinst-mechanischen Schublehren exakt vermessen und das Kratervolumen zusätzlich mit feinkörnigem Quarzsand (Merck, Nr. 7712) bestimmt.

Die insgesamt vier einzelnen Stoßwellengeneratoren in den beiden Geräten wurden bei unterschiedlichen Energiestufen, aber auch bei verschiedenen Stoßwellenfrequenzen auf ihre Fragmentationseffizienz hin standardisiert untersucht. Ein Vergleich dieser Ergebnisse sollte eine Aussage zur Fragmentationseffizienz unterschiedlicher Lithotriptoren erlauben.

Ergebnisse

Nach der Stoßwellenapplikation waren in den Normquadern glatt gerändete, verschieden große Krater fragmentiert. Dabei bildeten unterschiedliche Stoßwellengeneratoren auch unterschiedlich geformte Krater aus. Diese spezifische Kraterform eines jeden Generators war stets gleichbleibend und lediglich in der Kratertiefe abhängig von der Energiestufe der Stoßwelle. So formte das piezokeramische Gerät sehr schmale, tief eingeschnittene Defekte aus, während das elektromagnetische mehr abgerundete, breit ausladende Krater fragmentierte (Abb. 1).

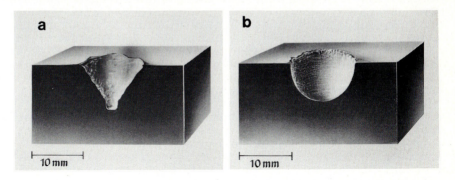

Abb. 1. Unterschiedliche Stoßwellengeneratoren fragmentieren unterschiedlich geformte Krater in die Normsteine. (a) zeigt die Kraterbildung des elektromagnetischen Gerätes, Apertur: 12 cm, 19 kV, 550 Stoßwellen; (b) zeigt die Kraterbildung des Obertischmoduls am elektromagnetischen Gerät; Apertur: 18,5 cm, Energiestufe 9, 550 Stoßwellen

Nicht allein die Kratertiefe sondern auch der Durchmesser und das Volumen der Substanzdefekte standen in direktem Verhältnis zur gewählten Stoßwellenenergie. Bei identischer Stoßwellenanzahl erbrachte ein hohes Energieniveau tiefere und breitere Krater als niedrige Energiestufen (Tabelle 1).

Tabelle 1. Messung der Fragmentationseffizienz nach 550 Stoßwellen auf identische Normsteine bei zwei unterschiedlichen Lithotriptoren (a = elektromagnetisches Gerät; b = piezokeramisches Gerät). Die Applikation der Stoßwellen bei 'b' erfolgte in der Frequenzstufe '2'. Ein Anstieg des Energieniveaus ergibt generell größere Krater

Energiestufe des Lithotripters (n=6)		Kratertiefe in mm	Kraterdurchmesser in mm	Kratervolumen in ml
a)	15,1 kV	1,23±0,02	3,54±0,07	0,027±0,008
	16,9 kV	4,92 ± 0,03	7,68 ± 0,04	0,18 ±0,010
	17,5 kV	7,75±0,03	9,01±0,04	0,38 ±0,010
	19,0 kV	8,45±0,02	11,75±0,45	0,55 ±0,004
b)	1	4,47±0,21	6,15±0,38	0,01 ±0,001
	2	5,56±0,28	6,88±0,44	0,16 ±0,030
	3	7,10±0,04	7,50±0,02	0,21 ±0,020
	4	8,03±0,04	10,45±0,55	0,40 ±0,04

Rückfragen bei den verschiedenen Herstellern ergaben, daß die Stoßwelleneffizienz keinesfalls mit den bloßen Focusdruckwerten harmonierte. Gleiche Stoßwellenfocusdrucke brachten bei gleicher Stoßwellenanzahl bei unterschiedlichen Geräten keinesfalls gleiche Krater hervor. Generell erzeugte das elektromagnetische Gerät in der Maximalstufe weitaus niedrigere Focusdruckwerte als das piezokeramische (740 bar : 1050 bar), bildete aber dennoch deutlich größere Krater aus als der Piezolith. Auch bei vergleichbaren Druckwerten war die Fragmentationseffizienz nicht identisch. Offensichtlich hat hier die unterschiedliche Generatorapertur der Geräte einen entscheidenden Einfluß.

Dadurch, daß der Hersteller des piezokeramischen Gerätes während unserer Untersuchungen die Stoßwellenenergie deutlich heraufsetzte, waren durch Wiederholen der Versuche unter den zuvor geschilderten Bedingungen Überprüfungsmöglichkeiten der Methode gegeben. Es zeigte sich, daß durch bloße Berechnung der Massendefekte in den Normquadern eine gute Übereinstimmung mit den beim Hersteller ermittelten Focusdruckwerten bei allerdings gleichen Stoßwellengeneratoren bestand. So ließ sich aus den Normsteinen nach der Energieerhöhung des Stoßwellengenerators in der Energiestufe '1' eine um 31% gesteigerte Effizienz errechnen, während der Hersteller angab, den Focusdruck von etwa 600 bar auf rund 800 bar in der 1. Energiestufe angehoben zu haben.

Diskussion

Größere Literaturübersichten zeigen, daß der Behandlungserfolg der Lithotripsie oftmals unterschiedlich bewertet wird (3). Dies wird ganz besonders in der Stoßwellenbehandlung von Gallensteinen sichtbar und drückt sich vor allem in der unterschiedlichen Anzahl sog. 2.- oder auch 3.-Behandlungen aus (4). Bei näherer Betrachtung kamen dann oftmals auch ganz unterschiedliche Geräte zur Anwendung. Es lag daher nahe, eine einfach zu handhabende Methode zu entwickeln, die einen objektiven Fragmentationsvergleich unterschiedlicher Lithotriptoren erlaubt. Die hier vorgestellte Methode eröffnet im wesentlichen drei Möglichkeiten: 1. einen objektiven Vergleich der Fragmentationseffizienz unterschiedlicher Geräte, unterschiedlicher Energiestufen sowie unterschiedlicher Stoßwellenanzahlen; 2. eine Überprüfung des Stoßwelleneinflusses auf seine biologische Wirksamkeit und 3. die Möglichkeit einer individuellen Überwachung des im klinischen Routinebetrieb arbeitenden Gerätes.

Zusammenfassung

Die zunehmende Verbreitung einer Vielzahl von Lithotriptoren ganz unterschiedlicher Bauart läßt es notwendig erscheinen, eine einfache Methode zur Verfügung zu haben, die die Fragmentationseffizienz unterschiedlicher Geräte objektiv zu vergleichen gestattet. Das hier vorgestellte Verfahren bietet mit Hilfe von identischen Normsteinen die Möglichkeit, unterschiedliche Geräte, unterschiedliche Energiestufen und unterschiedliche Stoßwellenfrequenzen genau zu vergleichen.

Summary

Lithotripters are being used in hospitals worldwide. They are all technically different and there is no way of comparing their efficacy. Therefore we developed a simple technique to achieve such a standard of comparison. The method is based on the use of artificial stones so that different lithotripters can be compared and experimental devices can be tested for efficacy of lithotriptic treatment.

Literatur

1. Reichenberger H (1988) Lithotripter systems. Proceedings of the IEEE 76, No 9:1236-1246
2. Bacon DR (1982) The characteristics of a PVDF membrane hydrophone. IEEE Trans Sonics Ultrason SU-29:18
3. Chapman WC, Stephens HW, Williams LF (1989) Principles of biliary extracorporeal lithotripsy: technical considerations and clinical implications. Am J Surg 158:179-183
4. Vergunst H, Terpstra OT, Brakel K et al (1989) Extracorporeal shockwave lithotripsy of gallstones. Ann Surg 210:565-575

Dr. W. Saß, Experimentelle Chirurgie der Abt. Allgemeine Chirurgie, Universität Kiel, Michaelisstr. 5, D-2300 Kiel 1

82. Einfluß der ultraschallgesteuerten Resektion verschiedener Lebersegmente auf biochemische Faktoren von Gewebetraumatisierung, Wundheilung und Funktionserhalt

Influence of Sonographically Guided Resections of Different Liver Segments on Biochemical Factors of Tissue Trauma, Wound Healing and Liver Function

H.J. Klotter[1], J. Sattler[2], H. Sitter[2], R. Schindler[3], W. Lorenz[2] und M. Rothmund[1]

[1]Klinik für Allgemeinchirurgie
[2]Institut für Theoretische Chirurgie, Zentrum für Operative Medizin I, Philipps-Universität Marburg
[3]Institut für Humanernährung der Christian-Albrechts-Universität Kiel

Die Resektion von Lebersegmenten wird als gewebesparendes und damit organfunktionerhaltendes und Blutverlust reduzierendes Verfahren angesehen. Daneben wird sie auch als onkologische Prinzipien beachtendes Verfahren postuliert (1, in 4, 5). Für alle angegebenen Begründungen zur Segmentresektion der Leber fehlt letztendlich der Beweis (4). Wir haben deshalb versucht, speziellere klinische Hypothesen für oder gegen bestimmte Techniken der Resektion von Lebersegmenten zu entwickeln und anhand verschiedener biochemischer Parameter zu testen. Wir überprüften dabei verschiedene Techniken zur Resektion von Lebersegmenten auf ihre unterschiedliche Gewebetraumatisierungsrate, auf die unterschiedliche Einschwemmung von Traumamediatoren in die Blutbahn sowie den Einfluß unterschiedlicher Resektionstechniken an verschiedenen Segmenten auf die Leberfunktion.

Methoden und Material

90 Schafe wurden in einem genehmigten Tierversuch drei Studiengruppen zugeordnet, wobei in den Studiengruppen die Zuteilung mit einfacher Randompermutation erfolgte. *Studie 1:* Resektion von Lebersegment III in traditioneller Technik (Trad) (10 Schafe) versus Resektion von Lebersegment III nach dessen Lokalisation mit Ultraschall und Anfärbung mit Methylenblau (IOUS-M) (10 Schafe). *Studie 2:* Resektion von Lebersegment III und IV nach alleiniger sonographischer Lokalisation (IOUS) der Segmente (15 Schafe) versus Resektion der Lebersegmente III und IV nach

IOUS-M Verfahren (15 Schafe). *Studie 3:* Resektion von Lebersegment II (10 Schafe) versus Resektion von Lebersegment III (10 Schafe) versus Resektion von Lebersegment IV (10 Schafe) versus einer Gruppe mit einer Scheinoperation (10 Schafe). Die Resektion der Lebersegmente erfolgte nach dem IOUS-M-Verfahren. Die Eingriffe wurden in Allgemeinnarkose durchgeführt (Ethrane, N_2O, O_2, Tramadol). Weitere Details wurden bereits andernorts beschrieben (2, 4). Unter der Vielzahl der Fragen zur Segmentresektion der Leber wurden folgende schwerpunktmäßig betrachtet. *Studie 1:* Verminderung der Gewebetraumatisierung: Meßparameter waren der Blutverlust, Gewicht der Resektate, Bestimmung der GLDH, GOT, GPT und LDH als Maß für den Leberzellschaden präoperativ und an den 4 postoperativen Tagen, Qualität der Segmentresektion gemessen an den Ausgußpräparaten. *Studie 2:* Einschwemmung von Traumamediatoren: Parameter war das Plasmahistamin fluorometrisch gemessen während 9 definierter Operationsphasen. *Studie 3:* Postoperativer Funktionsausfall: Meßparameter war das Gesamtretinol, gemessen präoperativ und an den 4 postoperativen Tagen. Die Bestimmung der einzelnen Parameter wurde andernorts beschrieben (2, 4).

Ergebnisse

Der über Sauger und Tücherwiegen ermittelte Blutverlust war in allen Studien relativ konstant. Die IOUS-M gesteuerte Resektion erwies sich nicht als mit weniger Blutverlust behaftetes Verfahren (Median (Bereich) 5,8 (1,5 - 11,4) ml/kg KG) gegenüber dem Trad-Resektionsverfahren (4,2 (1,6 - 11,4) ml/kg KG), obwohl der Unterschied bei geringer Fallzahl nicht signifikant war. Die Begründung hierfür lieferten die Resektatgewichte. Bei der IOUS.M-Resektion wurde mit 34 (19,5 - 54,1) g Resektatgewicht ein grösserer Parenchymanteil reseziert als mit traditioneller Technik 31,5 (18,1 - 51,1) g. Die Ausgußpräparate bestätigten die unterschiedliche Radikalität der Resektionsweise, wobei im χ^2-Test diese Unterschiede statistisch auf dem 2% Niveau signifikant waren. Für den Endpunkt "Einschwemmung von Traumamediatoren" wurde die Plasmahistaminkonzentration als Parameter gewählt (3), (Abb. 1). Eine Histaminfreisetzung erfolgte nach Markierung der Resektionsgrenzen auf der Leberoberfläche mit Hilfe des Elektrokauters in der IOUS Gruppe (Zeitpunkt 4), nicht aber in der IOUS-M Gruppe. Der zweite Gipfel (Zeitpunkt 7) fand sich nach Aufhebung der Lebersperre, in der Reperfusionsphase.

Für das Ausmaß der Leberzellnekrose, gemessen anhand der GLDH und GOT erhielten wir folgende Ergebnisse (Studie 1): Hinsichtlich des Auftretens von GLDH-Aktivität wie GOT-Aktivität am ersten postoperativen Tag schnitt die IOUS-M Gruppe signifikant schlechter ab als die Trad-Gruppe (Mann-Whitney-Test beim Flächenvergleich: $p < 0,05$). Die Leberzellpermeabilitätsschädigung wurde anhand der LDH und GPT gemessen. Die Ergebnisse entsprachen denen bei der Leberzellnekrose. Der Anstieg der LDH-Werte bei der IOUS-M gegenüber der Trad-Gruppe war wiederum statistsich signifikant (Mann-Whitney-Test am 1. postoperativen Tag, $p < 0,05$). Um ein Maß für den postoperativen Funktionsausfall der Leber zu erhalten, wurde als Parameter das Serumretinol nur für die Studie 3 ermittel (Abb. 2). Die wichtige Gruppe mit den

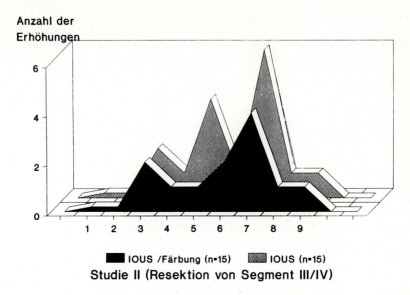

Abb. 1. *Incidenz erhöhter Histaminspiegel während definierter Operationsphasen*

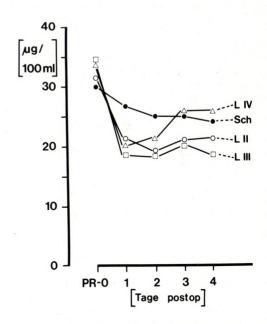

Abb. 2. *Serumretinolspiegel nach Segmentresektion der Leber. Ergebnisse der Studie 3. Medianwerte von jeweils 10 Tieren. Unterschiede für den Abfall des Serumretinols in Segmentresektion versus Scheinoperation $p < 0,05$ im Kruskal-Wallis-Test (1. Tag)*

Scheinoperationen demonstrierte den Abfall des Serumretinols als Ergebnis des operativen Eingriffs per se, was in der Studienplanung deshalb mit Recht berücksichtigt wurde. Die Serumretinolspiegel fielen aber bei allen drei Segmentresektionen stärker ab als bei der Scheinoperation. Dieser Unterschied erwies sich im Kruskal-Wallis-Test als statistisch signifikant ($p < 0,05$). Die Serumretinolspiegel erholten sich aber nach den verschiedenen Segmentresektionen in unterschiedlichem Ausmaß. Während die Resektion von Segment III auch am 4. postoperativen Tag noch immer dieselben erniedrigten Retinolspiegel zeigte, erholten sich die Serumretinolspiegel nach Resektion von Segment IV am 4. postoperativen Tag am besten. Der Medianwert lag sogar über dem der Scheinoperationsgruppe (Abb. 2).

Diskussion

Während die biochemische Heterogenität der Hepatocyten im Leberläppchen heute an der vordersten Front in der Hepatologie steht (Literatur in 2), ist die biochemische Heterogenität der Lebersegmente bis heute kein Thema. Ursache hierfür ist wahrscheinlich die Notwendigkeit, für die aufwendigen chirurgisch-technischen Verfahren zur anatomiegerechten Lebersegmentresektion ein Team zusammenzustellen, das neben dem essentiell wichtigen Chirurgen auch den Pathobiochemiker und Statistiker umfaßt. Diese Konstellation wurde in der vorliegenden Arbeit verwirklicht. Sie sollte für eine Ausdehnung der Fragestellung, z.B. auch auf Bindegewebsparameter, in Zukunft berücksichtigt werden.

Bereits die ausgewählten Ergebnisse der 3 randomisierten kontrollierten Studien am Schaf bestätigen die im methodischen Teil der Arbeit gemachte Feststellung, daß der Vergleich verschiedener Leberresektionsarten an besondere methodologische Voraussetzungen gebunden ist. Wenn quantitative Unterschiede in bestimmten biochemischen Parametern für verschiedene Lebersegmente bestehen, dann vermischt eine "Perisegmentektomie" unterschiedlichen Ausmaßes diese Ergebnisse bis zur Unkenntlichkeit. Deshalb ist eine anatomiegerechte Segmentresektion die Voraussetzung, um Unterschiede überhaupt nachzuweisen und auf dieser Basis für oder gegen die Segmentresektion in einer bestimmten klinischen Situation zu argumentieren. Der Befund dieser Studien, daß bei Parametern der Gewebetraumatisierung und des unmittelbar postoperativen Funktionsverlustes Unterschiede gefunden werden, ist für eine solche Forschungsrichtung vielversprechend.

Zusammenfassung

In drei randomisierten kontrollierten Studien am Schaf wurde überprüft, welchen Einfluß unterschiedliche Resektionstechniken zur Entfernung von Lebersegmenten auf die Gewebetraumatisierung und somit auf die Einschwemmung von Traumamediatoren hat. Weiterhin wurde überprüft, welchen Einfluß diese Resektionstechniken auf die unmittelbare postoperative Phase ausüben. Anhand zahlreicher klinischer wie biochemischer Parameter konnte zunächst erwartungsgemäß nachgewiesen werden, daß mit der Größe des Traumas die Traumamediatoren proportional ansteigen und die Leberfunktion umgekehrt proportional abnimmt. Weiterhin konnte gezeigt werden, daß eine anatomiegerechte Resektion von Lebersegmenten, mit Hilfe von sonographischer und farblicher Segmentmarkierung, eine höhere Traumatisierung verursacht als eine Segmentresektion in traditioneller Technik (ohne Sonographie und ohne Farbstoffmarkierung). Die Gründe liegen in der geringeren Radikalität des traditionellen Resektionsverfahrens.

Summary

In three controlled randomized studies in sheep the effects of segmentectomy of the liver carried out by different techniques were demonstrated on liver function and on invasion of trauma mediators (histamines). Further biochemical results of these studies showed that a precise anatomical segmentectomy using intraoperative ultrasound and colouring of the liver segments produced a higher incidence of the invasion of trauma mediators and a stronger decrease of liver function than did standard resection technique. This was very probably due to the smaller extent of resection by the traditional technique.

Literatur

1. Bismuth H, Castaing D (1985) Echographie per-opertoire du foi et de voies biliaires. Flammarion medecine-sciences, Paris
2. Klotter HJ, Lorenz W, Sitter H, Sattler J, Schindler R, Gressner A, Rothmund M (1990) Biochemsiche Aspekte der Lebersegmentresektion. CAO Treffen Heidelberg 1989. Springer, Berlin Heidelberg New York London Paris Tokyo (im Druck)
3. Lorenz W, Doenicke A (1978) Anaphylactoid reactions and histamine release by intravenous drugs used in surgery and anaesthesia. In: Watkins J, Ward AM (eds) Adverse Response to Intravenous Drugs. Academic Press, London. Grune & Stratton, New York, pp 83-112
4. Rothmund M, Klotter HJ, Sitter H (1990) Wahl der Resektionsgrenzen und intraoperative Entscheidungshilfen. CAO Treffen Heidelberg 1989. Springer, Berlin Heidelberg New York London Paris Tokyo (im Druck)
5. Scheele J (1989) Die segmentorientierte Leberresektion. Chirurg 60:251-265

Dr. H.-J. Klotter, Klinik für Allgemeinchirurgie der Philipps Universität Marburg, Baldingerstraße, D-3550 Marburg

83. Einfluß von Clorpromazin auf Ödembildung, Mikrozirkulation und Exkretionsleistung der Leber nach transienter Ischämie in vivo bei der Ratte

Effects of Chlorpromazine Pretreatment in Ischemic Liver Cell Injury in the Rat Model: Evaluation of Microcirculation, Cellular Edema, and Biliary Excretion

M. Locher[1], D. Henne-Bruns[1], H. Twisselmann[1], J. Knop[2], F.O. Ambrass[3] und B. Kremer[1]

[1]Chirurgische Klinik, [2]Radiologische Klinik, [3]Kinderklinik der Universitätsklinik Hamburg

Einleitung

Bei ausgedehnten Leberresektionen wird zur Verminderung des intraoperativen Blutverlustes das Ligamentum hepatoduodenale während der Resektionsphase abgeklemmt. Als Richtwert für diese warme Ischämiephase gilt ein Intervall von ca. 45 min, wobei bei vorgeschädigtem Leberparenchym und ausgedehnten Resektionen die Gefahr des postoperativen Leberausfalls durch eine zu lange warme Ischämiephase besteht.

Ziel der vorliegenden Arbeit war es zu untersuchen, ob ischämiebedingte Leberparenchymveränderungen wie Ödembildung, Störungen der Mikrozirkulation und Galleexkretion durch Vorbehandlung mit Chlorpromazin reduziert werden können.

Material und Methoden

Als Versuchstiere dienten 50 männliche Lewis-Inzucht-Ratten mit einem Gewicht von 200 - 300 g. Alle Eingriffe fanden in Äthernarkose statt. Die Blutversorgung der 2 ventralen Leberlappen der Ratte wurde für 3 h unterbrochen und anschließend für 1 bzw. 24 h wieder freigegeben. Die verbleibenden Lappen dienten als nicht ischämische Kontrolle. Chlorpromazin (20 mg/kg KG) wurde bei der Hälfte der Tiere 30 min vor Ischämiebeginn i.p. injiziert. Zur Beurteilung der Ödembildung wurden Feucht- und Trockengewicht ischämisierter und nicht ischämisierter Leberlappen bestimmt. Die Galle aus den ischämisierten Leberlappen wurde nach 1 bzw. 24 h Reflow über einen implantierten Katheter 45 min lang gewonnen und in mg Galle/g Trockengewicht Leber angegeben. Über einen in die Vena lienalis implantierten Katheter wurden folgende Radionuclide entsprechend dem Versuchsprotokoll (Tabelle 1) injiziert: 1. 10 MBq 99m-Tc-Mikrosphären zur Beurteilung der Mikrozirkulation (Angabe der in den ischämischen Lappen retinierten Aktivität pro g Trockengewicht in % der retinierten Aktivität pro g Trockengewicht der nicht ischämischen Leberlappen). 2. 30 MBq 99m-Tc-HIDA zur Beurteilung der aktiven Sekretionsleistung der Leber (Angabe des mit der Galle ausgeschiedenen 99m-Tc-HIDA in % der Ausscheidung nicht ischämischer Kontrollen).

Tabelle 1. Übersicht über die Versuchsgruppenaufteilung in Abhängigkeit von der Untersuchungs- und Vorbehandlungsmethode: CHLP: Vorbehandlung mit Chlorpromazin; Isch.: Ischämie in Std; Refl.: Reflow in Std; Ga. Ka.: Gallenkatheter; Mssg.P.Cl.: Messung nach Chlorpromazininjektion in Std

Gruppe	Untersuchung	CHLP.	Isch.	Refl.	Ga.Ka.	Mssg.P.Cl.
1a n=5	Mikrosphären	---	---	---	--	----
1b n=5	Mikrosphären	---	3h	1h	--	----
2 n=5	Mikrosphären	+++	3h	1h	--	4,5h
3a n=5	HIDA	---	---	---	++	----
3b n=5	HIDA	---	3h	1h	++	----
3c n=5	HIDA	---	3h	24h	++	----
4a n=5	HIDA	+++	---	---	++	4,5h
4b n=5	HIDA	+++	---	---	++	27,5h
4c n=5	HIDA	+++	3h	1h	++	4,5h
4d n=5	HIDA	+++	3h	24h	++	27,5h

Ergebnisse

Gallefluß: Der Gallefluß von Kontrolltieren (Gruppe 3a) wurde in mg/g Lebertrockengewicht errechnet und entspricht 100 ± 19,5%. Als weitere Kontrolle wurde der Gallefluß 4,5 (Gruppe 4a) und 27,5 (Gruppe 4b) Stunden nach alleiniger Chlorpromazingabe bestimmt. Für die Versuchsgruppe (4a) fand sich 4,5 h nach Chlorpromazingabe ein auf 47,65 ± 9,84% der Kontrollgruppe reduzierter Gallefluß (p = 0,002) sowie nach 27,5 h (4b) ein auf 161,3 ± 75,64% erhöhter Gallefluß (p = 0,204).

Nach 3 h Ischämie und 1 h Reflow (Gruppe 3b, 4c) fanden sich 21,85 ± 6,94% (p = 0,000), nach Chlorpromazingabe nur 9,82 ± 3,34% (p = 0,000) der normalen Galleausscheidung. Hieraus folgt, daß Chlorpromazin kurz nach Applikation den Gallefluß reduziert. Nach 3 h Ischämie und 24 h Reflow (Gruppe 3c) betrug die Galleausscheidung 50,47 ± 0,05% (p = 0,002), unter Chlorpromazin (Gruppe 4d) erreichte der Gallefluß mit 100,8 ± 33,65% wieder Werte unbehandelter Kontrolltiere.

HIDA-Sekretion: Das durch aktive Sekretion aus den beiden ventralen Lappen ausgeschiedene HIDA der Kontrollgruppe (Gruppe 3a), das via Gallengangskatheter aufgefangen wurde, entsprach 84,24 ± 10,86% der verabreichten Gesamtaktivität. Dieser Wert wurde gleich 100% gesetzt und die Ausscheidung der ischämisierten Lappen in den anderen Gruppen darauf bezogen. Die alleinige Chlorpromazingabe (Gruppe 4b) resultierte in einer leichten Reduktion der HIDA-Ausscheidung (86,59 ± 6,96%) 27,5 h nach Gabe der Substanz (p = 0,091). 3 h Ischämie und 1 h Reflow (Gruppe 3b) senkten die HIDA Ausscheidung auf 35,34 ± 15,85% (p = 0,000), unter Chlorpromazingabe (Gruppe 4c) sogar auf 2,24 ± 2,17% (p = 0,000). Nach 3 h Ischämie und 24 h Reflow (Gruppe 3c) zeigte sich eine annähernd gleiche Ausscheidung von HIDA (38,28 ± 9,4%, p = 0,000) wie nach 3 h Ischämie und 1 h Reflow. Unter Chlorpromazingabe (Gruppe 4d) fand sich nach 3 h Ischämie und 24 h Reflow im Vergleich zu den Tieren der Gruppe 3c eine deutlich höhere HIDA-Ausscheidung von 69,84 ± 17,39% (p = 0,031).

Ödembildung: Das Verhältnis Feucht- zu Trockengewicht der untersuchten Lebern betrug in der Kontrollgruppe (Gruppe 1a und 3a) 3,27 ± 0,15. Nach 3 h Ischämie und 1 h Reflow (Gruppe 1b und 3b) zeigte sich ein Verhältnis von 3,94 ± 0,13 entsprechend einer Feuchtgewichtserhöhung um 20,73 ± 4,1% (p = 0,000). Vorbehandlung mit Chlorpromazin (Gruppe 2 und 4c) senkte den Wert auf 3,47 ± 0,08 entsprechend einer Feuchtgewichtserhöhung von nur noch 6,19 ± 2,62% (p = 0,001). Nach 3 h Ischämie und 24 h Reflow (Gruppe 3c) fand sich ein Verhältnis von 3,67 ± 0,09 entsprechend einer Feuchtgewichtserhöhung um 15,41 ± 2,74%. Unter Chlorpromazinbehandlung (Gruppe 4d) betrug das Verhältnis 3,61 ± 0,006, d.h. die Feuchtgewichtserhöhung und damit das Ödem betrug nur noch 10,71 ± 1,84% (p = 0,000).

Mikrozirkulation: Als Ausgangswerte für die Mikrozirkulationsmessung galten die Counts/g Lebertrockengewicht der nicht ischämisierten Kontrolle, die gleich 100% gesetzt wurde. Nach 3 h Ischämie und 1 h Reflow (Gruppe 1b) wurde nur noch 1,98 ± 1,69% der verabreichten Mikrosphärenaktivität in den ischämisierten Lappen retiniert (p = 0,010). Die Vorbehandlung mit Chlorpromazin (Gruppe 2) steigerte diesen Wert auf 81,52 ± 23,05% und zeigte damit eine deutliche Verbesserung der Mikrozirkulation nach Behandlung mit Chlorpromazin bei ischämischer Vorschädigung.

Schlußfolgerungen

Eine Vorbehandlung mit Chlorpromazin reduziert die nach warmer Ischämie und Reperfusion der Leber auftretende Ödembildung bzw. Störung der Mikrozirkulation. Der Gallefluß und die aktive Sekretionsleistung der Leber werden bei alleiniger Chlorpromazingabe leicht und mit beginnender in vivo Reperfusion über den Ischämieeffekt hinaus primär deutlich gesenkt, nach 24 h Reflow jedoch im Vergleich zu den nicht Chlorpromazin behandelten Tieren signifikant gesteigert. Hieraus folgt, daß trotz vorübergehender Hemmung aktiver Transportmechanismen an der Hepatocytenmembran, Chlorpromazin einen protektiven Einfluß auf ischämieinduzierte Schäden an der Leberzelle ausübt. Der Wirkungsmechanismus könnte auf eine Änderung der Membranfluidität ([2]) oder Inhibierung von membranständigen Phospholipasen ([1]) zurückzuführen sein.

Zusammenfassung

Im Rattenmodell wurde nach 3stündiger warmer Ischämie und 1 bzw. 24stündiger Reperfusion der beiden ventralen Leberlappen der Gallefluß, die Tc-HIDA-Sekretion, die Mikrozirkulation mittels Mikrosphäreninjektion sowie das Feucht- und Trockengewicht nicht ischämisierter im Vergleich zu ischämisierten Leberlappen bestimmt. Bei der Hälfte der Tiere erfolgte eine Vorbehandlung mit Chlorpromazin (20 mg/kg KG). Die Ergebnisse zeigen, daß Chlorpromazinvorbehandlung die nach warmer Ischämie und Reperfusion auftretende Ödembildung sowie Störung der Mikrozirkulation reduzieren kann, wenngleich die Substanz selbst schon eine vorübergehende Hemmung aktiver Transportmechanismen induziert.

Summary

In rats the two ventral liver lobes were cross-clamped for 3 h followed by a 1- or 24-h reperfusion interval in order to induce warm ischemic liver cell injury. Biliary secretion, Tc-HIDA secretion, wet and dry weight, as well as intrahepatic distribution of labeled microspheres were determined and the results compared with those of untreated control animals as well as with values obtained from nonischemic liver lobes of the same animals. In half of the animals a pretreatment with chlorpromazine was performed. The results show that pretreatment with chlorpromazine reduces postischemic edema as well as alterations of microcirculation, although the substance itself induces a temporary inhibition of biliary excretion.

Literatur

1. Chien KR, Abrams J, Serroni A, Martin JT, Farber JL (1978) Accelerated phospholipid degradation and associated membrane dysfunction in irreversible ischemic liver cell injury. J Biol Chem 253/13:4809-4817
2. Keefe E, Blankenship N, Scharschmidt B (1980) Alteration of rat liver plasma membrane fluidity and ATPase activity by chlorpromazine hydrochloride and its metabolites. Gastroenterology 79:222-231

Priv.-Doz. Dr. D. Henne-Bruns, Chirurgische Universitätsklinik, Martinistr. 52, D-2000 Hamburg 20

84. Schneiden mit dem Wasser-Strahl (Jet-Cutting) an der Leberchirurgie – Jet-Cutting versus Ultraschall-Aspirator

Jet Cutting and Ultrasound Aspirator Techniques in Liver Surgery

H. G. Rau[1], S. Thomas[2], H. Arnold[3] und F. W. Schildberg[1]

[1] Klinikum Großhadern, Klinik für Chirurgie (Direktor: Prof. Dr. F.W. Schildberg)
[2] Medizinisches Laserzentrum der Med. Universität Lübeck
[3] Pathologisches Institut der Med. Universität zu Lübeck
(Direktor: Prof. Dr. med. Lörs)

Einleitung

Steter Tropfen höhlt den Stein, dies ist täglich in der Natur zu beobachten. Erhöht man durch Hochdruck die Energie eines Wasserstrahls und formt man den Strahl durch Düsen, so erhält man ein höchst wirkungsvolles Schneideinstrument. Bei einem Druck von 1000 bar entsprechend 1019 kg/qcm entwickelt sich ein Wasserstrahl mit einer Strahlgeschwindigkeit von 559 km/h. Bei einem Druck von 4000 bar überschreitet die Strahlgeschwindigkeit die zweifache Schallgeschwindigkeit. Mit einem Strahl dieser Qualität können nahezu alle Materialien geschnitten werden. Insbesondere in der industriellen Werkstofffertigung hat sich dieses Schnittverfahren bereits etabliert. Im Gegensatz zu anderen modernen Schneidetechniken wie der Lasertechnik kommt es zu keiner thermischen Reaktion und es entstehen glatte Schnittränder. Die Energiezuführung ist über flexible Schlauchsysteme möglich, womit sich ein vielseitiges Anwendungsgebiet eröffnet. Verschieden harte Materialien werden mit unterschiedlicher Geschwindigkeit durchtrennt.

Gerade in parenchymatösen Organen finden sich nun Strukturen unterschiedlicher Härte. Dies gilt für das Parenchym, die Venen, die Arterien, Gallengänge, Organkapseln und Gewebeschichten aller Art. Mit geeignetem Druck und bestimmter Einwirkzeit könnte man, mit einem Wasserstrahl beschriebener Qualität, selektiv und berührungsfrei schneiden und Gewebeschichten voneinander trennen.

Selektives Schneiden an parenchymatösen Organen ist auch mit dem Ultraschall-Aspirator möglich (CASTAING 1989). Da beide Schneidetechniken, das Jet-Cutting und der Ultraschall-Aspirator mechanisch ohne thermische Reaktion arbeiten, stellen sich im Vergleich folgende Fragen:

1. Gibt es Unterschiede bezüglich der Schnittqualität?
2. Welche Schnitt-Technik ist bei gleicher Schnittqualität schneller?
3. Ist die Traumatisierung des Parenchyms und die Abheilung unter beiden Schnitt-Techniken vergleichbar?

Methodik

Technische Ausrüstung

Jet-Cutting: Physiologische Elektrolytlösung wird unter einem Druck von 30 bar über eine zylinderförmige Düse (Quermesser 0,2 mm) in einem Abstand von 2 - 3 cm auf das resezierende parenchymatöse Gewebe gespritzt.

Die Druckerzeugung erfolgt über eine druckluftgetriebene Hochdruckpumpe. Dieser Druck wird über ein Ausgleichsgefäß in eine Druckkammer geleitet. In dieser Druckkammer wird dann der Druck über eine Membran auf die eigentliche Arbeitsflüssigkeit übertragen, die über die Düse in den Jet-Strahl gewandelt wird (Abb. 1). Es besteht somit ein geschlossenes und voll sterilisierbares System, das von der Druckerzeugung komplett abgetrennt ist (Abb. 2).

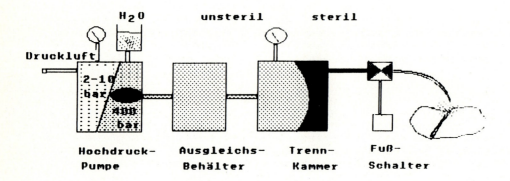

Abb. 1. Blockbild eines Jet-Cutters mit geschlossenem separatem sterilen System

CUSA Technik: Ein Manipulatorstab wird mit einer Frequenz von 23 kHz und 65%iger Ausschlagsenergie in Schwingungen versetzt und diese werden auf das Gewebe übertragen. (MBB Therapie-System microSonic 23 kHz, Länge 90/200/395 mm, Durchmesser 1,6/2,3/3,3 mm, max. Schwingungsamplitude 0,3 mm).

Bei je 4 Kaninchen (mittleres Körpergewicht 4,5 kg) wurde in Neuroleptanalgesie unter Spontanatmung nach medianer Laparotomie

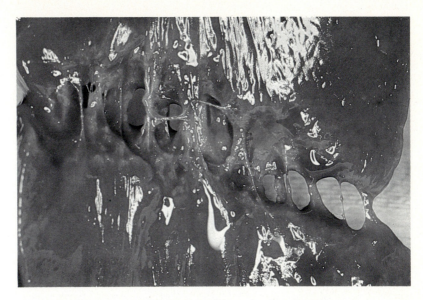

Abb. 2. Parenchymschnitt an vitaler Kaninchenleber mit dem CUSA

das 5. Lebersegment isoliert und zentral mit den genannten Schnittechniken abgesetzt. Es wurden die isolierten Gefäße gezählt und anschließend mit Ligaturen versorgt. Die Leber-versorgenden Gefäße wurden nicht unterbunden. Es wurde bewußt auf den Einsatz eines Elektrokauters zur Blutstillung an der Leberschnittfläche verzichtet. Die Schnittfläche des Resektats und die nach 7 Tagen entnommenen Resektionsflächen wurden histologisch untersucht. Vor und nach Leberteilresektion wurden nach zentralvenöser Blutentnahme die Transaminasen GOT und GPT sowie Blutgasanalysen bestimmt.

Ergebnisse

Beide Schnittverfahren unterscheiden sich bezüglich der Schnittselektivität nicht (Abb. 2). Die Blutungsneigung aus den Schnittflächen war identisch. Dies zeigte sich subjektiv durch die Beobachtung der Schnittfläche als auch objektiv durch die Kontrolle der Hb-Werte. Hier war bei identischer Volumensubstitution kein Unterschied unter den Gruppen zu erkennen. Ebenso konnte auch kein Unterschied bei den Laborparametern unter den beiden Gruppen gefunden werden. Dies gilt für die Transaminasen GOT und GPT, als auch für die Blutgasanalysen (Tabelle 1). Einziger und signifikant unterschiedlicher Untersuchungsbefund war die Schnittzeit. Sie war mit der Jet-Strahl-Technik signifikant kürzer ($p = 0,0294$) (Tabelle 2). Während mit dem Jet-Cutter in einer Minute $4,18 \pm 1,143$ cm^2/min geschnitten werden können, so erreicht man mit der CUSA-Technik unter identischen Bedingungen nur $1,41 \pm 0,34$ cm^2/min.

Makroskopisch als auch mikroskopisch konnten bei der Beurteilung der Schnittfläche keine eindeutigen Unterschiede erkannt werden. Sowohl nach Jet-Cutting als auch nach Ultraschall-Aspi-

Tabelle 1. Mittelwert und Standardabweichung von Transaminasen (GOT, GPT) sowie Blutgasen (vPO$_2$, vPCO$_2$), vor und nach Leberteilresektion an je 4 Kaninchen (CUSA versus Jet-Cutting)

Technik	GOT(vor)	GOT(nach)	GPT(vor)	GPT(nach)	(U/L)
JET	18,7+8,7	35,5+10,4	34,2+10,9	39,0+3,6	
CUSA	15,5+3,5	32,5+4,5	50,5+17,2	57,0+16,0	
p(U-Test)	-	-	-	-	

Technik	vPO$_2$(vor)	vPO$_2$(nach)	vPCO$_2$(vor)	vPCO$_2$(nach)	(bar)
JET	30,7+2,3	30,2+6,5	60,0+10,4	58,4+9,7	
CUSA	38,7+5,6	41,5+8,7	55,0+2,9	54,7+5,2	
p(U-Test)	-	-	-	-	

Tabelle 2. Mittelwert und Standardabweichung von Schnittselektivität, Schnittfläche/Zeit sowie Hb vor und nach Leberteilresektion an je 4 Kaninchen (CUSA (Ultraschall Aspirator) versus Jet-Cutting)

Technik	Selektivität	Hb (g/l) vor	nach	Schnittfläche/Zeit cm^2/min
Jet-Cutting	3,28+0,49	134+10	115+15	4,18+1,43
CUSA	3,65+0,61	132+15	110+20	1,41+0,34
p(U-Test)	-	-	-	0,0304

rator-Anwendung ergibt sich eine Randzone von ca. 5-6 Zellschichten, die eine vermehrte Eosinophilie aufweisen und die von einer deutlichen Zellkernpyknose gekennzeichnet sind. Diese Zellschicht wird sich dann als Nekrosezone ausbilden (Abb. 3-5). Da diese Zone unter beiden Schnittechniken sich identisch ausbildet, ist es auch zu erwarten, daß sich keine Unterschiede nach Abheilung an den Resektionsrändern ergeben. Dies konnte dann auch an den nach 7 Tagen entnommenen Leberpräparaten bestätigt werden.

Diskussion

Bei der Leberteilresektion ist der Blutverlust ein Problem, zu dessen Lösung die unterschiedlichsten Techniken entwickelt wurden. PRINGLE (1908) führte eine Kompression der A. hepatica und der V. porta durch, um so die Blutung bei Leberverletzungen unter Kontrolle zu bekommen. Diese Technik wurde dann auch bei Leberteilresektionen mit Erfolg eingesetzt. Da aber eine normotherme Ischämietoleranz der Leber zwischen 15 - 90 min recht unterschiedlich angegeben wird (HUGUET 1978; DELVA 1984; PACHTER 1983; DELVA 1989), ist sicherheitshalber speziell unter dieser Technik Eile geboten. CASTAING beschrieb 1989 die selektive transhepatische Ballonblockade der Pfortader und selektive A. Hepatica-Occlusion. Unter dieser Methode kann nahezu nur das zu resezierende Segment aus der Blutversorgung ausgeschaltet werden und das gesunde Lebergewebe bleibt durchblutet. Mit oder

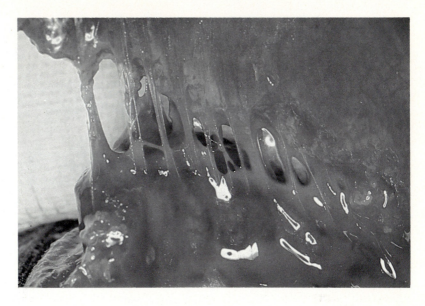

Abb. 3. Parenchymschnitt an vitaler Kaninchenleber mit dem Jet-Cutter

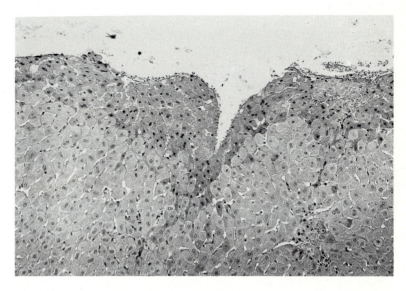

Abb. 4. Resektionsfläche unmittelbar nach der Resektion. Der Zellsaum ist von eosinophilen Zellen und deutlicher Kernpyknose gekennzeichnet, die durch die mechanische Irritation bedingt ist. Bei beiden Techniken war dieser Saum identisch (nach Jet-Cutting)

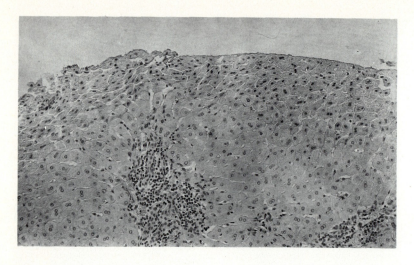

Abb. 5. Legende s. Abb. 4 (nach Ultraschall-Aspiration)

ohne diese Hilfstechniken muß natürlich das Bestreben sein, die Durchtrennung des Leberparenchyms so blutungsarm wie möglich zu gestalten.

Neben der bislang geübten Fingerfraktion-Technik kommen immer mehr technische Hilfsmittel zum Einsatz. Neben den thermischen Verfahren, unter denen vor allem der Elektrokauter und der Laser zu nennen sind, hat der CUSA (Ultraschall Aspirator) in der Parenchymchirurgie Bedeutung gewonnen. Mit dieser letztgenannten Technik ist es möglich, das Parenchym von festeren Strukturen, wie Gefäßen, Gallengängen und bindegewebigen Strängen zu trennen. Somit ist ein selektives Schneiden möglich. Die in der Praxis beklagten Nachteile sind die langsame Schnittgeschwindigkeit, der immer noch beachtliche Blutverlust und die Vermeidung des Kontakts mit metallischen Gegenständen. Bei letztgenanntem Punkt müssen mit Klemmchen gefaßte Gefäße gleich ligiert werden, was zum Teil umständlich und mit einem Zeitverlust verbunden ist.

Seitdem PAPACHRISTOU 1982 den Water-Jet in der Parenchymchirurgie einsetzte, konnte zweifelsfrei gezeigt werden, daß mit dieser Technik auch ein selektives Schneiden möglich ist. Es wurden Drucke zwischen 40 - 55 bar eingesetzt. Neben 45 Lobektomien an Hundelebern wurde der Jet-Cutter auch bei 4 Patienten eingesetzt und eine deutliche Reduktion des Blutverlustes erreicht.

BENGMARK (1987) und UNE (1989) setzten ebenfalls den Jet-Cutter im klinischen Betrieb ein. Während BENGMARK mit einem Arbeitsdruck von 40 - 50 bar mit einer 0,08 - 0,12 mm Düse arbeitete, verwandte UNE einen Druck von 12,3 - 19,6 bar bei einem Düsenquermesser von 0,15 mm. Diese Angaben entsprechen unserer Erfahrung, die wir an Kadaverlebern gewonnen haben. Es zeigte sich ein Optimum an Schnittselektivität und Schnittgeschwindigkeit bei einem Druck von 30 bar mit einem Düsenquermesser von 0,2 mm.

Unter diesen Bedingungen gelang es bei Leberteilresektionen an der Kaninchenleber bei gleicher Schnittselektivität und Blutverlust, eine signifikant schnellere Schnittgeschwindigkeit zu erreichen. Zudem entfällt der Nachteil, daß Klemmchen, mit denen die isolierten Gefäße gefaßt werden, aus der Schnittfläche entfernt werden müssen, da mit dem Jet-Cutter ein berührungsfreies Arbeiten möglich ist.

Bezüglich der Transaminasen konnten keine Unterschiede beim Einsatz beider Schnittechniken erkannt werden. Somit scheint das Zelltrauma, durch das die Transaminasen freigesetzt werden, mit beiden Techniken identisch zu sein. Dies wird durch die mikroskopische Beurteilung der Wundränder bestätigt. Bei den zentralvenösen Blutgasen konnten ebenfalls keine Unterschiede festgestellt werden.

Mit dem Jet-Cutter sind alle Indikationsbereiche, die für die CUSA-Technik angegeben werden, ebenfalls zu bewältigen, darüber hinaus ist der Einsatz im endoskopischen Bereich vorstellbar. Der Vorzug liegt in der berührungsfreien Anwendung und der signifikant schnelleren Schnittgeschwindigkeit bei gleicher Schnittselektivität.

Zusammenfassung

Zwei neue Schnittechniken, das Jet-Cutting und die CUSA-Technik, erlauben die selektive Erhaltung der zwischen den Parenchymbrücken verlaufenden Gefäße. Es werden so blutungsarme Schnitte durch parenchymatöse Organe ohne Ischämie durch Abklemmen der versorgenden Gefäße möglich.

Bei je 4 Kaninchen wurde eine Leberteilresektion sowohl mit der CUSA- als auch mit der Jet-Cutting-Technik vorgenommen. Untersucht wurde die Schnittselektivität (isolierte Gefäße/Schnittfläche), Schnittzeit, zentralvenöse Blutgase und Transaminasen jeweils vor und nach dem Schnitt.

Beide Schnittverfahren unterscheiden sich bezüglich der Schnittselektivität nicht. Die Blutungsneigung aus den Schnitträndern war identisch. Die Schnittzeit war mit der Jet-Cutting-Technik signifikant kürzer. So konnte mit dem Jet-Cutter $4,18 \pm 1,43$ qcm/min, mit dem CUSA hingegen nur $1,41 \pm 0,34$ qcm/min geschnitten werden ($p = 0,0304$). Bezüglich der Blutgase, der Transaminasen und der Hämoglobinwerte ergaben sich keine Unterschiede.

Mit der Jet-Cutting-Technik können die gleichen Indikationsbereiche wie mit der CUSA-Technik bewältigt werden, die Schnittzeiten sind aber deutlich verkürzt, somit besteht in dieser Technik eine echte Alternative.

Summary

Two new cutting techniques, jet cutting and ultrasound aspirator, allow selective maintenance of intraparenchymatous vessels.

Cutting of parenchymatous organs without hemorrhage or organ ischemia is possible due to the temporary obliteration of the supplying vessels.

A partial liver resection was performed using the CUSA and the jet-cutting technique on two groups of four rabbits each. The selectivity of the incision, defined as number of isolated vessels in the transsected area, cutting time, central venous blood analysis, and the level of hepatic transaminases was examined before and after surgery.

The cutting techniques showed no differences with respect to the selectivity of the cut. The tendency to provoke hemorrhage from the surface of the incision was identical in both techniques. The cutting time, however, was significantly shorter with the jet cutter, which cut 4.18 ± 1.43 cm^2/min, in comparison to the CUSA with 1.41 ± 0.34 cm^2/min ($p = 0.0304$).

As regards blood gas analysis, transaminasis, and hemoglobin values, no differences were observed. The jet-cutting technique can be employed for the same indications as CUSA. Since, however, the cutting time is drastically shorter, this technique seems to be an attractive alternative.

Literatur

Bengmark St (1987) Leber-Chirurgie. Chir Gastroenterol 3:5-11
Castaing D, Garden OJ, Bismuth H (1989) Segmental liver resection using ultrasound-guided selective portal venous occlusion. Ann Surg 210:20-23
Delva E, Camus Y, Nordlinger B et al (1989) Vascular occlusions for liver resections. Operative management and tolerance to hepatic ischemia: 142 cases. Ann Surg 209(2):211-218
Delva E, Barberousse JP, Nordlinger B et al (1984) Hemodynamic and biochemical monitoring during major liver resection with use of hepatic vascular exclusion. Surgery 95:309-318
Huguet C, Nordlinger B, Galopin JJ et al (1978) Normothermic hepatic vascular exclusion for extensive hepatectomy. Surg Gynecol Obstet 147:689-693
Pachter HL, Spencer FCm Hofstetter SR, Coppa GF (1983) Experience with the finger fracture technique to achieve intraheaptic hemostasis in 75 patients with severe injuries of the liver. Ann Surg 197:771-778
Papachristou DN, Bartera R (1982) Resection of the liver with a water jet. Br J Surg 69:93-94
Pringle JH (1908) Notes on the arrest of hemorrhage due to trauma. Ann Surg 48:541-549
Une Y, Uchino J, Horie T et al (1989) Liver resection using water jet. Cancer Chemother Pharmacol [Suppl] 23:74-77
Yanaida K (1980) Flow characteristics of water jets in air. 5th international symposium on Jet-Cutting Technology, BHRA, Cranfield

Dr. H.G. Rau, Klinik für Chirurgie, Klinikum Großhadern, Marchioninistr. 15, D-8000 München 70

85. Zur Funktion von Neurotensin für die enteropankreatische Achse*
The Role of Neurotensin for the Regulation of the Exocrine Pancreas

R. Nustede, H. Köhler, M. Barthel, B. Heidrich und A. Schafmayer

Chirurgische Universitätsklinik Göttingen

Die physiologische Bedeutung des gastrointestinalen Peptidhormons Neurotensin für die endokrine Regulation der exokrinen Pankreassekretion wird sehr diskutiert.

Einen stimulierenden Einfluß auf die Sekretion des exokrinen Pankreas üben Neurotensin und neurotensinähnliche Peptide gemeinsam mit verschiedenen anderen diesbezüglichen regulativen Faktoren aus.

Andererseits scheint die exokrine Pankreassekretion auch ihrerseits im Sinne einer Wechselbeziehung einen Einfluß auf Höhe und Verlauf der basalen postprandialen Neurotensinplasmakonzentrationen zu besitzen. Bei Patienten mit ausgeprägter Pankreasinsuffizienz wurden beispielsweise deutlich erhöhte Neurotensinplasmakonzentrationen gemessen (1).

Vor diesem Hintergrund sollte daher zunächst geprüft werden, ob die exokrine Pankreasfunktion den Verlauf postprandialer Neurotensinplasmakonzentrationen beeinflußt, um anschließend nach selektiver Inaktivierung des zirkulierenden Neurotensins durch Immunoneutralisation eine genauere Einschätzung der biologischen Relevanz des Peptides für die Regulation der exokrinen Pankreassekretion zu ermöglichen.

Methode

6 gemischtrassige Hunde erhielten modifizierte Herrerafisteln in der typischen Weise: Ein kurzes Segment des Duodenums, in das der Hauptpankreasgang einmündet, wurde separiert und das seitliche Endstück einer T-förmigen Kanüle eingenäht. Das andere Ende der Kanüle wurde in das zuvor reanastomosierte Duodenum eingesetzt. Das sezernierte Pankreassekret kann derart nach außen abgeleitet und gesammelt werden.

---

*Mit Unterstützung der DFG Nu/42/1-4

In Abständen von jeweils 3 Wochen wurden folgende Versuche durchgeführt:

1. Nach Gabe einer Standardmahlzeit (50 g/kg KG) wurden jeweils die Neurotensinplasmakonzentrationen mit und ohne Reperfusion des Pankreassekretes radioimmunologisch in 15minütigen Intervallen gemessen.
Darüberhinaus wurden zu diesen Zeitpunkten das Volumen sowie der Protein- und Lipasegehalt des Pankreassekretes ermittelt.
2. Es wurde wiederum eine Standardmahlzeit verabreicht. Zusätzlich applizierten wir zwischen 30 und 150 min intraduodenal eine zuvor als physiologisch ermittelte Lipasemenge. In 15-minütigen Abständen erfolgte wiederum über den gesamten Untersuchungszeitraum von 180 min die radioimmunologische Bestimmung der Neurotensinplasmakonzentrationen und die Analytik der exokrinen Pankreassekretion wie beschrieben.
3. Nach Gabe einer Standardmahlzeit erfolgte 15 min nach Versuchsbeginn die intravenöse Applikation eines neuen, spezifischen Neurotensinantikörpers (Kaninchen, gereinigt über Protein-A-Sepharose). Die Analytik erfolgte wie oben beschrieben.

Ergebnisse

		mit Ableitung	ohne Ableitung
1.	Ableitung des Pankreassekretes		
	Integr. NT.Freisetzung ($pg \times 120\ min^{-1}$)	5035 ± 490	3065 ± 380
2.	Integr. Lipasesekretion (KU abs. $\times$ 180 min^{-1})	mit zusätzl.i.d. Lipasegabe 440 000	ohne Enzymapplikation 840 000
	Integr. NT-Freisetzung ($pg \times 180\ min^{-1}$)	940	2 400
3.	Integr. Proteinfreisetzg. (mg abs. $\times$ 180 min^{-1})	Standardmahlzeit 27200 ± 1630	+ zusätzliche iv Nt-AK-Gabe 15000 ± 1416
	Integr. NT-Menge ($pg \times 180\ min^{-1}$)	9041 ± 328	3100 ± 158

Diskussion

Unter Ableitung des exokrinen Pankreassekretes verringert die gleichzeitige, intraduodenale Lipaseapplikation die zuvor erhöhten Neurotensinplasmakonzentrationen.

Zugleich wird unter diesen Bedingungen die Lipasesekretion des Pankreas deutlich verringert (Abb. 1).

Bisher galt die Annahme einer sich derart andeutenden negativen Rückkoppelungsbeziehung beim Hund als obsolet (2). Gleichwohl

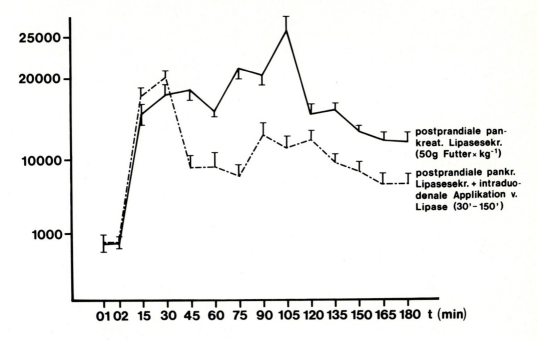

Abb. 1. Lipase U absolut (n = 6)

haben Studien jüngeren Datums (3) vergleichbare Zusammenhänge nach intraduodenaler Applikation von Trypsin demonstrieren können. Die intraduodenale Veränderung des Enzymgehaltes hat jedoch nicht nur eine simultane Veränderung des Sekretionsmusters des Pankreas im Sinne einer negativen Rückkoppelungsbeziehung zur Folge, sondern diese Veränderungen führen auch eine Modifikation der Neurotensinplasmakonzentrationen herbei. Die in Folge eines verringerten intestinalen Enzymgehaltes deutlich erhöhten Neurotensinplasmakonzentrationen könnten ihrerseits wiederum die exokrine Pankreasfunktion beeinflussen, denn die postprandial zirkulierenden Neurotensinmengen besitzen eine erhebliche Bedeutung für die endokrine Regulation der exokrinen Pankreassekretion.

Die hier vorgenommene Immunoneutralisation des postprandial freigesetzten Neurotensins verringert deutlich die exokrine Pankreassekretion (Abb. 2). Es werden daher die nach intravenöser Neurotensinapplikation erhobenen Befunde verifiziert (4). Die hier neu erhobenen Befunde deuten eine physiologisch relevante negative Rückkoppelungsbeziehung zwischen Hormonkonzentrationen einerseits und der exokrinen Pankreassekretion andererseits im Sinne der enteropankreatischen Achse an.

Zusammenfassung

Unter Ableitung des exokrinen Pankreassekretes verringert die gleichzeitige intraduodenale Enzymapplikation die zuvor erhöhten Neurotensinplasmakonzentrationen. Andererseits hemmt die Immunoneutralisation des zirkulierenden Neurotensins deutlich die

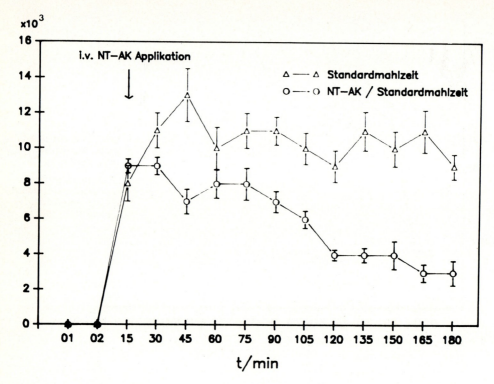

Abb. 2. Lipasefreisetzung/Pankreassekret (n = 6)

exokrine Pankreassekretion, so daß dem Neurotensin eine physiologische Bedeutung für die Regulation des exokrinen Pankreas zukommen könnte.

Summary

When the pancreatic juice is diverted, simultaneous administration of lipase reduces the elevated plasma concentrations of NT. On the other hand, immunoneutralization of circulating NT inhibits exocrine pancreatic secretion. This suggests a physiological role of NT for the regulation of the exocrine pancreas.

Literatur

1. Nustede R, Köhler H, Heidrich B, Schleef J, Fölsch UR, Schafmayer A, Peiper HJ (1987) On the interrelationship between exocrine pancreas function and neurotensin. Digestion 38,1:49
2. Sale JK, Goldberg DM, Fawcett AN, Wormsley KG (1977) Chronic and acute studies in indicating absence of exocrine pancreatic feedback inhibition in dogs. Digestion 15:540 ff
3. Shiratori K, Jo Y, Lee KY, Chang TM, Chey WY (1988) A hormonal role on negative feedback mechanism in intestinal phase of exocrine pancreatic secretion in dogs. Biomed Res [Suppl] 1:116

4. Nustede R, Köhler H, Pfannkuche A, Fölsch UR, Schafmayer A (1989) The biological relevance of N-terminal neurotensin fragments in the regulation of exocrine pancreas secretion. Pancreas 4,1:114 ff

Dr. R. Nustede, Chirurgische Universitätsklinik, Robert-Koch-Str. 40, D-3400 Göttingen

86. Adaptation des humanen Pankreas unter dem Einfluß eines hochwirksamen Proteaseninhibitors (Camostat)

Human Pancreatic Adaptation Following Long-Term Camostat Treatment

M. Büchler, H. Frieß, P. Malfertheiner, J. Seitz, D. Wanjura und H.G. Beger

Klinik für Allgemeine Chirurgie (Ärztl. Direktor: Prof. Dr. H.G. Beger) und Gastroenterologie, Universität Ulm

Die Gabe von Proteaseninhibitoren führt im Tierversuch zum Wachstum der Bauchspeicheldrüse mit einer Veränderung der exokrinen Sekretionsleistung (1). Als verantwortlicher Mechanismus für diese Adaptation des Pankreas wird die sogenannte Feed-Back-Regulation über den Regelkreis: "aktives Trypsin im Duodenum/Cholecystokinin" diskutiert.

Bisher liegen keine Daten zu morphologischen Veränderungen der Bauchspeicheldrüse beim Menschen unter dem Einfluß von Proteaseninhibitoren vor. Es war daher Ziel unserer Studie, die exo- und endokrine Adaptation sowie morphologische Veränderungen des Pankreas nach Gabe des hochwirksamen Serin-Proteaseninhibitors Camostat zu analysieren.

Material und Methoden

12 gesunden Probanden (6 weiblich, 6 männlich) wurde über 4 Wochen Camostat in einer Dosierung von 2000 mg/Tag (4 x 500 mg) peroral verabreicht.

Ultraschalluntersuchungen der Bauchspeicheldrüse erfolgten vor (Woche -1), sowie wöchentlich während (Wochen 1-4) und über 2 Wochen nach (Wochen 5-6) Beendigung der Therapie. Sonographisch wurden 4 verschiedene Bauchspeicheldrüsendurchmesser standardisiert ermittelt (Abb. 1): 1. Kopf vertikal (Kv), 2. Kopf schräg (Ks), 3. Corpus vertikal (C) und 4. Schwanz vertikal (S).

Die Größenmessungen konnten entsprechend einem "blinden" Design durchgeführt werden, d.h. der Untersucher war über die Meßdaten der vorausgegangenen Sonogramme nicht informiert.

Die exokrine Sekretionsleistung wurde mittels eines Sekretin-Pankreozymin-Sondentestes vor (Woche -1), während (Woche 4) und

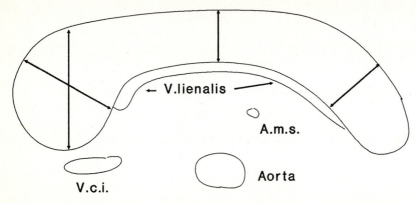

Abb. 1. Schematisierte Darstellung der Bauchspeicheldrüse mit eingezeichneten Durchmessern zur Durchführung einer standardisierten wiederholten Ultraschalluntersuchung. V.c.i. = Vena cava inf.; A.m.s. = Arteria mes.inf.

nach (Woche 6) der Camostat-Therapie registriert. Zu den gleichen Zeitpunkten erfolgte ein Nahrungsstimulationstest (600 kcal) mit Messung von Insulin, Glucagon, Neurotensin und Cholecystokinin im Plasma. Neurotensin und Cholecystokinin wurden dankenswerterweise im Hormonlabor der Chir. Universitätsklinik Göttingen (Ärztl. Direktor: Prof. Dr. H.-J. Peiper) gemessen.

Ergebnisse

Abgesehen von einer Erhöhung der Stuhlfrequenz war die Therapie mit Camostat nebenwirkungsfrei. Unter der Behandlung mit Camostat wurde eine Größenzunahme der Bauchspeicheldrüse in allen 4 registrierten Durchmessern verzeichnet (Abb. 2).

Die Größenzunahme der Bauchspeicheldrüse war nach Absetzen der Therapie reversibel.

Im Sekretin-Pankreozymin-Test fanden sich keine Veränderungen der maximalen Amylase- und Chymotrypsin-Konzentrationen unter intravenöser Stimulation mit Sekretin (1 U/kg Körpergewicht) und Cholecystokinin (120 ng(kg/h). Demgegenüber war die maximale Bicarbonat-Konzentration während und nach Absetzen der Therapie vermindert (Woche -1: 41,8 $\pm$ 10,7; Woche 4: 37,2 $\pm$ 13,3; Woche 6: 36,3 $\pm$ 8,8 mval/h; $\bar{x} \pm SD$). Die maximale Trypsin-Konzentration war unter Camostat erhöht (Woche -1: 10670 $\pm$ 2321, Woche 4: 12900 $\pm$ 4612, Woche 6: 13175 $\pm$ 7266 U/h; $\bar{x} \pm SD$).

Die Plasmakonzentrationen für Insulin und Glucagon im Nahrungsstimulationstest zeigten keine Veränderungen unter Camostat-Therapie. Dagegen waren die basalen Plasmaspiegel für Neurotensin als auch die basalen und postprandialen Spiegel für Cholecystokinin unter Camostat erhöht (Tabelle 1).

Diskussion

Die vorliegenden Ergebnisse zeigen, daß auch das Pankreas beim Menschen im Erwachsenenalter adaptationsfähig ist. Offensichtlich

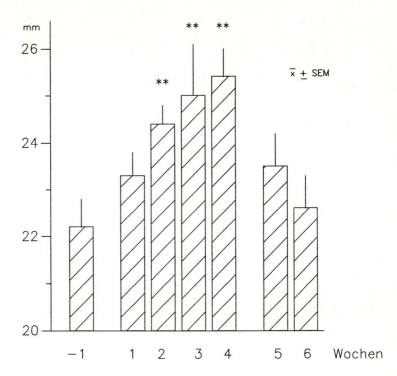

Abb. 2. Sonographischer Durchmesser des Pankreaskopfes (Kopf schräg) vor, während (Woche 1 - 4) und nach (Woche 5 - 6) Camostat-Therapie.
* = p < 0,05   Woche -1 vs Woche 2 bis Woche 4

Tabelle 1. CCK-Plasmaspiegel (Mediane) unter Camostat-Therapie.
* = p < 0,05   Woche -1 vs Woche 4

	0'	15'	45'	120' (min)
Woche -1	0,77	2,27	2,86	1,54
Woche 4	1,44*	4,00*	2,80	2,87*
Woche 6	1,15	2,90	2,38	3,24

kommt es unter dem Einfluß eines hochwirksamen Proteaseninhibitors (Camostat) zur reversiblen Vergrößerung der Bauchspeicheldrüse, verbunden mit einer Adaptation der exokrinen Sekretionsleistung in Form einer Zunahme der Trypsin-Sekretionsleistung und einer Abnahme der maximalen Konzentration der Bicarbonatsekretion. Als zugrundeliegender Mechanismus dieser Veränderungen muß auch beim Menschen eine Beeinflussung der Feed-Back-Regulation im Duodenum durch den Proteaseninhibitor angenommen werden. Die signifikant erhöhten Cholecystokinin-Plasmaspiegel unter Camostat-Therapie weisen darauf hin.

Die Fähigkeit der Bauchspeicheldrüse beim Erwachsenen zur Adaptation eröffnet interessante Therapiekonzepte mit Proteaseninhibitoren bei Patienten mit Bauchspeicheldrüsenerkrankungen.

Zusammenfassung

12 Probanden wurden über 4 Wochen mit dem Proteaseninhibitor Camostat (2000 mg/Tag peroral) behandelt. Unter Camostat-Therapie entwickelte sich eine reversible Pankreasvergrößerung einhergehend mit einer Adaptation der exokrinen Pankreasfunktion. Diese Veränderungen sind wahrscheinlich auf dem Boden einer erhöhten Cholecystokinin-Freisetzung zu deuten.

Summary

Twelve healthy volunteers underwent a 4-week treatment with camostat (2000 mg/day perorally). Following camostat treatment a reversible pancreatic enlargement accompanied by exocrine pancreatic adaptation was registered. These pancreatic changes are probably based upon increased cholecystokinin release.

Literatur

1. Göke B, Printz H, Koop I, et al (1986) Endogenous CCK release and pancreatic growth in rats after feeding a proteinase inhibitor (camostate). Pancreas 1:509-515

Priv.-Doz. Dr. M. Büchler, Allgemeine Chirurgie, Universität Ulm, Steinhövelstr. 9, D-7900 Ulm

87. Die myoelektrische Aktivität des Sphincter Oddi (SO) und des Duodenums (D) bei temporärem "Common-Channel"-Verschluß

Myoelectric Activity of the Sphincter Oddi (SO) and Duodenum (D) Following Temporary Obstruction of the Common Channel

N. Senninger, S.-Q. Zou, H. G. Machens und Ch. Herfarth

Chirurgische Universitätsklinik Heidelberg (Direktor: Prof. Dr. Ch. Herfarth)

Einleitung

Die Motilität der Oberbauchorgane beim Menschen und vielen Säugern wie z.B. Hunden und Opossums zeigt ein charakteristisches interdigestives Muster ("Migrating Myoelectric Complex", MMC; 1). Er ist der sensibelste bekannte Parameter zur Messung der elektrophysiologischen Aktivität und erlaubt eine direkte Evaluierung z.B. der Dynamik des Sphincter Oddi (SO) und Duodenums (D). Im Bereich der Verdauungsorgane wird die konzertierte Aktion von Darm- und Gallengangs- sowie Sphincter Oddi-Motilität z.B. durch Operationen, Pankreas- oder Gallenwegserkrankungen erheblich gestört (1, 3, 4). Diese Aktivität des SO und D unter den Bedingungen eines beginnenden "Common-Channel"-Verschlusses wurde bisher elektrophysiologisch nicht charakterisiert. Ziel der vorliegenden Studie war die Untersuchung der Motilität des SO und D während temporären Verschlusses des "Common Channel" und in der Erholungsphase nach Beseitigung der Obstruktion.

Methodik

Bei 5 Opossums beiderlei Geschlechts, Gewicht 2,4 - 3,8 kg, wurde nach Narkose (Na-Pentobarbital 25 mg/kg i.p.) und Intubation zunächst ein zentralvenöser Katheter über die rechte V. jugularis interna gelegt. Anschließend wurden über eine mediane Oberbauchlaparotomie jeweils 4 Paare bipolar versilberter Kupferelektroden in den Sphincter Oddi und in das prä- und postpapilläre Duodenum implantiert. Um den duodenumnahen Anteil des SO wurde ein Fadentourniquet gelegt, der aus einem ProleneR-Faden (Stärke 3-0) und einem auf adäquate Länge gekürzten Anteil eines i.v.-Katheters bestand. Durch einen extravulnären subcutanen Tunnel wurden die Elektroden und der Tourniquet zum Rücken der Tiere ausgeleitet und dort an der Haut fixiert. Eine Woche postoperativ begannen tägliche simultane Aufzeichnungen der Potentiale des

SO und D über DC-Verstärker mittels eines Gould-8-Kanal-Schreibers. Die wachen Tiere waren hierzu nüchtern und nicht prämediziert. Zu jedem Meßzeitpunkt erfolgte hierbei die Registrierung von zwei kompletten Phasen des MMC. Nach einer Woche, deren Ableitungen als Kontrollwerte dienten, wurde über den Tourniquet während einer Registrierphase der "Common Channel" verschlossen. Nach weiteren drei Tagen wurde der Tourniquet entfernt. Die täglichen Ableitungen wurden noch für eine weitere Woche fortgesetzt. Zur Auswertung wurden die abgeleiteten Potentialkurven des SO und D in die Phasen I - IV entsprechend den Empfehlungen von CODE und MARLETT (1) und COELHO et al (2) eingeteilt und die Dauer des gesamten MMC sowie die individuellen Phasenlängen bestimmt (Abb. 1). Unterschiede zwischen den Kontrollwerten sowie nach Common-Channel-Obstruktion und in der Erholungsphase nach Tourniquetentfernung wurden mittels des Wilcoxon-Tests für gepaarte Stichproben auf Signifikanz geprüft.

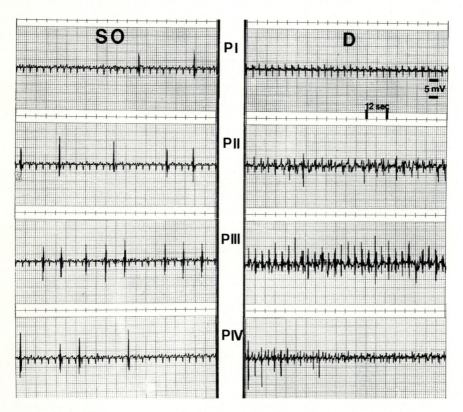

Abb. 1. Phasen des MMC. SO: Sphincter Oddi; D: Duodenum; PI, PII, PII, PIV: Phasen I - IV

Ergebnisse

Die Gesamtdauer des MMC in SO und D unter Kontrollbedingungen betrug jeweils 74 ± 5 min, die einzelnen Phasen verliefen parallel (Phase I: 26 ± 2 min; II: 33 ± 4 min; III: 8 ± 1 min; IV:

8 ± 1 min). Der Tourniquetverschluß löste eine Salve irregulärer Spikepotentiale aus, die über 5 min nachweisbar waren (Abb. 2). Innerhalb von 2 Tagen erfolgte zunächst eine Verlängerung der Phase III des MMC in SO von 8 ± 1 auf 18 ± 2 min, während die Phasendauer in D unverändert blieb. Nach 3 Tagen zeigte sich eine abrupte Verkürzung der Phase III im SO, die zu diesem Zeitpunkt nur noch bei zwei Tieren (3 ± 1 min) und bei den restlichen drei Tieren nicht mehr nachweisbar war. Ein normaler MMC war somit bei den meisten Tieren in SO nicht mehr differenzierbar. Die cyclische Aktivität in D blieb erhalten, allerdings zeigte sich hier eine Verlängerung der Gesamtdauer des MMC auf 92 ± 5 min (p < 0,05) durch Verlängerung der Phase I von 26 ± 2 auf 35 ± 3 min (p < 0,01) und von Phase II von 33 ± 4 auf 42 ± 5 min (p < 0,05). Nach Tourniquetentfernung nahm die interdigestive Motilität des SO langsam wieder zu: Phase III war nach 3 Tagen im SO wieder bei allen Tieren nachweisbar. Eine normale Cycluslänge war in D nach 2 Tagen und in SO nach 6 Tagen wieder etabliert.

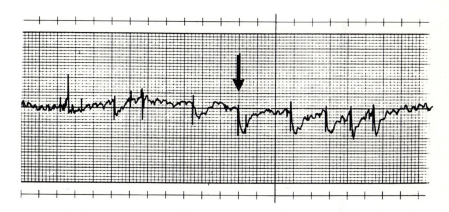

Abb. 2. Spike-Potentiale im Sphincter Oddi. Pfeil: Zeitpunkt des Tourniquetverschlusses (Abb. 2 gegenüber Abb. 1 zweifach vergrößert)

Diskussion

Bei Opossums bedingt eine Verlegung des "Common Channel" nach fünf bis sieben Tagen eine nekrotisierende biliäre Pankreatitis, während eine dreitägige Obstruktion nur zu einer reversiblen ödematösen Pankreatitis mit Cholestase führt (5 und unpublizierte Ergebnisse). Die vorliegende Untersuchung stellt somit den kombinierten Zustand einer distalen Gallengangsverlegung mit gleichzeitigem Stau des Pankreasganges dar, die vor Entstehung irreversibler Veränderungen erfolgreich durch Entfernung des Tourniquet behandelt wird. Die unter den genannten Versuchsbedingungen registrierten Motilitätsänderungen lassen erkennen, daß nicht nur der durch den Tourniquet direkt betroffene Sphincter Oddi, sondern auch das Duodenum deutliche Störungen der elektrophysiologischen Aktivität aufwiesen. Dieser Befund betont zum einen die durch andere Autoren (2, 3) gemachte Beobachtung der gegenseitigen Beeinflussung der interdigestiven Motilität zwischen Sphincter Oddi und Duodenum. Gleichzeitig können wir zeigen, daß auch nach Beseitigung einer obstruierenden Ursache noch für Tage erhebliche Motilitätsstörungen bestehen, was unseres Erachtens klinische Relevanz hat.

Zusammenfassung

In einem Opossummodell wurde die interdigestive Motilität mit Hilfe der Registrierung des MMC vor und nach tiefer "Common Channel"-Obstruktion untersucht. Die akute Obstruktion des SO löste zunächst irreguläre Spike-Potentiale aus. Nach kurzfristiger Verlängerung der Phase III im SO war diese nach drei Tagen nicht mehr nachweisbar, der MMC war somit nicht mehr nachweisbar. Im Duodenum verlängerte sich bei erhaltener Cyclizität die Cyclusdauer des MMC von 74 auf 92 min im wesentlichen infolge einer Verlängerung der Phasen I und II. Nach Entfernung des Tourniquet nach drei Tagen zeigte sich eine normale elektrophysiologische Aktivität in SO nach 6 und in D nach 2 Tagen.

Summary

In an opossum model, interdigestive motility was examined by recording the MMC before and after distal obstruction of the common channel. The acute obstruction first leads to an atypical array of spike potentials in SO. After a short prolongation of phase III in SO, this phase could not be detected anymore in most animals after 3 days, demonstrating an abolition of the MMC. While cyclicity remained undisturbed in D, the duration of the MMC increased from 74 to 92 min, which was largely due to a prolongation of phases I and II. Following removal of the tourniquet, normal electrophysiological activity was restored after 6 days in SO and after 2 days in D.

Literatur

1. Code CF, Marlett JA (1975) The interdigestive myoelectric complex of the stomach and small bowel of dogs. Am J Physiol 246:289-309
2. Coelho JCU, Moody FG, Senninger N (1985) A new method for correlating pancreatic and biliary duct pressures and sphincter of Oddi electromyography. Surgery 97:342-349
3. Tanaka M, Sarr M (1988) Role of duodenum in the control of canine gastrointestinal motility. Gastroent 94:622-629
4. Rupp S, Hildebrandt U, Feifel G, Klein A (1987) MMC und Propulsion in der frühen postoperativen Phase bei Ratten. Langenbecks Arch Forum 99-102
5. Senninger N, Moody FG, Coelho JCU, Van Buren D (1986) The role of biliary obstruction in the pathogenesis of acute pancreatitis in the opossum. Surgery 99:688-693

Dr. N. Senninger, Chirurgische Universitätsklinik, Im Neuenheimer Feld 110, D-6900 Heidelberg

88. Die Bedeutung der Sauerstoffradikale in der akuten Pankreatitis
The Involvement of Oxygen-Free Radicals in Acute Pancreatitis

M. Gaspar[1], M.H. Schoenberg[1], M. Büchler[1], B. Bültmann[2], K. Baczako[2], M. Younes[3], R. Kirchmayer[1] und H.G. Beger[1]

[1] Abtl. für Allg. Chirurgie, Universitätsklinik Ulm
[2] Inst. für Pathologie, Universität Ulm
[3] Inst. für Toxikologie, Med. Universität Lübeck

Die akute Pankreatitis ist morphologisch gekennzeichnet durch schwere Schäden an den Acinuszellen mit ausgeprägtem Gewebsödem und Akkumulation von Granulocyten und Makrophagen im Gewebe.

Zellschäden, Gewebsödem und die Akkumulation von Granulocyten sind Gewebsveränderungen, wie sie zumindest teilweise durch Sauerstoffradikale ausgelöst werden können.
Sind diese hochreaktiven Sauerstoffradikale an den Gewebeschäden beteiligt, so reagieren sie zunächst mit mehrfach ungesättigten Fettsäuren der Zellmembran, führen zur Lipidperoxidation im Bereich der Membranen und zu irreversiblen Zellschäden. Zellveränderungen diesen Ausmaßes führen im Bereich der Endothelien zur Erhöhung der Gefäßpermeabilität und damit zu einem Gewebsödem. Indirekt induzieren Sauerstoffradikale die Akkumulation und Migration von Granulocyten ins Gewebe.

Ziel dieser Untersuchung war es, die Beteiligung der Sauerstoffradikale an der Entwicklung der akut-ödematösen und hämorrhagischnekrotisierenden Pankreatitis sowohl tierexperimentell als auch klinisch zu untersuchen.

Material und Methode

Tierexperimentelle Studie: An Ratten wurde eine akut-ödematöse Pankreatitis durch die kontinuierliche Infusion von 5 µg/kg Körpergewicht · h Cerulein induziert.

Bei jeweils 10 Ratten wurden nach 30 min, 3,5 h oder 12 h Ceruleininfusion α-Amylase und Lipase im Plasma bestimmt. Gleichzeitig wurde das gesamte Pankreasgewebe zur histologischen Untersuchung und zur Bestimmung der Lipidperoxidation im Gewebe excidiert. Die hämorrhagisch-nekrotisierende Form der akuten Pankreatitis wurde ausgelöst durch eine retrograde Injektion von 0,2 ml 5% Na-taurocholat-Lösung in den Pankreasgang. Nach 30 min, 1 h und 3 h wurde ebenfalls das Pankreas entnommen und gleiche Messungen sowie histologische Untersuchungen durchgeführt.

Behandlungsgruppen: 10 Ratten wurden zusätzlich zu einer 12-stündigen Ceruleininfusion mit den Radikalenfängern Superoxiddismutase (SOD) (150 000 U/kg) und 200 000 U/kg Katalase (CAT) behandelt. Ebenso wurden 10 Ratten mit hämorrhagisch-nekrotisierender Pankreatitis vor der retrograden Taurocholatinjektion mit SOD und CAT in gleicher Weise therapiert.

Klinische Studie: Bei insgesamt 17 Patienten, die wegen einer hämorrhagisch-nekrotisierenden oder akut-rezidivierenden Pankreatitis operiert wurden, wurde Pankreasgewebe zur Histologie und zur Bestimmung der Lipidperoxidation entnommen. Als Kontrolle diente uns das Pankreasgewebe von Organspendern.

Messungen: Im Gewebe bestimmten wir als indirektes Maß der stattgefundenen Lipidperoxidation die conjugierten Diene (CD) und das Malondialdehyd (MDA) nach der Methode von BUEGE und AUST ([1](#)) bzw. FREEMAN und CRAPO ([2](#)). α-Amylase und Lipase im Plasma wurden nach klinischen Standardverfahren gemessen (amylase PNP, lipase automated analysis, Boehringer, Mannheim, FRG).

Ergebnisse der tierexperimentellen Untersuchung

Bei der ödematösen Pankreatitis zeigen sich erste histologische Veränderungen nach 3,5 h Ceruleininfusion. Nach 12 h entwickeln sich Gewebsnekrosen und Granulocyten wandern ins Gewebe ein (s. Tabelle 1). Gleichzeitig steigen die Amylase- und Lipasekonzentrationen auf das 10- bzw. 50-fache an.

Im Gegensatz dazu steigen die CD- und MDA-Werte bereits nach 30 min deutlich an und erreichen nach 3,5 h ihre höchsten Konzentrationen. Nach 12 h Ceruleininfusion, zum Zeitpunkt der histologisch ausgeprägtesten Schäden, sind die CD- und MDA-Spiegel des Pankreas im Normbereich.

Die hämorrhagisch-nekrotisierende Pankreatitis entwickelt sich in unserem Modell wesentlich schneller als die ödematöse Form. Bereits nach 30 min zeigt sich ein deutliches Ödem und eine beginnende Akkumulation von Granulocyten. Nach 3 h entwickelt sich eine deutliche Entzündungsreaktion mit Einblutungen und Zellnekrosen (s. Tabelle 1). Im Gegensatz zu dem histologischen Erscheinungsbild sind bereits nach 1 h die MDA-Werte als Zeichen einer möglicherweise radikalisch bedingten Lipidperoxidation erhöht. Der Anstieg der conjugierten Diene zu diesem Zeitpunkt ist nicht signifikant. Schon nach 3 h fallen beide Werte ab und liegen im Bereich der Kontrollwerte, zu einem Zeitpunkt also, in dem das Pankreas schwer verändert erscheint.

Die Behandlung mit SOD und Katalase verhindert bei der akut-ödematösen Pankreatitis den normalerweise zu beobachtenden Anstieg von MDA und CD nach 3,5 h. Ebenso zeigen sich histologisch deutliche Behandlungseffekte.

Tabelle 1. Zusammenfassung der histologischen Schäden im Rahmen der experimentell induzierten akuten Pankreatitisformen.

Einteilung des Gewebeödems: Grad 0 = kein Ödem; Grad 1 = beginnendes interlobuläres Ödem; Grad 2 = mäßiges interlobuläres und intraacinäres Ödem; Grad 3 = schweres Gewebsödem.

Einteilung der Entzündung: Grad 0 = keine Entzündung; Grad 1 = intravaskuläre Margination der PMN-Leukocyten; Grad 2 = Migration in das perivaskuläre Gewebe; Grad 3 = diffuse Infiltration der PMN-Leukocyten. Prozentangaben sind Mittelwerte $\pm$ S.D.

	n	Ödem	Entzündung	Zymogen Degranulation (%)	Zellnekrosen (%)
Akut-ödematöse Pankreatitis					
Kontrolle	10	0	0	0	0
30 min Cerulein	10	0	0	0	0
3,5 h Cerulein	10	1–2	1	20,8 $\pm$ 9,7	12,3 $\pm$ 4,5
12 h Cerulein	10	3	3	84,2 $\pm$ 7,4	60,0 $\pm$ 7,1
12 h Cerulein + SOD/CAT Therapie	10	3	3	39,3 $\pm$ 10,6[a]	21,0 $\pm$ 6,2[a]
Hämorrhagisch-nekrotisierende Pankreatitis					
Kontrolle	10	0	0	0	0
30 min n.Taurocholat	10	2	1	27,5 $\pm$ 5,6	0
1 h n.Taurocholat	10	2	2	40,0 $\pm$ 10,5	36,4 $\pm$ 5,8
3 h n.Taurocholat	10	3	3	82,0 $\pm$ 6,8	71,0 $\pm$ 4,8
3 h n.Taurocholat + SOD/CAT Therapie	10	3	3	69,0 $\pm$ 4,9	45,6 $\pm$ 9,9[a]

[a] bedeutet signifikanter Unterschied (p < 0,01) gegenüber den unbehandelten Ratten

Die SOD-/CAT-Therapie vermindert den Anteil der nekrotischen Acinuszellen, die Akkumulation und Migration der Granulocyten und das ausgeprägte Gewebsödem werden durch die Behandlung nicht beeinflußt (s. Tabelle 1).

Bei der hämorrhagisch-nekrotisierenden Pankreatitis kann die Therapie mit SOD und CAT die histologischen Schäden nur gering beeinflussen. Die Behandlung vermindert einen Teil der Acinuszellnekrosen, die schwere Entzündungsreaktion bleibt unverändert (s. Tabelle 1).

Ergebnisse der klinischen Studie

Die Gewebskonzentrationen der CD- und MDA-Werte bei Patienten mit akuter Pankreatitis weisen eine erhebliche Varianz auf. Diese

Streuung der Werte ergibt sich aus dem unterschiedlichen Grad der Entzündung und der Krankheitsbilder. Im Mittel jedoch sind die CD- und MDA-Konzentrationen im Vergleich zu den Kontrollwerten um das jeweils 2,5 - 3fache erhöht, d.h. die CD steigen von $3,1 \pm 0,5$ auf $9,5 \pm 4$ und das MDA von $15,5 \pm 3$ auf $45,1 \pm 9$ nMol/100 mg Protein an. Histologisch korreliert die Schwere der Entzündung mit den Gewebskonzentrationen des MDA.

Diskussion

Der frühe Anstieg der Lipidperoxidationsprodukte CD und MDA läßt vermuten, daß O_2-Radikale zu einem frühen Zeitpunkt der experimentell induzierten Pankreatitis entstehen und nicht alle, jedoch einen Teil der Schäden mitverursachen. SOD- und CAT-Therapie kann einen Teil der Gewebsschäden verhindern, der Entzündungsprozeß und das Gewebsödem kann jedoch nicht vermindert werden.

Ebenso lassen die CD- und MDA-Werte bei Patienten den Schluß zu, daß freie Sauerstoffradikale durch Lipidperoxidation an der akuten Pankreatitis beteiligt sind. Da, wie experimentell gezeigt, die Therapie mit sogen. Radikalenfängern wie SOD und Katalase Schäden verhindern kann, ergeben sich möglicherweise neue therapeutische Möglichkeiten für Patienten, die an einer akuten Pankreatitis erkrankt sind.

Zusammenfassung

Ziel der Studie war es, die Bedeutung der Sauerstoffradikalen an der Entwicklung der akuten Pankreatitis zu untersuchen, Es wurden experimentell eine akut-ödematöse Pankreatitis durch Infusion von 5 µg/kg·h Cerulein bzw. eine hämorrhagische Pankreatitis durch retrograde Injektion von 5% Na-taurocholat in den Pankreasgang induziert. Das Pankreas wurde histologisch untersucht, im Gewebe wurden die Lipidperoxidationsprodukte gemessen. Jeweils eine Gruppe wurde zusätzlich mit Superoxiddismutase (SOD) und Katalase (CAT) behandelt. Es konnte gezeigt werden, daß aufgrund des raschen Anstiegs der Lipidperoxidationsprodukte O_2-Radikale zu einem frühen Zeitpunkt entstehen. Die SOD-/CAT-Therapie kann einen Teil der Gewebsschäden verhindern, der Entzündungsprozeß und das Gewebsödem werden jedoch nicht vermindert. Auch im Gewebe von 17 Patienten wurden erhöhte Konzentrationen von Lipidperoxidationsprodukten gemessen.

O_2-Radikale sind sowohl tierexperimentell als auch klinisch an der Entwicklung beider Formen der Pankreatitis beteiligt.

Summary

The aim of the study was to assess the involvement of oxygen radicals (OR) in the development of acute pancreatitis (AP). Two forms of AP were induced either by infusion of 5 µg/kg BW per hour cerulein or by retrograde injection of 5% sodium-taurocholat in the pancreatic duct. The gland was examined histologically, and we determined lipid peroxidation products in the tissue. One group each was treated with superoxide dismutase (SOD) and catalase (CAT). Due to a rapid increase of lipid peroxidation product in the tissue, it is assumed that OR are generated at an early stage of AP. The SOD/CAT treatment attenuates acinar cell necrosis, however, it has no influence on inflammatory reaction. In the pancreatic tissue of 17 patients undergoing resective surgery for AP, we also determined a 2.5 to 3-fold increase in lipid peroxidation products. It is concluded, therefore, that experimentally and clinically OR are involved in the development of AP.

Literatur

1. Buege JA, Aust SD (1978) Microsomal lipid peroxidation. Methods Enzymol 52:302-310
2. Freeman BA, Crapo JD (1982) Free radicals and tissue injury. Lab Invest 47:412-426

Dr. M. Gaspar, Abteilung für Allgemeine Chirurgie, Universitätsklinik Ulm, Steinhövelstr. 9, D-7900 Ulm

89. Veränderungen der Permeabilität des Pankreasganges in der Frühphase der akuten Pankreatitis in Opossums*

Alterations of Pancreatic Duct Permeability in the Early Period of Acute Pancreatitis in the Opossum

N.S. Runkel[1] und F.G. Moody[2]

[1]Chirurgische Universitätsklinik Heidelberg (Direktor: Prof. Dr. Ch. Herfarth)
[2]Department of Surgery, University of Texas Medical School, Houston, Texas (Professor and Chairman: F.G. Moody, M.D.)

Die Wand des Pankreasganges stellt eine natürliche Barriere zwischen Pankreassaft und Parenchym dar und ist für mittlere und größere Moleküle nicht durchlässig (1). Die Erhöhung der Gangpermeabilität mit konsekutiver Rückdiffusion von Fermenten in das Parenchym wird häufig als wichtiger Schritt in der Pathogenese der akuten Pankreatitis angesehen (2). Ein Permeabilitätsanstieg konnte experimentell unter anderem durch Perfusion des Pankreasganges mit Gallensalzen (1) oder intragastrale Alkoholinstillation (3) induziert werden.

Der vorliegenden Arbeit liegt die Hypothese zugrunde, daß die Erhöhung der Gangpermeabilität ein frühes Ereignis der akuten Pankreatitis ist. Als experimentelles Modell wählten wir die von SENNINGER et al (1986) beschriebene akute Pankreatitis in Opossums (*Didelphis virginiana*) (4). Das bilio-pankreatische Gangsystem von Opossums zeichnet sich dadurch aus, daß sich Pankreasgang und Ductus choledochus extraduodenal vereinigen und einen 2 - 3 cm langen gemeinsamen Kanal, den sog. "common channel", bilden. Die Obstruktion des "common channel" mit Gallereflux sowie die bilio-pankreatische Obstruktion ohne Gallereflux verursachen eine nekrotisierende Pankreatitis, während sich nach alleiniger Obstruktion des Pankreasganges lediglich eine interstitielle Pankreatitis entwickelt (4). Das Opossummodell ermöglichte uns, die Permeabilität des Pankreasganges in der Frühphase der nekrotisierenden und interstitiellen Pankreatitis zu messen. Zudem konnten wir den Einfluß der prinzipiellen Faktoren

---

*Unterstützt durch Stipendium Ru 387/1-2 der Deutschen Forschungsgemeinschaft

der biliären Pankreatitis, Gallereflux, biliäre Obstruktion und Obstruktion des Pankreas, auf die Permeabilität des Pankreasganges untersuchen.

Material und Methoden

Erwachsene Opossums wurden entsprechend der operativen Maßnahmen am bilio-pankreatischen Gangsystemen in 5 Gruppen eingeteilt. Gruppe A stellte mit 8 unmanipulierten Tieren die Kontrollgruppe dar. In Gruppe B (n = 6) wurde durch "common channel" Ligatur eine bilio-pankreatische Obstruktion mit Gallereflux induziert. In Gruppe C (n = 6) wurde eine bilio-pankreatische Obstruktion ohne Reflux erzeugt, indem Ductus choledochus und Ductus pancreaticus getrennt ligiert wurden. In Gruppe D (n = 6) wurde der Ductus pancreaticus alleine ligiert, und in Gruppe E (n = 6) wurde der Ductus choledochus alleine ligiert. Die Ligaturen wurden nach medianer Oberbauchlaparotomie in Vollnarkose (Nembutal 0,5 mg/kg KG) durchgeführt; zusätzlich erfolgte die Gallenblasenevakuation und Ductus cysticus Ligatur zum Ausschluß des Gallenblasenreservoirs.

Die Permeabilität des Pankreasganges wurde in den Gruppen B - D nach 24 h und in der Gruppe E nach 24 (n = 2), 48 (n = 2) und 72 (n = 2) h untersucht, wofür die Rebersche Technik der Gangperfusion mit fluorescenzmarkierten Dextranen verwendet wurde (1). Nach Kanülierung des Pankreasganges wurden 0,5 ml einer 5 mMol Lösung Isothiozyanid-markierter Dextrane 10 000 über 60 min orthograd mit einem Druck von weniger als 12 cm H_2O perfundiert. In 15 minütigen Abständen wurden Blutproben aus der Portalvene entnommen und die Dextrankonzentration an einem Perkin Elmer LS-3 Fluorescenz Spectrophotometer (490 nm, 520 nm) bestimmt. Am Ende der Perfusion wurde das Pankreas entfernt und histologisch untersucht; repräsentative Querschnitte wurden mit Hämatoxilin-Eosin gefärbt. Die statistische Analyse erfolgte nach logarithmischer Transformation mit dem t-Test für gepaarte Stichproben, der einfachen Varianzanalyse und dem einseitigen Test nach DUNNET.

Ergebnisse

In der Kontrollgruppe konnten bereits nach 15 minütiger Perfusion Dextrane im Portalblut nachgewiesen werden. Die Dextrankonzentrationen nahmen im weiteren Versuchsverlauf nicht signifikant zu. Die Dextranwerte der Gruppen B - D stiegen während der Perfusion kontinuierlich ($p < 0,05$) und gegenüber der Kontrollgruppe signifikant an ($p < 0,05$) (Tabelle 1). Die Werte der Gruppe E unterschieden sich nicht von den Kontrollwerten. Die Ergebnisse waren von der Dauer der biliären Obstruktion unabhängig.

Mikroskopisch zeigte das Pankreas in der Kontrollgruppe und in Gruppe E bis auf diskrete herdförmige Aufweitungen der periductulären Felder keine Veränderungen. Die Gruppen B - D zeichneten sich durch ein starkes interlobuläres und häufig auch intralobuläres Ödem aus. Die Pankreasgänge waren gestaut, wobei die Wandung aber intakt erschien. Nur in Gruppe B waren gelegentliche Gangrupturen und focale Fettgewebs- und Parenchymnekrosen erkennbar.

Tabelle 1. Portalvenöse Dextrankonzentration (log, µg/l) während 60 minütiger orthograder Perfusion des Pankreasganges mit fluorescenz-markierten Dextranen 10 000 (Mittel ± SEM)

Gruppe	Perfusionszeit			
	15 min	30 min	45 min	60 min
A Kontrolle	2,200 ±0,186	2,389 ±0,135	2,603 ±0,069	2,350 ±0,207
B Ligatur des "common channel"	2,448 ±0,153	2,563 ±0,185	2,933 ±0,071	3,097[a] ±0,063
C Ligatur des Pankreasganges und des Ductus choledochus	2,731[a] ±0,197	3,352[b] ±0,225	3,398[b] ±0,208	3,530[b] ±0,201
D Ligatur des Pankreasganges	2,938[b] ±0,103	3,340[b] ±0,202	3,440[b] ±0,226	3,563[b] ±0,214
E Ligatur des Ductus choledochus	2,495 ±0,171	2,622 ±0,197	2,350 ±0,493	2,575 ±0,525

[a] $p < 0,05$; [b] $p < 0,01$ Vergleich mit Kontrollgruppe

Diskussion

Kleine Mengen Dextran 10 000 konnten im Portalblut der Kontrolltiere nachgewiesen werden, sodaß der normale Pankreasgang von Opossums für Moleküle dieser Größe partiell durchlässig ist. Unsere Vorversuche hatten gezeigt, daß die Gangpermeabilität vom Perfusionsdruck beeinflußt wurde. Wir hielten deshalb den Druck unter 12 cm H_2O.

In allen drei Pankreatitismodellen, der bilio-pankreatischen Obstruktion mit Gallereflux (Gruppe B), der bilio-pankreatischen Obstruktion ohne Gallereflux (Gruppe C) und der Obstruktion des Pankreasganges (Gruppe D) war die Permeabilität des Pankreasganges für Dextrane 10 000 bereits nach 24 h erhöht. Zu diesem Zeitpunkt herrschte histologisch das Pankreasödem vor; Nekrosen waren in der Regel noch nicht erkennbar. Diese Ergebnisse deuten darauf hin, daß Störungen der Gangintegrität in der Frühphase der akuten Pankreatitis eine mögliche pathogene Bedeutung für die Induktion der akuten Pankreatitis haben. Der Schweregrad der akuten Pankreatitis scheint hingegen von der Gangpermeabilität nicht wesentlich beeinflußt zu werden, da die Erhöhung der Permeabilität sowohl bei interstitieller als auch bei nekrotisierender Pankreatitis gefunden wurde.

REBER et al [1] beobachteten in Katzen eine erhöhte Gangpermeabilität nach Perfusion des Pankreasganges mit Gallensalzen und spekulierten, daß der Gallereflux als der entscheidende pathogene Faktor der Permeabilitätserhöhung bei biliärer Pankreatitis anzusehen ist. Im vorliegenden Refluxmodell (Gruppe B) fand sich zwar eine gesteigerte Permeabilität, eine solche Erhöhung wurde aber auch in den Gruppen C und D ohne Gallereflux beobachtet. Zudem kann der gallige Reflux nur nach Obstruktion des "common channel" auftreten, da der Druck im Pankreasgang in der Regel höher ist als der Druck im Ductus choledochus (5). Deshalb kommt dem galligen Reflux unserer Meinung nach für die Schädigung des Pankreasganges nur eine untergeordnete Bedeutung zu. Allen Gruppen mit erhöhter Gangpermeabilität war die Obstruktion des Pankreasganges gemeinsam. Da die biliäre Obstruktion (Gruppe E) keine meßbare Permeabilitätserhöhung verursachte, ist die alleinige Obstruktion des Pankreasganges als entscheidender ätiologischer Faktor für die Permeabilitätsstörung bei biliärer Pankreatitis anzusehen.

Zusammenfassung

Die Permeabilität des Pankreasganges wurde in Opossums in der Frühphase von drei Pankreatitismodellen und bei biliärer Obstruktion untersucht, indem fluorescenz-markierte Dextrane 10 000 durch den Pankreasgang perfundiert und ihr Übertritt in das portalvenöse Blut gemessen wurden. Die Permeabilität war bei biliopankreatischer Obstruktion mit und ohne Gallereflux und bei Obstruktion des Pankreasganges, aber nicht bei biliärer Obstruktion signifikant erhöht. Als entscheidender pathogener Faktor für die Permeabilitätserhöhung in der Frühphase der akuten Pankreatitis kann daher die Obstruktion des Pankreasganges angesehen werden, während dem Gallereflux und der biliären Obstruktion diesbezüglich nur eine untergeordnete Rolle zukommt.

Summary

The permeability of the pancreatic duct was studied in the early period of three different pancreatitis models and during biliary obstruction in opossums by perfusing the pancreatic duct with fluorescence-labelled dextran 10000 and measuring escape into the portal circulation. The pancreatic duct permeability was increased after biliopancreatic obstruction with or without bile reflux and after pancreatic duct obstruction, but not during biliary obstruction, indicating that pancreatic obstruction rather than bile reflux or biliary obstruction is the principal cause for permeability changes in acute pancreatitis.

Literatur

1. Reber HA, Tweedie JH (1981) Effects of a bile salt on the permeability of the pancreatic duct to macromolecules. Surg Forum 31:219-21
2. Konok GP, Thompson AG (1969) Pancreatic ductal mucosa as a protective barrier in the pathogenesis of pancreatitis. Am J Surg 117:18-23
3. Harvey MH, Cates MC (1988) Possible mechanisms of acute pancreatitis induced by ethanol. Am J Surg 155:49-56
4. Senninger N, Moody FG, Coelho JCU, Van Buren DH (1986) The role of biliary obstruction in the pathogenesis of acute pancreatitis in the opossum. Surgery 99:688-693

5. Coelho JCU, Moody FG, Senninger N (1985) A new method for correlating pancreatic and biliary duct pressures and sphincter of Oddi electromyography. Surgery 97:342-8

Dr. med. N.S. Runkel, Chirurgische Universitätsklinik, Im Neuenheimer Feld 110, D-6900 Heidelberg

90. Aggravierung der akuten, ödematösen Pankreatitis durch Catecholamin-induzierte Vasoconstriction

Aggravation of Acute, Edematous Pancreatitis by Catecholamine-Induced Vasoconstriction

E. Klar[1], D. W. Rattner[2], C. Compton[3], B. Chernow[4] and A. L. Warshaw[2]

[1]Chirurgische Univ.-Klinik Heidelberg, Abt. 2.1.1 (Dir.: Prof. Dr. Ch. Herfarth)
[2]Department of Surgery, [3]Pathology, and [4]Anesthesia, Massachusetts General School, Harvard Medical School, Boston, USA

Einleitung

Die Pankreasischämie stellt einen Hauptmechanismus in der Pathogenese der akuten Pankreatitis dar. Experimentell kommt es im Verlauf einer biliären Pankreatitis zur Ausbildung einer spezifischen Mikrozirkulationsstörung des Pankreas (3). Klinisch konnte mittels Kontrast-verstärkter Computertomographie gezeigt werden, daß eine gestörte Pankreasperfusion mit einem höheren Schweregrad der akuten Pankreatitis im weiteren Verlauf korreliert (1).

Phenylephrin wird als alpha-1 Receptoragonist intensivmedizinisch zur Induktion einer Vasoconstriction bei Hypotonie u.a. im Rahmen der akuten Pankreatitis eingesetzt. Die vorliegende Untersuchung sollte die Frage klären, ob der Schweregrad einer primär-ödematösen Pankreatitis durch eine Phenylephrin-induzierte Verminderung der Splanchnicusperfusion (2) verstärkt wird.

Methodik

56 Sprague-Dawley Ratten (320 - 350 g) wurden durch i.p. Injektion von Ketamin (44 mg/kg) und Pentobarbital (20 mg/kg) zur Implantation von Polyäthylenkathetern in die V. jugularis interna sowie in die A. carotis re. anaesthesiert. Die Ausleitung beider Katheter erfolgte im Nackenbereich über eine Metallspirale, die durch eine Drehvorrichtung eine freie Bewegung der Tiere im Käfig ermöglichte. Die Experimente wurden an den wachen Versuchstieren am folgenden Tag durchgeführt. Herzfrequenz und arterieller Mitteldruck (MAP) wurden stündlich sowie 10 min nach Gabe von Phenylephrin bzw. Phenoxybenzamin aufgezeichnet. Wäh-

rend der Beobachtungsperiode von 9 h erfolgte über den arteriellen Katheter die Infusion von 0,9 ml/h heparinisierter NaCl-Lösung (1 IU/ml). Der Hämatokrit wurde am Beginn und Ende, Serumamylase und ionisiertes Calcium am Ende des Versuchs bestimmt.

Studiendesign

Gruppe I (Caerulein + Phenylephrin): Eine akute ödematöse Pankreatitis wurde durch i.v. Bolusinjektion von 3 µg/kg Caerulein gefolgt von einer kontinuierlichen Infusion von 5 µg/kg/h (0,48 ml/h) über 6 h induziert. 4 h nach Beginn der Caeruleininfusion wurde Phenylephrin in einer Dosis von 3 mg/kg/h entsprechend 0,94 ml/h i.v. für 4 h (die Dauer der Caeruleininfusion 2 h überschreitend) infundiert. 1 h nach Abschluß der Infusion, d.h. nach einer Gesamtversuchsdauer von 9 h wurden die Tiere durch eine Überdosis Pentobarbital i.v. getötet.

Gruppe II (Caerulein + NaCl 0,9%): Bei sonst vergleichbarem Infusionsplan wie in Gruppe I wurde Phenylephrin durch identische Volumina NaCl 0,9% ersetzt.

Gruppe III (NaCl 0,9% + Phenylephrin): Entsprechend dem Infusionsplan in Gruppe I wurde Caerulein durch identische Volumina NaCl 0,9% ersetzt.

Gruppe IV (Caerulein + Phenoxybenzamin + Phenylephrin): Zusätzlich zu den in Gruppe I applizierten Pharmaka wurde eine alpha-Receptorenblockade durch 15minütige Infusion von 5 mg Phenoxybenzamin (5 mg/ml) 3 h 15 min nach Versuchsbeginn durchgeführt.

Gruppe V (NaCl 0,9% + Phenoxybenzamin + Phenylephrin): Bei identischem Infusionsregime wie in Gruppe IV wurde Caerulein durch NaCl 0,9% ersetzt.

Gruppe VI (ausschließlich NaCl 0,9%): Als Ersatz für Caerulein, Phenoxybenzamin und Phenylephrine in Gruppe IV wurden entsprechende Volumina NaCl 0,9% zeitlich identisch infundiert.

Morphologie

Die Schwere der Veränderungen wurde durch einen unabhängigen Pathologen nach Score-Systemen mit einem Umfang von 0 - 3 Punkten eingestuft. Makroskopisch wurden folgende Befunde bewertet: Pankreasödem, Fettgewebsnekrosen des Pankreas, retroperitoneale Fettgewebsnekrosen, mesenteriale Fettgewebsnekrosen. Lichtmikroskopisch wurden beurteilt: Ödem, entzündliches Infiltrat, Zellvacuolisierung, Hämorrhagie, Parenchymnekrose und Fettnekrose.

Statistik

Alle Parameter wurden auf Normalverteilung geprüft. Die folgenden Meßwerte wurden mittels Student's t-Test analysiert: MAP, Herzfrequenz und ionisiertes Calcium. Serumamylase und Hämatokrit wurden wegen großer Schwankungsbreite besonders in Gruppe I dem Fisher's Exact Test unterworfen. Als signifikant galt $p < 0,05$.

Ergebnisse

Serumamylase: Wie erwartet, resultierte die Infusion von Caerulein in einer signifikanten Erhöhung der Serumamylase (Gruppe I, II und IV) im Vergleich zu den übrigen Gruppen. Der Zusatz von Phenylephrin in Gruppe I führte zu einer signifikanten Steigerung der Serumamylase (1076 ± 647 U/ml) gegenüber Gruppe II (709 ± 128 U/ml), jedoch nicht im Vergleich zu Gruppe IV mit alpha-Receptorenblockade (Tabelle 1).

Tabelle 1. Durch Phenylephrin aggravierter Schweregrad der akuten Pankreatitis. Darstellung der signifikant stärker veränderten Parameter in Gruppe I (Caerulein + Phenylephrin) im Vergleich zu den übrigen Versuchsgruppen

Gruppe	Serum-Amylase (U/l)	HKT (%)	Ca^{++} (mmol/l)	Fettgewebs- nekrosen (Score-Punkte)	Zellvacuolisie- rung (Score-Punkte)
1	1076±409	+ 4,7±13	1,12±0,08	1,0±0,8	1,17±0,61
2	709±127	- 4,5±5	1,23±0,07	0,3±0,4	0,68±0,71
3	52± 18	- 5,3±3,4	1,19±0,13	0	0
4	875±150	-12,7±2,6	1,19±0,03	0,8±0,3	1,03±0,74
5	69± 14	-13,2±5,2	1,21±0,07	0	0
6	50±17	- 9,3±5,5	1,23±0,05	0	0

Das *ionisierte Calcium* im Vollblut war signifikant niedriger in Gruppe I (Caerulein + Phenylephrin) als in Gruppe II (Caerulein + NaCl). Der Unterschied zwischen Gruppe I und IV lag gering außerhalb der Signifikanz (p = 0,054). Gruppe II und IV waren vergleichbar (Tabelle 1).

Hämatokrit: Der Vergleich der Anzahl von Tieren mit einem Hämatokrit bei Versuchsende, der gleich oder niedriger lag als der Ausgangshämatokrit, gegenüber der Anzahl von Tieren mit gestiegenem Hämatokrit mittels Fisher's Exact Test ergab einen signifikanten Anstieg in Gruppe I (+4,75 ± 13,7%) gegenüber allen anderen Gruppen (Tabelle 1).

Makroskopische Veränderungen: Der Grad peripankreatischer Fettgewebsnekrosen war signifikant höher in Gruppe I gegenüber Gruppe II und IV. Die anderen erfaßten Parameter zeigten keine statistische Signifikanz, Das Pankreas in den Kontrollgruppen (III, V, VI) erschien unverändert (Tabelle 1).

Histologie: Die Vacuolisierung von Acinuszellen war in Gruppe I (Caerulein + Phenylephrine) signifikant stärker ausgeprägt als in Gruppe II (Caerulein + NaCl). Dieser Befund wurde durch alpha-Receptorenblockade (Gruppe IV) nicht verändert (Tabelle 1). Ödem, entzündliches Infiltrat, Hämorrhagie und Nekrose zeigten in den Gruppen mit akuter Pankreatitis (I, II und IV) keinen signifikanten Unterschied.

Hämodynamik: Durch Infusion von Phenylephrin wurde der arterielle Mitteldruck in Gruppe I von 110 $\pm$ 11 mm Hg auf 144 $\pm$ 10 mm Hg gesteigert (Abb. 1). Parallel wurde ein Abfall der Herzfrequenz von 423 $\pm$ 39 auf 336 $\pm$ 57 Schläge/min registriert. Nach Beendigung der Phenylephrin-Infusion kehrten die Parameter in den Ausgangsbereich zurück. In Gruppe IV kam es durch Phenoxybenzamin zu einem Abfall des MAP von 110 $\pm$ 7 mm Hg auf 97 $\pm$ 8 mm Hg. Die Gabe von Phenylephrin bei bestehender Alpha-Blockade führte aufgrund der beta-adrenergen Restaktivität zu einem typischen weiteren Abfall des MAP (Abb. 1).

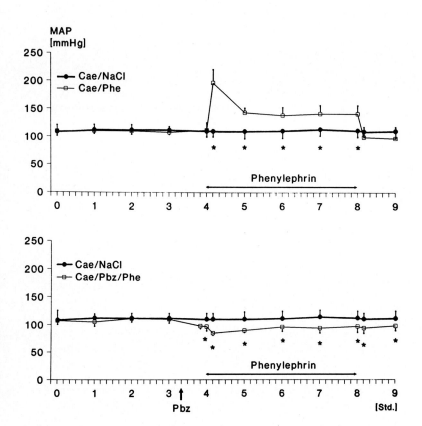

Abb. 1. Unten: signifikanter Anstieg des arteriellen Mitteldrucks (MAP) durch Phenylephrin (Phe) in Gruppe I (Caerulein + Phenylephrin) im Vergleich zu Gruppe II (Caerulein + NaCl). Oben: Effekt der alpha-Blockade durch Phenoxybenzamin (Pbz) 30 min vor Beginn der Infusion von Phenylephrin (Phe) in Gruppe IV: signifikanter Abfall von MAP, Aufhebung der hypertensiven Wirkung von Phenylephrin

Diskussion

Die zentrale Rolle der Mikrozirkulationsstörung des Pankreas in der Pathogenese der akuten Pankreatitis ist experimentell belegt (3) und gilt auch klinisch als wahrscheinlich (1). Phenylephrin besitzt fast reine alpha-adrenerge Wirkung und wird intensivmedizinisch als Vasoconstrictor zur cardiovasculären Stabili-

sierung bei Hypotonie eingesetzt. Bei Ratten führt eine Dosis
von 3 - 10 µg/kg/min zu einer Zunahme von MAP und peripherem
Widerstand sowie zu einer Verminderung des Herzminutenvolumens.
Trotz einer Steigerung des MAP führen Dosen von über 25 µg/kg/min
zu einer Abnahme der Splanchnicusperfusion experimentell (4) und
klinisch (2). In der vorliegenden Studie wurde eine Vasoconstriction des Splanchnicusgebietes durch i.v. Infusion von 50 µg/kg/
min Phenylephrin induziert. Eine Steigerung des MAP um 30 - 40
mm Hg begleitet von einer Bradykardie repräsentierten die typischen hämodynamischen Effekte (Abb. 1). Diese Veränderungen wurden durch alpha-Receptorenblockade mittels Phenoxybenzamin vollständig antagonisiert (Abb. 1).

Phenylephrin verstärkte den Schweregrad der Caerulein-induzierten
ödematösen Pankreatitis hinsichtlich folgender Veränderungen:

Serumamylase: Im Gegensatz zur klinischen Situation korreliert
bei der Caerulein-induzierten Pankreatitis die Serumamylase mit
den histologischen Veränderungen. Es scheint somit in unserem
Modell gerechtfertigt, die signifikant höhere Amylase in Gruppe
I (Caerulein + Phenylephrin) als Indikator für eine schwerere
Pankreatitis zu interpretieren.

Hämokonzentration: Das Volumen zur Therapie des intravasalen
Flüssigkeitsdefizits wird zur Beurteilung des Schweregrades der
akuten Pankreatitis allgemein akzeptiert. Bei gleichem Infusionsvolumen wurde nur bei den Tieren, die Caerulein und Phenylephrin erhielten, ein Hämatokritanstieg registriert, während in
allen anderen Gruppen eine leichte Hämodilution resultierte.

Hypocalciämie gilt als Indikator eingeschränkter Prognose bei
akuter Pankreatitis, obwohl der Mechanismus ungeklärt ist. Die
Sequestrierung von Calcium in Fettnekrosen wird in diesem Zusammenhang uneinheitlich beurteilt. Unabhängig hiervon korreliert
bei Ratten der Schweregrad der Pankreatitis mit der Ausbildung
intraabdomineller Fettnekrosen (5). In unseren Untersuchungen
wurde eine Hypocalciämie nur in Gruppe I (Caerulein + Phenylephrin) registriert. Dieselben Tiere entwickelten auch die ausgedehntesten Fettgewebsnekrosen.

Die *Vacuolisation* von Acinuszellen war stärker ausgeprägt bei
Tieren, die während der akuten Pankreatitis Phenylephrin erhielten. Entzündliches Infiltrat und Nekrose waren zwischen allen
Gruppen mit Pankreatitis vergleichbar. Im Ablauf der Caerulein-
Pankreatitis ist die Zellvacuolisation eine relativ frühe Veränderung (4 - 9 h). Im Gegensatz hierzu ist das entzündliche Infiltrat erst nach 9 - 12 h am stärksten ausgeprägt. Es ist wahrscheinlich, daß die von uns gewählte Beobachtungsperiode von
9 h für die volle Ausprägung von Entzündung und Nekrose zu kurz
war.

Obwohl in unseren Untersuchungen die Mikrozirkulation des
Pankreas nicht direkt quantifiziert wurde, kann die Verstärkung
des Schweregrades der akuten Pankreatitis durch Phenylephrin
als Folge einer Hypoperfusion des Pankreas angesehen werden. Die
Splanchnicus-Minderdurchblutung durch Phenylephrin ist unter
gleichen experimentellen Bedingungen in der Literatur dokumentiert (4). Zusätzlich konnten die meisten der beschriebenen Ver-

änderungen in unserer Studie durch alpha-Receptorenblockade verhindert werden.

Zusammenfassung

Phenylephrin, ein potenter Vasoconstrictor, verstärkte bei systemischer Applikation den Schweregrad der Caerulein-induzierten Pankreatitis bei Ratten hinsichtlich folgender Befunde: Erhöhung der Serumamylase, Hämokonzentration, Hypocalciämie, peripankreatische Fettgewebsnekrosen und Vacuolisation von Acinuszellen. Diese Veränderungen wurden durch alpha-Receptorenblockade mittels Phenoxybenzamin antagonisiert. Unsere Untersuchungen dokumentieren somit einen nachteiligen Effekt von Phenylephrin auf den Verlauf einer akuten Pankreatitis. Der wahrscheinliche Mechanismus liegt in einer Aggravierung der Pankreasmikrozirkulationsstörung.

Summary

Phenylephrine, a potent vasoconstrictor, worsened cerulein-induced pancreatitis in rats, when administered i.v., with respect to the following findings: increase in serum amylase, hemoconcentration, hypocalcemia, peripancreatic fat necrosis, and acinar cell vacuolization. These changes were antagonized by alpha-adrenergic receptor blockade with phenoxybenzamine. A deleterious effect of phenylephrine on the course of acute pancreatitis is documented by our results. Additional impairment of the pancreatic microcirculation is the most likely mechanism.

Literatur

1. Clavien P-A, Hauser H, Meyer P, Rohner A (1988) Value of contrast-enhanced computerized tomography in the early diagnosis and prognosis of acute pancreatitis. A prospective study of 202 patients. Am J Surg 155:457-466
2. Gasic S, Eichler HG, Korn A (1987) Nifedipine antagonizes alpha-adrenoceptor mediated splanchnic and systemic vasoconstriction in man. Int J Clin Pharmacol Ther Toxicol 25:382-388
3. Klar E, Endrich B, Messmer K (1990) Microcirculation of the pancreas. A quantitative study of physiology and changes in pancreatitis. Int J Microcirc Clin Exp (im Druck)
4. Meininger GA, Trzeciakowski JP (1988) Vasoconstriction is amplified by autoregulation during vasoconstrictor-induced hypertension. Am J Physiol 254:H709-H718
5. Spormann H, Sokolowski A, Birkigt H-G, Letko G (1986) Contribution of pancreatic edema and short-term ischemia to experimental acute pancreatitis in the rat. I. Procedure and pathomorphological investigations. Z Exp Chir Transplant Künstl Organe 19:323-330

Dr. E. Klar, Chirurgische Universitätsklinik Heidelberg, Abt. 2.1.1, Im Neuenheimer Feld 110, D-6900 Heidelberg

XII. Magen – Darm

91. Tierexperimentelle Untersuchungen zur Thrombosierung mit elektrischen Ballonkathetern

Animal Experiments for Venothrombosis Using Electrical Balloon Catheters

Q. H. Qian, W. Saß, I. Sperling und J. Seifert

Experimentelle Chirurgie der Abt. Allgemeine Chirurgie der Universität Kiel

Einführung

Trotz vielfältiger Fortschritte in der Behandlung und in der endoskopischen Therapie blutender Ösophagusvarizen in den vergangenen 40 Jahren ist die Letalität dieser Erkrankung nach wie vor hoch. Die primäre Therapie blutender Ösophagusvarizen bleibt trotz einer unbestreitbar erfolgreichen endoskopischen Blutstillung oftmals unbefriedigend, da in allen bisherigen Therapieverfahren die Rezidivblutung nicht sicher ausgeschlossen werden kann. So bewirkt der Einsatz einer Sengstaken-Blakemore-Sonde zwar eine rasche Beendigung der akuten Blutung, vermag aber andererseits bei einem hohen Prozentsatz der Patienten ein Blutungsrezidiv nicht auszuschließen (1).

Das primäre Grundproblem besteht in einer möglichst raschen Blutstillung und sodann in der Prävention von Blutungsrezidiven. Bereits in den 50er Jahren konnte gezeigt werden, daß die Applikation von Gleichstrom durch ein Blutgefäß hindurch an der Anode einen Thrombus erzeugen kann, der schließlich zum vollständigen Verschluß des Gefäßes führt (2, 3). Aufgrund dieser Befunde entwickelte TAYLOR 1981 ein System longitudinal angeordneter Metallelektroden auf dem Ballon einer Sengstakensonde. Bei 7 von 8 Patienten konnte durch eine Kombination von Tamponade und Elektrothrombose in seinen Untersuchungen eine sichere Blutstillung erreicht werden.

Wir haben deswegen in einem tierexperimentellen Modell eine Vereinfachung einer derartigen Elektro-Ballon-Tamponade durch Konstruktion einer semipermeablen Flüssigballonelektrode (SFBE) durchgeführt und die Bedingungen für eine venöse Thrombose mittels Gleichstrom untersucht.

Materialien und Methoden

Aufbau der SFBE

In das distale Ende eines normalen urologischen Gummikatheters (Ch. Nr. 6) wurden 6 - 8 zusätzliche Öffnungen modelliert. Anschließend erfolgte die Konstruktion eines distalen Ballons mit einem semipermeablen Membranschlauch (handelsüblicher Dialyseschlauch, MWCO: 14000, Durchmesser 7,5 mm), der distal und proximal des perforierten Katheterabschnittes luftdicht verschlossen wurde. Nach Plazieren dieser Elektrode in situ erfolgte eine Ballonfüllung mit jeweils 5 ml 0,9%iger physiologischer Kochsalzlösung. Die Stromzufuhr wurde durch einen intraluminär liegenden, 0,3 mm dicken Platindraht erzielt, wobei die Ballonelektrode als Positivpol diente. Eine einfache subcutan angebrachte Nadelelektrode war als Negativpol ausgelegt.

An insgesamt 30 Wistar-Ratten (KG: 380 $\pm$ 20 g) wurde die Thromboseleistung der SFBE sowohl bei unterschiedlichen Stromstärken als auch bei unterschiedlichen Wirkzeiten näher untersucht. Dazu wurde in Äthernarkose über eine longitudinale Incision die Vena femoralis aufgesucht und nach ausreichender subcutaner, teil stumpfer Freipräparation die Ballonelektrode direkt auf die Vena plaziert. Nach Auffüllen des Ballons mit der Kochsalzlösung und nach Verschluß der Haut mittels Naht erfolgte die Stromapplikation, wobei unterschiedliche Stromstärken von 5 mAmp bis 30 mAmp systematisch bei Einwirkzeiten von jeweils 15 bis zu 120 min untersucht wurden. Unmittelbar nach Beendigung der Stromapplikation erfolgte eine Inspektion des Thrombosegrades, nach 24 h wurden histologische Präparate entnommen und die Thrombose mikroskopisch beurteilt. Bei insgesamt 10 Tieren erfolgte eine Inspektion der Thrombose nach dem 3. Tage, sowie die histologische Gewebeentnahme am 14. Tag nach der Stromapplikation.

Resultate

Die histologischen Untersuchungen zeigten, daß die Entstehung einer Thrombose sowohl von der Stromstärke als auch von der Applikationsdauer abhängig waren (Tabelle 1). Nach 3 bzw. nach 14 Tagen bestand eine eindeutige Thrombusorganisation. So vermochte die 120minütige Applikation einer niedrigen Stromstärke ebenso eine dauerhafte Thrombose zu erzeugen wie die 30minütige Applikation einer hohen Stromstärke. Unterschiede in der Stabilität der Thrombose wurden nicht gesehen. Thrombuslängen von unter 1 cm Ausdehnung wurden als nicht erfolgreiche Thrombusentstehung definiert, da in Vorversuchen bei derart kleinen Thrombosierungen eine sichere Thrombusbeständigkeit nicht erzielt werden konnte. Nebenwirkungen der hier dargestellten Methode wie Unregelmäßigkeiten im EKG oder auch Nervenschädigungen wurden nicht beobachtet. Die Tiefenwirkung der Elektrokatheter betrug im Mittel 0,5 cm, war aber abhängig von Applikationszeit und der jeweils verwandten Stromstärke. Durch die Wahl von physiologischer Kochsalzlösung als Leitmedium kam es regelmäßig zu einer pH-Absenkung an den oberflächlichen Gewebsschichten und danach zu einer lokalen Entzündungsreaktion, die ihrerseits die Thrombusstabilität unterstützte.

Tabelle 1. Thrombusentstehung in der V. femoralis (Ratte) nach 24 h

mAmp	Zeit (min)					
	15	30	45	60	90	120
0				-	-	-
5		-	-	-	-	+
10		-	-	+	+	+
15		-	+	+	+	
20	-	+	+	+		
25	-	+	+			
30	-	+	+			

+ = Thrombose; - = keine Thrombose

Diskussion

Die Passage von Gleichstrom verändert in einem Blutgefäß die normale Potentialdifferenz, die zwischen den negativ geladenen cellulären und makromolekularen Blutbestandteilen und der Gefäßwand besteht und führt letztendlich zur Ausbildung einer Thrombose an der positiv geladenen Elektrode (2). Dieses Mechanismus unterscheidet sich daher grundlegend von der Elektrocoagulation, bei der ein hochfrequenter Wechselstrom über eine Wärmeentwicklung eine Blutgerinnung erzielt. In den hier vorgestellten Untersuchungen wurde zu keinem Zeitpunkt eine Temperaturerhöhung an der Elektrodenoberfläche von über 40°C gemessen. Die durch die elektrolytische Zersetzung von Natriumchlorid entstehenden H^+-Ionen bewirken regelmäßig eine Absenkung des Elektrolyt- aber auch des Gewebe-pH's. Dadurch wurden 3 bzw. 14 Tage postoperativ oberflächliche Entzündungsreaktionen beobachtet, die in ihrer Tiefenausdehnung wiederum von der Applikationsdauer des Stromes abhängig waren. Durch Verwendung anderer Elektrolyte wie z.B. Natriumjodid können derartige pH-Absenkungen jedoch vermieden werden.

Die hier vorgestellte semipermeable Flüssigballonelektrode kombiniert zur Blutstillung die Funktionen der Tamponade mit einer Thromboserzeugung durch Gleichstrom. Darüberhinaus können über den Mechanismus einer Iontophorese, z.B. durch Umpolen des gesamten Systems, pharmakologisch wirksame Substanzen in das Gewebe hinein diffundieren.

Unsere Untersuchungen deuten darauf hin, daß durch die Anwendung sehr schwacher Gleichströme über Ballonkatheter eine Thrombose erzielt werden kann und sich hier klinische Einsatzmöglichkeiten zur Blutstillung anbieten könnten.

Zusammenfassung

Ein fundamentales Problem bei blutenden Ösophagusvaricen ist, die Blutung so rasch wie möglich zu stoppen und sodann ein Blutungsrezidiv zu verhindern. In der Entwicklung einer semipermeablen Flüssigballonelektrode wurde die Funktion einer Tamponade und die gleichzeitige Thrombusentstehung durch Applikation schwacher elektrischer Gleichströme kombiniert und dieses Verfahren in einem Tierexperiment näher untersucht. Damit konnte gezeigt werden, daß die Entwicklung, aber auch die Thrombusgröße von der Stromstärke abhängt und gleichzeitig aber auch die Applikationszeit für die Thrombusstabilität von Bedeutung ist. Über eine Beobachtungszeit von 14 Tagen waren venöse Thrombosen stabil und zeigten histologisch Organisationsanteile. Die Untersuchungen zeigen, daß mittels eines schwachen elektrischen Gleichstromes über einen semipermeablen Ballonkatheter eine Thrombose erzeugt werden kann und eröffnen neue Möglichkeiten in der therapeutischen Beherrschung blutender Ösophagusvaricen.

Summary

A fundamental problem of the therapeutic management of bleeding from oesophageal varices is arresting hemorrhage as soon as possible and then preventing any more bleeding. By establishing a semipermeable fluid balloon catheter (SFBE) the function of a tamponade and the creation of electrically induced thrombosis have been investigated in an animal model. It was shown that both the development and the extent of thrombosis depended on the amount of electric current, as well as the duration of time of electric current being decisive for thrombus stability. Venous thrombus was stable over the observation period (14 days). The experiments obviously reveal the possibility of electrically induced thrombosis by semipermeable membrane balloon catheters and offer the possibility of improving the therapeutic management of bleeding from oesophageal varices.

Literatur

1. Johnson TS, Baden H (1973) Reappraisal of the Sengstaken Blakemore balloon tamponade for bleeding esophageal varices: results in 91 patients. Scand J Gastroenterol 8:181-183
2. Schwartz SI (1959) Prevention and production of thrombosis by alteration in the electrical environment. Surg Gynecol Obstet 108:533-536
3. Strachan CJL, et al (1974) An experimental model for the study of venous thrombosis in vivo. Thromb Res 5:235-242
4. Taylor TV, Neilson JMM (1981) Currents and clots' - an approach to the problem of acute variceal bleeding. Br J Surg 68:692-696
5. Jensen DM, Silpa ML et al (1983) Comparison of different methods for endoscopic hemostasis of bleeding canine esophageal varices. Gastroenterol 64:1455-1461

Dr. Q.H. Qian, Experimentelle Chirurgie, Abt. Allgemeine Chirurgie, Universität Kiel, Michaelisstr. 5, D-2300 Kiel 1

92. Lokalisation funktioneller Verteilungsstörungen der Magenschleimhautdurchblutung: Nachweis durch Iodo-[^{14}C]-Antipyrin Clearance am Magen des Frettchens

Localization of Functional Disturbances of Gastric Mucosal Blood Flow Distribution: An Experimental Study Using Iodo-[^{14}C]-Antipyrine Clearance in the Ferret

W. Rau[1], E.D. Livingston[2] und P.H. Guth[2]

[1] Chirurgische Klinik am Klinikum rechts der Isar (Direktor: Prof. Dr. J.R. Siewert)
[2] CURE, Veterans Administration Medical Center und UCLA, West Los Angeles, Ca.

Einleitung und Zielsetzung

Das Geschwür des oberen Gastrointestinaltraktes findet sich beim Menschen in 97% an Schleimhautgrenzen (1). Die Suche nach Lokalisationsgründen dieser Nekrose ist notwendigerweise eine Suche nach umschriebenen Durchblutungsstörungen an dieser Stelle. Klassische vasculäre Theorien der Ulcuspathogenese scheitern an der vorgegebenen Morphologie der Magenstrombahn, die keine funktionellen Endarterien enthält. In den zurückliegenden Jahren ist mit der Theorie des submucösen Steal-Phänomens eine Grundlage zum Verständnis funktioneller Durchblutungsstörungen in Mucosagrenzarealen vorgelegt worden. Verteilungsstörungen der Schleimhautdurchblutung sind mit verschiedenen mathematischen Modellen postuliert und unabhängig davon auch experimentell beobachtet worden (2, 3, 4). Eine kürzlich von E. JESSEN angegebene Beschreibung der Durchblutungsverteilung in Mucosagrenzbereichen postuliert aus dem Energiebedarf der Sekretion unter Bedingungen eines reduzierten Zuflusses zur Mucosa eine Umverteilung, die eine charakteristische Morphologie aufweist. Unter diesen Bedingungen sollte sich ein Muster ausbilden, welches durch eine zusätzliche Erhöhung der lokalen Durchblutung auf der Corpusseite und einen Abfall auf der Antrumseite des Grenzsegments gekennzeichnet ist.

Bisherige experimentelle Studien haben zwar die Existenz einer Umverteilung zugunsten der Corpusmucosa demonstrieren können, blieben jedoch den Nachweis dieses Musters schuldig. Das räumliche Auflösungsvermögen der verwendeten Methoden läßt eine solche Aussage nicht zu. Bei Verwendung der Microsphärenmethode stellt die Anzahl der Partikel pro Gewebsprobe eine kritische

Grenze für das räumliche Auflösungsvermögen dar. Die neue Technik der regionalen Durchblutungsmessung durch Iodo-[^{14}C]-Antipyrin (5) erlaubt zwar nur jeweils eine Messung pro Versuchstier, gewährt jedoch eine Erfassung der Durchblutung im Submillimeterbereich. Sie wurde verwendet, um Morphologie und Entstehungsbedingungen funktioneller Störungen der gastroduodenalen Durchblutung zu ermitteln.

Material und Methodik

24 junge weibliche Frettchen (600 - 900 g) wurden nach 24 h Nahrungskarenz als Versuchstiere verwendet. Zur Messung der lokalen gastroduodenalen Durchblutung wurden 4 Gruppen zu je 6 Tieren gebildet. In 2 dieser Gruppen wurden die Messungen 2 - 3 h nach erneuter Nahrungsaufnahme durchgeführt. Alle Versuche erfolgten in Pentobarbitalanaesthesie. 20 min vor Meßbeginn wurde den Tieren der postprandialen- und der Nüchterngruppen Pentagastrin (20 µg/kg in 1,0 ml NaCl) beziehungsweise physiologische Kochsalzlösung appliziert. Unmittelbar nach intravenöser Applikation von Iodo-[^{14}C]-Antipyrin wurde der Versuch durch eine Bolusinjektion von KCl beendet. Die ^{14}C-Aktivität wurde densitometrisch aus trockenen Autoradiographien von 20 µm-Gefrierschnitten, die entlang der kleinen Kurvatur vom unteren Ösophagus bis zum proximalen Duodenum reichten, bestimmt. Hierzu wurden jeweils vier parallele Schnitte (250 µm Abstand) gewonnen. Die regionale Durchblutung wurde durch den Vergleich der Schwärzung mit einem Plastikstandard und dem Zeit-Dosis Verlauf in der arteriellen Referenzprobe durchgeführt. Die densitometrische Messung erfolgte in vier parallelen Schnitten in konsekutiven 2 mm-Intervallen über die gesamte Schleimhautdicke. Insgesamt wurden pro Tier ca. 160 Einzeldaten verarbeitet. Die Zuordnung der gemessenen Durchblutung zu den Schleimhautarealen erfolgte durch Bestimmung der Schleimhautgrenzen nach H.E.-Färbung des Gefrierschnittes sowie immunhistochemisch durch selektive Belegzellfärbung mit monoklonalen Antikörpern gegen die membrangebundene H$^+$/K$^+$-ATPase. Sowohl die Durchführung der Versuche als auch die Ermittlung der Schleimhautdurchblutung erfolgten blind. Als distalstes Corpussegment wurde dabei das aboralste Segment mit immunhistochemisch nachgewiesenen Belegzellen definiert. Um der individuell unterschiedlichen Geometrie der Schleimhautgrenzen bei den einzelnen Tieren Rechnung zu tragen, wurden die Daten in zwei Formen aufbereitet: Zur Bestimmung der relativen Verteilung der Durchblutung wurde eine Datenreduktion durchgeführt: sämtliche Corpussegmente wurden in 6, sämtliche Antrumsegmente in 3 und die Duodenalsegmente in 2 geometrisch jeweils äquivalente Abschnitte aufgeteilt (Abb. 1). Die Angabe der absoluten Durchblutung im Bereich der Antrum/Corpus-Grenze (Abb. 2) zeigt die Mittelwerte der Ergebnisse individueller Tiere in Abhängigkeit von der Entfernung zur Schleimhautgrenze.

Ergebnisse

Die durchschnittliche Durchblutung in den verschiedenen Schleimhautarealen der vier experimentellen Gruppen ist in Abb. 1 wiedergegeben.

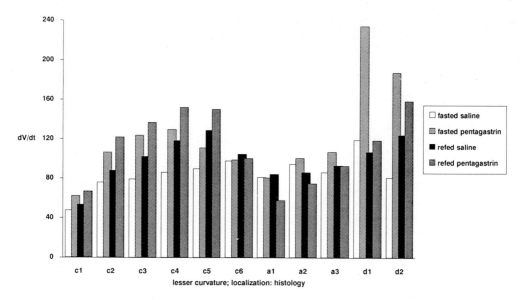

Abb. 1. Verteilung der Schleimhautdurchblutung über die gesamte Länge der kleinen Kurvatur in den vier experimentellen Gruppen: In den Segmenten c1 - c6 wurden immunhistochemisch Parietalzellen in unterschiedlicher Dichte nachgewiesen. Im H.E.-Schnitt entspricht c1 der Cardiaschleimhaut, c6 der Übergangszone Corpus/Antrum, welche morphologisch bereits eine Vereinfachung der Drüsenstruktur mit nur spärlich eingestreuten Parietalzellen aufweist. a1 - a3: Antrum, d1 - d2: proximales Duodenum

Der Einfluß der Versuchsbedingungen (Nahrungsaufnahme, Pentagastrinstimulation) auf die Durchblutungsverteilung wurde mit Hilfe einer 2 X 2 Varianzanalyse (GLM-Anova) untersucht. Hierzu wurden sämtliche Daten jeweils auf die mittlere Schleimhautdurchblutung des Einzeltieres normalisiert. Während sich in den Corpussegmenten (c2 - c4) lediglich eine Durchblutungssteigerung durch Pentagastrin nachweisen läßt, findet sich im distalen Corpus (c5) und im proximalen Antrumsegment ein Einfluß beider Parameter ($p < 0,05$). Im distalen Antrum, sowie in den Grenzsegmenten c1 und c6 ist ein solcher Effekt nicht nachweisbar. Die Durchblutung des proximalen Antrumsegments (a1) ist lediglich in der 4. Gruppe (postprandial stimuliert) signifikant kleiner als im distalen Antrum (a3; t-Test für gepaarte Daten: $p < 0,05$). Zusätzlich zu diesen Veränderungen ist die Steigerung der Durchblutung im proximalen Duodenum auffällig. Sie findet sich am ausgeprägtesten im proximalsten Duodenalabschnitt der nüchtern stimulierten Gruppe. In diesem Bereich finden sich in Einzeltieren dissipative Muster, die einen lokalen Abfall der Schleimhautdurchblutung auf Werte nahe Null zeigen. Die Ausdehnung dieser minderperfundierten Areale liegt bei 1,5 bis 3 mm. Da lediglich die ersten 4 bis 10 mm des Duodenums erfaßt wurden, läßt die vorgegebene Anlage des Versuchs eine weitergehende Validisierung dieser zusätzlichen Verteilungsstörung nicht zu.

Abbildung 2 gibt die Verteilung der Schleimhautdurchblutung in der Umgebung der Antrumschleimhautgrenze wieder.

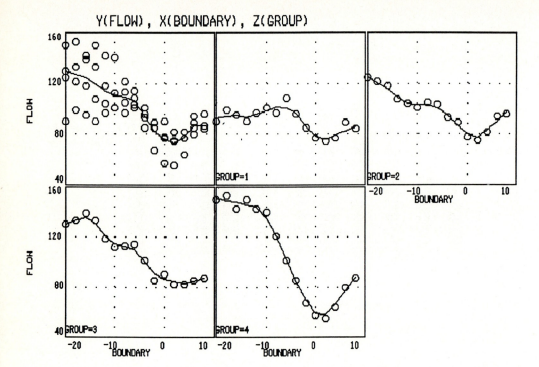

Abb. 2. Verlauf der Schleimhautdurchblutung (ml/100 g/min) in der Umgebung der Corpus/Antrum-Grenze in den unterschiedlichen Gruppen: 1 = nüchtern Kochsalz; 2 = nüchtern Pentagastrin; 3 = postprandial Kochsalz; 4 = postprandial Pentagastrin. Die Abszisse gibt den Abstand von der Schleimhautgrenze in mm wieder, wobei der Nullpunkt das erste Anstrumsegment darstellt, in dem sich auch immunhistochemisch keine Belegzellen mehr anchweisen lassen

Diskussion

Wie bereits am Hund mit Hilfe von 9 μ-Mikrosphären demonstriert (3), bewirkt eine 2 - 3 h postprandiale Stimulation der Säuresekretion eine Umverteilung der Durchblutung zugunsten der Corpusmucosa. Dieses Muster ist durch einen zusätzlichen Anstieg der Schleimhautdurchblutung auf der Corpusseite und ein Defizit auf der Antrumseite des Grenzsegments gekennzeichnet. Muster und Lokalisation dieser Verteilungsstörung stimmen mit den Voraussagen formaler Modelle, die an dieser Stelle ein funktionelles Steal-Phänomen postulieren, überein (4). Die Verteilung der hier nachgewiesenen Durchblutungsminderung ist ferner deckungsgleich mit der Lokalisation des menschlichen Geschwürs sowie Geschwüren, die am Frettchen durch chronische Histamin-Stimulation erzeugt werden können.

Acknowledgements. Diese Arbeit wurde durch ein Asche-Stipendium der Deutschen Gesellschaft für Verdauungs- und Stoffwechselkrankheiten ermöglicht und durch das National Institute of Gastritis, Metabolism and Digestive Diseases (grant AM 25891) sowie den Veterans Administration Medical Research Fund unterstützt. Die monoklonalen Antikörper gegen H^+K^+-ATPase wurden von Adam Smolka, Department of Physiology, University of South Carolina zur Verfügung gestellt.

Literatur

1. Oi M, Ito Y, Kumagai F, Yoshida K, Tanaka Y, Yoshikawa K, Miho O, Kijima M (1969) A possible dual control mechanism in the origin of gastric ulcer. Gastroenterol 57:280
2. Menguy R (1962) Effects of histamine on gastric blood flow. Am J Dig Dis new series 7:383
3. Rau W, Eichelkraut W, Rasche A (1986) Experimentelle Bedingungen zur Reproduktion eines submucösen Steal-Phänomens am Hundemagen. Langenbecks Arch Chir 367:139
4. Rau W (1990) Structural hemodynamics of the single cavity stomach: the ulcer problem. Progress in applied microcirculation. Karger, Basel (in press)
5. Hudson D, Scremin O, Guth PH (1985) Measurement of regional gastroduodenal blood flow with iodo-[14C]-antipyrine autoradiography. Am J Physiol 248: G539

Dr. med. W. Rau, Chirurgische Klinik am Klinikum rechts der Isar der Technischen Universität München, Ismaninger Str. 22, D-8000 München 80

93. Veränderungen der gastrointestinalen Motilität nach Roux-Y-Rekonstruktion

Changes in Gastrointestinal Motility after Roux-en-Y Reconstruction

E. Schippers, J. Braun und V. Schumpelick

Chirurgische Klinik - Klinikum der RWTH Aachen (Vorstand: o.Prof. Dr. V. Schumpelick)

Das von ROUX 1892 zum ersten Mal beschriebene Verfahren der Roux-Y-Schlingenführung zur Rekonstruktion nach partieller bzw. totaler Gastrektomie verhindert durch Ableitung der Galle- und Pankreassäfte von Restmagen bzw. Oesophagus die alkalische Refluxgastritis bzw. Oesophagitis. Nachteile sind chronischer Abdominalschmerz, Übelkeit und Erbrechen, insbesondere nach Nahrungsaufnahme, von MATHIAS ([1]) als das Roux-Y-Syndrom zusammengefaßt, die verzögerte Entleerung von festen Speisepartikeln aus Restmagen bzw. Roux-Schlinge ([2], [3]) und Steatorrhoe und Diarrhoe. Ziel der tierexperimentellen Studie war es, zum einen die gastrointestinale Motilität nach partieller Gastrektomie mit Roux-Y-Rekonstruktion nüchtern und postprandial zu erfassen und zum anderen die Möglichkeit einer pharmakologischen Stimulation von Duodenum und Roux-Schlinge zu überprüfen.

Methodik

Bei 6 Beagle-Hunden (11 - 15 kg) wurde eine 2/3tel-Resektion des Magens durchgeführt. Die Wiederherstellung der gastrointestinalen Kontinuität erfolgte durch Roux-Y-Schlingenführung. Zur Registrierung erfolgte die Implantation von 8 bipolaren Ag-Ag-Elektroden auf Restmagen, Roux-Schlinge, Jejunum und Duodenum in gleichen Abständen (10 cm).

Die Auswertung der elektromyographischen Aufzeichnung erfolgte visuell. Die Nüchternmotilität war charakterisiert durch das Auftreten des *"Migrating Myoelectric Complex"* (MMC), aufgeteilt in die 4 Phasen, beschrieben von CODE ([4]). Als postprandiales *"Fedpattern"* wurde das kontinuierliche Auftreten von Spikes auf allen Elektroden angesehen. Zur Erfassung der Intensität der Motilität unter den verschiedenen Versuchsbedingungen wurde ein Motilitätsindex:

$$\frac{\text{Anzahl der Spikes} \times \text{Spikesbreite}}{300 \text{ s}}$$

für die unterschiedlichen Segmente des beobachteten Gastrointestinaltraktes kalkuliert. Die statistische Auswertung erfolgt mit Hilfe des Mann-Wilcoxon-White-Test.

Versuchsbedingungen: Nach einer 2wöchigen Erholungsphase begann Registrierung der elektromyographischen Aktivität beim wachen Tier jeweils 6 h/Tag für 6 Monate. Die Experimente wurden sowohl nach 14stündiger Fastenperiode als auch nach Fütterung der Tiere mit einer Standardmahlzeit von 30 Kcal/kg Körpergewicht durchgeführt. In einer 3. Versuchsserie erfolgte eine iv-Bolusinjektion von Cisaprid 0,3 mg/kg Körpergewicht. Cisaprid stimuliert den Gastrointestinaltrakt durch Freisetzung von Acetylcholin aus der Darmwand.

Ergebnisse

Die Diskonnektion des proximalen Jejunums vom duodenalen Schrittmacher resultierte in einem signifikanten Abfall der Frequenz des basalen elektrischen Rhythmus (BER) im proximalen Jejunum < 0,01 (Tabelle 1). Die Frequenz des BER im Duodenum war nicht herabgesetzt (Tabelle 1). Bei allen Hunden traten regelmäßig MMC's auf. Die Phase III, die charakteristische Periode des MMC's, ein sich nach caudal ausbreitendes Band starker Kontraktionen, startete unmittelbar unterhalb der GE und breitete sich bis zum distalen Jejunum aus. Die MMC's im Jejunum differierten in ihren Charakteristiken nicht von früheren Kontrollwerten (Tabelle 1). Dagegen konnte im Duodenum ein MMC und insbesondere die Phase III nur in 25% der Experimente registriert werden. Darüber hinaus war diese Phase zeitlich nicht korreliert mit dem MMC

Tabelle 1. BER-Frequenz und MMC-Ckarakteristika nach Roux-Y-Rekonstruktion

BER-Frequenz		
	Duodenum	oberes Jejunum
Roux Y	18,2+0,1	13,9+0,1
Kontrolle	17,7+0,1	15,8+0,2

MMC-Charakteristika		PHASE III		
	Periodizität (min)	Ausbreitungs-geschwindig-keit (cm/min)	Dauer (min)	kalkulierte Länge (cm)
Roux-Y	100,0+3	3,80+0,1	4,8+0,2	21,2+1
Kontr.	105,1+5,1	3,84+0,2	5,2+0,1	19,8+0,6

mean + SEM

im Jejunum. Nahrungsaufnahme führte erwartungsgemäß zu einem starken Anstieg des Motilitätsindex in Roux-Schlinge und Jejunum (Tabelle 2). Im Gegensatz hierzu konnte der schon im nüchternen Zustand deutlich geringere Motilitätsindex im Duodenum auch durch Nahrungsaufnahme nicht gesteigert werden (Tabelle 2). Nach Cisapridgabe kam es jedoch zu einem Anstieg des Motilitätsindex in allen 3 beobachteten Darmabschnitten (Tabelle 2).

Tabelle 2. Motilitätsindex zur Quantifizierung der elektromyographischen Aktivität nach Roux-Y-Rekonstruktion

Motilitätsindex	nüchtern	postprandial	Cisaprid
Roux-Schlinge	41,5±5,5	60,2±10,5	144,2±11,1
Duodenum	27,8±4,1	27,8±4,6	112,3±16,5

mean ± SE

Diskussion

Die Motilität der hochgezogenen Roux-Schlinge ist bis auf eine Reduktion des BER ungestört. Im Gegensatz zu MATHIAS, der ein Fehlen des MMC's bzw. Ausbleiben des typischen postprandialen *"fedpattern"* beschrieb, trat im Tierexperiment regelmäßig ein MMC bzw. das Fedpattern in der Roux-Schlinge auf. Auch die von VANTRAPPEN (5) beschriebene Umkehr des BER-Gradienten nach Roux-Y-Rekonstruktion konnten wir nicht beobachten. Ausgeprägt waren jedoch die Veränderungen der Motilität im Duodenum. Hier kam es zu einer deutlichen Reduktion der kontraktilen Aktivität, sowohl im nüchternen Zustand als auch postprandial. Eine pharmakologische Stimulation der motilitätsgeminderten Darmschlinge ist jedoch möglich, und bei Patienten mit entsprechender Klinik therapeutisch zu erwägen.

Zusammenfassung

In einer tierexperimentellen Studie am Hund wurde die gastrointestinale Motilität nach partieller Gastrektomie mit Roux-Y-Rekonstruktion in Restmagen, Roux-Schlinge und Duodenum untersucht. Die Untersuchung der gastrointestinalen Kontinuität führte zu einer deutlichen Minderung der nüchternen und postprandialen Motilität im Duodenum. Dagegen ist die Motilität in der Roux-Schlinge bis auf eine Reduktion der Schrittmacherpotentiale weitgehend ungestört. Pharmakologisch ist jedoch durch Cisaprid eine Steigerung der Motilität in der ausgeschalteten Schlinge möglich.

Summary

In experiments on dogs gastrointestinal motility in gastric remnant, Roux limb, and duodenum was registered after partial gastrectomy with Roux-en-Y reconstruction. The disconnection of the gastroduodenal continuity causes a marked decrease in motility in the duodenum in the fasting state as well as in the postprandial period. Beside a decrease in pacesetter potential the motility in the Roux limb was not altered. However, an increase of motility in the excluded intestinal loop can be achieved by pharmacological stimulation with cisapride.

Literatur

1. Mathias IR, Fernandez A, Sninsky CA, Clench MH, Davis H (1985) Nausea, vomitting, and abdominal pain after Roux-en-Y-anastomosis: motility of the jejunal limb. Gastroenterology 88:101-7
2. Hocking MP, Vogel SB, Falasca CA, Woodward ER (1981) Delayed gastric emptying of liquids and solids following Roux-en-Y biliary diversion. Ann Surg 184:494-501
3. Vogel SB, Vair DBm Woodward ER (1983) Alterations in gastrointestinal emptying of 99m-Technetium labeled solids following sequential antrectomy, truncal vagotomy and Roux-Y-gastroenterostomy. Ann Surg 198:506-515
4. Code JF, Malet JA (1975) The interdigestive myoelectric complex of the stomach and small bowel of dogs. J Phys 246:289-309
5. Vantrappen G, Coremans G, Janssens J, Penninck X, Kerremans R (1988) Inversion of the slow wave frequency gradient in symptomatic patient with Roux-en-Y-Anastomosis. Hepatogastroenterol 35:195

Dr. E. Schippers, Chirurgische Klinik, Klinikum der RWTH Aachen, Pauwelsstraße, D-5100 Aachen

94. Funktionelle Folgen des J-Pouches bei oesophago-jejunaler Rekonstruktion (Roux-Y) nach Gastrektomie
Functional Consequences of the J Pouch in Esophagojejunal Reconstruction (Roux-en-Y) after Gastrectomy

G. Beese[1], G. Niebel[2] und A. Thiede[3]

[1] Chirurgische Universitätsklinik, Abt. ALlg. Chirurgie (Direktor: Prof. Dr. H. Hamelmann), Kiel
[2] Psychologisches Institut der Universität Kiel (Direktor: Prof. Dr. R. Ferstl)
[3] Friedrich-Ebert-Krankenhaus Neumünster, Chirurgische Klinik (Chefarzt: Prof. Dr. A. Thiede)

Einleitung

Über das Rekonstruktionsverfahren der Wahl nach totaler Gastrektomie besteht immer noch große Uneinigkeit. Zur Zeit ist die Roux-Y-Rekonstruktion die am häufigsten angewandte und technisch am einfachsten durchzuführende Methode (HEBERER et al 1988). Durch den Einsatz von Klammernahtgeräten ist die Bildung eines Pouches jedoch zu einem standardisierten, ebenfalls relativ leicht durchführbaren Verfahren entwickelt worden (THIEDE et al 1985), so daß es zum Einsatz in größerem Umfang geeignet scheint. In klin. Studien wird der Pouch als zusätzliche Maßnahme in der Rekonstruktionschirurgie jedoch sehr unterschiedlich beurteilt. Tumorbedingte Komplikationen und Inhomogenität des Patientengutes erschweren einen standardisierten, kontrollierten Versuchsablauf (THIEDE et al 1989). Das Tierexperiment liefert vergleichbare Ergebnisse über Unterschiede bei der Anwendung verschiedener Rekonstruktionsverfahren. In einer vorangegangenen Arbeit wurde die Roux-Y Rekonstruktion mit der Jejunuminterposition verglichen, wobei die Interposition sich als deutlich besser herausgestellt hat (ZITTEL et al 1989). Ziel dieser Studie ist es, die Folgen des J-Pouches nach totaler Gastrektomie im Experiment unter kontrollierten Bedingungen darzustellen.

Material und Methoden

An 3 Mon. alten männl. Lewis Ratten wurden in Äthernarkose folgende Rekonstruktionen nach totaler Gastrektomie durchgeführt: Jejunuminterposition nach Longmire-Gütgemann (JIP), Roux-Y Oesophagojejunostomie (RY) und Roux-Y mit J-Pouch in Anlehnung an den Hunt-Laurence-Rodino Ersatzmagen (Y-Pouch). Dabei wurde eine 6 - 7 cm lange Jejunumschlinge antimesenterial längs aufgetrennt und durch Enteroenteroanastomose, unter Einbeziehung des Oesophagus im oberen Teil, zum Magenersatz geformt. Als Kontrollgruppe dienten nicht operierte männl. Lewis Ratten. Postoperativ wurden die Tiere ab dem 8. Tag mit Wasser und einer Standarddiät (Altromin) ad libitum ernährt. Über den ganzen Untersuchungszeitraum erfolgte keinerlei Substitutionstherapie. Untersucht wurden der postoperative Verlauf des Körpergewichts (= KG) bis zum 180. Tag, die Hämoglobinkonzentration im Blut (Hb) nach 100 und nach 180 Tagen sowie die Serumparameter Eisen, Totalprotein, Triglyceride, Cholesterin, Amylase und Lipase am 180. Tag. Bei der Sektion wurde besonders auf die Durchgängigkeit der Anastomosen, das Pouchvolumen und Veränderungen an der Schleimhaut des Oesophagus geachtet. Pankreasgewebe wurde in Formalin fixiert, histologisch aufbereitet und später lichtmikroskopisch beurteilt. Die statistische Dokumentation der Ergebnisse erfolgte mittels Median und Standardfehler des Medians. Die Signifikanzberechnung wurde anhand des U-Tests von Wilcoxon-Mann-Whitney durchgeführt, wobei $p \leq 0,05$ bei zweiseitiger Fragestellung als Signifikanzgrenze akzeptiert wurde.

Ergebnisse

In die Wertung gehen insgesamt 10 JIP, 33 RY und 26 Y-POUCH Tiere ein.

KG: Unmittelbar nach der postoperativen Phase bis zum Ende des Untersuchungszeitraumes liegt bei den RY Tieren das relative KG signifikant niedriger als bei den JIP und Y-POUCH Tieren. Während die RY Tiere ihr Ausgangsgewicht nicht wieder erreichten, wird es von JIP und Y-POUCH Tieren sogar überschritten. Die JIP Tiere haben ab dem 10. postoperativen Tag zwar ein höheres relatives KG als die Y-POUCH Tiere, zwischen den beiden Gruppen lassen sich aber nach dem 20. Tag post OP keine signifikanten Unterschiede mehr nachweisen. Die Kontrolltiere haben zu jedem Zeitpunkt post OP ein hochsignifikant höheres relatives KG als die operierten Tiere (vgl. Abb. 1).

Hb (g/dl): Bei den JIP ($13,6 \pm 0,8$; $11,3 \pm 0,3$) und Y-POUCH ($11,5 \pm 0,9$; $13,6 \pm 0,6$) finden sich nach 100 sowie 180 Tagen leicht erniedrigte Hb Werte (Kontrolle: $15,9 \pm 0,3/16,0 \pm 0,4$), die sich von den um die Hälfte geringeren Werten der RY Tiere ($6,1 \pm 1,1$; $5,4 \pm 0,2$) hochsignifikant unterscheiden.

Eisen (µg/dl): Die JIP ($29,6 \pm 10,3$) und Y-POUCH ($64,5 \pm 22,1$) Werte sind gegenüber der Kontrolle ($167,5 \pm 17,7$) stark erniedrigt. Die RY Werte ($17 \pm 2,4$) sind noch niedriger. Außer den JIP und Y-POUCH unterscheiden sich alle Gruppen signifikant voneinander.

Totalprotein (g/l): JIP ($58 \pm 4,0$) und Y-POUCH ($55 \pm 1,4$) sind gegenüber der Kontrolle ($68 \pm 0,5$) erniedrigt. Die RY ($49 \pm 1,2$) weisen wieder die geringsten Werte auf. Wiederum unterscheiden sich außer JIP und Y-POUCH alle Gruppen signifikant.

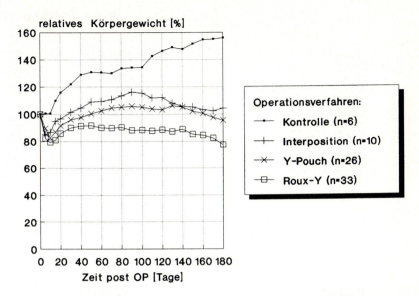

Abb. 1. Verlauf des postoperativen Körpergewichts bezogen auf das Gewicht unmittelbar nach der Operation

Triglyceride (mg/dl): Die Werte der operierten Tiere (JIP: 39 ± 3,2; Y-POUCH: 30 ± 5,8; RY: 39 ± 5,2) sind gegenüber der Kontrolle (56 ± 11,5) signifikant erniedrigt, unterscheiden sich aber untereinander nicht signifikant.

Cholesterin (mg/dl): Kontrolle (77 ± 3,5) und Y-POUCH (68 ± 3,5) sind höher als JIP (61 ± 5,2) und RY (59 ± 3,5), wobei sich die Kontrolle von den JIP und RY, nicht aber von den Y-POUCH Tieren signifikant unterscheidet.

Lipase: Bei den kaum meßbaren Lipasewerten ergeben sich keine Unterschiede.

Pouchvolumen (ml): Intraoperativ und zum Zeitpunkt der Sektion wurde das Pouchvolumen bestimmt, indem der geleerte Pouch nach Abklemmen mit Kochsalzlösung gefüllt wurde. Hierbei ist von den intraoperativen Werten (1 ± 0,1) bis zum 180. Tag (2,7 ± 0,4) eine deutliche Größenzunahme zu verzeichnen.

Morphologie: In Bezug auf die verschiedenen Operationstechniken konnten unterschiedliche Befunde an der Oesophagusschleimhaut und an histologischen Präparaten von Pankreasgewebe erhoben werden. Veränderungen an der Oesophagusschleimhaut mit starker Hypertrophie und teilweise sogar Ulcera stellen sich bei RY (18 von 22 Tieren) deutlich, bei JIP (5 von 10 Tieren) weniger deutlich dar und fehlen bei den Y-Pouch Tieren fast vollständig. Im Vergleich zu den JIP Tieren fand sich bei den RY Tieren (bei 9 von 11 Tieren) eine Sekretanreicherung in den Acinuszellen im Sinne einer Sekretausschleusungsstörung. Die Acinuszellen der Y-POUCH Tiere (10 von 14 Tieren mit mittlerem Sekretgehalt) nehmen in Bezug auf den Sekretgehalt eine Zwischenstellung ein.

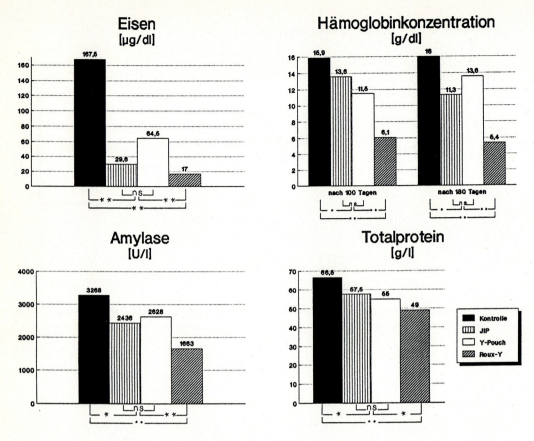

Abb. 2. Verschiedene Serumparameter nach 180 Tagen und Hämoglobinkonzentration im Blut. Die Klammern geben die Signifikanz zwischen den entsprechenden Gruppen an (ns: nicht signifikant, *: $p \leq 0,05$, **: $p \leq 0,002$)

Diskussion

Die vorliegenden Ergebnisse zeigen deutliche Unterschiede zwischen der RY Rekonstruktion und den beiden anderen Verfahren einerseits und den Kontrolltieren und den operierten Tieren andererseits. Die Y-POUCH Tiere unterscheiden sich trotz Rekonstruktion mit fehlender Duodenalpassage in keinem der gemessenen Parameter signifikant von den JIP Tieren. Y-POUCH und JIP Tiere liegen mit ihren Werten näher an den physiologischen Werten der Kontrolltiere. Parameter, die mit der Resorption in Zusammenhang stehen, wie z.B. das Serumeisen, das Totalprotein und auch das KG, sind bei JIP und Y-POUCH Tieren nicht so stark erniedrigt wie bei den RY Tieren. Der wesentliche Faktor (Erhalt der Duodenalpassage) bei den JIP Tieren ist bei den Y-POUCH ausgeschaltet, so daß hier andere Faktoren an der verbesserten Situation gegenüber den RY eine Rolle spielen müssen. Mögliche Erklärungen sind eine verlängerte Kontaktzeit des Chymus mit dem resorbierenden Epithel, verlängerte intestinale Transitzeit und eine unterschiedliche Nahrungsaufnahme bedingt durch ein funktionierendes Nahrungsreservoir. Die Erklärung der Befunde am Pankreas muß offen bleiben. Die Sekretion wird offensichtlich in Abhängigkeit vom Rekonstruktionsverfahren unterschiedlich beeinflußt. Hier könnten eine verlängerte Passagezeit, ein unterschiedliches Ausmaß an pankreaticocibaler Asynchronie und Unterschiede in den enterohormonvermittelten Sekretionsmechanismen eine Rolle spielen. Auffällig ist das gleich gute funktionelle Ergebnis bei den JIP und den Y-POUCH Tieren und das völlige Ausbleiben der Refluxoesophagitis bei der Y-POUCH Rekonstruktion. Offensichtlich gibt es, neben der Entscheidung für die Aufrechterhaltung der Duodenalpassage bei der Rekonstruktion nach totaler Gastrektomie bei Ratten (JIP) noch weitere Möglichkeiten, das postoperative Ergebnis zu optimieren. Die Schaffung eines funktionell wirksamen Nahrungsreservoirs in Form eines ausreichend großen Pouches scheint dabei, ausgehend von den in unserer Studie erhobenen Befunden, eine Rolle zu spielen.

Zusammenfassung

An Ratten wurden folgende Rekonstruktionsverfahren nach totaler Gastrektomie durchgeführt: Jejunuminterposition, Roux-Y und Roux-Y mit Pouch. Beim postoperativen Körpergewicht, Hämoglobin und den nach 6 Monaten bestimmten Serumparametern ergaben sich signifikante Unterschiede zwischen der Kontrolle und den verschiedenen Rekonstruktionsverfahren. Interposition und Pouch liegen dabei jeweils näher an den physiologischen Werten der Kontrolltiere. Die Schaffung eines funktionell wirksamen Nahrungsreservoirs scheint - neben dem Erhalt der Duodenalpassage - eine weitere Möglichkeit darzustellen, das postoperative Ergebnis zu optimieren.

Summary

The following types of reconstruction were performed in totally gastrectomized rats: Jejunal interposition, Roux-en-Y, and Roux-en-Y with pouch. In postoperative body weight, hemoglobin, and serum after 6 months significant changes were found between the controls and the animals who had undergone different reconstruction procedures. Interposition and pouch are closer to physiological data of the control group. Creating an efficient nutritional reservoir seems to offer besides the preservation of the duodenal passage, another possibility to improve postoperative results.

Literatur

1. Heberer G, Teichmann RK, Krämling HJ, Günther B (1988) Results of gastric resection for carcinoma of the stomach, the European experience. World J Surg 12:374-381
2. Thiede A, Fuchs K-H, Hamelmann H (1985) Pouch and Roux-Y-Rekonstruktion nach Gastrektomie. Eine zeitsparende Magenersatztechnik durch systematischen Einsatz von Klammernahtgeräten. Chirurg 56:599-604
3. Thiede A, Fuchs K-H, Hamelmann H (1989) Technische Voraussetzungen zur Durchführung kontrollierter Studien mit dem Zielkriterium: Postoperative Lebensqualität nach Gastrektomie. Langenbecks Arch Chir [Suppl II] (Kongreßbericht 1989), S 365-369

4. Zittel T, Niebel G, Thiede A (1989) Interposition oder Roux-en-Y Rekonstruktion nach totaler Gastrektomie bei Ratten: Ergebnisse einer kontrollierten experimentellen Studie, Vergleich somatischer Parameter. Langenbecks Arch Chir [Suppl] Chir Forum. Springer, Berlin Heidelberg New York London Paris Tokyo, S 163-167

cand.med. G. Beese, Labor Prof. Dr.A. Thiede, Abt. Allgemeine Chirurgie, Chirurgische Universitätsklinik, Arnold-Heller-Str. 7, D-2300 Kiel

95. Beseitigung der Campylobacter pylori-Infektion: Ein wesentlicher Therapieeffekt der selektiv proximalen Vagotomie beim Ulcus duodeni?

Elimination of Campylobacter pylori Infection in Patients with Duodenal Ulcer: An Important Therapeutic Effect of Selective Proximal Vagotomy?

H. Frieß, M. Büchler, P. Malfertheiner, F. Flock, A. Stanescu und H.G. Beger

Klinik für Allgemeine Chirurgie (Ärztl. Direktor: Prof. Dr. H.G. Beger) und Gastroenterologie, Universität Ulm

Mit der Wiederentdeckung des Campylobacter pylori (CP) durch WARREN und MARSHALL 1983 (1) ist für die Pathogenese der Gastritis und des peptischen Ulcus ein weiterer, wesentlicher Faktor erkannt worden. Neue Untersuchungen belegen, daß die chronische Gastritis vom Typ B (Antrumgastritis) überwiegend durch eine CP-Infektion hervorgerufen wird. Der Stellenwert des Keimes für das Ulcus ventriculi und duodeni ist bisher nicht eindeutig geklärt. Beim Ulcus duodeni besteht in 80 - 100 % der Fälle eine CP-Infektion, wobei diese, bei Vorliegen im Duodenum, immer an eine gastrale Metaplasie der Duodenalschleimhaut gekoppelt ist. Die Beseitigung der CP-Infektion führt in der Mehrzahl der Fälle zu einer dauerhaften Abheilung der Duodenalgeschwüre (2). Chirurgische Therapieansätze spielen heute bei der elektiven Behandlung der Ulcuskrankheit eine untergeordnete Rolle, obgleich die selektiv proximale Vagotomie (SPV) beim Ulcus duodeni die höchste Heilungs- und die niedrigste Rezidiv-Rate erreicht (3). Ziel unserer prospektiv-klinischen Untersuchung war es, das chirurgische Therapieprinzip "SPV" hinsichtlich seiner Auswirkungen auf die CP-Infektion zu analysieren.

Patienten

In die Untersuchung wurden 8 Patienten (7 Männer, 1 Frau) im Alter zwischen 21 und 58 Jahren (Median 34 Jahre) vor und nach SPV einbezogen. Alle Patienten hatten eine langjährige Ulcus duodeni-Anamnese mit Versagen der konservativen Therapie. Nach schriftlicher Zustimmung zum Studienprotokoll wurden die Patienten präoperativ sowie 2 Wochen (frühpostoperativ) und 3 Monate nach SPV (spätpostoperativ) gastroskopiert (11 Biopsien). Bisher haben 6 Patietnen das gesamte Follow-up durchlaufen. Für lichtmikroskopische Untersuchungen wurden je eine Biopsie aus dem Corpus, dem Antrum sowie 2 Biopsien aus dem Duodenum gewonnen. Eine weitere Biopsie aus dem Antrum diente zur Durchführung eines CP-Urease-Schnelltestes. Zum Nachweis von CP im Kulturverfahren wurden 2 Biopsien aus dem Antrum weiterverarbeitet. An 4 Antrumbiopsien erfolgte die in-vitro Analyse der Glykoproteinsynthese.

Untersuchungsmethoden

a) *Histologie:* Lichtmikroskopisch (HE-Färbung und Versilberung) wurde das Ausmaß der CP-Besiedelung (Grad 0 - 3) und das Vorliegen von gastralen Metaplasien im Duodenum (+/-) beurteilt.

b) *Kultur:* Beim kulturellen CP-Nachweis erfolgte die Keimanzüchtung auf Blutagarnährböden entsprechend der Methode nach SKIRROW. Eine Kultur wurde frühestens nach 10tägiger Bebrütung als negativ bewertet.

c) *CP-Schnelltest:* Das Wirkprinzip beruht auf der Spaltung von Harnstoff in Ammoniak durch die vom Keim gebildete Urease (CUT, Temmler Pharma Marburg).

d) *Glykoproteinsynthese:* Die Glykoproteinsynthese der schleimbildenden Magenzellen wurde über den Einbau von radioaktiv markiertem Glucosamin (D-[6-^{3}H]Glucosamin-HCL, Amersham, Braunschweig) in Glykoproteine der Mucosa bestimmt.

Der Schweregrad der CP-Infektion wurde mit einem Index zwischen 0 und 8 bewertet, wobei das histologische Ausmaß der Keimbesiedelung (0 - 3) doppelt und die Ergebnisse der CP-Kultur und des CP-Schnelltestes (0 = negativ, 1 = positiv) einfach eingebracht wurden.

Ergebnisse

Befall und Schweregrad der Campylobacter-Infektion

Präoperativ konnte im CP-Schnelltest und in der CP-Kultur bei allen Patienten (8/8) ein positiver Keimnachweis erbracht werden. Der Schweregrad der CP-Infektion entsprach vor SPV einem Index von 6,75 $\pm$ 1,5 ($\bar{x} \pm$ SD) (Tabelle 1).

Frühpostoperativ (nach 14 Tagen) lag die CP-Infektionsrate bei 62% (5/8). Der Schweregrad verminderte sich signifikant auf einen Index von 2,5 $\pm$ 3,0.

3 Monate postoperativ konnte noch bei 2 von 6 Patienten (33%) der Keim nachgewiesen werden. Der Schweregradindex lag wiederum signifikant unter dem präoperativen Wert (2,3 $\pm$ 3,7) (Tabelle 1).

Tabelle 1. Campylobacter pylori-Infektion vor und nach selektiv proximaler Vagotomie (SPV)

	präop. n Patienten	14 Tage nach SPV n Patienten	3 Mon. nach SPV n Patienten
CP-Nachweis (Antrum, Corpus)			
Histologie	8/8	2/8	2/6
Kultur	8/8	5/8	2/6
Schnelltest	8/8	5/8	2/6
Schweregrad-Index der Infektion	$6,8 \pm 1,5$	$2,5 \pm 3,0$	$2,3 \pm 3,7$
Gastrale Meta- plasie (Duodenum)	5/8	2/8	1/6
Glykoproteinsyn- these (cpm/µg) (Antrum)	$23,3 \pm 11,1$	$27,8 \pm 13,2$	$31,4 \pm 9,7$

Gastrale Metaplasie

Bei 63% (5/8) der Patienten wurden präoperativ gastrale Metaplasien in der Duodenalschleimhaut gefunden.

14 Tage nach SPV betrug die gastrale Metaplasierate im Duodenum 25% (2/8). Von den bisher 6 spätpostoperativ nachuntersuchten Patienten wies 1 Patient (17%) gastrale Metaplasien auf (Tabelle 1).

Glykoproteinsynthese: Die über 360 min integrierte Glykoproteinsynthese der Antrumschleimhautbiopsien belief sich präoperativ im Mittel auf $23,3 \pm 11,1$ cpm/µg Protein. Frühpostoperativ stieg die integrierte Glykoproteinsynthese auf $27,8 \pm 13,2$ cpm/µg Protein an. 3 Monate nach der Operation lag die Glykoproteinsynthese mit $31,4 \pm 9,7$ cpm/µg Protein auf einem signifikant höheren Niveau (Tabelle 1).

Diskussion

Der pathogenetische Faktor für die Antrumgastritis ist die CP-Infektion. Bei der Entstehung der Ulcus-duodeni-Krankheit wird die Rolle des CP bisher kontrovers diskutiert. Eine enge Assoziation der CP-Besiedelung der Magenschleimhaut mit dem Vorliegen eines Duodenalgeschwüres ist jedoch bekannt. Außerdem konnte in einer prospektiven Untersuchung an 90 Patienten mit Ulcus duodeni gezeigt werden, daß die CP-Infektion der wichtigste Einzelfaktor für die Ulcus-duodeni-Krankheit ist ([4]). Der Einfluß der Ulcuschirurgie auf die CP-Besiedelung ist in prospektiver Form kaum untersucht worden. STEER und Mitarb. fanden eine signifikante Reduktion der CP-Infektion 3 und 12 Monate nach SPV ([5]).

Unsere eigenen Ergebnisse zeigen, daß 14 Tage und 3 Monate nach SPV eine Abnahme der CP-Infektionsrate und des Schweregrades der CP-Infektion nachweisbar waren. Dazu korrelieren die Rückbildung der gastralen Metaplasie im Duodenum und der Anstieg der Glykoproteinsynthese im Antrum.

Aus den bisher vorliegenden Untersuchungsergebnissen kann gefolgert werden, daß die SPV neben der Magensäurereduktion weitere nachgewiesene Risikofaktoren der Ulcusgenese wie die CP-Infektion, die duodenale gastrale Metaplasie, die CP-assoziierte Antrumgastritis und die Glykoproteinsynthese im Antrum günstig beeinflußt.

Zusammenfassung

Der Einfluß der selektiv proximalen Vagotomie (SPV) auf die Campylobacter pylori (CP)-Infektion von Magen und Duodenum wurde bei 8 Patienten mit rezidivierenden Ulcera duodeni prospektiv mittels Histologie, Kultur, CP-Schnelltest und Glykoproteinsynthese prä-, 14 Tage und 3 Monate postoperativ analysiert. Dabei zeigte sich, daß durch die SPV die CP-Infektionsrate und der Schweregrad des CP-Befalles vermindert werden konnte. Diese Befunde wurden von einer Zunahme der Glykoproteinsynthese im Antrum begleitet. Die Anzahl von Patienten mit gastralen Metaplasien im Duodenum als Nährboden einer duodenalen CP-Besiedelung wurde durch die SPV verringert.

Summary

The influence of selective proximal vagotomy (SPV) on *Campylobacter pylori* (CP) infection was analyzed by histology, culture, and urease test preoperatively, and 14 days and 3 months postoperatively in eight patients suffering from recurrent duodenal ulcer. Following SPV, CP infection rate and severity of CP colonization was reduced. The synthesis of antral mucosa glycoproteins was increased and the number of patients with duodenal gastric metaplasia was decreased after operation.

Literatur

1. Warren JR, Marshall BJ (1983) Unidentified curved bacilli on gastric epithelium in chronic gastritis. Lancet I:1273-1275
2. Marshall BJ, Goodwin CS, Warren JR, Murray R, Blincow ED, Blackbourn SJ, Phillips M, Waters TE, Sanderson CR (1988) Prospective double-blind trial of the duodenal ulcer relapse after eradication of Campylobacter pylori. Lancet II:1437-1441
3. Holle GE, Frey KW, Thieme C, Holle FK (1988) Recurrence of peptic ulcer after selective proximal vagotomy and pyloroplasty in relation to changes in clinical signs and symptoms between 1969 and 1983. Surg Gynecol Obstet 167:271-281
4. Carrick J, Lee A, Hazell S, Ralston M, Daskalopoulos G (1989) Campylobacter pylory, duodenal ulcer, and gastric metaplasia: possible role of functional heterotopic tissue on ulcerogenesis. Gut 30:790-797

5. Steer HW, Hawtin P, Newell DG (1988) The effect of surgical treatment of chronic duodenal ulceration on Campylobacter pylori colonisation of the stomach. Abstract-Book, Gastroduodenal pathology and Campylobacter pylori, Bordeaux, Oktober, p 153

Dr. H. Frieß, Allgemeine Chirurgie, Universität Ulm, Steinhövelstraße 9, D-7900 Ulm

96. Relevanz immunhistometrischer Untersuchungsergebnisse am ausgeschalteten Antrum für die Pathogenese des Ulcus pepticum jejuni
Relevance of Immunhistometrical Results in Retained Gastric Antrum for the Etiology of Peptic Jejunal Ulcers

P. R. Verreet[1], C. Ohmann[1], G. Baumann[1], F. Borchard[2] und H.-D. Röher[1]

[1]Klinik für Allgemeine und Unfallchirurgie (Leiter: Prof. Dr. H.-D. Röher)
[2]Institut für Pathologie (Leiter: Prof. Dr. W. Hort) der Heinrich-Heine-Universität Düsseldorf

Einleitung

Nach einer partiellen Magenresektion mit Rekonstruktion der Passage durch eine gastrojejunale Anastomose kann eine Vielzahl von Faktoren die Genese eines peptischen Geschwürs im anastomosalen Bereich oder im weiteren Jejunumverlauf bedingen.

Der belassene Antrumrest am Duodenalstumpf wird in 4% (CLEATOR 1973) bis 38,9% (BOLES, 1960) als Ursache für das peptische Jejunalulcus nach partieller Magenresektion angegeben. Bei 159 Reoperationen wegen Rezidivulcera nach partieller Magenresektion wurde im eigenen Krankengut aus 30 Jahren in 16% der Fälle ein belassener Antrumrest nachgewiesen.

Zielsetzung

In der vorliegenden tierexperimentellen Verlaufsstudie mit abschließender immunhistometrischer Untersuchung endokriner Zellen der Antrumschleimhaut wurde der Frage nachgegangen, inwieweit ein vermeidbarer operationstechnischer Fehler - der belassene Antrumrest am Duodenalstumpf - für die Genese des peptischen Jejunalulcus verantwortlich zu machen ist. Ein Teilaspekt galt der klinischen Erfaßbarkeit eines ausgeschalteten Antrumrestes.
Hierzu wurden sowohl in einer Testgruppe als auch in einer Kontrollgruppe folgende Zielkriterien berücksichtigt:

- Häufigkeit nach partieller Magenresektion mit und ohne Antrumausschluß

- Verlaufswerte des basalen und durch Sekretin wie auch durch Testmahlzeit stimulierten Serumgastrins
- Darstellbarkeit eines belassenen Antrumrestes am Duodenalstumpf mit der Technetium-Magenszintigraphie
- Quantitative und strukturmorphologische Veränderungen der Gastrin- und Somatostatinzellen der Antrumschleimhaut durch Antrumausschluß im Vergleich zum primär entnommenen Antrum in der Immunhistometrie
- Verwertbarkeit gewonnener Ergebnisse bei der Erarbeitung eines pathogenetischen Modells für das peptische Jejunalulcus nach partieller Magenresektion

Material und Methode

An 12 Bastardhunden wurde eine partielle Magenresektion mit Rekonstruktion nach Y-Roux durchgeführt. In der Testgruppe T (n = 6) wurde das Antrum am Duodenalstumpf belassen, in der Kontrollgruppe K (n = 6) das Antrum primär mitreseziert. Postoperative Verlaufsinformationen zur Ulcusmanifestation gewannen wir durch 14tägige Endoskopien, Daten zum Gastrinverhalten durch 7tägige radioimmunologische Analysen der nüchtern, nach Testmahlzeit und nach Sekretinstimulation entnommenen Serumproben (Gastrin-RIA Diagnostik Kit, 4087 Abbott). In der Testgruppe überprüften wir die Darstellbarkeit des belassenen Antrum mit der Technetium-Magenszintigraphie (Tc-Pertechnetat TcO4) und das Auflösevermögen dieses bildgebenden Verfahrens durch Kürzung der Antrummanschette um jeweils 0,5 cm Schritte.

Schließlich wurden die Antrumpräparate aller Versuchstiere immunhistometrisch auf Zahl, Dichte und Verteilungsmuster der Gastrin (G) und Somatostatinzellen (D) untersucht. In der Kontrollgruppe wurde das Antrum primär mitreseziert, in der Testgruppe jedoch das initial am Duodenalstumpf belassene Antrum erst nach Sicherung eines gastrojejunalen Ulcus im Rahmen einer Autopsie entnommen. Alle 6 Tiere der Kontrollgruppe wurden 9 Monate postoperativ autopsiert. In den Antrumpräparaten (T = 6/K = 6) wurden die G- und D-Zellen in jeweils 1 Schnitt aus 28 repräsentativen Antrumfeldern (Abb. 1) durch ein modifiziertes Immunperoxidaseverfahren (4) unter Verwendung eines Biotin-Streptavidin-Detektionssystems mit spezifischen Antikörpern angefärbt. Anschliessend wurden die immunogenhaltigen Zellen ausgezählt (5), und nach Planimetrie die Zelldichte/Fläche aller 28 Antrumfelder errechnet. Die serologischen wie auch immunhistometrisch gewonnenen Daten der Testgruppe wurden in einem statistischen Vergleich den Kontrollgruppedaten gegenübergestellt.

Ergebnisse

Bei allen 6 Versuchstieren der Testgruppe kam es zu mindestens einem Ulcus im Bereich der Anastomose oder im weiteren Jejunumverlauf. Die jeweils erste Schleimhautläsion trat 1,5 - 9 Monate nach partieller Magenresektion und Antrumausschluß auf, während sich in der Kontrollgruppe über 9 Monate hinweg bei keinem der 6 Versuchstiere ein Ulcus fand. Im Beobachtungszeitraum bis 9 Monate lagen die basalen Serumgastrinwerte in der Testgruppe im

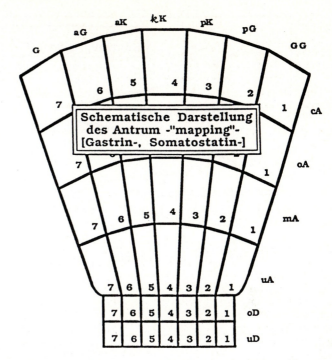

Abb. 1. Topographische Aufteilung des Antrums in 28 Felder zur Darstellung regionaler Unterschiede der G- und D-Zellen in der Immunhistometrie

Median bei 90 (40;145) pg/ml, in der Kontrollgruppe bei 50 (35;70) pg/ml (Normalwerte bis 100 pg/ml). Weder nach Sekretingabe noch nach einer definierten Testmahlzeit kam es zum Anstieg dieser Basiswerte um mehr als 15 pg/ml.

Jedes in der Testgruppe belassene Antrum konnte im Bild der Tc-Magenszintigraphie exakt abgegrenzt werden. Nach schrittweiser Verkleinerung des Antrum um jeweils 0,5 cm erlaubte das statische Szintigramm selbst die Abgrenzung der letzten 0,5 cm Antrumschleimhaut am Duodenalstumpf.

Gegenüber der Kontrollgruppe waren in der ausgeschlossenen Antrummucosa zum Zeitpunkt der ersten Ulcusmanifestation 30% mehr Gastrinzellen vorhanden, die eine auffällige Verteilung innerhalb der Flächentopographie des Antrums aufwiesen. So fanden sich corpusnah ca. 65% und pylorusnah ca. 5% mehr G-Zellen, während die Verteilung zur großen bzw. kleinen Magenkurvatur hin im wesentlichen unbeeinflußt blieb (Abb. 2 und 3). Entgegen der herkömmlichen Anordnung an der Basis der Mucosagrübchen lagen die G-Zellen der ausgeschlossenen Antrumschleimhaut auf die gesamte Länge der Drüsenschläuche verteilt.

Analog den Gastrinzellen nahm auch die Zahl der Somatostatinzellen nach Antrumausschluß in den entsprechenden Antrumzonen zu, wobei ein konstantes Zahlenverhältnis G-Zell : D-Zell-Zahl = 2 : 1 vorzufinden war.

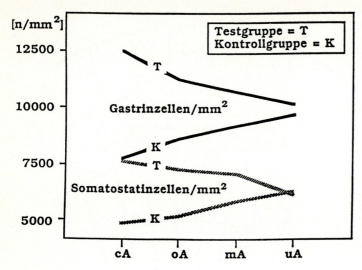

Abb. 2. Gastrin- und Somatostatinzellzahl / Fläche in vertikaler Antrumdurchsicht (T = 6/K = 6)

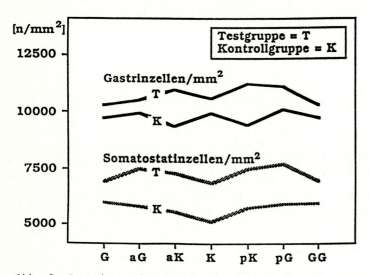

Abb. 3. Gastrin- und Somatostatinzellzahl / Fläche in horizontaler Antrumdurchsicht (T = 6/K = 6)

Diskussion

Die anhand des vorgestellten tierexperimentellen Modells gewonnenen Ergebnisse bestätigen den belassenen Antrumrest am Duodenalstumpf nach partieller Magenresektion als potentielles Ulcerogen (1, 2, 3). Im Gegensatz zur Kontrollgruppe trat in der Testgruppe innerhalb von 9 Monaten nach Antrumausschluß in jedem Fall ein Anastomosen- oder Jejunumgeschwür auf. Die Testgruppe wies im Verlauf eine diskrete, aber kontinuierliche Hypergastrinämie mit grenzwertig normalen bis beginnend pathologischen Serumgastrinwerten auf, während die Stimulierbarkeit durch Sekretin und Testmahlzeit nahezu fehlte. Es ließ sich also für die klinische Routine aus der Gastrinserologie neben einer diskreten Hypergastrinämie kein verwertbarer Hinweis auf das Vorliegen zurückgelassener Antrumschleimhaut gewinnen (2, 3). Der bildgebende Nachweis belassener Antrumschleimhaut gelang jedoch bei allen Tieren der Testgruppe mit der Tc-Magenszintigraphie, so daß hieraus für die Ursachenklärung eines Rezidivulcus nach Resektion ein möglicherweise verlässlicherer Hinweis zu erhalten ist.

Histometrisch ist bevorzugt in den proximalen Antrumzonen 1,5 - 9 Monate nach Antrumausschluß eine signifikante Vermehrung der Gastrinzellmasse darstellbar. Das Ausbleiben der kontinuierlichen Säuretinktion des ausgeschalteten Antrums induziert somit eine "sekundäre G-Zell-Hyperplasie" in begrenztem Ausmaß (1). Die im gleichen Zeitraum entstehende D-Zell-Hyperplasie korreliert in entsprechenden Antrumregionen zahlenmäßig mit der G-Zell-Veränderung und ist möglicherweise Ausdruck einer zügelnden parakrinen Gegenregulation.

Es wäre somit ein pathoätiologisches Modell für das Ulcus pepticum jejuni denkbar, in dem die ausbleibende Säuretinktion des ausgeschlossenen Antrums die beschriebene Veränderung der endokrinen Zellen der Antrumschleimhaut induziert, die wiederum im Rahmen des positiven Feed-Back eine diskrete, aber kontinuierliche Hypergastrinämie unterhält.

Zusammenfassung

In einer kontrollierten tierexperimentellen Verlaufsstudie wird die Ulcerogenität belassener Antrumschleimhaut am Duodenalstumpf nach partieller Magenresektion und gastro-jejunaler Passagerekonstruktion bestätigt. Eine "sekundäre G-Zell-Hyperplasie" des belassenen Antrum unterhält trotz parakriner Gegenregulation einer konsekutiven D-Zell-Hyperplasie eine diskrete, aber kontinuierliche Hypergastrinämie, die durch Stimulationsteste unbeeinflußt bleibt. Das erhöhte Niveau sekretionsfördernder Mediatoren führt in 1,5 - 9 Monaten nach Antrumausschluß zu jejunalen Ulcerationen. In der klinischen Diagnostik kann zurückgelassene Antrumschleimhaut durch die Tc-Magenszintigraphie erfaßt werden.

Summary

In a controlled experimental study in dogs the retained gastric antrum at the duodenal stump after partial gastric resection was shown to be a potential ulcerogenic factor. "Secondary G-cell hyperplasia" maintains low, but continuous hypergastrinemia in spite of paracrine counterregulation by consecutive D-cell hyperplasia. In 1.5 - 9 months after antral exclusion an increase in secretion-stimulating mediators leads to jejunal ulcers. Gastric Tc-scintigraphy is a suitable diagnsotic means of detecting retained gastric antrum in clinical routine.

Literatur

1. Creutzfeldt W, Arnold B, Creutzfeldt C, Track NS (1976) Mucosal gastrin concentration, molecular forms of gastrin, number and ultrastructure of G-cells in patients with duodenal ulcer. Gut 17:745-754
2. Marshall, Webster W, Leon Barnes E, Stremple JF (1978) Serum gastrin levels in differential diagnosis of recurrent peptic ulceration due to retained gastric antrum. Am J Surg 135:248
3. Pederson JH, Wille-Jörgensen B (1980) Secretion of gastric acid and serum gastrin following antral exclusion in man. Acta Chir Scand 146:615-617
4. Sternberger LA, Hardy PA, Cuculis JJ, Meyer HG (1970) The unlabeled antibody enzyme method of immunhistochemistry. J Histochem Cytochem 18: 315-333
5. Takahashi T, Shimazu H, Yamagishi T, Tani M (1979) G-cell population in antral mucosa of the dog. Dig Dis Sci 24:921-925

Dr. P.R. Verreet, Klinik für Allgemeine und Unfallchirurgie, Heinrich-Heine-Universität, Moorenstr. 5, D-4000 Düsseldorf

97. Postoperative Restitution der programmierten gastrointestinalen Motilität

Postoperative Restitution of Programmed Gastrointestinal Motility

U. Hildebrandt[1], J. Paulus[1], A. Klein[2], G. Feifel[1] und B. Koch[1]

[1]Chirurgische Universitätsklinik
[2]Abteilung für Nuklearmedizin, Homburg/Saar

Vom Organisationsaufbau der Darmmotilität gilt heute diese Vorstellung: Die rhythmisch depolarisierenden glatten Muskelzellen stellen die unterste Organisationseinheit dar - das Effektorsystem. Als autonomes neurales Steuersystem programmiert das enterische Nervensystem (ENS) die motorische Aktivität des Effektorsystems Darmmuskulatur. Einige Programme der ENS-Aktivität sind identifiziert, am genauesten untersucht ist der interdigestive, migrating myoelectric (oder motor) complex (MMC). Die zweite Stufe der neuralen Kontrolle, die prävertebralen Ganglien, sind in erster Linie die Schaltstellen für die sympathischen inhibitorischen Reflexe. Durch die Laparotomie wird die Aktivität intrinsisch und extrinsisch inhibitorischer Neurone gesteigert. Der postoperative paralytische Ileus ist die Folge der zeitlich begrenzten über den Sympathicus vermittelten Hemmung des ENS. An Ratten wurde untersucht, wie diese Hemmung postoperativ aufgehoben werden kann. Der Wiedereintritt des MMC gilt als Restitution der physiologischen Integrität des ENS. Die restitutio ad integrum ist jedoch erst dann erreicht, wenn der Darm seine propulsive Funktion erfüllen kann. Wir bestimmten daher simultan am gleichen Tier den Wiedereintritt des MMC und die Propulsion des Darmes.

Methoden

Vorbereitung der Versuchstiere: Bei 40 Wistar-Ratten Laparotomie in Pentobarbitalnarkose. Postpylorisch subseröse Anbringung von 8 Nickel-Chrom-Elektrodenpaaren (0,08 mm Ø) im Abstand von 5 cm und Implantation einer Duodenalsonde von 1,3 mm Außendurchmesser. Ausleitung der Elektroden und der Duodenalsonde im Nacken. 7tägige Erholungszeit. Die Motilitätsstörung 3,5 h nach Laparotomie wurde am gleichen Tier simultan mit zwei Methoden bestimmt. Für die Dauer von 30 min wurde die elektromyographische Aktivi-

tät und die Propulsion einer radioaktiven Testmahlzeit gemessen.
Die postoperative Hemmung des ENS wurde entweder durch chemische
Sympatholyse oder durch Freisetzung von Acetylcholin am ENS oder
durch Kombination von beiden beeinflußt. Chemische Sympatholyse:
6-Hydroxydopamin Hydrobromid (6-OHDA) wurde in der Dosis von
150 mg/kg 48 h vor Laparotomie i.v. injiziert. Freisetzung von
Acetylcholin am ENS: 100 µg Cisaprid wurden 180 min nach Laparotomie i.v. injiziert. 5 Gruppen zu 8 Tieren unterschieden sich
wir folgt:

Gruppe I   : Keine Laparotomie, 6-OHDA, Cisaprid.
Gruppe II : Laparotomie, Spontanverlauf.
Gruppe III : Laparotomie, 6-OHDA.
Gruppe IV : Laparotomie, Cisaprid.
Gruppe V   : Laparotomie, 6-OHDA, Cisaprid.

Testablauf in Pentobarbitalnarkose (40 mg/kg i.v.) nach 18stündiger Nahrungskarenz. Ableitung von 4 Cyclen des MMC auf 8Kanalschreiber (Gould). Laparotomie von 10minütiger Dauer. Registrierung der postoperativen elektromyographischen Aktivität für die
Dauer von 240 min. 210 min nach Laparotomie Applikation einer
Isotopen-markierten Testmahlzeit (Nutrikomp, 99m Tc markiert,
Aktivität 125 µCi). 240 min nach Laparotomie Opfern der Tiere
in Äther, Entnahme des Dünndarms, Aufteilung in 3 Teile zu je
10 Segmenten, Messung der Nettoimpulse jedes Segmentes mit der
Gamma-Kamera. Errechnen des Schwerpunktes der Aktivitätsverteilung in Prozent der Gesamtdünndarmlänge.

Ergebnisse

Gruppe I

Kontrollgruppe ohne Laparotomie: Trotz chemischer Sympatholyse
und Stimulation der Acetylcholinfreisetzung im ENS mit Cisaprid
keine Aktivitätssteigerung des MMC. Propulsion: 30 min nach Applikation liegt der Schwerpunkt der aboral transportierten Testmahlzeit bei 35,3% der Gesamtdünndarmlänge.

Gruppe II

Laparotomie und Spontanverlauf: Keine Restitution des MMC.
Schwerpunkt der Verteilung der Testmahlzeit 23,2%.

Gruppe III

Chemische Sympatholyse, Laparotomie: Keine Restitution des MMC,
jedoch MMC ähnliche Phasen. Schwerpunkt der Verteilung der Testmahlzeit 27,9%.

Gruppe IV

Laparotomie, nach 180 min Cisaprid: Keine MMC, Schwerpunkt der
Verteilung der Testmahlzeit 24,9%.

Gruppe V

Chemische Sympatholyse, Laparotomie, nach 180 min Cisaprid: Restitution des MMC nach Applikation von Cisaprid (Abb. 1-3).
Schwerpunkt der Verteilung der Testmahlzeit 37,9%.

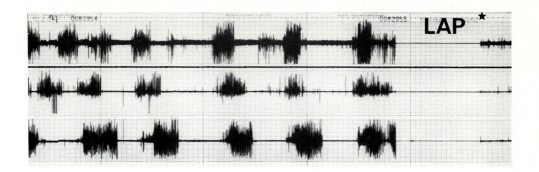

Abb. 1. Ausschnitt (3 von 8 Kanälen) der elektromyographischen Aktivität eines Versuches aus Gruppe V. Papierstreifen dreigeteilt. *Schnittstellen. LAP = Laparotomie; ↓ Injektion von Cisaprid; ↓↓ Applikation der Testmahlzeit. Nach Cisaprid-Injektion periodische Aktivität (MMC)

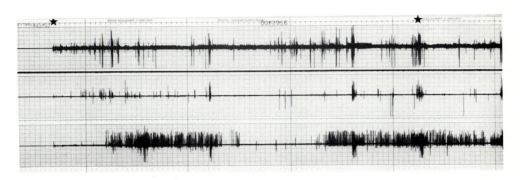

Abb. 2. Legende s. Abbildung 1

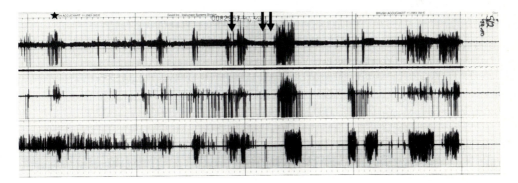

Abb. 3. Legende s. Abbildung 1

Diskussion

Die Restitution des MMC ist bei Ratten 7 h nach Laparotomie wieder eingetreten (1). 3,5 h nach Laparotomie besteht ein reflektorischer Ileus durch Aktivierung extrinsischer und unbewiesen intrinsischer inhibitorischer Neurone (2). Die zeitlich begrenzte Aktivierung des Sympathicus beeinträchtigt die physiologische Integrität des ENS. 6-Hydroxydopamin zerstört selektiv die den Transmitter Norepinephrin enthaltenden Viskel der postganglionären adrenergen Nerven. 48 h nach i.v. Applikation von 6-OHDA sind die Norepinephrinspeicher des Verdauungstraktes auf 20% ihres Ausgangswertes reduziert (3). Andererseits ist bekannt, daß selbst die 90prozentige Entspeicherung von Norepinephrin die adrenerge Neurotransmission nicht entscheidend einschränkt. Dieser Umstand kann erklären, warum die alleinige Sympatholyse mit 6-OHDA (Gruppe III) die postoperative Restitution des MMC und die vollständige Propulsionsleistung nicht wiederherstellt.

Cisaprid setzt Acetylcholin im ENS frei (4). 180 min nach Laparotomie hat Cisaprid allein keinen Effekt auf die Restitution des MMC und die Propulsion der Testmahlzeit (Gruppe IV). Diese Tatsache steht in Einklang mit der Physiologie der postoperativen Motilitätsstörung. Die Sympathicusaktivität hemmt am ENS die excitatorischen cholinergen Neurone und damit die programmierte motorische Aktivität.

Bei Kombination von chemischer Sympatholyse und Stimulation des ENS mit Cisaprid (Gruppe V) tritt eine elektromyographisch meßbare Aktivität ein, die bezüglich Phase I und III Dauer sowie Cycluslänge und Periodizität die Kriterien des MMC erfüllt (Abb. 3). Die Kombination aus chemischer Sympatholyse und ENS Aktivierung mittels eines prokinetischen Pharmakons führt vier Stunden nach Laparotomie zur vollständigen Normalisierung der intestinalen myoelektrischen Aktivität und des Transit. Zwar ist die chemische Sympatholyse nicht vollständig, die Ergebnisse der Kombination mit Cisaprid zeigen aber, daß die Entblockung des ENS durch die teilweise Aufhebung der Sympathicusaktivität die Wirkung von Cisaprid erst ermöglicht. Andererseits wird aus der Sympathicusblockade deutlich, daß der Wirkungsort des Cisaprid das ENS ist, und daß das ENS das MMC-Programm aktiviert.

Zusammenfassung

Der postoperative Ileus beruht auf der reflektorischen Aktivierung extrinsischer inhibitorischer Neurone. Bei Ratten verbessert die chemische Sympatholyse die postoperative Restitution der Motilität. Die Kombination von chemischer Sympatholyse und Freisetzung von Acetylcholin durch die Stimulation mit Cisaprid führt zu einer vollständigen Restitution des MMC und der Propulsion.

Summary

Postoperative ileus is caused by increased activity of extrinsic inhibitory neurons. In rats destruction of sympathetic nerve endings with 6-OHDA 2 days before surgery improves gastrointestinal restitution. Complete restitution of MMC and propulsion are achieved in combination with cisapride, which exerts its motor-stimulating effects by acting on postganglionic nerves of the ENS.

Literatur

1. Ruckebusch Y, Fioramonti J (1975) Electrical spiking activity and propulsion in small intestine in fed and fasted rats. Gastroenterology 68: 1500-1508
2. Burnstock G (1979) Autonomic innervation and transmission. Br Med Bull 35:255
3. Dubois A, Weise VK, Kopin IJ (1972) Postoperative ileus in the rat: physiology, ethiology and treatment. Ann Surg 178:781-786
4. Schuurkes JAJ, Van Nueten JM, Van Dallen BGH, Reyntjens AJ, Janssen PAJ (1985) Motor stimulating properties of cisapride on isolated gastrointestinal preparations of the guinea-pig. J Pharm Exper Therapeut 234: 775-783

Dr. U. Hildebrandt, Chirurgische Universitätsklinik,
D-6650 Homburg/Saar

98. Therapie des Kurzdarmsyndroms: die Elektrodenlage bestimmt den Stimulationseffekt

Treatment of Short Bowel Syndrome: The Stimulatory Effect Depends on Electrode Positioning

S.B. Reiser[1], V. Schusdziarra[2], A.H. Hölscher[1] und J.R. Siewert[1]

[1]Chirurgische Klinik und Poliklinik der Technischen Universität München, Klinikum rechts der Isar (Direktor: Prof. Dr. J.R. Siewert)
[2]II. Medizinische Klinik und Poliklinik der Technischen Universität München, Klinikum rechts der Isar (Direktor: Prof. Dr. M. Classen)

Einleitung

Ein zentrales Problem beim Kurzdarmsyndrom ist die beschleunigte Dünndarnpassage mit verminderter Nährstoffresorption. Der Wunsch, diese Situation chirurgisch zu beeinflussen, führte zur Entwicklung verschiedener operativer Modelle (antiperistaltische Schlinge, Dünndarmlängsteilung). Ein überzeugender Erfolg blieb aus. Die elektrische Dünndarmstimulation hat hier interessante Aspekte geliefert: Resorptionsverbesserung (1) und ein günstiger Verlauf des Körpergewichts (2) wurden hiermit bei Hunden mit experimentellem Kurzdarmsyndrom nachgewiesen. Dies allerdings nur, wenn das Duodenum eine "Narbe" in Form einer Anastomose aufwies: die hierdurch bewirkte Trennung des duodenalen Schrittmachers vom übrigen Dünndarm war Voraussetzung für die Reproduzierbarkeit der genannten Effekte. Dies bedeutet unter klinischen Gesichtspunkten ein nicht akzeptables Risiko. Ziel der vorliegenden Untersuchungen war es, eine alternative Elektrodenplazierung unter Verzicht auf eine Duodenaldurchtrennung hinsichtlich ihrer Wirksamkeit beim Kurzdarmsyndrom zu untersuchen.

Material und Methoden

Die Untersuchungen wurden an 9 Beagle-Hunden durchgeführt.

Gruppe A (4 Tiere): In Trapanal-Halothan-Narkose wurde eine Dünndarmresektion (80%) mit End-zu-End Jejuno-Ileostomie unter Belassung von 10 cm terminalem Ileum durchgeführt.

Gruppe B (5 Tiere): Es erfolgte der gleiche Eingriff wie bei Gruppe A, belassen wurde jedoch zusätzlich ein 15 cm langes Jejunumsegment an seinem Mesenterialstiel. Dieses wurde am oralen Ende blind verschlossen und mit dem aboralen Ende an der vorderen Bauchwand ausgeleitet.

Zur Registrierung der mechanischen Aktivität wurden, wie früher beschrieben (3), Dehnungsmeßfühler und zur elektrischen Stimulation bipolare Platinelektroden verwendet. Sie wurden nach den in Abb. 1 gezeigten Schemata am Dünndarm fixiert. Die elektrische Stimulation (Impulsdauer 50 ms, Amplitude 4 mA) erfolgte über einen externen Schrittmacher an Elektrode "S_K" (Gruppe A) bzw. alternativ an Elektrode "S_K"/"S_T" (Gruppe B).

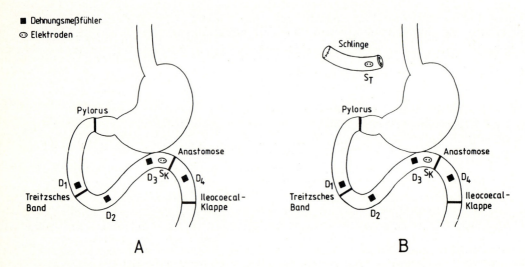

Abb. 1. Anordnung der Dehnungsmeßfühler und Stimulationselektroden bei Versuchsmodell A und B

a) *Motilitätsmessungen*: Am wachen Tier wurden, nach jeweils 18stündiger Fastenperiode, insgesamt 203 Messungen (jeweils ca. 5 - 6 h Dauer) durchgeführt. Die Gesamtzahl der Messungen verteilt sich gleichmäßig auf alle 9 Tiere beider Gruppen. Stimuliert wurde entweder auf Elektrode "S_K" (Gruppe A) oder auf "S_K" bzw. "S_T" (Gruppe B). Die Kontrolluntersuchungen wurden ohne Stimulation durchgeführt.

b) *Plasmahormon- und -substratspiegel*: Zur Ermittlung von Plasmaprofilen der Hormone Insulin, Glucagon und Somatostatin sowie der Glucose vor und nach Fütterung einer Standardmahlzeit (400 g) wurden bei allen 9 Tieren insgesamt 64 peripher-venöse Blutprofile (je 12 Blutentnahmen über 3,5 h Dauer) erstellt. Die Hormonbestimmungen wurden mit spezifischen Radioimmunoassays durchgeführt.

c) *Auswertung*: Die Registrierungen wurden manuell ausgewertet. Zur Quantifizierung der Motilität diente ein Motilitätsindex, der Gesamtzahl und Amplitudenhöhe der Einzelkontraktionen berücksichtigte.

Ergebnisse

a) mechanische Aktivität: Abhängig vom Zeitpunkt der letzten Nahrungsaufnahme führte die direkte elektrische Stimulation auf dem Kurzdarm (Elektrode "S_K") zu einem signifikanten Anstieg ($p < 0,05$ bzw. $< 0,01$) oder zu einem signifikanten Rückgang ($p < 0,05$ bzw. $< 0,01$) des Motilitätsindexes an den Ableitungsstellen D_1, D_2 und D_3 (oral der Anastomose). Ersteres gilt für den postprandialen Zustand, letzteres war nur im Nüchternzustand der Tiere (mindestens 18 h nach der letzten Nahrungsaufnahme) zu beobachten. Ohne signifikante Veränderung des Motilitätsindex (gegenüber den nichtstimulierten Kontrollmessungen) blieb lediglich die Ableitungsstelle D_4, sofern im postprandialen Zustand "direkt" über Elektrode "S_K" stimuliert wurde (s. Tabelle 1).

Die ("indirekte") Stimulation auf der kurzen Schlinge führte, unabhängig vom Zeitpunkt der Nahrungsaufnahme, an allen Ableitungsstellen (D_1 - D_4) zu einem signifikanten Rückgang ($p < 0,05$ bzw. $< 0,01$) der Motilität (auch postprandial) gegenüber den nichtstimulierten Kontrollen (s. Tabelle 1).

Tabelle 1. Motilitäts-Index-Werte bei 9 Beagle-Hunden (Gruppe A und B; Mittelwerte $\pm$ SEM)

Stimulations-modus	Anzahl der Messungen		Motilitäts-Index	
	nüchtern	postprandial	nüchtern	postprandial
"S_K"	40	37	318$\pm$15	744$\pm$35
Kontrollen	41	41	577$\pm$25	557$\pm$19
"S_T"	22	22	266$\pm$19	345$\pm$20
Kontrollen	23	24	494$\pm$31	471$\pm$27

b) Plasmahormon- und -substratspiegel: Für die Plasmahormonspiegel von Insulin, Glucagon und Somatostatin sowie für die Glucosespiegel ergaben sich unter postprandialer Stimulation auf dem Kurzdarm (Elektrode "S_K") keine signifikant unterschiedlichen Werte gegenüber den nichtstimulierten Kontrollmessungen (insgesamt 51 Profile bei 9 Tieren von Gruppe A und B).

Die Stimulation auf der Schlinge (Elektrode "S_T") jedoch ging mit einem signifikanten ($p < 0,05$) Anstieg der Insulinwerte einher. Glucagon-, Somatostatin- und Glucosewerte blieben auch unter diesen Stimulationsbedingungen ohne signifikante Änderung gegenüber den nichtstimulierten Kontrollmessungen (insgesamt 28 Profile bei 5 Tieren der Gruppe B).

Diskussion

Die beiden Kurzdarmmodelle unterscheiden sich durch die Topographie der Stimulatonselektroden: Modell A verfügt nur über eine Stimulationselektrode auf dem Kurzdarm selbst, während Modell B eine zusätzliche blinde Schlinge als weiteren Stimulationsort aufweist. Gemeinsam ist beiden Modellen das Fehlen einer duodenalen Transsektion, die in früheren Untersuchungen (1, 2) als Voraussetzung für eine wirksame Stimulation gesehen wurde. Die direkte Stimulation auf dem Kurzdarm, die den Stimulationsmodus dieser früheren Modelle nachvollzieht, wurde hier als Kontrollsituation eines nicht wirksamen Pacing angesehen. Die kurze Schlinge wurde demgegenüber unter der Vorstellung angelegt, einen wirksamen Stimulationsort zu schaffen, da aus eigenen Untersuchungen (3) bekannt war, daß Stimulation auf einer (vom übrigen Dünndarm isolierten) Thiry-Vella-Schlinge günstige Stoffwechselbedingungen und eine erwünschte Reduktion der postprandialen Motilität mit sich bringt. Analog zu den Ergebnissen der genannten Untersuchungen (3) (mit nahezu normaler Dünndarmlänge) bewirkte die Stimulation auf der blinden Schlinge (Gruppe B) eine Motilitätsreduktion des Kurzdarmes *und* der blinden Schlinge, während die direkte Stimulation auf dem Kurzdarm (Gruppe A und B) zu einem signifikanten *Anstieg* der Fütterungsmotilität führte. Die Hormonuntersuchungen ergaben ähnlich divergierende Ergebnisse: ein signifikanter Anstieg des Insulins mit unveränderten Glucosespiegeln und identischen Glucagonwerten - unter Stimulation auf der Schlinge - weist auf eine verbesserte anabole Stoffwechselsituation hin. Ohne Verbesserung der Stoffwechselsituation (nicht veränderter Insulin-Glucagon-Quotient) verlief die direkte Stimulation auf dem Kurzdarm, was frühere Erfahrungen grundsätzlich bestätigt. Hieraus ergibt sich, daß die Duodenaldurchtrennung keine conditio sine qua non für ein beim Kurzdarmsymdrom wirksames Pacing darstellt. Aus der aufgezeigten Alternative der Elektrodenplazierung ergeben sich Aspekte für einen potentiellen therapeutischen Ansatz der Methode.

Zusammenfassung

Anhand von zwei tierexperimentellen Kurzdarmmodellen wurden die Wirkungen unterschiedlich lokalisierter elektrischer Dünndarmstimulation untersucht. Unter Berücksichtigung der Dünndarmmotilität und von Stoffwechselparametern (Plasmainsulin-, -glucagon-, -somatostatin- und -glucosespiegel) waren keine günstigen Effekte nachweisbar, sofern auf dem Kurzdarm "direkt" stimuliert wurde. Eine Alternative, die solche Wirkungen (erhöhter Insulin-Glucagon-Quotient, reduzierte postprandiale Motilität) impliziert, stellt die Stimulation auf einer isolierten Schlinge dar.

Summary

Using two different short bowel animal models the effect of small intestinal pacing was investigated following stimulation at two different electrode sites. Regarding the small intestinal motility and some metabolic parameters (levels of plasma insulin, glucagon, somatostatin , and glucose) no beneficial effects were obtained if the short bowel was stimulated directly. Those effects (increased insulin:glucagon ratio, reduced postprandial motility) were given by the stimulation of an isolated loop.

Literatur

1. Collin J, Kelly KA, Philips SF (1978) Increased canine jejunal absorption of water, glucose, and sodium with intestinal pacing. Dig Dis 23:1121-1124
2. Gladen HE, Kelly KA (1980) Enhancing absorption in the canine short bowel syndrome by intestinal pacing. Surgery 88:281-286
3. Reiser SB, Weiser HF, Schusdziarra V, Siewert JR (1989) Effect of pacing on small intestinal motor activity and hormonal response in dogs. Dig Dis Sci 34:579-584

Dr. med. S.B. Reiser, Chirurgische Klinik und Poliklinik, Technische Universität München, Klinikum rechts der Isar, Ismaninger Str. 22, D-8000 München 80

99. Die intestinale Aufnahme lebender Bakterien und der Einfluß der Immunsuppression

Intestinal Insorption of Living Bacteria and the Influence of Immunosuppression

D. Stehle, W. Saß und J. Seifert

Experimentelle Chirurgie der Abt. Allgemeine Chirurgie der Universität Kiel

Einführung

Der Gastrointestinaltrakt muß als Organ der Verdauung und Resorption die Aufnahme aller lebensnotwendigen Nährstoffe gewährleisten. Gleichzeitig beherbergt er eine Vielzahl von Kommensalen und Erregern mit ihren Antigenen und Toxinen, deren Eindringen in den Organismus abzuwehren ist. Zu seinem Schutz sind im Darm einerseits unspezifische Mechanismen vorhanden, wie Säure-, Pepsin-, Enzym-, Galle-, Lysozym- und Schleimsekretion, oder die peristaltische Tätigkeit und die physiologische Zusammensetzung der Mikroflora, andererseits aber auch spezifische Abwehrmöglichkeiten, die vor allem durch das lymphatische Gewebe im Darm repräsentiert werden (1). Den Hauptanteil des gastrointestinalen lymphatischen Gewebes stellen dabei die Peyerschen Plaques, die sich funktionell ähnlich wie die Lymphknoten als eine Konzentration unterschiedlicher T- und B-Lymphocytenpopulationen sowie Antigen präsentierender, akzessorischer Zellen darstellen.

Trotz dieser Vielfalt an Abwehrmechanismen kann es bei schwersten Verbrennungserkrankungen oder auch nach größeren abdominellen Eingriffen zum Übertritt gastrointestinaler Bakterien in die Blutbahn kommen, so daß sich schwere und auch tödlich endende Bacteriämien entwickeln können. Andererseits besitzt der Darm die physiologische Fähigkeit, über die M-Zellen in den Peyerschen Plaques intestinal applizierte Partikel (2, 3) aufzunehmen und wie z.B. Bromelin (4) oder Urtica-Pollen (5) intakt über die Lymphe in die Blutbahn einzuschleusen. Dieses Prinzip der intestinalen Partikelresorption sollte in seiner Gültigkeit auch bei lebenden Mikroorganismen überprüft werden.

Dazu dienten virulente Pseudomonas aeruginosa-Keime des Serotyps IV, mit denen der Frage nachgegangen werden sollte, ob überhaupt eine Resorption stattfindet, und wenn ja, in welchen Mengen, und ob sich diese Vorgänge durch Immunsuppression beeinflussen lassen. Um den Weg der resorbierten Partikel zu verfolgen, wurde Blut aus dem Pfortadersystem näher untersucht. Des weiteren wurde beobachtet, über welche speziellen anatomischen Strukturen die Aufnahme der Bakterien erfolgte. Dazu wurden licht- und rasterelektronenmikroskopische Untersuchungen an den Peyerschen Plaques vorgenommen.

Material und Methoden

Zu den Untersuchungen wurden insgesamt 70 Wistarratten mit einem KG von 305 $\pm$ 10 g verwandt, die unter standardisierten Bedingungen gehalten wurden und 24 h vor Versuchsbeginn nüchtern waren. 2 h vor Versuchsbeginn wurde in einem separaten Labor eine Keimsuspension von lebenden Pseudomonas aeruginosa - Serotyp VI - Bakterien in einer Konzentration von 3,57 $\pm$ 0,47 x 10^9 pro ml in physiologischer Kochsalzlösung hergestellt. Nach sorgfältiger Alkoholdesinfektion des Operationsfeldes erfolgte in Äther- und Chloralhydratnarkose eine mediane Laparotomie.

Die zuvor bereitete Keimsuspension wurde sodann über eine orale Duodenalsonde appliziert. Über einen Zeitraum von 1,5 h erfolgte nun mit einer feinen 27er Gauge-Nagel in definierten, regelmässigen Zeitabständen eine Punktion der V. portae, wobei jeweils standardisiert 200 µl Blut gewonnen wurden, die direkt auf Blutagarplatten ausgestrichen wurden. Nach einer Bebrütungszeit von 48 h bei 37°C erfolgte die Auswertung. Die jetzt auf den Agarplatten befindlichen Kolonien wurden auf ihren Gehalt an Cytochromoxidase untersucht und im positiven Falle auf den für Pseudomonaden spezifischen Kingagar verbracht; hier erneut 24 h bebrütet und sodann wiederum auf die typischen Farbstoffe hin untersucht. Nur Kolonien, die zusätzlich immunologisch den Serotyp VI erkennen ließen, wurden einwandfrei als oral verabreichte Pseudomonaden angesehen, da in Vorversuchen geklärt war, daß die den Versuchen zugeführten Tiere einen solchen Serotyp nicht besaßen. Diese Untersuchungen wurden an insgesamt 10 Tieren vorgenommen.

Mit 11 Cyclosporin-A immunsupprimierten Tieren wurde, wie oben bereits dargelegt, in identischer Weise verfahren. Das Cyclosporin-A wurde an 5 aufeinander folgenden Tagen intraperitoneal zu jeweils 15 mg/kg KG verabreicht, wobei der Serumtiter in der polyklonal unspezifischen Radioimmunassay-Analyse 1290 $\pm$ 60 ng/ml betrug.

Weiterhin wurde der Resorptionsmechanismus rasterelektronenoptisch erarbeitet; sowohl bei normalen als auch bei immunsupprimierten Tieren. Dazu erfolgte die Keimapplikation in einem closed-loop Modell mit intakter mesenterialer Blutversorgung. Die Resorptionszeit betrug einheitlich 10'. Die Präparate für die Lichtmikroskopie wurden in gleicher Weise hergestellt, um nach Fixierung auf 5µ-Schnitten Peroxidase-markierte Pseudomonas-Antikörper aufzubringen.

Ergebnisse

Im Domfollikelepithel der Peyerschen Plaques konnten lichtmikroskopisch einzelne Pseudomonaden und auch Bakterienakkumulationen nachgewiesen werden, die die Epithelbarriere bereits überwunden hatten, wobei jedoch keine Aussage über den Resorptionsmechanismus gemacht werden konnte. Deswegen erfolgten weitergehende Untersuchungen elektronenoptisch. Hier fanden sich zahlreiche Pseudomonaden auf den M-Zellen der Peyerschen Plaques. Mehrfach konnte ein Greifverhalten der M-Zell-Mikrofalten beobachtet werden, das auf ein aktives Insorptionsverhalten schließen ließ, zumal dieses primäre Insorptionsverhalten ausschließlich auf M-Zellen gefunden wurde, während bei den auf der enteroresorptiven Zellen liegenden Bakterien keinerlei Anzeichen für einen resorptiven Vorgang der Zellen zu erkennen war.

Die Analysen des Pfortaderblutes ergaben, daß Pseudomonaden schon nach 5' im Blut erschienen (s. Abb. 1), jedoch nach nur 1,5 h nicht mehr nachweisbar waren. Dabei zeigten sich bei den einzelnen Tieren jeweils 2 Resorptionsmaxima, von denen eines innerhalb der ersten 30' und ein weiteres bei etwa 50' nach der Applikation erschien. Von der hohen Anzahl applizierter Bakterien wurden nur wenig Keime im Pfortaderblut wiedergefunden. Das trifft ganz besonders zu für die immunsupprimierten Tiere, bei denen der Anteil isolierter Keime in Beziehung zu der Anzahl applizierter Keime geradezu verschwindend klein war.

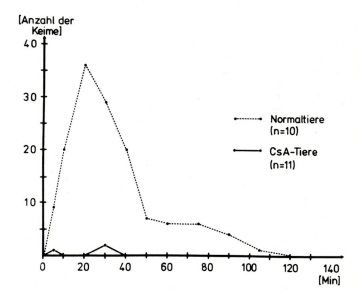

Abb. 1. *Anzahl der aus dem Pfortaderblut nach intestinaler Applikation isolierten, lebenden Pseudomonaden bei unbehandelten und mit Cyclosporin-A immunsupprimierten Wistarratten*

Die Untersuchungen zeigen, daß es sich ganz offensichtlich um ein aktives Verhalten der M-Zellen auf den Peyerschen Plaques handelt, die sehr schnell die applizierten Keime aufnehmen und tieferen Schichten zuführen. Auf ein solches aktives Zellverhalten deutet auch das Umgreifen der Bakterien durch die Mikrofalten der M-Zellen hin und andererseits die quantitativen, mikrobiellen Analysen, die ganz offensichtlich keinesfalls einen passiven Diffusionsverlauf durch die Darmwand darstellen.

Diskussion

Die Fähigkeit des Gastrointestinaltraktes, Moleküle zu resorbieren, beruht nicht nur auf der Fähigkeit, Stoffe in enzymatisch degradierter Form aufzunehmen, sondern auch als großmolekulare, biologisch aktive Partikel (1, 2). Ohne hochspezialisierte Mechanismen wäre die Aufnahme ganzer Partikel nicht denkbar. Diese Aufgabe übernimmt offensichtlich das darm-assoziierte-lymphoepitheliale-System mit seinen Peyerschen Plaques in der Dünndarmwand, die von einer Anhäufung von Lymphfollikeln unterhalb der Muscularis mucosae gebildet werden. Das follikel-assoziierte Epithel besteht neben den enteroresorptiven Zellen auch aus M-Zellen, die statt Mikrovilli auf ihrer Oberfläche kurze, dicke Zellfortsätze tragen. Diese Mikrofalten der M-Zellen versetzen den Organismus in die Lage, makromolekulare Partikel aktiv aufzunehmen, um diese Stoffe dann immunologisch zu erkennen und entsprechend darauf zu antworten (5).

Auf Grund der hier dargestellten Untersuchungen konnte wahrscheinlich gemacht werden, daß auch lebende Mikroorganismen diesem Mechanismus unterliegen. Damit erhält der Organismus offensichtlich Informationen über den momentanen Inhalt bzw. über die Zusammensetzung der antigenen Strukturen im Gastrointestinaltrakt selbst. Diese von uns als Insorption bezeichneten Vorgänge laufen zudem sehr schnell ab. Schon 5' nach Kontakt des Darmes mit den Bakterien fanden sich diese bereits im Blut, wobei die sehr geringe Anzahl der im Pfortaderblut gefundenen Pseudomonaden im Verhältnis zu den vorher applizierten darauf hinweist, daß es sich hier nicht um einen klassischen Resorptionsmechanismus handelt, mit dem der Organismus enzymatisch gespaltene Nahrungsbestandteile aufnimmt, sondern um einen hoch spezifischen Vorgang, der vom Immunsystem ausgeht und welcher vermutlich der Erkennung von Antigenen dient. Andererseits muß berücksichtigt werden, daß die Bakterien erst den Mucosablock, eine Barriere vieler unspezifischer, auch immunologischer Schutzfaktoren überwinden müssen, um im Blut zu erscheinen. Wodurch die Beeinträchtigungen der Insorptionsvorgänge bei den Cyclosporin-A immunsupprimierten Tieren zustande kommt, konnte bislang nicht geklärt werden. Ebenso ist bislang unklar, welchen Einfluß die zwischen den Lymphfollikeln der Darmschleimhaut verstreut liegenden T-Zellareale, die in enger Beziehung zu postcapillären Venulen stehen (1), auf die deutlich geringere Anzahl isolierter Pseudomonaden bei den immunsupprimierten Tieren ausüben.

Zusammenfassung

M-Zellen auf den Peyerschen Plaques (PP) sind in der Lage, partikelartige Antigene sehr schnell intracellulär zu insorbieren. In einem Tiermodell wurde mit lebenden Bakterien (Pseudomonas aeruginosa, Ps.aer.) die Gültigkeit einer solchen intestinalen Aufnahme bei normalen und immunsupprimierten Tieren überprüft. In 2 ml physiologischer NaCl wurden 7×10^9 Lebendkeime intraduodenal über eine orale Sonde verabreicht. In standardisierten Zeitintervallen erfolgten aus der V. portae Blutprobenentnahmen. Die mikrobielle Analyse dieser Blutproben offenbarte, daß offensichtlich bereits 5' nach der intestinalen Keimapplikation eben diese Ps.aer. im Pfortaderblut nachzuweisen waren. Die Immunsuppression bewirkte eine deutliche Abnahme der lebenden Ps.aer. im Pfortaderblut und REM-Untersuchungen ergaben, daß die Bakterien primär über M-Zellen auf den PP insorbiert wurden.

Summary

M cells of Peyer's patches (PP) manage the rapid insorption of particlelike antigens across the intestinal wall. In an animal model the intestinal uptake of living bacteria (Pseudomonas aeruginosa, Ps.aer.) has been investigated in normal and immunosuppressed rats. After intraduodenal administration of $7 \cdot 10^9$ living bacteria in 2 ml saline solution, portal vein blood was obtained and bacterial growth analyzed. Results revealed that already 5 min after administration living Ps.aer. were present within portal vein blood. SEM investigations emphasized the M cells of PP as the histological location of entrance of bacteria, and immunosuppression obviously decreased the amount of living bacteria within portal vein blood.

Literatur

1. Gebbers J-O, Laissue JA (1984) Das intestinale Immunsystem. Teil 1. Funktionelle Aspekte. Med Klin 79,1:13-19
2. Fujimura Y (1986) Functional morphology of microfold cells (M-cells) in Peyer's patches - phagocytosis and transport of BCG by M-cells into rabbit Peyer's patches. Gastroenterol Jpn 21:325-335
3. Volkheimer G, Hermanns E, John H, Al Abesie F, Wachtel S (1964) Über die Resorption und Ausscheidung von intakten Hefezellen. Zbl Bakt (Orig A) 192:121-125
4. Seifert J, Ganser R, Brendel W (1979) Die Resorption eines proteolytischen Enzyms pflanzlichen Ursprungs aus dem Magen-Darm-Trakt in das Blut und in die Lymphe von erwachsenen Ratten. Z Gastroenterol 1,17:1-8
5. Saß W, Dreyer H-P, Böckeler W, Hamelmann H, Seifert J (1987) Prinzipien der Partikelresorption im Magen-Darm-Trakt. Z Gastroenterol 25:306-315

Dr. D. Stehle, Experimentelle Chirurgie, Abt. Allgemeine Chirurgie, Universität Kiel, Michaelisstr. 5, D-2300 Kiel 1

100. Interleukinprofil bei chronisch entzündlichen Darmerkrankungen: Präoperativer Status und postoperativer Verlauf von sIL-2R, IL-1 und IL-6 im peripheren Venenblut

Enhanced Levels of Soluble Interleukin-2 Receptor and Interleukin-6 in the Peripheral Blood of Patients with Active Crohn's Disease and Ulcerative Colitis

G. Schürmann[1], M. Betzler[1], S. Post[1], B. Endler-Jost[2], S. Meuer[2] und C. Herfarth[1]

[1]Chirurgische Universitätsklinik Heidelberg
[2]Abteilung für Angewandte Immunologie am Deutschen Krebsforschungszentrum Heidelberg

Die chronisch entzündlichen Darmerkrankungen M. Crohn (MC) und Colitis ulcerosa (UC) sind durch ein lymphomonocytäres Zellinfiltrat mit für beide Erkrankungen charakteristischen Entzündungsmustern gekennzeichnet. Wesentliche Mediatoren der immunologischen Aktivierung sind Interleukine (IL), die mit zunehmender Kenntnis ihrer Funktionsweise und der Möglichkeiten ihrer Analyse im Serum Optionen für einen sensiblen systemischen Parameter der intestinalen Entzündungsaktivität eröffnen. Es war das Ziel der vorliegenden Studie, Serumspiegel des löslichen Interleukin-2 Receptors (sIL-2R), IL-1 und IL-6 prä- und postoperativ zu analysieren und die Daten mit konventionellen Entzündungsparametern dieser Patienten zu vergleichen. Durch Verlaufskontrollen sollte geprüft werden, inwieweit die neuen Aktivierungsparameter die Floridität der Erkrankung reflektieren.

Interleukine

Das IL-2/IL-2-Receptorsystem ist in eine Vielzahl immunologischer Reaktionen eingebunden und induziert u.a. über eine Aktivierung cytotoxischer T Zellen und Natural Killer Zellen die autoimmune Zelldestruktion. Der IL-2 Receptor wird hauptsächlich von aktivierten T Zellen ab der G1-Phase exprimiert. Der lösliche Receptoranteil (sIL-2R) hat ein Molekulargewicht von 45 - 55 kD und wurde bisher bei einigen Virusinfektionen (z.B. AIDS) und Autoimmunerkrankungen erhöht vorgefunden.

IL-1 wird vornehmlich von aktivierten Monocyten/Makrophagen gebildet und dient als Monokin der initialen T Zellaktivierung. Weitere biologische Funktionen sind B Zell Stimulierung, die Induktion von Hepatocyten zur Bildung von Akut-Phase-Proteinen und die Triggerung der Eicosanoidsynthese. Als genetisch unterschiedlich codierte Form wird IL-1α von IL-1β unterschieden bei wahrscheinlich identischer biologischer Funktion. IL-1β hat ein Molekulargewicht von 32 kD und ist normalerweise im Serum nicht nachweisbar.

IL-6 (MG 23 - 30 kD) hat ebenfalls zahlreiche Funktionen und wird u.a. von Endothelzellen, T und B Zellen sowie von Makrophagen gebildet. Während der Immunantwort beeinflußt IL-6 wesentlich Wachstum und Differenzierung von T und B Zellen, für T Zellen synergistisch mit IL-1.

Patienten

M. Crohn: 10 Patienten im Alter von 22 - 50 Jahren, davon 9 Frauen und ein Mann. 8 Patienten erhielten präoperativ Cortison, 2 keine Crohn-spezifische Medikation (CD1, CD2). 4 Patienten hatten ausschließlich einen Crohnbefall des Dünndarms (CD2, CD5, CD7, CD8), 2 ausschließlich des Dickdarms (CD1, CD6), die übrigen 4 Patienten zeigten einen kombinierten Dünn- und Dickdarmbefall (CD3, CD4, CD9, CD10). Operationen: Dünndarmresektion (CD2), Dünndarmresektion und mehrfache Strikturoplastik (CD8), Ileocöcalresektion (CD3, CD5, CD7, CD9), Sigmaresektion (CD4), subtotale Colektomie (CD1, CD6), kombinierte Dünndarmresektion und subtotale Colektomie (CD10). Insgesamt galt das Prinzip der "sparsamen Resektion".

Colitis ulcerosa: 10 Patienten im Alter von 18 - 48 Jahren, 5 Frauen und 5 Männer. Alle Patienten zeigten eine endoskopisch-bioptisch, radiologisch und klinisch gesicherte UC, die refraktär gegenüber medikamentöser Therapie war und teilweise seit über 10 Jahren bestand. Operativ wurden partielle Colektomien, subtotale Colektomien mit Ileorectostomien und totale Colektomien mit Proktomucosektomien mit pouchanaler Anastomose durchgeführt.

Intraoperativ, nach der präoperativen Blutabnahme, wurde sowohl bei CD als auch bei UC eine Cortisonmedikation begonnen (100 mg Hydrocortison), die bei CD postoperativ auf eine Erhaltungsdosis von 12 - 16 mg Prednisolonäquivalent für 4 Monate reduziert wurde.

Kontrollen: Präoperativ entnommenes Venenblut von 5 gesunden Probanden, die zur Metallentfernung nach vorausgegangener Osteosynthese stationär waren.

Serumanalysen

Die Proben wurden unmittelbar nach Entnahme zentrifugiert und aliquottiert tiefgefroren. Nach Abschluß des Sammelvorganges wurden die Proben zur seriellen IL-Bestimmung aufgetaut und wie folgt bearbeitet: a) IL-6. Bioassay, Zielzellinie B9 mit 3×10^3 Zellen/well. Spontanproliferation 9653. Messung gegen eine Standardkurve mit rekombinantem IL-6. Angaben der Proliferationsaktivität in (x 10^3 cpm). b) Löslicher IL-2 Receptor. ELISA mit IL-2 Receptor Testkit "Cellfree" (T Cell Science, Cambridge, USA). Angaben der sIL-2R Konzentration in (U/ml). c) IL-1ß . RIA mit Testkit (Medgenic, Belgien). Angaben der IL-1ß Konzentration in (ng/ml).

Ergebnisse

M. Crohn (vgl. Tabelle 1): 8 MC-Patienten zeigten präoperativ erhöhte Serumwerte des löslichen IL-2 Receptors, die bei 7 Patienten auch am 10. postoperativen Tag fortbestanden. Die Werte eines Patienten (MC9) hatten sich postoperativ normalisiert. 3 Monate nach Resektion war sIL-2R bei 3 von 5 Patienten erhöht. IL-6 war präoperativ bei 6 Patienten erhöht, davon in drei Fällen erheblich (größer 50×10^3 cpm; MC5, MC6, MC8). 3 dieser Patienten zeigten 10 Tage postoperativ normale Werte, und nur bei einem von 5 Patienten war IL-6 3 Monate postoperativ erhöht. IL-1ß lag präoperativ stets im Normbereich. 3 von 4 präoperativ deutlich erhöhten CRP-Werten (größer 2 mg/dl) lagen postoperativ im Normbereich, wohingegen Neopterin, präoperativ bei 5 Patienten deutlich (größer 7,0 nmol/l) und bei 4 weiteren Patienten leicht erhöht (zwischen 6,0 und 7,0 nmol/l), postoperativ in 8 Fällen erhöht blieb. 5 der 6 Patienten mit einer präoperativen Leukocytose hatten gleichzeitig erhöhte sIL-2R Serumspiegel; 4 dieser Patienten zeigten simultan erhöhte IL-6 Werte (MC5, MC7, MC8, MC9). Präoperativ erhöhtes sIL-2R ohne Leukocytose wurde bei 4 Patienten gefunden (MC3, MC4, MC6, MC10). Bei einem dieser Patienten war auch IL-6 erhöht (MC6).

Colitis ulcerosa (vgl. Tabelle 2): 9 UC-Patienten hatten präoperativ im Vergleich zu gesunden Kontrollen erhöhte sIL-2-Serumspiegel, wobei die Absolutwerte meist höher als bei MC-Patienten lagen. 10 Tage postoperativ fanden wir sIL-2R bei einigen Patienten höher, bei anderen Patienten aber auch niedriger als präoperativ, insgesamt zeigten zu diesem Zeitpunkt 9 von 10 UC-Patienten höhere Werte als die Kontrollen. Hingegen lag IL-6, das bei der Hälfte der Patienten präoperativ erhöht war, 10 Tage postoperativ bei allen 5 Patienten wieder im Normbereich. IL-1 war in je einem Falle prä- und postoperativ erhöht. CRP war bei UC, im Gegensatz zu MC, präoperativ stets unter 2 mg/dl. Die perioperativen Neopterinspiegel zeigten ähnliche Veränderungen wie bei MC.

6 Patienten hatten präoperativ erhöhtes sIL-2R ohne Leukocytose; bei 5 dieser Patienten war auch IL-6 erhöht (UC2, UC4, UC5, Uc&, UC7). Eine simultane massive perioperative Erhöhung von sIL-2R, IL-6, CRP und Neopterin lag bei 2 Patienten vor (UC4, UC5).

Diskussion

Die intestinale Aktivierung immunkompetenter Zellen bei M. Crohn und Colitis ulcerosa geht bei bis zu 90% der Patienten mit erhöhten Serumspiegeln des löslichen IL-2 Receptors und von IL-6 einher. Während sIL-2R in den meisten Fällen auch postoperativ erhöht bleibt, normalisiert sich der IL-6 Wert bei etwa der

Tabelle 1. Perioperativer Status von sIL-2R, IL-6 und konventionellen Entzündungsmarkern bei Morbus Crohn

Morbus Crohn Pat.	sIL-2R x10³ U/ml			IL-6 x10³ cpm			Neopterin nmol/l			CRP mg/dl			Leukocyten x10³			Crohn-Lokalisation*
	0[a]	1	2	0	1	2	0	1	2	0	1	2	0	1	2	
MC1	500	500	<[b]	40	70	<	11,8	9,7	8,5	5,7	1,5	<	11,8	9,7	8,6	−|+
MC2	400	n.d.[c]	400	<	<	<	10,6	7,7	6,0	1,5	<	<	21,4	12,4	6,4	+|−
MC3	550	700	550	<	40	<	7,3	18,8	8,7	<	1,3	<	9,6	7,8	8,8	+|+
MC4	700	750	<	<	<	<	6,2	<	<	3,2	<	<	8,2	9,8	4,8	+|+
MC5	<	450	400	60	<	60	6,1	7,1	6,4	<	<	<	10,1	7,1	8,4	+|−
MC6	600	550	n.d.	100	<	n.d.	7,5	9,1	n.d.	8,2	<	n.d.	6,3	6,8	n.d.	−|+
MC7	<	400	n.d.	45	40	n.d.	6,8	<	n.d.	<	<	n.d.	13,1	10,5	n.d.	+|−
MC8	600	700	n.d.	<	<	n.d.	6,1	6,7	n.d.	<	<	n.d.	12,9	8,0	n.d.	+|−
MC9	400	<	n.d.	33	<	n.d.	7,1	17,4	n.d.	<	<	n.d.	10,8	8,2	n.d.	+|+
MC10	800	800	n.d.	<	<	n.d.	17,3	9,6	n.d.	3,6	0,6	n.d.	6,9	4,8	n.d.	+|+
Kontr.	<300			<30			<6,0			<0,6						

*Crohn-Lokalisation: +\|− = ausschließlich Dünndarmbefall, −\|+ = ausschließlich Dickdarmbefall, +\|+ = kombinierter Dünn- und Dickdarmbefall. [a]Abnahmezeiten: 0 = Präoperativ, 1 = 10 Tage postoperativ, 2 = 3 Monate postoperativ. [b]"<" = innerhalb des durch die Kontrollgruppe definierten Normalbereiches. [c]"n.d." = nicht durchgeführt

Tabelle 2. Perioperativer Status von sIL-2R, IL-6 und konventionellen Entzündungsmarkern bei Colitis ulcerosa

Colitis ulcerosa Pat.	sIL-2R $\times 10^3$ U/ml 0	1	IL-6 $\times 10^3$ cpm 0	1	Neopterin nmol/l 0	1	CRP mg/dl 0	1	Leukocyten $\times 10^3$ 0	1
UC1	750	650	<	<	10,6	6,6	0,7	<	15,9	13,0
UC2	550	1000	45	<	<	<	0,8	<	8,4	9,6
UC3	400	900	<	<	6,8	8,8	<	1,2	6,2	9,7
UC4	800	1300	45	45	16,8	25,5	1,1	1,4	7,8	20,5
UC5	1600	1050	60	90	15,8	11,0	1,8	3,4	7,0	7,0
UC6	550	550	33	45	10,4	6,7	0,7	<	7,2	9,2
UC7	950	<	70	<	6,5	7,4	1,0	0,6	11,9	14,0
UC8	700	550	40	40	6,4	6,5	0,7	<	6,0	6,8
UC9	<	750	<	<	7,1	6,6	<	<	7,5	11,4
UC10	550	1100	<	<	<	11,6	0,9	0,6	14,6	18,1

Fußnoten, s. Tabelle 1

Hälfte der Patienten schon am 10. postoperativen Tag. Die postoperativ persistierende Erhöhung von sIL-2R kann durch eine lange Halbwertszeit des Proteins, die bei MC oftmals belassene mikroskopische Restentzündung oder durch zirkulierende aktivierte T Zellen bedingt sein. Auch andere Untersucher fanden sIL-2R bei MC-Patienten erhöht, in Korrelation zu klinischen Entzündungsparametern (2), aber auch bei inaktivem Crohn (4). Der sIL-2R Serumspiegel ist von der Höhe der Cortisonmedikation unabhängig (4), was auch die Dissoziation der Leukocytenzahl in Fällen mit hohem sIL-2R und cortisoninduzierter Leukocytopenie erklären könnte. Bei drei unserer cortisonbehandelten Patienten mit erhöhtem sIL-2R und normaler Leukocytenzahl lag eine ungewöhnlich schwere Verlaufsform der Crohnerkrankung vor mit ausgedehnten Entzündungsarealen des Colon.

Il-1β war in unserem Kollektiv in nahezu keiner Probe nachweisbar. Auch dieser Effekt wurde als cortisonbedingt beschrieben. Bestimmungen von IL-1β an stimulierten Monocyten/Makrophagen, die aus dem peripheren Venenblut und der Lamina propria mucosae Crohnkranker isoliert wurden, zeigten sowohl erhöhte Spiegel in Überständen (1, 5), als auch IL-1β Werte, die unter denen gesunder Kontrollen lagen (2).

Von IL-6 ist vornehmlich eine Mediatorfunktion in der Differenzierung von T (und B) Zellen bekannt. Unsere Ergebnisse zeigen diesen Parameter präoperativ bei 60% der Patienten erhöht. Der rasche Abfall von IL-6 nach Resektion Crohn-befallener Darmsegmente bei etwa der Hälfte dieser Patienten könnte ein Hinweis auf die Sensibilität von Serum-IL-6 für die Ausdehnung der intestinalen Entzündung sein.

Im Vergleich mit konventionellen Entzündungsparametern stellt sIL-2R nach unseren Daten den empfindlicheren Aktivitätsparameter dar, was, wie bei IL-6, noch der Bestätigung an größeren Patientenkollektiven bedarf. Erhöhtes sIL-2R unterstreicht die ätiopathogenetische Bedeutung der (intestinalen) immunologischen Aktivierung, insbesondere des IL-2/IL-2 Receptorsystems. Hieraus leiten sich Optionen für eine T Zell selektive Immunsuppression ab, wie die derzeit unter Studienbedingungen durchgeführte Blokkade der IL-2 Produktion mit Cyclosporin A oder eine Blockade des IL-2 Receptors. Die Serumbestimmung von sIL-2R empfiehlt sich als sensibler Kontrollparameter solcher Therapieansätze.

Zusammenfassung

Bei 10 Patienten mit M. Crohn (MC) und 10 Patienten mit Colitis ulcerosa (UC) wurde präoperativ, 10 Tage postoperativ und bei einem Teil der Patienten 3 Monate postoperativ der lösliche Interleukin-2 Receptor (sIL-2R), IL-1 und IL-6 im Serum analysiert und mit der Leukocytenzahl, Neopterin und C-reaktiven Protein dieser Patienten verglichen. 8 MC-Patienten und 9 UC-Patienten zeigten präoperativ deutlich erhöhte sIL-2R-Serumwerte (MC: 568 ± 128, UC: 761 ± 355, Kontrollen: $< 300 \times 10^3$ U/ml), die 10 Tage postoperativ nahezu unverändert persistierten. IL-6 war bei je 6 MC/UC-Patienten präoperativ erhöht (MC: 63 ± 30, UC: 48 ± 13, Kontrollen: $< 30 \times 10^3$ cpm) und normalisierte postoperativ in der Hälfte der Fälle. Die Serumbestimmung von IL-2R ist ein empfindlicher Parameter der intestinalen Entzündung. Sie empfiehlt sich auch als Verlaufsparameter bei Therapien, die über eine Blockade des IL-2/IL-2 Receptorsystems wirken.

Summary

Serum levels of soluble interleukin-2 receptor (sIL-2R), IL-1, and IL-6 of ten patients with Crohn's disease (CD) and ten patients with ulcerative colitis (UC) were determined preoperatively, 10 days postoperatively, and in some of the patients 3 months after the operation and compared to leukocyte count, neopterin, and C-reactive protein of these patients. In eight patients with MC and in nine patients with UC, sIL-2R was highly elevated preoperatively (CD 568 ± 138; UC 761 ± 355; controls $< 300 \times 10^3$ U/ml) and at day 10 postoperatively. IL-6 was elevated in six of ten patients in both groups (CD 63 ± 30; UC 48 ± 13, controls < 30 c 10^3 cpm) with a decrease to normal values in half of the patients 10 days postoperatively. sIL-2R seems to be a sensitive parameter of intestinal inflammatory activity. Determination of serum sIL-2R may be useful as an indicator in therapies affecting the IL-2-IL-2 receptor system.

Literatur

1. Mahida YR, Wu K, Jewell DP (1989) Enhanced production of interleukin 1β by mononuclear cells isolated from mucosa with active ulcerative colitis of Crohn's disease. Gut 30:836

2. Müller C, Knoflach P, Zielinski CC (1989) T cell activation in Crohn's disease: INcreased levels of interleukin-2 receptor in serum and in supernatants of stimulated peripheral blood mononuclear cells. Gastroenterol 96:291
3. Murata Y, Niida N, Munakata A, Yoshida Y, Kuroe K (1989) Decreased phagozytosis and low interleukin-1 activity by monocytes in inflammatory bowel disease. Gastroenterol 96:291
4. Proujansky R, Carpenter AB (1989) Soluble IL-2 receptor and cd8 in children and adolescents with inflammatory bowel disease. Gastroenterol 96:293
5. Suzuki Y, Tobin A, Quinn D, Whelan A, O'Morain C (1989) Interleukin-1 in inflammatory bowel disease. Gastroenterol 96:300

Unser Dank gilt der ausgezeichneten technischen Assistenz von Frau Ines Müller. Die Studie wurde teilweise durch den "Verband der Lebensversicherungsunternehmen" unterstützt.

Dr. G. Schürmann, Chirurgische Universitätsklinik Heidelberg, Im Neuenheimer Feld 110, D-6900 Heidelberg

101. Perianale Komplikationen des M. Crohn. Interdisziplinäres Therapiekonzept – eine prospektive Studie

Perianal Crohn's Disease – A Prospective Study of Interdisciplinary Management

M. Starlinger, F. Makowiec, A. El Mouaaouy, C. Haag, M. Skalej und H. Jenss

Chirurgische, Medizinische und Radiologische Klinik, Universität Tübingen

Einleitung

Perianale Komplikationen wie Fistel, Abscesse und Fissuren treten bei etwa 50% der Patienten mit M. Crohn im Verlauf der Erkrankung auf. Sie sind gekennzeichnet durch sehr unterschiedlichen Krankheitswert und rezidivierenden Charakter.

Die Spontanheilungsrate ohne chirurgische Behandlung wird in manchen Arbeiten mit bis zu 60% angegeben (1). Über den Einfluß der intestinalen Krankheitsaktivität auf die Entstehung oder Aktivität der perianalen Veränderungen existieren unterschiedliche Meinungen (2, 3, 4), auch der Einfluß der Krankheitsaktivität im Rectum wird unterschiedlich beurteilt (2, 5). Obwohl lokale chirurgische Maßnahmen wie Fistelspaltungen bei vielen Patienten zur kompletten Abheilung des Fistelleidens führen, benötigt doch eine Reihe von Patienten mehr als eine solche Operation. Wiederholte lokalchirurgische Eingriffe gefährden frühzeitig den Schließmuskel, so daß sich ein möglichst konservatives Vorgehen durchgesetzt hat. Die sehr unterschiedlichen Meinungen basieren ausschließlich auf retrospektiv gewonnenen Daten. Des weiteren können die meisten Berichte in der Literatur wegen mangelhafter oder fehlender Klassifikation der perianalen Veränderungen, insbesondere der Fisteln, nur eingeschränkt beurteilt und miteinander verglichen werden. Eine prospektive Studie sollte daher folgende Fragen klären:

1. Besteht eine Korrelation zwischen intestinaler und perianaler Krankheitsaktivität?
2. Führt eine konsequente medikamentöse/chirurgische Therapie der intestinalen Veränderungen zur Abheilung der Fisteln bei minimalen lokalchirurgischen Maßnahmen?
3. Gelingt es unter Zuhilfenahme von NMR und Endosonographie, den notwendigen Eingriff zu beschränken?

Material und Methodik

In der vorliegenden prospektiven Studie wurden die Daten von 42 Patienten mit M. Crohn und perianalen Fisteln erfaßt. Erhoben wurden klinischer Befund mit Anzahl der Fisteln, die Fistelaktivität wurde definiert durch Vorhandensein von Abscessen oder konstanter eitriger Sekretion. Die Krankheitsaktivität im Rectum und übrigen Intestinaltrakt wurde rektoskopisch oder coloskopisch (z.T. intraoperativ in Narkose) bestimmt, der CDAI wurde bei jeder Untersuchung berechnet. Die lokale chirurgische Therapie beschränkte sich auf die Drainage von Abscessen oder eitrig sezernierender Fisteln, es wurde keine Fistulotomie durchgeführt. Die intestinale Krankheitsaktivität wurde medikamentös und/oder chirurgisch behandelt.
6 von 42 Patienten hatten bei Studienbeginn bereits ein Stoma, bei dreien wurde es im Verlauf angelegt.

Das Geschlechtsverhältnis männlich:weiblich war 1:1,1 bei einem Durchschnittsalter von 31 Jahren (Bereich: 17 - 57 Jahre). Die durchschnittliche Krankheitsdauer bei Studienbeginn betrug 9,6 Jahre (0,5 - 30 Jahre), die mittlere Dauer der perianalen Erkrankung war 5,1 Jahre (0 - 22 Jahre). 26 Patienten waren schon intestinal voroperiert, mindestens eine perianale Voroperation hatten schon 32 der 42 Patienten gehabt. Bei 2 Patienten war ein isolierter Ileumbefall beschrieben, bei 8 eine isolierte Colitis und bei 32 Patienten war eine Ileocolitis dokumentiert.

Ergebnisse

Bei Studienbeginn präsentierten sich 29 Patienten mit aktiven Fisteln, bei 13 war die perianale Erkrankung inaktiv. Die Patienten mit aktiven Fisteln zeigten eine deutlich höhere intestinale Krankheitsaktivität als diejenigen mit inaktiven Fisteln (mittlerer CDAI 152 bzw. 57; Abb. 1). Die Aktivität im Rectum war bei diesen Patienten im Schnitt ebenfalls deutlich höher (Tabelle 1).

Im Verlauf konnte bei 23 von 29 Patienten mit initial aktiver Fistelerkrankung eine Inaktivierung erzielt werden. Der mittlere Abfall des CDAI betrug dabei 58% des Ausgangswertes (Bereich 3 - 100 %), die Aktivität im Rectum war bei 17 von 19 Patienten mit initial nachgewiesener Rectumaktivität deutlich zurückgegangen.

2 Patienten mit langjährig vorbestehender perianaler Erkrankung mußten proktektomiert werden, einer aufgrund einer Stuhlinkontinenz nach multiplen Fistulotomien, der andere wegen einer ausgeprägten Analstenose. 4 der 29 Patienten erhalten noch eine aktive Behandlung.

Die mittlere Zeit bis zum Abklingen der Fistelaktivität betrug 11 Wochen (4 - 27 Wochen). Bei den 5 Patienten mit Stomata waren die Fisteln nach im Mittel 7 Wochen inaktiviert (4 - 12 Wochen), bei Patienten ohne Stoma war diese Therapiephase länger (im Mittel 12 Wochen, Bereich von 4 - 27 Wochen).

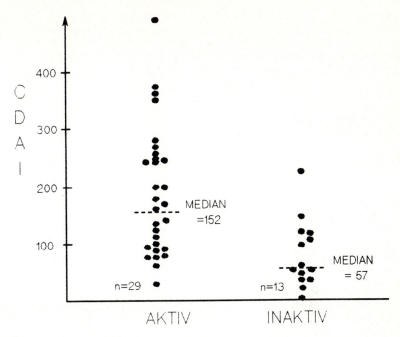

Abb. 1. Korrelation zwischen Aktivität der perianalen Fisteln und der intestinalen Krankheitsaktivität (CDAI) bei 42 Patienten

Tabelle 1. Korrelation zwischen Aktivität der perianalen Fisteln und der Krankheitsaktivität im Rectum bei 42 Patienten

Fistelaktivität	Rectumaktivität		
	hoch	mittel	inaktiv
aktiv (n = 29)	9	15	5
inaktiv (n = 13)	0	4	9

Bei 6 Patienten mit 12 Wochen nach Therapiebeginn immer noch aktiven Fisteln konnte zu diesem Zeitpunkt ein mit durchschnittlich 16% nur geringer CDAI-Abfall erreicht werden, nach Abklingen der Fistelaktivität hatten auch diese einen mittleren Abfall von 47% zu verzeichnen. Bei 26 Patienten wurden kernspintomographische Untersuchungen des Fistelsystems durchgeführt, 28 hatten eine oder mehrere endosonographische Erhebungen. Bei 8 Patienten konnten durch diese bildgebenden Verfahren somit sonst nicht nachweisbare tiefe Abscesse lokalisiert werden, während der operativen Abscessdrainage konnte mit der Endosonographie bei allen Patienten verläßlich die Lage der Veränderungen aufgezeigt werden.

Schlußfolgerungen

Es besteht eine direkte Beziehung zwischen intestinaler Krankheitsaktivität (einschließlich der Aktivität im Rectum) und der

Aktivität perianaler Fisteln. Eine erfolgreiche Reduzierung der intestinalen Aktivität führt bei Anwendung von nur minimalen lokalchirurgischen Maßnahmen zur Inaktivierung bei einem hohen Prozentsatz der Patienten. Die Kernspintomographie dokumentierte präoperativ verläßlich tiefe Veränderungen, die endorectale Sonographie erwies sich für die intraoperative Lokalisierung als unverzichtbar.

Durch ein konsequentes interdisziplinäres Vorgehen kann also bei der Mehrzahl dieser Patienten ohne größere lokalchirurgische Eingriffe die Fistelaktivität zum Abklingen gebracht und damit der Schließmuskel erhalten werden.

Zusammenfassung

In einer prospektiven Studie konnte eine direkte Beziehung zwischen intestinaler Krankheitsaktivität und der Aktivität perianaler Fisteln (n = 42) nachgewiesen werden. Ein Drittel der Patienten waren im Studienverlauf asymptomatisch, entsprechend wiesen diese eine niedrige intestinale Krankheitsaktivität auf.

Bei über 80% der Patienten mit primär aktiven Fisteln konnte durch minimalchirurgische Maßnahmen wie Abscessdrainage, Drainage sezernierender Fisteln mit einem Faden und medikamentöser/chirurgischer Therapie der intestinalen Aktivität eine Abheilung des Fistelleidens mit Beschwerdefreiheit erzielt werden.

2 Patienten wurden proktektomiert.

Für die praktische Durchführung dieses minimalchirurgischen Therapiekonzeptes erwies sich der Einsatz von NMR und Endosonographie zur Lokalisierung von ischiorectalen und supralevatorischen Abscessen als unverzichtbar.

Summary

In a prospective study a direct correlation between intestinal and perianal fistula activity was demonstrated (N = 42). One third of the patients had asymptomatic fistulas, corresponding to a low intestinal disease activity throughout the study period. More than 80% of the patients presenting with active fistulas could be rendered asymptomatic or cured by simple drainage of abscesses, seton drainage of secreting fistulas, and medical/surgical therapy of disease activity. Two patients (5%) with resistant rectal disease underwent proctectomy. Preoperative NMR and endorectal sonography were the only means of reliably diagnosing and localizing pus collecting in the ischiorectal and supralevator space.

Literatur

1. Herfarth Ch, Bindewald H (1986) Perianale Erkrankung beim Morbus Crohn. Chirurg 57:304-308
2. Van Dongen LM, Lubbers EC (1986) Perianal fistulas in patients with Crohn's disease. Arch Surg 121:1187-1190

3. Allan A, Keighley MRB (1988) Management of perianal Crohn's disease. World J Surg 12:198-202
4. Kruis W, Scheuchenstein AM, Scheurlen C, Weinzierl M (1989) Risikofaktoren für die Entstehung von Fisteln bei M. Crohn. Z Gastroenterol 27:313-316
5. Mornison JG, Gathright JB, Ray JE, Ferrari BT, Hicks TC, Timmcke AE (1989) Surgical management of anorectal fistulas in Crohn's disease. Dis Col Rectum 32:492-496

Dr. M. Starlinger, Chirurgische Klinik, Universität Tübingen, Hoppe-Seyler-Straße, D-7400 Tübingen

102. Transanale Endoskopisch-Mikrochirurgische Rectopexie
Transanal Endoscopic-Microsurgical Rectopexy

A. Melzer[1], G. Bueß[1], K. Kipfmüller[2], B. Mentges[1] und M. Naruhn[1]

[1] Klinik für Allgemeine Chirurgie und Poliklinik der Eberhard-Karls-Universität Tübingen
[2] Chirurgische Klinik, Katharinenhospital Stuttgart

Einleitung

Beim Rectumprolaps handelt es sich um eine Intussuszeption des oberen Rectumdrittels bis hin zum vollständigen Hervortritt aller Darmwandschichten durch den Anus (1, 4).

Die bisher nicht eindeutige Ätiologie drückt sich aus in nahezu 200 verschiedenen Techniken der operativen Behandlung des Rectumprolaps. Es werden neben resezierenden Verfahren Rectopexien mit und ohne Implantation von Fremdmaterial über einen transabdominellen oder perinealen Zugang durchgeführt. Die peri- und postoperativen Risiken und die in der Literatur angegebenen, zum Teil hohen Komplikations- und Rezidivraten, insbesondere bei den resezierenden Verfahren, bedeuten für den Patienten eine große Beeinträchtigung seiner Lebensqualität. Daher war es notwendig, ein neues, weniger invasives Verfahren in einer tierexperimentellen Studie zu entwickeln (3): Die Transanale Endoskopisch-Mikrochirurgische Rectopexie verbindet die klassische Rectopexie (Retrorectale Mobilisation und Annähen des Rectums am Promontorium (5)) mit der risikoarmen Technik der Transanalen Endoskopischen Mikrochirurgie.

Zielsetzung

Unser Ziel war die Entwicklung eines neuen Operationsverfahrens zur Verringerung der Invasivität der operativen Behandlung des Rectumprolaps.

Mit dem Instrumentarium der Transanalen Endoskopischen Mikrochirurgie sollte das Rectum mobilisiert und anschließend an der Waldeyerschen Fascie mit Pexienähten fixiert werden.

Zur Erprobung der neuen Technik haben wir eine tierexperimentelle Studie durchgeführt. Dabei zeigte sich, daß das Schaf aufgrund seiner pelvinen Anatomie für transanale Operationen geeignet ist. Es fehlt jedoch das morphologische Korrelat der Waldeyerschen Fascie, daher wurde an das Ligamentum longitudinale anterius pexiert (3).

In einer Tierversuchsserie mußten zunächst folgende Fragen geklärt werden:

1. Kann das Instrumentarium der Transanalen Endoskopischen Mikrochirurgie ohne wesentliche Änderungen eingesetzt werden?
2. Kann das Konzept der konstanten Dehnung durch CO_2-Insufflation während der Präparation im retrorectalen Raum beibehalten werden?
3. Ist mit der endoskopischen Technik die Mobilisation und Pexie der dorsalen Rectumwand möglich?
4. Sind ausreichende retrorectale Fibrosierungen zu erzielen?

Methodik

Die Operation wird in Rückenlage des Tieres mit dem Instrumentarium der Transanalen Endoskopischen Mikrochirurgie durchgeführt (Abb. 1a-c).

Das Operationsgebiet wird eingestellt und mit druckgesteuerter CO_2-Insufflation die Rectumhöhle konstant weit gehalten. Die stereoskopische Optik ermöglicht gute räumliche Übersicht und bei gleichzeitiger Lupenvergrößerung exakte Differenzierung der anatomischen Strukturen. Nach querer Incision der dorsalen Darmwand in Höhe 10 cm wird das Rectum oberhalb der Incision mobilisiert und die Waldeyersche Fascie dargestellt (beim Schaf die präsacralen Ligamenta). Mit einem monofilen, resorbierbaren Faden (Stärke 2.0), der am Ende durch einen Silber-Clip gesichert ist, wird vom Lumen her die Rectumwand an die Waldeyersche Fascie pexiert. Nach dem Legen mehrerer Pexienähte wird die Incision in fortlaufender querer Nahttechnik verschlossen (3).

Ergebnisse

Nach 4 orientierenden Pilotversuchen wurden 18 Schafe in standardisierter Technik operiert. Nach Überlebenszeiten von 2 bis zu 6 Wochen wurden Becken-Rectumpräparate entnommen. Bereits nach 14 Tagen zeigten sich ausgedehnte retrorectale Fibrosierungen, die im weiteren Verlauf entzündlich infiltriert und bindegewebig organisiert wurden (3).

Im Tierversuch bestätigte sich die Brauchbarkeit des Instrumentariums der Transanalen Endoskopischen Mikrochirurgie. Die gute Darstellung des Operationsgebietes durch die Gasdehnung und die stereoskopische Optik ermöglichen exaktes und schonendes Präparieren der retrorectalen Strukturen. Das Rectum kann ohne unnötige Durchtrennung von gesunden Geweben präzise am Promontorium pexiert werden. Als Komplikation trat in einem Fall eine Nahtinsuffizienz mit lokaler Abscedierung auf (3).

Die im Tierversuch erprobte Operationstechnik haben wir nun in unveränderter Form klinisch eingesetzt: Zunächst wird der Prolaps

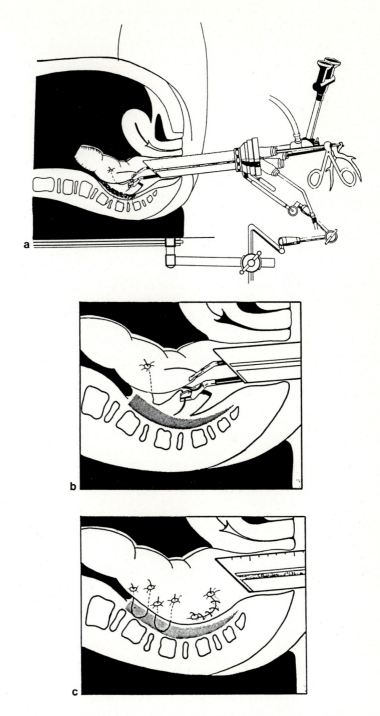

Abb. 1. a Mit dem Instrumentarium für die Transanale Endoskopische Mikrochirurgie wird das Rectum an der Waldeyerschen Fascie pexiert. b Nach retrorectaler Mobilisation erfolgt Pexie mit U-förmigen Einzelknopfnähten. c Die Rectumwand ist durch fortlaufende Naht wieder verschlossen

durch das Einführen des Rectoskops und durch die Gasinsufflation
vollständig reponiert und dann die Rectopexie in der oben beschriebenen Weise durchgeführt.

Bisher konnten 2 Patienten operiert werden. Bei beiden war der
Verlauf komplikationslos, und nach einer Beobachtungszeit von
7 bzw. 10 Monaten trat kein Rezidiv auf.

Diskussion

Funktionsstörungen wie ernährungsbedingte chronische Obstipation
oder langanhaltender Laxantienabusus führen zum extremen Pressen
bei der Defäkation. Eine gleichzeitig bestehende Insuffizienz
der Beckenbodenmusculatur oder Degeneration des pelvi-pudendalen
Nervensystems, die "Neuropathie des Beckenbodens", sollen eine
Schwächung des anorectalen Aufhängeapparates bedingen (1, 4).
Folge ist die Invagination des oberen Rectums bis zum vollständigen Prolaps aller Darmwandschichten durch den Anus. Zum einen
wird hierdurch die bereits bestehende Obstipation verstärkt, zum
anderen wirkt das prolabierte Rectum einem Dilatator ähnlich und
begünstigt so die häufig beobachtete Inkontinenz (1, 4). Bei
einer Erkrankung, die letztlich durch falsche Ernährungsgewohnheiten in Kombination mit neuromusculären Störungen im pelvipudendalen System ausgelöst wird, scheint es wenig sinnvoll,
nicht betroffene Darmabschnitte zu resezieren (2).

Wir orientieren uns deshalb an den von JUIJPERS beschriebenen
Prinzipien (4):

- Die Mobilisation des Rectums sollte nur retrorectal erfolgen.
- Die Pexie des Rectums am Promontorium ist ausreichend.
- Die Segmentresektion bringt keine Verbesserung.

Entsprechend den Prinzipien der klassischen Rectopexie (retrorectale Mobilisation und Pexie am Promontorium), die SUDECK (4)
bereits 1922 veröffentlichte, haben wir in einer tierexperimentellen Studie die Transanale Endoskopisch-Mikrochirurgische Rectopexie entwickelt. Unser Ziel war es, ein wenig invasives Verfahren zu erarbeiten, das die klassische Rectopexie mit der bewährten risikoarmen Technik der Transanalen Endoskopischen Mikrochirurgie verbindet (3).

Das Verfahren wurde bisher bei zwei Patienten durchgeführt und
soll in einer prospektiven Studie auf seine klinische Wertigkeit
hin überprüft werden.

Zusammenfassung

Technik und tierexperimentelle Ergebnisse einer neuen endoskopisch-mikrochirurgischen Methode zur Behandlung des Rectumprolaps werden dargestellt. Mit dem Instrumentarium der Transanalen
Endoskopischen Mikrochirurgie wird die Operation durchgeführt.
Nach Durchtrennung der dorsalen Rectumwand, Mobilisation und Ablösung des perirectalen Fetts vom Os sacrum oberhalb der Incision erfolgt die Pexie der Darmwand an der Waldeyerschen Fascie
mit transmuralen U-förmigen Einzelknopfnähten. Die Incision wird

in fortlaufender Nahttechnik verschlossen. Als Knotenersatz dienen auf den Faden aufgepreßte Silber-Clips. Bei bisher 2 Patienten traten keine operativen oder postoperativen Komplikationen auf. Beide sind bisher nach 7 bzw. 10 Monaten rezidivfrei. Die klinische Wertigkeit der Methode soll in einer prospektiven Studie geprüft werden.

Summary

The technique and results of animal experiments using a new endoscopic-microsurgical procedure for the treatment of rectal prolapse is presented. This technique employs the transanal approach. With the instruments for transanal endoscopic microsurgery the dorsal wall of the rectum is transsected, perirectal fat is removed from the sacrum above the incision, and transmural interrupted sutures are taken from the lumen of the bowel through the presacral ligaments and back to the lumen. The incision of the dorsal wall is closed with two to three pexy sutures.
A transanal technique for rectopexy should be more favorable than conventional techniques because it is less invasive. But the superiority of this new technique has to be proven by a prospective clinical study.

Literatur

1. Broden G, Dolk A, Holmström B (1988) Recovery of the internal anal sphincter following rectopexy: a possible explanation for continence improvement. Int J Colorect Dis 3:23-8
2. Husa A, Sainio P, Schmitten K (1988) Abdominal rectopexy and sigmoid resection (Frykman-Goldberg operation) for rectal prolapse. Acta Chir Scand 154:221-4
3. Kipfmüller K, Bueß G (1989) Transanale endoskopische Rektopexie. In: Bueß G (Hrsg) Endoskopie - Von der Diagnsotik bis zur neuen Chirurgie. Ärzte-Verlag
4. Kuijpers JHC, De Morree H (1988) Toward a selection of the most appropriate procedure in the treatment of complete rectal prolapse. Dis Colon Rectum 31:355-7
5. Sudeck P (1922) Rectumprolapsoperationen durch Auslösen des Rectums aus der Excavatio sacralis. Zentralbl Chir 20:698

Dr. A. Melzer, Klinik für Allgemeine Chirurgie und Poliklinik, Eberhard-Karls-Universität, Hoppe-Seyler-Straße, D-7400 Tübingen

Chirurgisches Forum 1991

München, 108. Kongreß, 17.–20. April 1991

Vortragsanmeldungen

Die Sitzungen des FORUM *für experimentelle und klinische Forschung* sind ein fester Bestandteil im Gesamtkongreßprogramm. Sie bestehen aus 7-Minuten-Vorträgen mit ausreichender Diskussionszeit über Ergebnisse aus der *experimentellen* und *klinischen Forschung*. Zur Beteiligung sind bevorzugt der chirurgische Nachwuchs, aber auch junge Forscher aus anderen medizinischen Fachgebieten zur Pflege interdisziplinärer Kontakte aufgefordert. Verhandlungssprachen sind Deutsch und Englisch.

Als Leitthemen der einzelnen Sitzungen sind vorgesehen: Trauma; Schock; Herz, Lunge und Gefäßsysteme; Transplantation; Onkologie; Magen-Darm, endokrine Chirurgie, Leber-Galle-Pankreas, perioperative Pathophysiologie-Intensivmedizin; Organersatz-Biomechanische Unterstützung.

Die Auswahl der Sitzungstitel für das endgültige Programm richtet sich nach dem zahlenmäßigen Überwiegen der eingereichten Beiträge zu den verschiedenen Themenkreisen auf der Basis der Qualitätsbewertung (siehe 9).

Bedingungen für die Anmeldung

1. Für die Anmeldung ist eine *Kurzfassung in sechsfacher Ausfertigung* bis spätestens **30. September** des Vorjahres vor dem Kongreßjahr an den FORUM-Ausschuß der Deutschen Gesellschaft für Chirurgie einzusenden:

    Sekretariat „Chirurgisches FORUM"
    Chirurgische Universitätsklinik
    D-6900 Heidelberg

    Bereits veröffentlichte Arbeiten dürfen nicht eingesandt werden!

2. Der Erstautor bestätigt durch seine Unterschrift, daß die gesetzlichen Bestimmungen des Tierschutzes bei tierexperimentellen Untersuchungen eingehalten worden sind.

3. Grundsätzlich ist die Anmeldung mehrerer verschiedener Beiträge möglich. Die Auswahl durch den wissenschaftlichen Beirat orientiert sich dahingehend, daß der *Erstautor* im endgültigen Programm *nur einmal* genannt werden kann.

4. Die Anmeldung eines Beitrags zum FORUM schließt die Anmeldung eines Vortrages mit dem gleichen Grundthema für eine andere Kongreßsitzung aus.

Kurzfassung

4. Die *Kurzfassung* soll in klarer Gliederung ausschließlich objektive Fakten über die Zahl der Untersuchungen oder Experimente, die angewandten Methoden und endgültigen Ergebnisse enthalten. Ausführliche Einleitungen, historische Daten und Literaturübersichten sind zu vermeiden. Nur Mitteilungen von *wesentlichem Informationswert* ermöglichen eine sachliche Beurteilung durch die Mitglieder des wissenschaftlichen Beirats.

5. Auf dem Formblatt (Beilage in den MITTEILUNGEN, ansonsten über Deutsche Gesellschaft für Chirurgie oder Sekretariat „Chirurgisches FORUM") sind die Namen der Autoren, beginnend mit dem Vortragenden, mit akademischem Grad sowie Anschrift von Klinik oder Institut und der Arbeitstitel einzutragen.

6. Da sich die Deutsche Gesellschaft für Chirurgie einer *„Empfehlung über die Begrenzung der Autorenzahl"* angeschlossen hat (siehe MITTEILUNGEN Heft 4/1975, Seite 140), können einschließlich des Vortragenden nur 4 Autoren genannt werden. Lediglich bei interdisziplinären Arbeiten sind insgesamt 6 Autorennamen möglich.

7. Dem *Text der Kurzfassung* wird nur der Arbeitstitel ohne Autorennamen vorangestellt, damit eine anonyme Weiterbearbeitung gesichert ist (siehe 9). Der Umfang darf das angegebene Feld nicht überschreiten. Die Einsendung hat per Einschreiben zu erfolgen. Die eigene Klinik (Institut) darf im Text nicht erwähnt oder zitiert werden.

8. Jeder Beitrag soll von dem Autor durch einen Vermerk für eines der oben angegebenen Leitthemen vorgeschlagen werden.

Anonyme Bearbeitung

9. Vor der Sitzung des FORUM-Ausschusses werden die Beiträge anonym (ohne Nennung der Autoren und der Herkunft) zur Beurteilung an die Mitglieder des wissenschaftlichen Beirats versandt. (Bestimmungen für den FORUM-Ausschuß siehe MITTEILUNGEN Heft 3/1973 Seite 70).

10. Die Autoren der angenommenen Beiträge werden bis Mitte November des Vorjahres vor dem Kongreß verständigt.

Manuskript

11. Das *Manuskript* ist in **doppelter Ausfertigung mit klarer Gliederung** (Zielsetzung, Methodik, Ergebnisse), *englischem Untertitel* und Zusammenfassungen auf Deutsch und Englisch einzureichen.

    Wenn **keine Bilder oder Tabellen** eingereicht werden, darf das Manuskript einschließlich deutscher und englischer Titel und Zusammenfassung sowie Literaturangaben **maximal 5 Schreibmaschinenseiten** haben (bei 4 cm Rand und $1^1/_2$ zeiligem Abstand).

    Jede *Schwarzweiß-Abbildung* (schematische Strichabbildungen) oder *Tabelle* verkürzt den zulässigen Schreibmaschinentext mindestens um $1/_2$ Textseite. Es werden Positivabzüge (tiefschwarz) in Endgröße erbeten. Für jede Abbildung oder Tabelle ist eine kurze prägnante Legende auf besonderem Blatt erforderlich.

    Halbtonbilder, Fotos und Röntgenbilder werden nicht angenommen.
    Strichabbildungen, die mit einem PC erstellt werden, müssen über Laserdrucker ausgegeben werden (kein Nadeldrucker).
    Die *Bibliographie* soll 5 Zitate nicht überschreiten.

12. Die redaktionellen Vorschriften sind sorgfältig zu beachten. Gelegentlich trotzdem erforderlich werdende redaktionelle Änderungen im Rahmen der gegebenen Vorschriften behält sich die Schriftleitung vor.

13. Die *endgültige Fassung* wird in einem zitierfähigen FORUM-Band als Supplement von Langenbecks Archiv vor dem nächsten Kongreß gedruckt vorliegen.

Einsendeschluß

14. Manuskripte, die bis zum **31.12.1990** nicht eingegangen sind, können im FORUM-Band nicht berücksichtigt werden und schließen eine Aufnahme in das endgültige Kongreßprogramm aus.

15. Lieferung von *Sonderdrucken* nur bei sofortiger Bestellung nach Aufforderung durch den Verlag und gegen Berechnung.

Wissenschaftlicher Beirat im FORUM-Ausschuß der Deutschen Gesellschaft für Chirurgie

Ch. HERFARTH – Heidelberg
Vorsitzender des Beirats

M. BETZLER – Heidelberg
M. RAUTE – Mannheim
Für das FORUM-Sekretariat